正誤表

看護師特定行為研修テキスト— 区分別科目編 —に次のとおり誤りがありました。
お詫びして訂正いたします。

P16　第1章　呼吸器（人工呼吸療法に係るもの）関連
　　　第3節　非侵襲的陽圧換気の設定の変更
　　　8行目

【誤】	【正】
消化管が活動している状態（閉塞等）が無い	消化管が活動している状態（閉塞等が無い）

P342　第4章　栄養及び水分管理に係る薬剤投与関連
　　　第3節　脱水症状に対する輸液による補正

【誤】	【正】
小児では脱水症になると呼吸が浅く、速くなる。	小児では脱水症になると呼吸が深く、速く、深くなる。

看護師特定行為
研修テキスト

－区分別科目編－

編集　日本慢性期医療協会

看護師特定行為研修テキスト
区分別科目編

═══ 目 次 ═══

第1章 呼吸器（人工呼吸療法に係るもの）関連

第1節 共通して学ぶべき事項 ･････････････････････････････ 002
第2節 侵襲的陽圧換気の設定の変更 ･･･････････････････････ 011
第3節 非侵襲的陽圧換気の設定の変更 ･････････････････････ 015
第4節 人工呼吸管理がなされている者に対する鎮静薬の投与量の調整 ･･･････ 020
第5節 人工呼吸器からの離脱 ･･･････････････････････････ 044

第2章 呼吸器（長期呼吸療法に係るもの）関連

第1節 共通して学ぶべき事項 ･････････････････････････････ 068
第2節 気管カニューレの交換 ･･････････････････････････････ 091

第3章 創傷管理関連

第1節 共通して学ぶべき事項 ･････････････････････････････ 102
第2節 褥瘡又は慢性創傷の治療における血流のない壊死組織の除去 ･･･････････ 190
第3節 創傷に対する陰圧閉鎖療法 ･････････････････････････ 201

第4章 栄養及び水分管理に係る薬剤投与関連

第1節 共通して学ぶべき事項 ･････････････････････････････ 220
第2節 持続点滴中の高カロリー輸液の投与量の調整 ･･･････････ 266
第3節 脱水症状に対する輸液による補正 ･･･････････････････ 326

第5章　感染に係る薬剤投与関連

第1節　共通して学ぶべき事項 …………………………………………………… 380
第2節　感染徴候がある者に対する薬剤の臨時の投与 ……………………… 436

第6章　血糖コントロールに係る薬剤投与関連

第1節　共通して学ぶべき事項 …………………………………………………… 480
第2節　インスリンの投与量の調整 ……………………………………………… 505

第7章　精神及び神経症状に係る薬剤投与関連

第1節　共通して学ぶべき事項 …………………………………………………… 532
第2節　抗けいれん薬の臨時の投与 …………………………………………… 580
第3節　抗精神病薬の臨時の投与 ……………………………………………… 597
第4節　抗不安薬の臨時の投与 ………………………………………………… 623

あとがき
執筆者一覧

第1章

呼吸器
（人工呼吸療法に
係るもの）関連

第1章　呼吸器（人工呼吸療法に係るもの）関連　第1節　共通して学ぶべき事項

共通して学ぶべき事項

1. 人工呼吸療法の目的

　人工呼吸とは、肺の機能を人工的に補助することである。よって、人工呼吸療法の目的を知るには、肺の機能の目的、すなわち呼吸の目的を知る必要がある。

　呼吸の目的は、

　　①酸素の体内への取り込み

　　②二酸化炭素の体外への排出

である。

　よって、呼吸に問題が生じている患者は、

　　①体内に酸素が取り込まれていない状態

　　②体内に二酸化炭素が蓄積している状態

の一方か両方かが存在する。呼吸に問題が生じている患者には、人工的な呼吸が必要となる。よって、人工呼吸療法の目的は、

　　①酸素化の改善　→　低酸素状態の改善

　　②換気の改善　→　呼吸性アシドーシスの改善

　　③呼吸仕事量の軽減

となる。

2. 人工呼吸療法の適応と禁忌

　人工呼吸療法の適応患者は、

　　①換気の悪い患者

　　②換気は良好でも、低酸素血症が問題となる患者

　　③動脈血の二酸化炭素分圧（$PaCO_2$）と酸素分圧（PaO_2）を改善する必要がある患者

　　　ＰＥＥＰ（positive end-expiratory pressure）の酸素化改善効果

　　④呼吸筋の疲労を軽減する必要がある患者

　　　人工呼吸器が呼吸筋仕事量を軽減する

となる。

　人工呼吸を施行された 1638 名・8ヶ国の患者を対象とした研究（Am J Respir Crit Care Med 2000；161：1450-1458）において、人工呼吸器を必要とした疾患・病態は、

①急性呼吸不全

②昏睡

③慢性閉塞性肺疾患（ＣＯＰＤ）の急性増悪

④神経筋疾患

であった。このうち、もっとも多い急性呼吸不全の原因は、急性呼吸促迫症候群（ＡＲＤＳ）・心不全・肺炎・敗血症・術後・外傷である。この研究における人工呼吸器を必要とした疾患・病態は、いずれかの人工呼吸療法の適応患者に合致する。

人工呼吸療法のデメリットは、

酸素毒性

人工呼吸器関連肺障害

人工呼吸器関連肺炎

人工気道による呼吸仕事量上昇

等がある。

人工呼吸治療そのものについて、禁忌は無い。しかし、一部の人工呼吸の方法（非侵襲的陽圧換気法）や機器において、使用を控えるべき症例がある。

3. 人工呼吸療法に関する局所解剖

喉頭は、第４～６頸椎の前面に位置する長さ約５cm の管状器官である。声帯は第６頸椎（乳児＝第４頸椎）椎体前面と甲状軟骨の間に位置し、運動は、共に迷走神経の枝である上喉頭神経と下喉頭神経（反回神経の分枝）に支配される。

呼吸には、横隔膜・腹筋（腹直筋・内腹斜筋・外腹斜筋・腹横筋）・肋間筋が関与する。吸気では横隔膜・外肋間筋が収縮し、呼気では腹筋・内肋間筋が収縮する。なお、深呼吸では、呼気の補助筋として、胸鎖乳突筋・斜角筋が収縮する。

気管は、第６頸椎下縁に始まり、第４胸椎の位置で左右の気管支に分岐する。その長さは、約15 cm で、直径は 1.5～2 cm である。切歯から気管分岐部までの距離は、成人男性で平均25cm・成人女性で平均22cm であるが、深呼吸で５％・頸部伸展で15％延長する。

右主気管支は、長さ約 2.5cm・直径 1.0～1.5cm で上葉への気管支を分岐する。左主気管支は、長さ４～５cm で上葉へと分岐する為に右より長いが、直径は右よりもやや細い。

左右の主気管支は、肺葉気管支・区域気管支・細気管支・呼吸細気管支と分岐を繰り返して細

分化する。

　鼻腔より細気管支までは、ガス交換をしない気道部分であり、解剖学的死腔と呼ばれる。解剖学的死腔は、1回換気量の約1/3を占める。

　呼吸細気管支は、第17〜19分岐部であり、これより末梢の肺胞管がガス交換にあずかる。肺胞管は、第20〜22分岐部であり、第23分岐部で肺胞となる。

　肺胞は約3億個あり、安静呼気時の直径は平均0.2mm、ガス交換にあずかる総面積は90 m^2 と、体表面積の約50倍に及ぶ。肺胞内面の95％はⅠ型上皮細胞で構成され、Ⅱ型上皮細胞の数は少ないが、Ⅱ型上皮細胞から肺胞表面を覆うサーファクタント（表面活性物質）が分泌される。サーファクタントは、肺胞の虚脱（閉塞）を防ぐ上で重要な役割を果たしている。

　肺胞は、気体（空気）と液体（細胞外液）が接する部位である。液体分子は、互いに結合して表面積を最小にしようとする力（表面張力）を生む。この表面張力が強いと、肺胞の内腔が縮小し、空気の出入りが障害される。サーファクタントは、液体分子の結合を弱め、表面張力を減少させる。

　延髄の化学受容体は、CO_2分圧の変化に対応して換気量を調節する。頸動脈小体と大動脈球は、O_2分圧の低下に反応して換気量を増加させる。また、肺には圧受容体があり、肺胞が膨らんで一定の圧がかかると、呼気中枢に伝達されて呼気が始まる（Hering-Breuer（ヘーリングブロイウェル）反射）。

4. 人工呼吸療法を要する主要疾患の病態生理

人工呼吸療法の対象となる肺の状態は、

　　①健常肺

　　②肺コンプライアンス低下

　　③気道抵抗上昇

　　④肺コンプライアンス低下 ＋ 気道抵抗上昇

の4通りになる。

　健常肺における人工呼吸療法の対象は、手術中の患者・頭部外傷患者・脳卒中患者・薬物中毒等による呼吸中枢障害がある患者・神経筋疾患患者・高位脊髄損傷患者である。

　肺コンプライアンス低下の代表疾患は、急性呼吸促迫症候群（ＡＲＤＳ）・肺水腫である。

　気道抵抗上昇の代表疾患は、喘息発作・慢性閉塞性肺疾患（ＣＯＰＤ）の急性増悪である。なお、喘息発作・ＣＯＰＤの急性増悪は、共に肺が過膨張することで肺コンプライアンスが低下する為、肺コンプライアンス低下 ＋ 気道抵抗上昇となる。

急性呼吸促迫症候群（ＡＲＤＳ）

　ＡＲＤＳの特徴は、低酸素血症と肺コンプライアンスの低下である。第１相は、強い炎症性反応を特徴とする。その結果、肺胞や血管内皮細胞の損傷・血管透過性の亢進・肺内水分量の増加等が生じる。続く第２相は、強い線維化を特徴とする。

慢性閉塞性肺疾患（ＣＯＰＤ）

　ＣＯＰＤは、炎症・気道過敏性・分泌物・肺実質の構造的異常に起因する慢性的な気流制限により、肺胞組織と細気道の破壊が生じ、air trapping（空気とらえこみ）を生じ、呼吸仕事量が増加し、呼吸筋が機能不全になる。

頭部外傷

　頭蓋骨は硬く閉ざされており、頭蓋内容量の増加によって頭蓋内圧（ＩＣＰ）が上昇する。僅かな頭蓋内容量の増加はＩＣＰを上昇させない。しかし、大幅な頭蓋内容量の増加があると、頭蓋内圧は大きく上昇し、脳血流を減少させ、脳を低酸素状態にする。また、大幅なＩＣＰ上昇は、テント切痕ヘルニアを生じ、脳幹を圧迫する。

神経筋疾患

　神経筋疾患は、数日〜数週単位の比較的急速に発症する急速発症型と、進行性で不可逆的な段階的発症型がある。急速発症型の代表疾患は、重症筋無力症・Guillain-Barré（ギラン・バレー）症候群であり、高位脊髄損傷も含まれる。段階的発症型の代表疾患は、筋ジストロフィー・筋萎縮性側索硬化症・ポリオ後症候群である。

心不全

　心不全とは、心臓が十分な量の血液を送り出せなくなることである。心不全によって、血流量の減少・静脈や肺への血液の滞留（うっ血）・前負荷＊の増加・肺水腫・低酸素血症・呼吸仕事量の増加等、心臓の機能を更に低下させる他の変化が生じる。

＊前負荷は、心臓が収縮する直前に心室にかかる負荷のことである。左心室の前負荷の増加は、左心房に流入する血液量（肺静脈の血液量）を増加させる。右心室の前負荷の増加は、右心房に流入する血液量（体静脈の血液量）を増加させる。肺水腫は、肺うっ血によって生じる。また、横隔膜

や呼吸補助筋が必要とする血流を増大させ、その結果、他の重要器官への血流量を減少させる。

喘息

喘息発作患者では、著明な低酸素血症と高二酸化炭素血症を呈することがある。また、気道抵抗が高い為、肺の末梢まで換気されない事態が生じる。

5. 人工呼吸療法を要する主要疾患のフィジカルアセスメント

急性呼吸促迫症候群（ＡＲＤＳ）

急性呼吸促迫症候群は、最初に息切れが認められ、通常は呼吸が速く浅くなる。聴診上、肺にクラックル音や喘鳴音が聞かれることがある。血液中の酸素濃度が低下することにより、皮膚に斑点が生じたり、チアノーゼが認められたり、心臓や脳等の他の器官が機能不全となり頻脈・不整脈・錯乱・嗜眠等が認められたりする。

慢性閉塞性肺疾患（ＣＯＰＤ）

ＣＯＰＤは、起床した直後に咳が出て、やがて労作性呼吸困難が認められるようになる。他に多い症状として、痰・喘鳴がある。痰の色は、透明または白っぽい色から、黄色や緑色を帯びた色と、多彩である。ＣＯＰＤが進むにつれて、普通では無い呼吸パターンがみられることがあり、口すぼめ呼吸や、テーブルの前に立って両腕を伸ばして手で体を支えて呼吸筋の働きを良くしようとする呼吸が認められる。やがて、空気が肺に貯まり続ける為に肺が膨張し、胸がたる状に大きくなる（たる胸）が認められるようになる。また、血液中の酸素濃度が低下することにより、皮膚が青っぽい色に変化することがある（チアノーゼ）。

ＣＯＰＤの急性増悪とは、咳・痰の増加や息切れ等の症状が悪化することである。痰の色は、しばしば黄色や緑色に変わり、発熱や全身の疼痛が現れることもある。安静時にも息切れが認められることがある。著明な大気汚染・アレルゲン・ウイルス感染・細菌感染等が、急性増悪の原因となる。重度の急性増悪が考えられる症状としては、激しい息切れ・重度の不安・発汗・チアノーゼ・錯乱等がある。

頭部外傷

頭部外傷では、しばしば昏迷と健忘を呈する。また、頭蓋内圧の上昇により、Cheyne-Stokes

（チェーンストークス）呼吸・中枢性頻呼吸・呼吸停止等の異常な呼吸パターンが認められる。脳幹への圧迫（テント切痕ヘルニア）により、瞳孔の散大・異常肢位（除脳硬直・除皮質硬直）・循環虚脱等が認められる。神経学的診察では、意識レベル・局所性神経脱落徴候等に注目する。なお、頭痛・めまい・悪心・嘔吐・人格変化等の非特異的症候を訴える場合がある。

鼓室内出血・耳介後部血腫（Battle 徴候）・眼窩周囲血腫（アライグマの眼徴候）・脳脊髄液耳漏や鼻漏等は、頭蓋底骨折の存在を示唆する。

神経筋疾患

神経筋疾患の症状は、筋力低下と筋萎縮である。

心不全

心不全の症状として、最も一般的な症状は、息切れ（労作時呼吸困難・安静時呼吸困難）と易疲労感である。他に、運動耐用能の低下・起座呼吸・発作性夜間呼吸困難・下肢の浮腫・咳嗽・喘鳴・眩暈・動悸・狭心痛が挙げられる。また、全身性血液うっ滞・肺うっ血により、下肢の浮腫・肺のラ音・頸静脈怒張・胸水や心膜液の貯留・肝うっ血・腹水が認められる。心収縮能障害では、Ⅲ音やⅣ音・三尖弁や僧帽弁の閉鎖不全による全収縮期雑音が、聴診にて聴取される。なお、高齢者では、眠気・錯乱・見当識障害等の漠然とした症状が認められる。

喘息

喘息患者では、喘鳴・胸部圧迫感・咳・気道の過敏性が断続的に出現する。重症例では、呼吸困難・胸部の過膨張・広範囲の喘鳴が認められる。しかし、極度の重症例では、閉塞性障害が高度な為、喘鳴・末梢呼吸音が聴取できないことがある。なお、透明で、ときに粘稠度の高い、粘液性の痰を認めることがある。

6. 人工呼吸器管理の適応と禁忌

人工呼吸療法の目的は、

①酸素化の改善 → 低酸素状態の改善

②換気の改善 → 呼吸性アシドーシスの改善

③呼吸仕事量の軽減

となる。

よって、人工呼吸器管理の目的は、

①呼吸停止・心停止時の救急蘇生法

②呼吸筋麻痺・呼吸中枢麻痺における換気の確保

全身麻酔中の患者

重症の脳卒中・頭部外傷・頸髄損傷

神経筋疾患

筋ジストロフィー

急性灰白髄炎（ポリオ）

筋萎縮性側索硬化症（ＡＬＳ）等

③低酸素血症・高二酸化炭素血症の改善

慢性閉塞性肺疾患（ＣＯＰＤ）の患者

④全身状態が回復するまでの換気の確保・呼吸仕事量の軽減

⑤呼吸筋疲労の予防・改善の為の呼吸筋の仕事量の軽減

神経筋疾患

筋ジストロフィー

急性灰白髄炎（ポリオ）

筋萎縮性側索硬化症（ＡＬＳ）等

となる。

一般に、人工呼吸器管理は生命の維持のために行うものであり、重要なものである。しかし、人工呼吸器管理は対症療法であり、人工呼吸器管理をするに至った原因に対する治療が重要である。

7. 人工呼吸器のメカニズム・種類・構造

人工呼吸器の主たる構成は、

①人工呼吸器本体

②加温・加湿器

③駆動源（電源・ガス源）

④ウォータートラップ

の4つである。

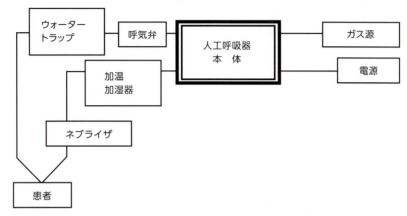

図1 呼吸器の構成

呼吸回路

　呼吸器回路は、患者にガスを供給する部分と患者の呼気を大気へと排出する部分によって構成される。また、呼吸器回路は、フィルターをかけたり加湿を行ったりして、患者に供給するガスのコンディションを整える部分もある。

加温・加湿器

　自発呼吸では、ガスは上気道を通過して肺胞に達するまでに、体温のもと、少しずつ加温・加湿がされる。しかし、人工呼吸器から供給されるガスは、一般的に乾燥をしている。よって、気管チューブが挿入されている場合や気管切開をされ、人工呼吸器に繋がっている場合、上気道がバイパスされている。ガスは加温・加湿をされずに肺胞に達する為、肺胞に達するガスは乾燥をしている。空気が加湿される時に気道から熱を奪う為、人工呼吸器から供給されるガスの乾燥は、湿度の喪失＝気道の脱水・上皮の損傷・痰の粘稠化のみならず、熱も喪失する。よって、人工呼吸器では、適切な加温と加湿が重要である。なお、加温加湿器は、滅菌蒸留水を使用する。

ネブライザ

　ネブライザは、薬液を細かい粒子状にして、ガスと共に患者に供給する。

電源

　常に安定した電気が必要であり、停電時の安全作動を確保する為、非常用電源が来ているコンセントに電源プラグを差し込む。この時、電源コード・プラグ部分に破損が無いことを確認する必要がある。また、テーブルタップ等によるタコ足配線はしないことも重要である。加えて、漏れた電流による心室細動を予防する為、アース端子の付いた電源プラグ・コンセント（３Ｐプラグ・３Ｐコンセント）を使う必要がある。 なお、内蔵バッテリーは、主電源が遮断された場合に電気を供給する補助的なものであり、内蔵バッテリーを前提とした行動は取るべきでは無い。

ガス源

　人工呼吸器のガス源には、酸素と空気がある。酸素と空気は、ミキサーによって混合され、患者に供給される。なお、壁等の供給ガス取り出し口（アウトレット）は、酸素と空気はその形状が異なり、人工呼吸器につながる耐圧管は色分けがされている。これは、誤接続を防ぎ、医療事故を防ぐ工夫である。

ウォータートラップ

　蛇管中の残留している水分を溜めるものであり、定期的に排水する必要がある。

第1章　呼吸器（人工呼吸療法に係るもの）関連　第2節　侵襲的陽圧換気の設定の変更

侵襲的陽圧換気の設定の変更

1. 侵襲的陽圧換気の設定の目的

侵襲的陽圧換気の設定には、従量式と従圧式がある。

従量式

従量式とは、患者の体型や病態から予測した換気量を設定し、吸気容量がその設定値に達すると呼気に転じる形式をいう。

従量式では、換気量は保たれる。

しかし、気道抵抗が高い（コンプライアンスの低下）患者では、気道内圧が異常に上昇する危険性があり、最大肺胞内圧が高くなった結果、圧損傷・急性肺障害肺胞を生じる危険性がある。この為、圧の上限を設定した安全弁が必要である。

また、重症呼吸不全の患者を従量式で換気すると、設定条件は変えていないのに気道内圧が日を追うごとに上昇してしまうことがある。これは、患者の肺の気道抵抗が上昇したり、コンプライアンスが低下したりして、肺の状態が悪化しているからである。

なお、1回換気量は、吸気の流量と時間で決まる。流量が多ければ吸気時間は短くなり、流量が少なければ吸気時間は長くなる。また、吸気時間が短ければ流量は多く、吸気時間が長ければ流量は少なくなる。

従圧式

従圧式とは、人工呼吸器の気道圧の上限を設定し、ガスを送り込むに従って上昇する気道圧が設定圧に達すると呼気に転じる形式をいう。

従圧式では、最大吸気圧と最大肺胞内圧が一定値に維持される為、圧損傷・急性肺障害をもたらす肺の局所的過膨張の可能性を減じる。

しかし、気道抵抗が高い（コンプライアンスの低下）患者では、換気量が不十分となる。つまり、従圧式では換気量が保障されない為、換気量を確認しながら施行しないと、低換気に気づかない可能性がある。よって、従圧式換気を行う場合には、換気量を必ず測定する必要がある。

2. 侵襲的陽圧換気の設定条件の変更の適応と禁忌

人工呼吸器の設定条件の変更は、毎日のように行われる。変更の目的・現在の患者の状態・変

更で生じた患者の状態の変化を知ることは重要である。

人工呼吸器の設定条件の調節は、複数のダイアル・ボタンの操作が必要であり、項目によっては他の設定値の影響を受ける機種もある。

人工呼吸器の初期設定は、

1回換気量 5 ～ 10mL/kg

呼吸回数 10 ～ 15 回 / 分

最高気道内圧 40 ～ 50cmH$_2$O

であり。目標が、

経皮的動脈血酸素飽和度 ＞ 90％

である。肺が改善すると、気道内圧が低下（従量式）し、1回換気量が増加（従圧式）する。

よって、設定条件の変更の適応は、肺が改善した場合、すなわち、気道内圧の低下か1回換気量の増加、経皮的動脈血酸素飽和度の上昇となる。設定条件の変更の禁忌は、肺が悪化した場合、すなわち、気道内圧の上昇か1回換気量の低下、経皮的動脈血酸素飽和度の低下となる。

なお、確認漏れを防ぐ為、換気様式・吸入酸素濃度・1回換気量・換気回数・ＰＥＥＰ値・吸気時間・呼気時間等の設定条件の変更は、指示簿等の記載に従って行う。

3. 侵襲的陽圧換気の設定条件の変更に伴うリスク（有害事象とその対策等）

侵襲的陽圧換気の設定条件の変更は、

酸素毒性

圧損傷・圧傷害

その他の呼吸傷害の悪化

のリスクを伴う。

この為、人工呼吸器の設定変更時に患者を観察する項目は、

顔貌

発汗の状態

患者のバイタルサイン

血圧

脈拍（含：心電図）

呼吸の状態（含：呼吸音）

第1章 呼吸器（人工呼吸療法に係るもの）関連 第2節 侵襲的陽圧換気の設定の変更

　　呼吸補助筋の状態

　　胸骨上切痕・鎖骨上窩・肋間の陥没の状態

　　呼吸状態

　　　奇異呼吸

　　　努力性の呼気（呼気時の腹筋群の収縮）

　　経皮的動脈血酸素飽和度

　　血液ガス分析

　　人工呼吸器のモニター

　　　1回換気量

　　　呼吸数

　　　プラトー圧

　　　気道抵抗・コンプライアンス

となり、患者の呼吸仕事量の増加の徴候を見逃さないことが重要である。

4. 侵襲的陽圧換気の選択と適応

　　気管挿管による人工呼吸は、十分な酸素化と換気を確保する為に施行される最も確実な手段である。また、人工呼吸器関連肺損傷の概念が定着し、肺保護戦略に基づく様々な呼吸管理法が提案されている。

　　侵襲的人工呼吸のモードには、

　　患者の呼吸を全て人工呼吸器で強制的に行う

　　　CMV（Control Mechanical Ventilation）

　　　　設定した1回換気量が、一定の流量で設定した換気回数供給される

　　　　　VCV（Volume Control Ventilation）

　　　　設定した気道内圧に達するまで、設定した換気回数供給される

　　　　　PCV（Pressure Control Ventilation）

　　呼吸の一部を人工呼吸器で補助する

　　　SIMV（Synchronized Intermittent Mandatory Ventilation）

　　　PSV（Pressure Support Ventilation）

に分類され、特殊なものに、

最高気道内圧を上げずにできるだけ高い平均気道内圧を得る

　　ＨＦＯ（High Frequency Oscillation）

　　　呼吸努力は考慮されていない

　　　筋弛緩薬を用いることもある

肺胞の開存を目的に、高いPEEP値と自発呼吸努力を用いる換気モード

　　ＡＰＲＶ（Airway Pressure Release Ventilation）

　　　自発呼吸努力に対する換気補助機能は考慮されていない

　　　低PEEP相を作ることによって換気の補助を行う

呼吸器系のコンプライアンスと気道抵抗を想定して呼吸筋発生圧を算出

　　ＰＡＶ（Proportional Assist Ventilation）

　　　自発呼吸努力に適合性の高い補助換気を行う

横隔膜筋電図を測定して自発呼吸努力強度に比例した換気補助を行う

　　ＮＡＶＡ（Neurally Adjusted Ventilatory Assist）

　　　理論的に自発呼吸努力に適合性が優れた補助換気を行う

がある。

　換気は、

　　吸気の開始と終了を何が決定するか

　　　強制換気・補助換気・自発換気

　　何を目安にガスを送り込むか

　　　従量式・従圧式

に分類される。

　自発呼吸の無い患者では、ＣＭＶ（ＶＣＶ or ＰＣＶ）が選択され、自発呼吸が安定している患者では、ＰＳＶが選択される。自発呼吸はあるが不安定な患者や、呼吸の数が少ない患者では、ＳＩＭＶが選択される。

5. 侵襲的陽圧換気の設定条件の変更方法

　人工呼吸器の設定条件の調節は、複数のダイアル・ボタンの操作が必要であり、項目によっては他の設定値の影響を受ける機種もある。

非侵襲的陽圧換気の設定の変更

1. 非侵襲的陽圧換気の目的

　非侵襲的人工呼吸（ＮＩＶ Non-invasive Ventilation）とは、気管挿管を必要としない換気法である。その中で、上気道から陽圧を用いて換気を行う方法を、非侵襲的陽圧換気療法（ＮＰＰＶ Non-invasive Positive Pressure Ventilation）といい、アメリカ呼吸ケア協会（ＡＡＲＣ American Association for Respiratory Care）では、肺胞換気を補助する目的で上気道を介して陽圧をかける方法、と定義している。

　特定の患者にＮＰＰＶを施行する場合、

　　　　一般的な適応

　　　　それぞれの疾患による適応

　　　　施設による習熟度や体制（気管挿管がすぐできるか等）

を考慮してＮＰＰＶ施行の可否を決め、

　　　　モニターを含む適切な器具の準備

　　　　患者への適切な説明

を行い、実際にＮＰＰＶを施行する。

　なお、非侵襲的陽圧換気は、

　　　　非侵襲

　　　　迅速な導入が可能

　　　　食事や会話ができる

といった利点があるが、

　　　　換気効率が悪い

　　　　高い気道内圧の実現が困難

　　　　マスクの圧迫による違和感・皮膚損傷の発生

　　　　マスクのフィッティング不良でリークが増加

　　　　食道に陽圧がかかることがある

といった欠点もあることを認識する必要がある。

2. 非侵襲的陽圧換気の適応と禁忌

　一般的な適応として、文献上にみられるものは、

意識清明＆協力的

循環動態が安定

気管挿管が必要ではない

　　気道が確保できている

　　喀痰の排出ができる

顔面の外傷が無い

マスクをつけることが可能

消化管が活動している状態（閉塞等）が無い

である。

　適応疾患は、

高炭酸ガス血症を伴う呼吸不全

　　慢性閉塞性肺疾患（ＣＯＰＤ Chronic Obstructive Pulmonary Disease）

　　の急性増悪

　　睡眠時無呼吸症候群（ＳＡＳ Sleep Apnea Syndrome）

　　喘息重積発作 / 等

低酸素血症を伴う呼吸不全

　　心原性肺水腫

　　慢性心不全急性増悪

　　呼吸器離脱に伴う急性呼吸不全

　　術後の呼吸障害

　　呼吸性アシドーシスを伴う急性呼吸不全

　　外傷に伴う呼吸障害

　　無気肺

　　急性心筋虚血

　　急性呼吸促迫症候群（ＡＲＤＳ Acute Respiratory Distress Syndrome）

　　/ 等

呼吸筋疲労に伴う換気不全

　　肺炎

　　慢性呼吸不全

　　ギラン・バレー症候群（Guillain-Barré Syndrome）/ 等

その他

抜管後の呼吸障害

人工呼吸器離脱困難 / 等

である。

また、適応注意・禁忌については、相対的禁忌はあるが、絶対的禁忌は無いと書いてある文献もあり、禁忌であっても治療の上限として行うことは有り得るという意見もある。

一般的に適応注意または禁忌として、文献上にみられるものは、

呼吸停止・昏睡・意識状態が悪い

循環動態が不安定・心停止

虚血性心疾患（心筋梗塞・不安定狭心症）

非協力的で不穏

気道が確保できない

自発呼吸のない状態での換気が必要

マスクがフィットしない（顔面の外傷・火傷・手術・解剖学的異常）

咳反射が無い・弱い

ドレナージされていない気胸

最近の腹部・食道手術後

嘔吐・腸管の閉塞・アクティブな消化管出血

2つ以上の臓器不全

大量の気道分泌物が有る・排痰ができない

である。

3. 非侵襲的陽圧換気の設定条件の変更に伴うリスク（有害事象とその対策等）

非侵襲的陽圧換気の設定条件の変更は、

酸素毒性

呼吸障害の悪化

のリスクを伴う。

施設における非侵襲的陽圧換気の実施は、

患者の生体情報監視が連続的に可能

送電が停止しても、酸素および空気が供給できる

無停電電源を使用できる

適切な警報装置

が条件となる。

　また、非侵襲的陽圧換気は、ＩＰＡＰ（吸気圧 Inspiratory Positive Airway Pressure）・ＥＰＡＰ（呼気圧 Expiratory Positive Airway Pressure）の設定の必要が有り、設定条件の変更の可能性が有る。

　よって、非侵襲的陽圧換気に患者を観察する項目は、

マスクフィッティング

リークの量

となり、非侵襲的陽圧換気の設定変更時に患者を観察する項目は、

顔貌

発汗の状態

患者のバイタルサイン

　　血圧

　　脈拍（含：心電図）

　　呼吸の状態（含：呼吸音）

気道分泌物の量

喀痰の性状

呼吸補助筋の状態

胸骨上切痕・鎖骨上窩・肋間の陥没の状態

呼吸状態

　　奇異呼吸

　　努力性の呼気（呼気時の腹筋群の収縮）

経皮的動脈血酸素飽和度

血液ガス分析

人工呼吸器のモニター

　　１回換気量・分時換気量

　　呼吸数

　　プラトー圧

気道抵抗・コンプライアンス

となり、患者の呼吸仕事量の増加の徴候を見逃さないことが重要である。

なお、非侵襲的陽圧換気のマスクは、その覆う範囲によってフルフェイスマスク・トータルフェイスマスク・鼻マスク等が有り、その形状によってヘルメットマスクが有る。

4. 非侵襲的陽圧換気の設定 条件の選択

非侵襲的陽圧換気の設定条件の選択は、

酸素化の改善 → 低酸素状態の改善

→ CPAP（Continuous Positive Airway Pressure）

換気の改善 → 呼吸性アシドーシスの改善

→ S／T（spontaneous/timed）

となる。

なお、確認漏れを防ぐ為、換気様式・吸入酸素濃度・IPAP値・EPAP値・PEEP値・換気回数・吸気時間・呼気時間等の設定条件の変更は、指示簿等の記載に従って行う。

5. 非侵襲的陽圧換気の設定条件の変更方法

非侵襲的陽圧換気の設定条件の変更は、複数のダイアル・ボタン操作が必要であり、項目によっては他の設定値の影響を受ける機種もある。

人工呼吸管理がなされている者に対する鎮静薬の投与量の調整

1. 人工呼吸管理がなされている者に対する鎮静の目的

　人工呼吸患者に対する鎮痛・鎮静は、患者の安全・安楽にとって極めて重要であり、適切な鎮痛・鎮静によって患者の予後を改善することができると考えられる。一方、人工呼吸患者の鎮痛・鎮静は、集中治療室（ Intensive Care Unit, ICU ）やハイケアユニット（ High Care Unit, HCU）のように、看護師が患者を常時観察できる部署において安全に行うことができる。すなわち、一般病棟や療養病棟のような部署における人工呼吸療法の安全はまだ確立されておらず、特に、鎮痛・鎮静薬は呼吸・循環・腸管運動に影響を及ぼすことを理解し、注意して使用する必要がある。

1）鎮痛・鎮静の目的は何か？

　人工呼吸管理は、気管挿管や気管切開下に行う侵襲的陽圧人工呼吸が一般的であるが、最近では、鼻マスク（ネーザルマスク）、口・鼻マスク（フルフェイスマスク）などを用いる非侵襲的陽圧人工呼吸（Non-invasive Positive Pressure Ventilation, NPPV）が増加している。人工呼吸の方法により、鎮静薬の必要量が異なるといわれている（NPPV が最小、気管挿管下人工呼吸が最大と考えられている）。

　人工呼吸管理を要する患者は種々の傷病を有しているが、ほとんどの患者は重症である。特に、大手術後、外傷、熱傷患者などでは、強い痛みを有するので、鎮静の前に鎮痛薬の投与を考慮する必要がある。人工呼吸患者は痛みに加えて、多くの苦痛を有するので（表1）[2 4]、状況に応じて鎮痛薬と鎮静薬を併用することが重要である。人工呼吸患者に鎮痛薬・鎮静薬を投与する第1の目的は、人工呼吸中の苦痛をなくし、快適さを確保することである。

表 1. 人工呼吸患者の苦痛の原因

1. 傷病・手術
2. 処置・看護（吸引、理学療法、ガーゼ交換、体位変換など）
3. 留置カテーテル・ドレーン
4. 気管チューブ・人工呼吸
5. 長期不動化

　痛みは、頻脈、心筋酸素消費量の増加、血液凝固亢進、免疫抑制、持続性の異化などのストレス反応を引き起こし、心筋虚血、静脈血栓症などの合併症を誘発する。また、胸壁、横隔膜の動

きが制限され、肺合併症の危険性が増す。人工呼吸患者に対する鎮痛の意義は、患者の苦痛を取り除くとともに、これらの合併症を予防・治療するという面がある（表 2 ）[25]。

表 2. 鎮痛の意義
1. 体動、深呼吸、咳が容易になり、肺合併症、静脈血栓症・肺塞栓症の危険性が減少する。
2. 悪心、嘔吐、心筋虚血の頻度が減少する。
3. 硬膜外腔局所麻酔薬投与では、外傷に対する代謝・内分泌反応が抑制され、負の窒素バランスが抑制される。
4. 人工呼吸による苦痛を軽減する（麻薬性鎮痛薬では咳反射抑制）。
5. 術後回復が促進される。

一方、鎮静薬は、一般に不安を和らげ、適度な睡眠を確保するために投与される。鎮静薬の作用は、痛みがない状態においてより有効になるので、痛みが強い場合は鎮痛薬を投与してから鎮静薬を投与する。精神的ストレスは、痛みと同様に中枢神経・自律神経を興奮させ、心筋虚血や心筋梗塞を引き起こす危険性があると考えられている（図 2 ）[24]。動脈硬化、心不全、心筋梗塞の既往のある患者では、不整脈や心筋梗塞が生じる危険性が高いので、特に注意が必要である。鎮静の意義を表 3 [25] に示す。表 2、3 から考えると、人工呼吸患者に鎮痛薬・鎮静薬を投与する第 2 の目的は、合併症の予防・治療である。

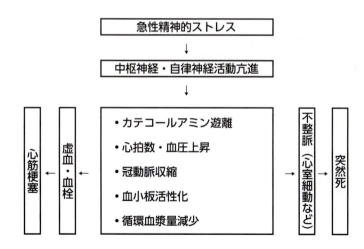

図 2. 急性精神的ストレスによる心筋虚血のメカニズム

表 3. 鎮静の意義

1. 気管チューブや陽圧換気による不快感を軽減する。
2. 生命が危険な状態にあるという恐怖感を和らげる。
3. 肺理学療法、気管吸引、種々の侵襲的処置、一般看護を円滑に行う。
4. 人工呼吸器との不同調を緩和する（換気の改善と圧外傷の減少）。
5. 血圧上昇や頻脈などのストレス反応を抑制する。
6. 酸素消費量、基礎代謝量を減少する。

2）不十分な鎮痛・鎮静は何をもたらすか？

不十分な鎮痛・鎮静は、すでに述べたように患者の苦痛を増し、合併症の発生頻度を増加すると考えられる。しかし、問題はそれだけではない。不十分な鎮痛・鎮静が続けば、上記合併症に加えて、睡眠障害、疲弊、見当識障害、不穏（アジテーション）などが生じる。睡眠障害の原因は、鎮痛・鎮静薬だけでなく、多くの因子が関与することに注意する必要がある（表 4）[26]。睡眠障害により、呼吸抑制、痛みの増加、交感神経緊張、せん妄が生じるので、やっかいな問題である。照明や音（耳栓など）を調節し、ケアを日中に集中させるなど、夜間の睡眠環境を整えることが重要である[27]。

表 4. 睡眠障害の原因

1. 患者因子
　　1) 疾患の重症度、高齢
　　2) 薬物治療
　　　　REM 睡眠抑制：麻薬、バルビタール酸誘導体、抗うつ薬
　　　　徐波睡眠抑制：ベンゾジアゼピン誘導体
　　3) 疼痛・掻痒感
　　4) 発熱
　　5) 自己コントロール喪失 (体動制限、薬物性麻痺)
　　6) 恐怖、不安、心理的ストレス
　　7) 精神疾患

2. 医師・看護師因子
　　1) 診断のための検査
　　2) 看護師の処置
　　3) 侵襲的手技

3. 環境因子
　　1) 照明
　　2) 騒音：医療機器 (人工呼吸器、アラーム)、全体的騒音、看護や呼吸ケア、
　　　　医療関係者の会話

せん妄は、急性発症の認知機能（注意力、思考力、見当識、記憶、言語、認識、判断、実行機能などの高次脳機能）障害であり、軽度から中等度の動揺する意識混濁のうえに、場合によっては活発な精神運動興奮が加わり、幻覚、妄想などが出現する。せん妄のリスクファクターは多数あるが、重症患者はせん妄を生じやすいと考えられる（表5）[28]。せん妄により、ICU滞在日数、入院期間、死亡率が増加するという報告がある。また長期の認知機能障害の危険性がある。

表5. せん妄におけるリスクファクター

・年齢（70歳以上）	・多剤投与（3剤以上）
・認識障害	精神病薬
うわごとをいう	抗コリン性作用薬
認知症	・拘束具の使用？
・男性？	・代謝異常
・重篤な疾患	高窒素血症
・心不全	低血糖症、高血糖症
・感染症	低ナトリウム血症
・骨盤骨折	高ナトリウム血症
・発熱または低体温	・うつ病？
・低血圧	・疼痛
・栄養失調	・不眠

アジテーション（不穏）は、「内的緊張状態に伴う無目的な過剰な動き（興奮、体動）」であり、ベッドから降りようとする、気管チューブやカテーテル類を引っ張る、医療スタッフに暴力をふるうなどの行動を繰り返す。自己（事故）抜管、人工呼吸器との不同調、高血圧、頻脈を起こす危険性が高いと考えられる。アジテーションの原因としては、一般にせん妄や疼痛の頻度が高いといわれているが、その原因は極めて多彩なので（表6）[29]、他に原因がないか十分に調べることが大切である。アジテーションが強い場合は、鎮痛・鎮静に加えて身体抑制が必要となるが、問題点が少なくない（表7）。

表 6. アジテーション（不穏）の原因と治療

1. 原因
    1) 痛み
    2) 低酸素血症、高炭酸ガス血症、アシドーシス
    3) 頭蓋内損傷
    4) 電解質異常、低血糖、尿毒症、感染
    5) 気胸、気管チューブの位置異常
    6) せん妄（ICU におけるアジテーションの原因として最も多い）
    7) 強度の不安
    8) 鎮痛薬・鎮静薬に対する耐性、離脱（禁断）症状
    9) 精神疾患、薬物中毒、アルコールなどの離脱症状
    10) 循環不全
2. 治療
    1) 原因を取り除く
    2) せん妄の場合はハロペリドールが有効？
    3) 身体抑制

表 7. 身体抑制の問題点

1. 不安・恐怖
2. 抑制具による苦痛・不快
3. 皮内出血、皮膚糜爛
4. 末梢循環障害、浮腫
5. 肩関節脱臼、骨折、壊死
6. 神経麻痺・損傷
7. 四肢の関節拘縮・筋萎縮
8. 呼吸不全の悪化（無気肺、肺炎）

3) 浅い鎮静を目標とする

　不十分な鎮痛・鎮静には問題点が多いが、鎮痛・鎮静薬を大量投与して深鎮静状態にし、眠らせる方法もまた問題点が多いとされている（廃用萎縮、褥瘡、深部静脈血栓症、肺炎、下側肺障害、人工呼吸期間遷延、ICU 退室後の心的外傷後ストレス障害 [post-traumatic stress disorder, PTSD] などが生じる）[30]。長期人工呼吸患者では、夜間のみ鎮静を行う覚醒／睡眠リズムを維持した鎮静法が望ましい場合があると報告されている。さらに、毎日一時的に患者を覚醒させることにより、人工呼吸期間が短縮し、合併症も減少すると考えられている。

　鎮痛・鎮静の意義は明らかになりつつあるが、適正な鎮静レベルについては、まだ「答え」が出ていない。1970 年代前半は深い鎮静が好まれ、1980 年代～ 1990 年代初期は浅い鎮静がよいとされていた。最近は、至適鎮静レベルは、病態や個人間で異なると考えられており、患者によって「深い鎮静を必要とする」場合、あるいは「覚醒させたほうが良い」場合があるとされている。

また、一般に気管切開患者は気管挿管下の人工呼吸患者に比べて、軽い鎮静状態で管理が可能であり、気管挿管を行わない人工呼吸法である NPPV では鎮静が不要な場合も少なくない[31]。すなわち、現在のところは「患者が心地良い」ように鎮静の深さを調節するのが最も良い方法と思われる。一般には「眠っているが、軽い刺激で容易に目が醒める」くらいの軽い鎮静状態で人工呼吸を行う（目標鎮静深度の詳細は、（第 1 章第 4 節 2-2）鎮静の評価と適応、禁忌の項参照）。医療者間で「鎮静の目的」や「目標とする鎮静深度」を明確にしておくことも重要である[30]。

2. 人工呼吸管理がなされている者に対する鎮静の適応と禁忌

1）痛みの評価と鎮痛の適応、禁忌

痛みを有する人工呼吸患者に対しては、何らかの鎮痛薬を必要とする。心臓外科術後患者は鎮痛処置が不十分なことが多く、特に女性は男性に比べて痛みが強いと考えられている[32]。胸腔ドレナージチューブ抜去や創処置時の痛みに対する処置前の鎮痛薬投与は効果的であるが、米国においてもほとんど使用されていないのが現状である[32]。このように疼痛管理は極めて重要であり、正確な痛みの評価と個別の疼痛管理を行う必要があるが、人工呼吸中の痛みの評価はやや難しい。

痛みとは個人が主観的に感じるものであり、痛みを感じるものが自己申告して初めて痛みが存在することになる。「痛みの自己申告」が可能な患者では、「痛みの自己申告」が痛み評価のゴールドスタンダードであるため、安静時においても積極的に患者から痛みの有無を聞き出すことが必要である[27]。「痛みの自己申告」が可能な患者の痛み評価で広く用いられているのは、Numeric Rating Scale（NRS）と Visual Analog Scale（VAS）である。NRS は無痛を 0、最大の痛みを 10 として、患者が痛みを 0 ～ 10 の数値で表現する。NRS が 3 以下になるように鎮痛薬を投与する。ICU では VAS [100mm の長さの線で痛みを表現する（0mm：無痛、100mm：最大の痛み）。患者が覚醒していて、よくこの方法の意義を理解していないと難しい]よりも有用と考えられている。

「痛みの自己申告」を可能にするには、人工呼吸中、できるだけ浅い鎮静状態を保つ必要がある。しかし、不十分な鎮静は苦痛を伴うため、浅鎮静を維持できないという問題が生じる。そこで、まず鎮痛を十分に行うことにより、患者の苦痛が減少し、浅鎮静が可能になり、「痛みの自己申告」が可能になる（鎮静の前に疼痛対策を十分に行うことを鎮痛優先の鎮静：analgesia-first sedation という）。

痛みを自己申告できない患者には、Behavioral Pain Scale（BPS、表8）と Critical-Care Pain Observation Tool（CPOT、表9）が痛みの評価法として有用であるとされている（BPS は 5 以下、CPOT は 2 以下で管理する）[33]。看護師による痛みの総合的な評価も有用である（図3)[29]。プロトコールに基づく痛みの評価は、鎮痛・鎮静薬使用の減少、人工呼吸期間や ICU 滞在日数の短縮に関係するため、積極的に使用する必要がある[33]。

表 8 Behavioral Pain Scale(BPS)

項目	説明	スコア
表情	穏やかな 一部硬い（たとえば、まゆが下がっている） 全く硬い（たとえば、まぶたを閉じている） しかめ面	1 2 3 4
上肢	全く動かない 一部曲げている 指を曲げて完全に曲げている ずっと引っ込めている	1 2 3 4
呼吸器との同調性	同調している 時に咳嗽、大部分は呼吸器に同調している 呼吸器とファイティング 呼吸器の調節がきかない	1 2 3 4

スコア範囲は 3 〜 12

表 9 Critical‐Care Pain Observation Tool (CPOT)

項目	説明	スコア	
表情	筋緊張は認められない まゆが下がった、眼が厳しい、挙筋の収縮が認められる 上記のすべてに加えてまぶたを閉じている	弛緩した、中間の 緊張した しかめ面	0 1 2
四肢の動き	全く動かない（疼痛がないことを必ずしも意味しない） ゆっくり、ためらいがちな動作、動きながら疼痛部位を触るか擦るかし、注意を求めている チューブを引っ張る、座ろうとする、手足を動かし、パタパタさせる、命令に従わない、医療スタッフを叩く、ベッドから降りようとする	動作なし 保護 落ち着かない	0 1 2
筋肉の緊張（上肢を伸展・屈曲させて評価する）	受け身動作に抵抗が感じられない 受け身動作に抵抗が感じられる 受け身動作に強い抵抗が感じられて完遂できない	弛緩した 緊張した、硬い 非常に緊張した、硬い	0 1 2
呼吸器との同調性（気管挿管患者）	アラームが作動せず、円滑に呼吸している アラームが自然に止まる 非同調：換気を妨害したり、アラームが頻繁に作動	呼吸器または体動を許容 咳をするが許容範囲 呼吸器とファイティング	0 1 2
発声（抜管患者）	通常の声の調子または無声 ため息、うめき声 大声を上げる、すすり泣き	通常の声の調子か無声 ため息、うめき声 大声を上げる、すすり泣き	0 1 2

スコア範囲は 0 〜 8

	表情	患者の訴え	筋緊張・体動	呼吸状態
1	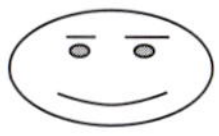	疼痛なし	楽に体動できる。四肢がスムーズに動かせる	深呼吸が十分にできる
2	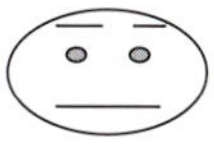	体動時のみ疼痛がある	声をかけると一瞬身構えるが、四肢の動きはスムーズ	深呼吸は何とかできる
3	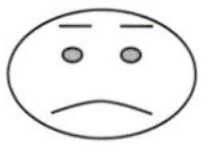	安静時も疼痛があるが自制内	介助によりかろうじて四肢の運動又は体動ができる	呼吸は平静。深呼吸ができたりできなかったり
4	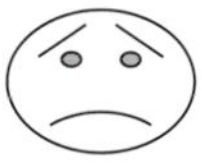	聞けば必ず痛みを訴える	体動しようとすると全身を緊張させる	深呼吸を指導してもできない
5	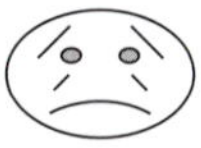	たえず呻吟し、痛みを訴える	全身緊張強く指示に応じられない	浅呼吸。時に息こらえがある

図3 看護師による痛みの総合的評価

　鎮痛薬投与の適応は、NRS＞3、VAS＞3、BPS＞5、CPOT＞2と考えられているが[27]、NRS値とVAS値は自己申告であるので、低値であっても患者が鎮痛薬の投与を望む場合は、考慮する必要がある。一方、数値が高値であるにもかかわらず鎮痛薬の投与を拒否する場合は、鎮痛薬投与の利点、問題点について説明し、鎮痛薬は有害である等の誤った思い込みがないか確認する。

　BPSとCPOTは、直接的に痛みを評価していないところが問題である。BPSやCPOTが高値の場合は、常に痛み以外の原因がないか考えることが大切である。鎮痛薬を投与し、BPS値やCPOT値がどのように変化するか観察することも参考になる。また、痛みを自己申告できる浅い鎮静・適切な鎮痛レベルになるように努力することが重要である。

　個々の鎮痛薬の注意点や禁忌については後述するが、一般に、鎮痛薬は呼吸・循環抑制が強く、また強い痛みを有する重症患者は、鎮痛により呼吸数の低下・1回換気量の変化などの呼吸状態の変化や交感神経活動が低下し、著明な低血圧、徐脈を生じる可能性があるので注意が必要である。

2）鎮静の評価と適応、禁忌

良好な鎮静状態を保つには、鎮静状態を経時的に評価することが重要である。人工呼吸患者の鎮静スケールとして、Ramsay スケール（表 10）[34] が最初に使用されたが、普及に時間がかかり、2003 年の時点でもほとんどの看護師は Ramsay スケールを知らなかった[35]。2007 年の「人工呼吸中の鎮静のためのガイドライン」[30] で、Richmond Agitation-Sedation Scale（RASS）の使用を推奨したところ、2009 年に行った調査では RASS が多くの ICU で使用されていた[36]。

表 10 Ramsay 鎮静スケール

1. 不安不穏状態
2. 落ち着いており、協力的
3. 命令にのみ反応
4. 眠っているが刺激に対して強く反応する
5. 眠っており刺激に対して反応が鈍い
6. 無反応

現在、人工呼吸患者の鎮静評価に最も有用とされている主観的鎮静スケールは、RASS（表 11）と Sedation-Agitation Scale（SAS、表 12）である[33]。これらの鎮静スケールにおいて、浅い鎮静は RASS －1～－2 もしくは SAS 3、深い鎮静は RASS －3～－5 もしくは SAS 1～2 とされ、目標鎮静深度は RASS －2～0、SAS 3～4 が推奨されている（痛み、せん妄の評価や早期運動療法が可能な浅い鎮静レベル）。また、過剰鎮静（RASS ＜－2、SAS ＜3）の場合、鎮静薬の投与を中断し、目標鎮静深度に達したら、中断前の 50％の用量で再開する[32]。筋弛緩薬を投与されている患者で、主観的鎮静評価が難しい場合は、bispectral index（BIS）を補助的に用いる（BIS は 0 ～ 100 の数値で表される。覚醒時：90 以上、深い鎮静状態：60 ～ 70）。

Ramsay スケールは、簡便であるが、不穏（アジテーション）の評価を細かく行うことができない欠点があった（Ramsay スケール 1 は不穏状態を表すが、不穏の強さを評価できない）。RASS は不穏の強さを 4 段階（＋1～＋4）、SAS は 3 段階（5～7）に分けて評価することができる利点を有する。強い不穏は自己（事故）抜管、人工呼吸器との不同調などの合併症と関係するのみならず、不穏の原因には重篤なものが多いため（表 6）、十分な注意が必要である。せん妄は、ICU の不穏の原因として最も多いが、過活動型せん妄の状態である（せん妄は過活動型、低活動型、混合型に分類され、ICU では低活動型せん妄が多いとされている）。

個々の鎮静薬の注意点や禁忌については後述するが、鎮痛薬と同様に鎮静薬も呼吸・循環抑制が強いことに留意する。

表 11 Richmond Agitation - Sedation Scale (RASS)

スコア	用語	説明	
+4	好戦的な	明らかに好戦的な、暴力的な、スタッフに対する差し迫った危険	
+3	非常に興奮した	チューブ類またはカテーテル類を自己抜去；攻撃的な	
+2	興奮した	頻繁な非意図的な運動、人工呼吸器ファイティング	
+1	落ち着きのない	不安で絶えずそわそわしている、しかし動きは攻撃的でも活発でもない	
0	意識清明な落ち着いている		
−1	傾眠状態	完全に清明ではないが、呼びかけに 10 秒以上の開眼及びアイ・コンタクトで応答する	呼びかけ刺激
−2	軽い鎮静状態	呼びかけに 10 秒未満のアイ・コンタクトで応答	呼びかけ刺激
−3	中等度鎮静状態	呼びかけに動きまたは開眼で応答するがアイ・コンタクトなし	呼びかけ刺激
−4	深い鎮静状態	呼びかけに無反応、しかし、身体刺激で動きまたは開眼	身体刺激
−5	昏睡	呼びかけにも身体刺激にも無反応	身体刺激

表 12 Sedation - Agitation Scale (SAS)

スコア	状態	例
7	緊急不穏状態	気管チューブやカテーテルを引っ張る。ベッド柵を越える。医療スタッフに暴力をふるう。ベッドの端から端へ移動する。
6	高度不穏状態	たび重なる注意にもかかわらず不穏がある。体の抑制が必要。気管チューブを噛む。
5	不穏状態	不安あるいは軽度不穏。座ろうとするが注意すれば鎮静化する。
4	平静で協力的	平静。容易に覚醒し、命令に従う。
3	鎮静状態	覚醒困難。声をかけるか軽くゆすると覚醒するが、再び眠る。簡単な命令に従う。
2	鎮静過剰	身体刺激で覚醒。意思は通じない。命令に従わない。自発運動はある。
1	覚醒不能	強い刺激によってわずかに反応する。あるいは反応しない。意思は通じない。命令に従わない。

3. 人工呼吸管理がなされている者に対する鎮静に伴うリスク（有害事象とその対策等）

　重症患者の鎮静には、睡眠や鎮痛が含まれると考えられている。「睡眠を基本とする鎮静」は鎮静薬を使用し、必要に応じて鎮痛薬を投与する方法である。「鎮痛優先の鎮静」は鎮静の前に疼痛対策を十分に行う方法である。浅い鎮静を目指すためには鎮痛を十分に行うことが重要であり、良好な鎮痛状態で少量の鎮静薬を投与することにより良好な睡眠が得られる。「睡眠を基本とする鎮静」では鎮静薬の量が増加し、深鎮静の状態になりやすく、人工呼吸期間やICU入室期間が延長すると考えられる。「鎮痛優先の鎮静」を維持するためには、NRS、BPS、CPOTによる疼痛評価、RASS、SASを用いた鎮静評価が必要であり、経時的に鎮痛・鎮静状態を評価し、目標鎮静深度（RASS－2〜0、SAS 3〜4）になるように鎮痛・鎮静薬の投与量を調節する。ところで、「鎮痛優先の鎮静」がすべて良いというわけではない。不穏を伴うせん妄の増加、オピオイド投与による呼吸・循環抑制、胃腸管運動抑制（モルヒネは胃腸管運動を抑制し、胃内容逆流の危険性を高める。フェンタニルは用量依存性に腸管運動を抑制する）などに注意する必要がある[27]。

　重症患者に鎮痛・鎮静薬を投与すると、少量投与でも著明な循環抑制が生じることがある。重症循環不全（ショック）に対して昇圧薬・強心薬が投与されている患者は、特に注意が必要である。ショックには、循環血液量減少性ショック（出血、脱水）、心原性ショック（心筋梗塞）、閉塞性ショック（肺血栓塞栓症、心タンポナーデ）、血液分布異常性ショック（敗血症、アナフィラキシー、神経原性ショック）があり、それぞれ病態が異なっている。まず、各種ショックに対する治療を十分に行う。

　呼吸・循環が安定している患者には、比較的鎮痛・鎮静薬を投与しやすいが、過剰鎮静にならないように、経時的に鎮静評価を行う。

4. 人工呼吸管理がなされている者に対する鎮痛薬・鎮静薬の選択と投与量

1）鎮痛薬の選択と投与量

　ICUにおける人工呼吸患者の鎮痛は、神経障害性疼痛でなければオピオイド静注が第1選択となる（一般にはフェンタニルの持続静注）[32]。　人工呼吸患者の神経障害性疼痛にはオピオイド静注に加えて、ガバペンチンまたはカルバマゼピン経腸投与が推奨されているが[32]、わが国ではまだ一般的ではない。

わが国の ICU で、人工呼吸患者に使用されているオピオイドを表13に示す[37]。モルヒネは血管拡張作用やヒスタミン遊離作用があり、低血圧の危険性があるが、急性心筋梗塞の胸痛・肺水腫には有用である。フェンタニルはモルヒネに比べて低血圧を起こしにくい。フェンタニルは肝機能障害で、モルヒネは肝・腎機能障害で蓄積性を示す。なお、ペンタゾシン、ブプレノルフィンのような拮抗性鎮痛薬は、鎮痛効果が弱い、離脱症状を生じるなどの理由で米国では推奨されていないが[38]、わが国では一般的に用いられている。ブプレノルフィンは鎮痛・鎮静効果が良好で副作用も少なく、拮抗性鎮痛薬の中では最も優れているが、呼吸抑制が強く、作用時間が長いので注意する。ペンタゾシンは、呼吸抑制は少ないが、末梢血管収縮作用があり、血圧、肺動脈圧を上昇させることがある[30]。

表 13 人工呼吸患者に使用されるオピオイドの投与法・投与量

オピオイドの種類	持続静注	1 回静注	筋注	硬膜外
モルヒネ	0.5 − 3 mg / 時間	0.5 − 5 mg (2 − 4 時間毎)	5 − 15 mg (3 − 8 時間毎)	2 − 5 mg (6 − 24 時間毎)
フェンタニル	15 − 100 μg / 時間	15 − 75 μg (1 − 2 時間毎)	──────	25 − 150 μg (3 − 8 時間毎)
ブプレノルフィン	0.015 − 0.04 mg/ 時間	0.1 − 0.2 mg (4 − 8 時間毎)	0.2 − 0.3 mg (6 − 12 時間毎)	0.06 − 0.2 mg (6 − 24 時間毎)
ペンタゾシン	──────	15 − 30 mg (1.5 − 3 時間毎)	15 − 45 mg (3 − 8 時間毎)	──────

硬膜外鎮痛は、少量で鎮痛効果が良好であり（表13）、極めて有用な鎮痛法であると考えられるが、副作用として、低血圧、心不全、感染症、呼吸不全などが、頻度は低いが発症する可能性がある。硬膜外オピオイドの最大の利点は、「交感神経をブロックしない」ことで、循環動態の不安定な患者には有用である。硬膜外オピオイドの副作用である呼吸抑制は人工呼吸患者ではあまり問題にならない。硬膜外腔局所麻酔薬投与の利点は多数あるが（表14）[39]、間欠投与は低血圧の危険性が高いため、利点は少ない。局所麻酔薬持続硬膜外投与を行うか、オピオイドと併用投与する。腹部大動脈手術後と外傷性肋骨骨折に対する胸部硬膜外鎮痛の有用性は認められているが[32]、その他の疾患では利点／欠点を十分に考慮したうえで使用する。なお、硬膜外鎮

痛の禁忌（表15）に十分注意する必要がある[33]。

表14 硬膜外腔局所麻酔薬投与の利点

1) オピオイドに比べて、胃腸管運動抑制が少なく、術後経口摂取が早められる。
2) 呼吸機能に悪影響が少ない。呼吸器疾患のない患者では、高位胸部硬膜外ブロックでも
   呼吸機能にあまり影響しない。
3) 手術に対する代謝・内分泌反応を抑制し、窒素バランスを改善する。
4) 静脈血栓症の危険性が減少する。

表15 硬膜外鎮痛の禁忌

1）頭蓋内圧亢進
2）脊髄損傷
3）敗血症
4）穿刺部位の皮膚感染
5）出血凝固異常

　アセトアミノフェン、非ステロイド性消炎鎮痛薬（nonsteroidal anti-inflammatory drugs, NSAIDs：ジクロフェナクナトリウム、アスピリン、インドメタシン、フルルビプロフェンなど）は、オピオイド投与量を減じ、副作用を軽減する。一方、NSAIDs には低血圧、腎障害、消化管出血、血小板機能抑制などの副作用があるため、慎重に投与する必要がある[30]。

2）鎮静薬の選択と投与量

　鎮静薬は抗不安、睡眠、健忘を期待して投与され、作用発現が迅速で、作用時間が短く、蓄積しない薬物が適している。人工呼吸患者に用いられる鎮静薬としては、ミダゾラム、プロポフォール、デクスメデトミジンが一般的である（表16）[33]。わが国のアンケート調査[36]の結果では、気管挿管・気管切開下の人工呼吸症例では、プロポフォールの使用頻度が高く、次いでミダゾラム、デクスメデトミジンの順となっている一方で、非侵襲的人工呼吸症例では、デクスメデトミジンが最も高頻度で使用されており、次いでプロポフォール、ミダゾラムの順である。

　薬剤の特徴としては、ミダゾラムは長期投与で耐性を生じやすい[32]。また、肝・腎機能障害患者では、作用の増強・延長が生じる可能性があるので投与量を減じる。プロポフォールは用量依存的に血圧低下を引き起こすので、循環動態の不安定な患者では注意を要する。プロポフォールの副作用としては、注射時疼痛、高トリグリセリド血症、急性膵炎、ミオクローヌス、プロポフォール注入症候群*などが報告されている[33]。

表 16 人工呼吸患者に使用される鎮静薬の投与法・投与量

鎮静薬の種類	持続静注	1 回静注
プロポフォール	0.3 − 3 mg / kg / 時間	———————
ミダゾラム	0.02 − 0.18mg / kg / 時間	0.02 − 0.08 mg / kg (30 分−2 時間毎)
ジアゼパム	———————	0.03 − 0.15 mg / kg (30 分−6 時間毎)
ハロペリドール	0.04 − 0.15 mg / kg / 時間	0.03 − 0.15 mg / kg (30 分−6 時間毎)
デクスメデトミジン	0.2 − 0.7 μ g / kg / 時間	———————

＊プロポフォール注入症候群（Propofol infusion syndrome）

プロポフォール注入症候群は、小児ならびに重症成人患者（特に頭部外傷患者）にプロポフォールを長期（48 時間以上）、大量投与（5mg / kg / 時間以上）したときに生じる。心不全、横紋筋融解、代謝性アシドーシス、腎不全、カテコラミン抵抗性の循環不全などを特徴とする致死的症候群である。ステロイド、カテコラミンを投与されていると、少量のプロポフォール持続静注でも生じる危険性がある。本症候群を疑えば、すぐにプロポフォールの投与を中止する。

デクスメデトミジンは、選択性の高いα_2アドレナリン受容体作動薬で、鎮静・鎮痛作用、オピオイド節減効果、交感神経抑制作用を有する[33]。デクスメデトミジンは、軽い刺激で容易に覚醒し、意思の疎通が良好であり、呼吸抑制がほとんどないという、他の鎮静薬にはない利点を有し、せん妄発症もミダゾラムやプロポフォールより少ない可能性がある。一方、デクスメデトミジンは、循環血液量減少患者や伝導障害患者では低血圧、徐脈をきたす危険性がある。

人工呼吸中の成人患者の鎮静にミダゾラムのようなベンゾジアゼピン系薬を使用すると、プロポフォール、デクスメデトミジンのような非ベンゾジアゼピン系薬使用時と比べて、鎮静過剰、せん妄が起こりやすく、人工呼吸期間や ICU 滞在期間が有意に延長する[32]。ベンゾジアゼピン使用の是非については論議があるが、現在のところ、ベンゾジアゼピン系薬を第一選択とすることはなるべく避け、投与する場合も可能な限り投与量を減らす必要があると思われる。覚醒遅延を避けるため、ミダゾラムは出来るだけ短時間の使用を、ジアゼパムは緊急時のボーラス投与のみの使用が推奨されている。ただし、不穏の管理、強い不安、けいれん、アルコール、ベンゾジアゼピン系薬離脱の治療ならびに深鎮静、健忘、他の鎮静薬の減量が必要な時にはベンゾジアゼピンは有用である。ミダゾラム長期投与では覚醒遅延の可能性があるので（特に多臓器不全患者）、抜管 2 〜 3 日前にミダゾラムを中止するか減量し、鎮痛薬の量を増加する。あるいは少量のプロポフォールを併用する[40]。なお、ミダゾラムはプロポフォールやデクスメデトミジンに比べて

血圧低下が少ないので、循環動態の不安定な患者に使用される場合がある[27]。

3）呼吸不全の病態を考慮した鎮痛薬・鎮静薬の選択[31]

　敗血症・敗血症性ショック、重度胸部外傷・肺挫傷、ショックを伴う重症急性膵炎などで循環動態が不安定な場合は、フェンタニル 50 μg、ペンタゾシン 7.5 mg などの循環抑制の少ない鎮痛薬少量静注を行う。循環動態が悪化すると、呼吸状態も悪くなるので細心の注意が必要である。呼吸が不安定であれば、筋弛緩薬を投与し調節呼吸を行う（表 17）[31]。

表 17 人工呼吸患者に対する筋弛緩薬の使用

1. 通常の鎮痛・鎮静薬では人工呼吸器との同調が得られない場合
2. 著明な不穏状態
3. 重症呼吸不全
   ARDS などで、特に permissive hypercapnia、HFO、腹臥位、高ＰＥＥＰ、高気道内圧の場合
4. 頭蓋内圧亢進症
5. けいれん重積状態、破傷風

---

① 心原性肺水腫

急性心筋梗塞の肺水腫に対してはモルヒネが有効であるが、血圧低下の危険性、ヒスタミン遊離作用があるので、1 回静注を避け少量持続静注（0.5 − 1 mg/ 時間）を行う。腎不全を合併している場合はモルヒネの作用が遷延するので注意が必要である。ブプレノルフィンはモルヒネよりも循環動態に与える影響が少ないので、より使いやすい鎮痛薬である。鎮静作用も強いので 0.2 〜 0.3mg 投与すれば良好な鎮静が得られる。

② 気管支喘息

重症気管支喘息患者の人工呼吸には、permissive hypercapnia（ あるいは controlled hypoventilation とも呼ばれる）が用いられ、合併症（低血圧、圧外傷）や死亡率を減じるかもしれないと考えられている。本法を円滑に施行するには、呼吸ドライブを抑制し人工呼吸器との同調を維持するためオピオイド（フェンタニルなど）による深鎮静が必要であり、調節呼吸（従量式）を要する場合が多い。一方、ミオパチーの危険性（特にステロイドの併用は危険）があるため、筋弛緩薬の使用はできるだけ避けるべきであるとされている。controlled hypoventilation 時の鎮静には、プロポフォール、ベンゾジアゼピン、ケタミンが選択される。プロポフォールは気管支拡張作用があるため好ましいが、循環抑制に注意

する。ケタミンは気管支拡張作用があり循環抑制が少ない利点を有するが、気道分泌物の増加に注意する。

難治性重症気管支喘息患者に、セボフルラン、イソフルランのような吸入麻酔薬が著効する場合があると報告されている。

③ 胸部外傷

鈍的胸部外傷では、肺挫傷、多発肋骨骨折を合併することも多い。重度胸部外傷では肺傷害に加えて、強い痛みのため呼吸運動が抑制され、重症呼吸不全に陥る。受傷早期よりの積極的な除痛が重要である。

硬膜外鎮痛はオピオイドの静注や筋注に比べて、肺合併症の頻度や死亡率が低く、重度胸部外傷に最も適した鎮痛法である。禁忌となるもの（表15）がなければ出来るだけ早期（受傷48 時間以後）に実施する[41]。モルヒネあるいはブプレノルフィンにブピバカインあるいはロピバカインを併用した胸部硬膜外鎮痛により、良好な鎮痛が得られ不穏状態が改善する。胸部外傷に頭部外傷を合併している症例は少なくない。硬膜外鎮痛は意識レベルにあまり影響しないので、頭・胸部外傷症例の鎮痛に適している。頭蓋内圧亢進がなければ試みるべきである。人工呼吸患者では、硬膜外鎮痛にミダゾラムあるいはプロポフォールの少量持続静注を併用する。

5. 人工呼吸管理がなされている者に対する鎮痛・鎮静の方法（せん妄の予防・治療を含む）

1）鎮痛・鎮静の評価に加えてせん妄を評価することの重要性

せん妄は、死亡率や入院期間を増加し、長期のせん妄で認知障害が強まるといわれている。このようにせん妄は予後と関係するため、正確に評価する必要がある。人工呼吸患者に適したせん妄の評価法は、Confusion Assessment Method for the ICU（CAM-ICU、表18）[30] とIntensive Care Delirium Screening Checklist（ICDSC、表19）[33] が最も妥当かつ信頼できる。

CAM-ICU によるせん妄の評価法は、まず、RASS（表11）が−3〜+4であることを確認する（昏睡状態や深鎮静ではせん妄とはならない）。鎮静薬投与と無関係な精神状態の急激な変化（SAS、RASS の変動など）と注意力低下（聴覚注意力、視覚注意力のいずれかのスコアが8未満で、注意力低下と判定する）があり、さらに思考力・見当識の低下またはRASS が0以外であればせん妄（＋）と考える。CAM-ICU は、任意の一時点の状態によってせん妄を診断するこ

とができ、簡便な方法であるが、RASS－2〜－3ではせん妄の発生率が極めて高くなると報告されている[33]。

　ICDSCは、過去24時間以内の状態を評価することによってせん妄を診断する。また、ICDSC4点以上でせん妄（clinical delirium）、3〜1点を亜症候性せん妄（subsyndromal delirium）、0点をせん妄なし（no delirium）と分類する場合がある。

　せん妄評価の前に鎮静薬を投与されている場合は、CAM-ICUやICDSCでせん妄を評価する際、鎮静の持続か、せん妄か区別することは困難であり、せん妄の診断における「精神状態の動揺」や「意識レベルの変化」は、鎮静薬投与や疾患そのものの変化による可能性がある。

表18 Confusion Assessment Method for the ICU (CAM-ICU)

ステップ1：RASSによる評価を行う（表11）
　　　RASSが－4または－5の場合、評価を中止し、後で再評価する。
　　　RASSが－3〜+4の場合、以下のステップ2に進む。

ステップ2：せん妄評価
　　　所見1＋所見2＋所見3（または所見4）がそろえばせん妄と診断
　　　　　　所見1：精神状態変化の急性発症または変動性の経過
　　　　　　　　　　　　　　＋
　　　　　　　　　所見2：注意力欠如
　　　　　　　　　　　　　　＋
　　　所見3：無秩序な思考 または 所見4：意識レベルの変化
　　　　　　　　　　　　＝せん妄

CAM-ICU 所見と種類		
所見 1. 急性発症または変動性の経過	ある	なし
A. 基準線からの精神状態の急性変化の根拠があるか？ あるいは B.（異常な）行動が過去 24 時間の間に変動したか？ すなわち、移り変わる傾向があるか、あるいは、鎮静スケール（例えば RASS）、グラスゴーコーマスケール（GCS）または以前のせん妄評価の変動によって証明されるように、重症度が増減するか？		
所見 2. 注意力欠如	ある	なし
（★）注意力スクリーニングテスト Attention Screening Examination（ASE）の聴覚か視覚のパートでスコア 8 点未満により示されるように、患者は注意力を集中させるのが困難だったか？		
所見 3. 無秩序な思考	ある	なし
4 つの質問のうちの 2 つ以上の誤った答えおよび／または指示に従うことができないことによって証明されるように無秩序あるいは首尾一貫しない思考の証拠があるか？ 質問（交互のセット A とセット B)： セット A　　　　　　　　　　　　　　　　セット B 1. 石は水に浮くか？　　　　　　　　　　　1. 葉っぱは水に浮くか？ 2. 魚は海にいるか？　　　　　　　　　　　2. ゾウは海にいるか？ 3. 1 グラムは、2 グラムより重いか？　　　3. 2 グラムは、1 グラムより重いか？ 4. 釘を打つのにハンマーを使用してもよいか？　4. 木を切るのにハンマーを使用してもよいか？ 指示 1. 評価者は、患者の前で評価者自身の 2 本の指を上げて見せ、同じことをするよう指示する。 2. 今度は評価者自身の 2 本の指を下げた後、患者にもう片方の手で同じ事（2 本の指を上げる事）をするよう指示する。		
所見 4. 意識レベルの変化	ある	なし
患者の意識レベルは清明以外の何か、例えば、用心深い、嗜眠性の、または昏迷であるか？（例えば評価時に RASS の 0 以外である）		
意識明瞭	自発的に十分に周囲を認識する	
用心深い / 緊張状態	過度の警戒	
嗜眠性の	傾眠傾向であるが、容易に目覚める事ができる、周囲のある要素には気付かない。または、軽く刺激すると十分に認識する。	
昏迷	強く刺激した時に不完全に目覚める。または、力強く、繰り返し刺激した時のみ目覚め、刺激が中断するや否や昏迷患者は無反応の状態に戻る。	
CAM-ICU の全体評価（所見 1 と所見 2 かつ所見 3 か所見 4 のいずれか)：	はい	いいえ

（★）注意力スクリーニングテスト Attention Screening Examination（ASE）
—聴覚テストと視覚テスト

A. 聴覚（文字）ASE

指　　示：　次のことを患者に言いなさい、「今から私があなたに 10 の一連の数字を読んで聞かせます。あなたが数字 1 を聞いた時は常に、私の手を握りしめることで示してください。」以下の 10 の数字を通常のトーン（ICU の雑音の中でも十分に聞こえる大きさ）で、1 数字 1 秒の速度で読みなさい。2 3 1 4 5 7 1 9 3 1

スコア：　患者が数字 1 の時に手を握り締めた回数と患者が数字 1 以外の時に握り締めなかった回数の総和

B. 視覚（絵）ASE
＊以下のひとくくりの絵を見なさい（Packet A と Packet B: Packet ＝ひとくくりの組）＊

ステップ1：　5 つの絵を見せる

指　　示：　次のことを患者に言いなさい。「＿＿＿＿＿＿ さん、今から私があなたのよく知っているものの絵を見せます。何の絵を見たか尋ねるので、注意深く見て、各々の絵を記憶してください。」そして Packet A または Packet B（繰り返し検査する場合は日替わりにする）のステップ 1 を見せる。ステップ 1 の Packet A または B のどちらか 5 つの絵をそれぞれ 3 秒間見せなさい。

ステップ2：　10 の絵を見せる

指　　示：　次のことを患者に言いなさい。「今から私がいくつかの絵を見せます。そのいくつかは既にあなたが見たもので、いくつかは新しいものです。前に見た絵であるかどうか、「はい」の場合には首をたてに振って（実際に示す）、「いいえ」の場合には首を横に振って（実際に示す）教えてください。」そこで、どちらか（Packet A または B の先のステップ 1 で使った方のステップ 2）の 10 の絵（5 つは新しく、5 つは繰り返し）をそれぞれ 3 秒間見せなさい。

スコア：　このテストは、ステップ 2 の間、正しい「はい」または「いいえ」の答えの数をスコアとする。高齢患者への見え方を改善するために、絵を 15cm × 25cm の大きさにカラー印刷し、ラミネート加工する。

注：眼鏡をかける患者の場合、視覚 ASE を試みる時、彼／彼女が眼鏡を掛けていることを確認しなさい。

表 19 Intensive Care Delirium Screening Checklist(ICDSC)

1	意識レベルの変化： (A) 反応がないか、(B) 何らかの反応を得るために強い刺激を必要とする場合は評価を妨げる重篤な意識障害を示す。もしほとんどの時間 (A) 昏睡あるいは (B) 混迷状態である場合、ダッシュ (-) を入力し、それ以上の評価は行わない。 (C) 傾眠あるいは、反応までに軽度ないし中等度の刺激が必要な場合は意識レベルの変化を示し、1 点である。 (D) 覚醒、あるいは容易に覚醒する睡眠状態は正常を意味し、0 点である。 (E) 過覚醒は意識レベルの異常と捉え、1 点である。	5	精神運動興奮または抑制： 患者自身あるいはスタッフへの危険を防ぐために追加鎮静薬あるいは身体抑制が必要となるような過活動（たとえば、静脈ラインを抜く、スタッフをたたく）。活動の低下、あるいは臨床上明らかな精神運動遅滞。これらのうちいずれかがあれば 1 点。
2	注意力欠如： 会話の理解や指示に従うことが困難。外からの刺激で容易に注意がそらされる。話題を変えることが困難。これらのうちいずれかがあれば 1 点。	6	不適切な会話または情緒： 不適切な、整理されていない、あるいは一貫性のない会話。出来事や状況にそぐわない感情の表出。これらのうちいずれかがあれば 1 点。
3	失見当識： 時間、場所、人物の明らかな誤認。これらのうちいずれかがあれば 1 点。	7	睡眠／覚醒サイクルの障害： 4 時間以下の睡眠、あるいは頻回な夜間覚醒（医療スタッフや大きな音で起きた場合の覚醒を含まない）。ほとんど 1 日中眠っている。これらのうちいずれかがあれば 1 点。
4	幻覚、妄想または精神病症状： 臨床症状として、幻覚あるいは幻覚から引き起こされていると思われる行動（たとえば、空を掴むような動作）が明らかにある。現実検討能力の総合的な悪化。これらのうちいずれかがあれば 1 点。	8	症状の変動： 上記の徴候あるいは症状が 24 時間のなかで変化する（たとえばある勤務帯から別の勤務帯で異なる）場合は 1 点。

合計 4 点以上の場合をせん妄と判定する

2）せん妄の危険因子（表5）[28]

　認知症、高血圧、アルコール中毒、重症疾患は、ICU でのせん妄の危険因子である[32]。昏睡、特に鎮静薬によっておこる昏睡はせん妄の発症に関係する。薬剤による昏睡は、死亡増加、人工呼吸期間の増加、長期神経心理機能低下を引き起こす危険性がある。

　鎮痛・鎮静薬とせん妄発症の関係は明白ではない。ベンゾジアゼピンは危険因子の可能性があり、デクスメデトミジンはミダゾラムよりせん妄が生じにくい[33]（（第 1 章第 4 節 4 - 2）鎮静薬の選択と投与量参照）。

3）せん妄の予防

　早期離床や運動療法（early mobilization）には、せん妄予防効果がある[32]。ハロペリドールについては、少量持続静脈内投与で予防効果があるという論文が発表されている[33]。ハロペリドールは、トルサード・ド・ポアンの危険（QT 間隔の延長など）があれば使用しない方が良い。

4）具体的な鎮痛・鎮静法

　日本集中治療医学会作成の痛み（Pain）・不穏（Agitation）・せん妄（Delirium）管理のためのガイドライン（PAD ガイドライン）[27]に、PAD ケアバンドルが示されている（表20）。PAD ケアバンドルには、痛み、不穏、せん妄にそれぞれ評価、治療、予防が記載されており、評価する回数、時間、目標とするスケールの点数などが具体的に示されているので参考になる。

表 20 PAD ケアバンドル

	痛み	不穏	せん妄
評価	各勤務帯ごと 4 回以上＋随時 評価ツール ・NRS ・BPS ・CPOT 疼痛大：NRS≧4、BPS>5、 　　　　CPOT≧3	各勤務帯ごと 4 回以上＋随時 評価ツール ・RASS・SAS ・脳機能モニター（筋弛緩薬投与中） 評価 ・不穏：RASS +1 ～ +4、SAS 5 ～ 7 ・覚醒（安静）：RASS 0、SAS 4 ・浅い鎮静：RASS − 1 ～− 2、SAS 3 ・深い鎮静：RASS − 3 ～− 5、SAS 1 ～ 2	各勤務帯ごと＋随時 評価ツール ・CAM‐ICU ・ICDSC せん妄あり ・CAM‐ICU 陽性 ・ICDSC≧4
治療	30 分以内に治療し再評価 ・非薬物治療とリラクゼーション ・薬物治療 　−オピオイド静注 +/ −非オピオイ 　ド鎮痛薬（非神経障害性疼痛） 　−ガバペンチン or カルバマゼピン 　+/ −オピオイド（神経障害性疼痛） 　−硬膜外鎮痛（胸部外傷・腹部術後）	目標鎮静レベル or 毎日の鎮静中止 （不穏なく従命 OK）： RASS − 2 ～ 0、SAS 3 ～ 4 ・鎮静浅い：痛み評価・治療→鎮静薬 （ベンゾジアゼピン以外、アルコール 依存ではベンゾ考慮） ・鎮静深い：適正レベルまで鎮静薬 中断、再開は 50％量より	・適宜鎮痛 ・患者へのオリエンテーション （眼鏡や補聴器を） ・薬物治療 　−ベンゾジアゼピン薬を避ける 　−リバスチグミンを避ける 　− QT 延長リスクあれば抗精神薬 　を避ける
予防	・処置前に鎮痛 +/ −非薬物治療 ・鎮痛優先（その後鎮静）	・毎日 SBT、早期離床と運動 （適切な鎮静レベル、禁忌なし）	・せん妄リスク（認知症、高血圧、 アルコール依存、重症度、昏睡、 ベンゾジアゼピン投与中） ・ベンゾジアゼピンを避ける ・早期離床と運動療法 ・睡眠コントロール ・抗精神薬の再投与

NRS; Numeric Rating Scale, BPS; Behavioral Pain Scale, CPOT; Critical‐Care Pain Observation Tool, RASS; Richmond Agitation‐Sedation Scale, SAS; Sedation‐Agitation Scale, SBT; Spontaneous Breathing Trial, CAM‐ICU; Confusion Assessment Method for the Intensive Care Unit, ICDSC; Intensive Care Delirium Screening Checklist

◎以下に人工呼吸患者の鎮痛・鎮静法について具体的に述べる。

術後、患者が急変し、緊急気管挿管を施行され、人工呼吸が開始された症例について考える。人工呼吸は、呼吸状態の悪化だけでなく、意識、循環の急激な悪化時にも行われることに留意する。気管挿管時には鎮痛薬・鎮静薬、場合によっては、筋弛緩薬を投与されていると思われるので、どのような薬剤がどれだけ投与されたか確認する。プロポフォール1回静注であれば、すぐに効果が消失するが、ミダゾラムやジアゼパム1回静注は作用時間が長い（表16）。筋弛緩薬を投与された患者は、筋弛緩薬の効果が消失するまでRASSやSASを用いることができないので、BIS値を参考にして鎮静薬を投与する（**（第1章第4節2-2）鎮静の評価と適応、禁忌参照**）。気管挿管後は筋弛緩薬を出来るだけ使用しないようにする（表17）。

痛みの評価を、NRS、BPS、CPOT（表8、9）を用いて迅速に行う。より単純なSimple Verbal Rating Scale（VRS：痛みをなし、少し、中等度、激しいの4段階で評価する）も有用である。フェンタニル50μg1回静注などを行い、適切な鎮痛状態（NRS≦3、BPS≦5、CPOT≦2）になるようにフェンタニルの持続静注（15－30μg/時）を施行する（鎮痛優先の鎮静）（表13）。気管挿管直後の循環動態は極めて不安定であるため、ドパミン、ノルアドレナリン持続静注を必要とすることも多い。鎮痛・鎮静薬投与に際しては、血圧低下に備えて昇圧薬を準備する。また、肝腎障害があればモルヒネ、ミダゾラム、肝障害でフェンタニル、デクスメデトミジンの作用が遷延するのでそれぞれ投与量を減じる。胸腔ドレーンの抜去や創処置のような痛みを伴う処置の前には鎮痛薬を投与する。鎮痛処置の前後で痛みを評価することが重要である。アセトアミノフェン、NSAIDsは、オピオイド投与量を減じ、副作用を軽減するが、NSAIDsには低血圧、腎障害、消化管出血、血小板機能抑制などの副作用があるため、慎重に投与する必要がある[30]。

鎮静は浅い状態を目標とする。目標鎮静深度は、痛み、せん妄の評価や早期運動療法が可能なRASS－2〜0、SAS 3〜4とし、プロポフォール（0.3－3mg/kg/時間）、デクスメデトミジン（0.2－0.7μg/kg/時間）、ミダゾラム（0.02－0.18mg/kg/時間）持続静注を行う（表16）（**それぞれの鎮静薬の特徴は（第1章第4節4-2）鎮静薬の選択と投与量参照**）。デクスメデトミジンの初期負荷投与は、血圧上昇または低血圧、徐脈をきたすことがあるので推奨しない[27]。なお、適正な浅鎮静には、騒音防止などの環境整備も重要である。「浅い鎮静を維持する方法」以外に、「より深い鎮静を行うとともに、毎日一時的に鎮静を中断し覚醒させる方法」がある。ともに深鎮静を避ける有用方法と考えられている[42]。

人工呼吸中、不穏を生じることがあるが、重篤な病態が含まれている可能性があるため迅速

に対応する必要がある（表6）（（第1章第4節1-2）不十分な鎮痛・鎮静は何をもたらすか？参照）。RASS は不穏の強さを4段階（＋1〜＋4）、SAS は3段階（5〜7）に分けて評価することができる。強い不穏は自己（事故）抜管、人工呼吸器との不同調などの合併症と関係するので十分な注意が必要である。痛みが原因であれば鎮痛薬、不安が原因であれば鎮静薬を投与する。せん妄は、ICU における不穏の原因として最も多いが、過活動型せん妄の状態である（低活動型せん妄は不穏を伴わないので見過ごされやすい）。

人工呼吸患者のせん妄の評価は、CAM-ICU（表18）あるいは ICDSC（表19）で行う（（第1章第4節5-1）鎮痛・鎮静の評価に加えてせん妄を評価することの重要性参照）。人工呼吸患者はせん妄発症の危険が高いので（（第1章第4節5-2）せん妄の危険因子参照）、せん妄の予防をしっかりと行う（（第1章第4節5-3）せん妄の予防参照）。過活動型せん妄発症時の薬物治療は確立していない。強い不穏を伴う場合はハロペリドール1回静注あるいは持続静注を行う（表16）。ハロペリドールは循環系への影響が少ないので大量投与が可能であるが、重症不整脈（トルサード・ド・ポアン）、悪性症候群、錐体外路症状発生に注意する[31]。非定型抗精神病薬内服（クエチアピン、リスペリドンなど）も使用される。身体抑制も考慮する必要がある。

上記症例のように、術後患者であれば術後痛についての配慮が必要であるが、最も強い痛みを感じるのは術後数時間〜1日であり、その後痛みは急速に減少する。手術によって術後痛の経過は決まっているので、手術と術後痛の関係を理解し、鎮痛薬を投与することが大切である。外傷・熱傷患者についても痛みについての配慮が必要であるが、痛み・鎮静の評価が難しいことが多い。外傷では鎮痛により臓器損傷の症状が隠れ、診断・治療が遅れないように注意する。また、受傷直後、急性期、慢性期（カウザルギー、幻肢痛、熱傷瘢痕の灼熱痛などの慢性痛）への時間経過とともに痛みの質が変化することを考慮すべきである[41]。

気管挿管患者では、何らかの鎮痛・鎮静処置が必要と考えられるが、気管切開患者（長期人工呼吸患者など）や NPPV 患者の鎮痛・鎮静法は確立していない。一般に、気管切開患者や NPPV 患者は、気管挿管患者に比べて鎮痛・鎮静薬の必要量が少ないと考えられている。気管切開後、速やかに鎮痛・鎮静薬の投与量が著減し、深鎮静が減少するが、不穏は増加しないと報告されている（重症呼吸不全患者に対する気管切開の利点であるが、その理由は明らかではない）[31]。2009 年に行われたわが国の調査では、NPPV 患者の約50％に鎮痛薬や鎮静薬が用いられていなかった[36]。一方、持続気道陽圧（Continuous Positive Airway Pressure, CPAP）や NPPV においても、不穏は大きな問題であるが、重症呼吸不全患者

において、デクスメデトミジンは不穏を抑制し、CPAP や NPPV 施行を容易にする[43]。

本節の最初に、人工呼吸患者の鎮痛・鎮静は、ICU や HCU のような看護師が患者を常時観察できる部署において安全に施行することができると述べた。鎮痛・鎮静薬は呼吸・循環に及ぼす影響が大きいので、昇圧薬や降圧薬の投与と同様に細心の注意のもとに投与する必要がある。一般病棟や療養病棟のような部署での人工呼吸管理は、まだ確立していないが、呼吸・循環が不安定、強い痛み・不穏・せん妄がある患者は、やはり ICU や HCU で管理すべきであろう。呼吸・循環があまり変動しない患者で、不穏が強くなければ、一般病棟や療養病棟で管理可能と考えられるが、看護師は出来るだけ連続して患者を観察するよう努めるべきである。呼吸・循環抑制の少ない鎮痛・鎮静薬を必要最小限投与することも重要である。

第1章　呼吸器（人工呼吸療法に係るもの）関連　第5節　人工呼吸器からの離脱

人工呼吸器からの離脱

1. 人工呼吸器からの離脱の目的

1）人工呼吸器からの離脱の前に考えること

　人工呼吸を行われている患者は、常に人工呼吸器からの離脱（ウィーニング）を考慮されるべきであるが、人工呼吸を施行されるためには、相応の理由（人工呼吸を必要とする病態：多くは呼吸不全［表21][44]）があるはずであり、それら病態の改善とともにウィーニングが可能になると考えられる[45]。人工呼吸の目的は、①換気の維持、②酸素化能の改善、③換気仕事量の減少であり、低換気［高二酸化炭素血症を伴う場合は、意識障害、昏睡（CO_2 ナルコーシス）などの精神・神経症状に注意する。交感神経刺激作用により高血圧、発汗などが生じる］、低酸素血症（肺高血圧、右心不全を起こす。高血圧、頻脈、不整脈が生じる。著明な低酸素血症では、徐脈、ショック、心停止の危険性がある。低酸素血症で、頭痛、ふらつき、判断力低下、せん妄、けいれん、昏睡などの精神・神経症状が出現する）、努力呼吸の状態を参考にしながら、人工呼吸を開始するのが一般的である。急性呼吸不全では表22 のような大まかな基準が示されている[45]。すなわち、ウィーニングの適応は、低換気、低酸素血症、努力呼吸が改善しており、具体的には表22 の基準から離脱すれば、ウィーニングを考える（表23）[45]。

表 21 急性呼吸不全の原因

神経・筋疾患
1．中枢神経系の疾患（呼吸中枢の急性障害）
2．横隔神経麻痺、フグ中毒など
3．重症筋無力症、ギラン・バレー症候群など

胸郭・横隔膜疾患
1．多発肋骨骨折（フレイルチェスト）
2．横隔膜ヘルニアなど

気道・肺実質疾患
1．気道閉塞
2．肺水腫、肺炎、ARDS
3．喘息
4．肺塞栓
5．無気肺、気胸
6．慢性呼吸不全の急性増悪

表 22 人工呼吸開始基準

・呼吸数 35 回 / 分以上、5 回 / 分以下
・1 回換気量 3〜5mL/kg 以下
・肺活量 10mL/kg 以下
・PaO_2 70mmHg 以下（酸素吸入下）
・SpO_2 90 %以下（酸素吸入下）
・$PaCO_2$ 55mmHg 以上
・吸息力が弱い
・著明な努力呼吸
・意識レベルの低下
・ショック
・著明な消耗・疲労
以上のいずれか 1 つでもあれば人工呼吸を考慮する

表 23 ウィーニング開始基準

・1 回換気量 7〜10mL/kg 以上
・呼吸数 25 回 / 分以下
・肺活量 10〜15mL/kg 以上
・$PaCO_2$ 50mmHg 以下
・PaO_2 70mmHg 以上（PEEP 5 cmH_2O 以下、F_iO_2 0.4）
・意識レベルが適切である（浅い鎮静状態など）
・循環動態が安定している

F_iO_2（吸入酸素濃度 fraction of inspiratory oxygen）

　明確な人工呼吸開始基準がないこと、人工呼吸の適応もあいまいな場合が少なくないため、気管挿管や人工呼吸をすべきかどうか迷う場合も多いが、このような場合はとりあえず気管挿管し、人工呼吸を開始する。人工呼吸開始が遅れ、状態が悪化すると、人工呼吸器からのウィーニングが困難になる場合が多く、長期人工呼吸が必要になる可能性が高い。人工呼吸が不要と判明すれば、すぐにウィーニングを開始する。

2）人工呼吸器からの早期離脱の目的は？

　人工呼吸器からの早期ウィーニングが重要であることは、患者の苦痛や事故抜管などの安全の面から、また人工呼吸器関連肺炎などの合併症発生の面から考えても間違いない。長期人工呼吸患者では、人工呼吸器依存や呼吸筋の萎縮が生じるため、ウィーニングは出来るだけ早期に行う[44]。早期ウィーニングをうまく行うためには病態の改善（表21）、呼吸機能の改善（表22、23）、PAD［痛み（Pain）・不穏（Agitation）・せん妄（Delirium）］管理が必須である。

　大手術後の予防的人工呼吸、病棟での重症化（急変）に対する気管挿管・人工呼吸、重度外傷

第1章　呼吸器（人工呼吸療法に係るもの）関連　第5節　人工呼吸器からの離脱

による救急搬送症例に対する救急外来での緊急気管挿管・人工呼吸は、それぞれウィーニングの方法において特徴を有する。

①**大手術後予防的人工呼吸**

開心術や食道切除術のような大手術後には、予防的人工呼吸が行われていた。術後一定期間人工呼吸を継続するわけであるが、その期間は施設の考え方に任されていた。最近は、短時間作用性の鎮静薬（プロポフォール、ミダゾラム、デクスメデトミジンなど）の使用や硬膜外鎮痛の併用などの鎮痛・鎮静法の進歩、医療経済、人工呼吸器による肺損傷、人工呼吸器関連肺炎などの問題がクローズアップされ、人工呼吸期間の短縮が推奨されている（術当日〜術後2日目）。ウィーニングの基準（表23）を満たせば速やかに、十分なPAD管理下の基に、人工呼吸からのウィーニング、抜管を行う。術後出血による出血性ショックに注意し、循環動態が不安定なときはウィーニングを慎重に行う。

②**病棟での重症化（急変）に対する気管挿管・人工呼吸**

病棟での重症化、急変は、重篤な場合が多く、術後患者・内科系患者を問わず治療に難渋することが多い。出血、感染、肺合併症、循環器疾患・ショック、中枢神経系障害が多いが、短期間で軽快することは少ない。ICU等で治療することが望ましい。長期間の人工呼吸を必要とすると思われる場合は、気管切開を施行後、ウィーニングを考慮する。

③**重度外傷による救急搬送症例に対する救急外来での緊急気管挿管・人工呼吸**

救急搬送患者は、診断と治療を同時に行う必要がある。診断のための問診は、重症患者においても必須であるが、重度意識障害、ショック、呼吸不全などで気管挿管・人工呼吸を迅速に行わなければならない症例においては、問診を省略せざるを得ない。画像診断などを駆使して迅速に診断するともに、輸液・輸血、昇圧薬、抗菌薬を投与する。必要であれば、中心静脈カテーテル、経鼻胃管チューブ、膀胱留置カテーテル、胸腔ドレーンチューブなどを挿入する。また、緊急手術の適応について検討する。

重度外傷患者は、気管挿管・人工呼吸開始によって、強い不穏を生じることが多いので、すべての診断が確定する前に、鎮痛・鎮静薬を投与することも多い。鎮痛・鎮静により、臓器損傷の症状が隠れ、診断・治療が遅れないように注意する。一方、適度の鎮痛は、患者の協力が得られ、損傷の程度をより適切に評価できる可能性もある[46]。

鈍的胸部外傷患者で、多発肋骨骨折、フレイルチェスト、肺挫傷、痛みが高度であれば、人工呼吸管理が必要である。このような症例では、硬膜外鎮痛（未発見の損傷の可能性を考

え、受傷 48 時間以後に行うのが安全）を行うことによって、不穏状態が改善し、鎮痛・鎮静薬の必要量が減少し、ウィーニングが容易になると考えられる[46]。硬膜外鎮痛の禁忌（表15）を熟知する必要がある。

以上より、救急搬送の人工呼吸患者は、診断・治療を十分に行い、呼吸不全の病態が改善したことを確認した後に、ウィーニング・抜管を行うが、早期ウィーニングの価値は高い。

2. 人工呼吸器からの離脱の適応と禁忌・離脱困難

1）人工呼吸器からの離脱の適応

人工呼吸器からの離脱は、基本的にはウィーニング開始基準（表23）を満たせば開始してよいと考える。ただし、換気条件、鎮痛・鎮静状態、循環動態を考慮する必要がある。

①換気条件

人工呼吸からのウィーニングの定義が、「人工呼吸を開始した換気条件よりも低い値の換気条件に再設定すること」であれば[47]、調節呼吸において換気量を減じることや気道内圧を下げるのもウィーニングということになるが、自発呼吸のない患者に対する換気条件の変更は、一般にウィーニングとは言わない。自発呼吸があり、かつウィーニング開始基準（表23）を満たせば、人工呼吸よりウィーニングすることができる。

ウィーニングの開始は呼吸不全の病態が改善していることが前提であるが、一般には同期式間欠的強制換気（synchronized intermittent mandatory ventilation, SIMV：自発呼吸に間欠的に投入される強制換気）＋圧支持換気（pressure support ventilation, PSV：吸気圧のみ設定し、患者の自発努力により人工呼吸がトリガーされ、通常最大吸気流量の25％まで低下すれば自動的に吸気が終了する）＋呼気終末陽圧（positive end-expiratory pressure, PEEP：呼気時に 5 〜 20 cmH_2O の陽圧を保つことにより肺胞の虚脱を防ぐ）でウィーニングを開始する（図4）。あるいは、PSV ＋ PEEP でウィーニングを行う。

SIMV ＋ PSV ＋ PEEP では、PEEP 5 〜 8 cmH_2O まで下げることができれば、SIMV の回数を下げながら、PSV の吸気圧を段階的に低下する。吸入酸素濃度を徐々に低下する。これを繰り返し、PSV ＋ PEEP とする。PSV の吸気圧を 3 〜 5 cmH_2O、PEEP 5 cmH_2O まで低下することができれば、気管チューブの抜管も可能である（人工呼吸期間が長ければウィーニングに要する時間も長くなることに留意する。このような場合はゆっくりと圧を低下させる）。

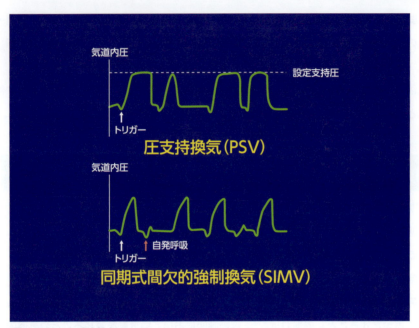

図4 PSV と SIMV

①PSV＋PEEP で抜管するか、②持続気道陽圧（continuous positive airway pressure，CPAP：自発呼吸下で気道内圧を持続的に陽圧に保つ呼吸モード）3〜5cmH$_2$O で数時間観察しウィーニング開始基準（表23）を満たし続けるか確認した後抜管するか、③CPAP から T−ピースに変えて呼吸状態を観察し、抜管するかなどの方法がある。

②鎮痛・鎮静状態

人工呼吸患者は浅い鎮静で痛みを感じていると人工呼吸器との不同調などにより、ウィーニングが困難となる場合が多い。痛みは不穏を引き起こし、自己抜管、カテーテル類の引き抜きなど重篤な合併症を引き起こす。痛みのために不穏を生じ、自己抜管した患者に鎮痛・鎮静薬を投与すると意識レベルの低下、呼吸抑制を生じ、再挿管に至ることはよく経験することである。

一方、深い鎮静の状態であると、自己抜管の頻度は減少するがウィーニングができないことも事実である。浅鎮静に加えて、適切な鎮痛状態を維持することが、人工呼吸器からのスムースなウィーニングに重要である。第1章第4節「人工呼吸管理がなされている者に対する鎮静薬の投与量の調整」の項目において、鎮痛・鎮静の意義（表1〜3）や方法（表13〜17、20）について詳述したが、ウィーニング時において、痛み・鎮静・せん妄を正確に評

価することは極めて重要である（表8〜12、18〜19、図3）。特に浅い鎮静（RASS−2〜0、SAS 3〜4）を目指すためには、十分な鎮痛（NRS 3以下、BPS 5以下、CPOT 2以下）が必要であり、鎮痛の評価には浅い鎮静状態が必要である。ウィーニング中、不穏が生じると自己抜管の危険性が高い[48]。

せん妄は不穏の原因として、痛みとともに最も重要で頻度が高い（表6）。せん妄発症や期間は、死亡率の上昇と関係し、入院期間を延長させるので注意が必要である。強い不穏を伴うせん妄には、ハロペリドール1回静注あるいは持続静注を行うが（表16）、ウィーニングが遅れるかもしれない。クエチアピン、リスペリドンなどの非定型抗精神病薬も使用される。不穏・せん妄下でウィーニングせざるを得ない場合は、身体抑制を行う。

③循環動態

一般に、循環動態の不安定な患者は、ウィーニングを開始しない方がよいと考えられている（表23）。竹田は、ウィーニング開始時の循環動態の安定について、心拍数≦140回/分、低血圧がない（ドパミンまたはドブタミン<5 μg/kg/分）などを条件と考えている（表24）[49]。

表24 ウィーニング開始前の判定基準[49]

1. 呼吸不全の原因が改善している
2. 酸素化が改善し適切である
   ・$F_iO_2 \leqq 0.4$ で $PaO_2 \geqq 60mmHg$
   ・$PEEP \leqq 5 \sim 8cmH_2O$
   ・P/F 比 > 150〜300
3. 呼吸性アシドーシスがない
4. 循環動態が安定している
   ・心拍数 ≦ 140/ 分
   ・低血圧がない（ドパミンまたはドブタミン < 5 μg/kg/分）
   ・貧血がない（Hb ≧ 8〜10g/dL）
5. 発熱がない（体温 < 38℃）
6. 代謝動態が安定している（電解質に異常がない）
7. 意識レベルが適切である
8. 担当医がウィーニング可能と考えている

P/F = PaO_2/F_iO_2

2）人工呼吸器からの離脱の禁忌

ウィーニングにより、他覚的呼吸困難の理学所見（表25）[47]や血液ガス値（表26）の悪化があれば（換気条件を変更して15〜20分後に現れる）、ウィーニングを中断し、元の換気条

件に戻す。これらの悪化がなぜ生じたのか検討し、理由が判明し病態が改善すれば再度ウィーニングを試みる。それまではウィーニングは禁忌ということになる。循環動態の悪化や意識レベルの低下もウィーニング禁忌になる場合がある。

表 25 他覚的呼吸困難の理学所見[47]

・呼吸数の増加（15％以上の増加、あるいは 30 回 / 分以上）
・補助呼吸筋の収縮（吸気：頸筋群、呼気：腹筋群の緊張・収縮）
・気道の拡大（吸気時の鼻孔拡大、喉頭下降、あえぎ様呼吸）
・吸気努力の増大（肋間陥没、鎖骨上窩の陥没、鎖骨拳上）
・浅くて速い呼吸（1 回換気量 6 mL/kg以下、呼吸数 35 回 / 分以上）
・浅くて遅い呼吸（分時換気量 6 L/ 分以下、呼吸数 8 回 / 分以下）
・呼吸パターンの変化（シーソー様、吸気時間短縮、吸気小休止の消失）
・発汗、脈拍数の増加（交感神経緊張）

表 26 血液ガス値から見たウィーニングを中断する基準

・PaO_2 <80mmHg あるいは PaO_2 15％以上の低下
・P / F <200 あるいは 15％以上の低下
・$PaCO_2$ 15％以上の増加

3）人工呼吸器からの離脱困難

　人工呼吸期間が 3 週間を超えるものを長期人工呼吸という。人工呼吸器からの離脱困難症とは、種々の努力にもかかわらず、3 週間でウィーニングが完了できない症例を意味する[50]。人工呼吸器依存症とは、高位脊髄損傷や筋萎縮性側索硬化症などの人工呼吸器依存が明らかものを除き、3 か月を超えてウィーニングができない症例のことである（表 27）[49,50]。離脱困難症では呼吸・循環が不安定な場合が多い。PSV+PEEP や SIMV+PSV+PEEP でゆっくりとウィーニングする。

　気管切開は、気管挿管に比べて患者の苦痛が少なく、鎮痛・鎮静薬の必要量が減少する。また、気道抵抗や死腔も少なくなるので、人工呼吸器からのウィーニングを促進する可能性がある。離脱困難症例では気管切開も考慮する。

表 27 人工呼吸依存の原因[49]

1. 神経障害	・中枢神経障害
	・末梢神経障害
2. 呼吸障害	・力学的呼吸負荷の増大
	・呼吸筋力（固有筋力、持久力）の低下
	代謝動態の不均衡
	栄養状態の悪化
	酸素需要供給バランスの悪化
	・ガス交換能の悪化
	酸素供給不全
	肺／血管血流比の不均衡
3. 循環障害	・呼吸負荷による循環動態の破綻
4. 精神障害	・鎮静薬、鎮痛薬の投与
	・長期患者の呼吸器依存

3. 人工呼吸器からの離脱に伴うリスク（有害事象とその対策等）

ウィーニングを開始すると、呼吸・循環・精神面に負荷がかかるが（表 28）[51]、過度の変化が生じればウィーニングを一旦中止する。

表 28 ウィーニングに伴う一般的な生理的変化[51]

［呼吸器系］
　・呼吸仕事量の増加

［呼吸筋の酸素消費量・炭酸ガス産生量の増加］
　・肺内シャント率増加
　・動脈血ガスの変化（PaO_2 低下、$PaCO_2$ 上昇）

［循環器系］
　・血圧上昇
　・静脈還流量増加
　・心拍出量増加

［その他］
　・精神的不安の増大

1）呼吸状態の悪化

ウィーニングの開始時には呼吸不全の病態が改善していることが必要であるが、人工呼吸器

第1章　呼吸器（人工呼吸療法に係るもの）関連　第5節　人工呼吸器からの離脱

の設定によっては、一見病態が改善しているように思われることがあるので注意が必要である。PSV+PEEP や SIMV+PSV+PEEP の併用モードでウィーニングする時は、サポート圧を低下、SIMV の回数を減少した時の呼吸状態を慎重に観察する（換気条件を変更して 1 時間は厳重な観察が必要）。他覚的呼吸困難の理学所見（表25）[47]や血液ガス値（表26）の悪化を認めれば、ウィーニングを中断する。

2）循環動態の悪化

　呼吸不全が改善し、自発呼吸が可能になっているとはいえ、まだ十分な自発呼吸がない、あるいは人工呼吸に慣れてしまったため、ウィーニングを負担に感じる患者も多い。高齢者、循環器疾患を有する患者、全身状態の良くない患者では、心負荷がかかり血圧の変動、不整脈が出現する。重症不整脈やショックが出現すれば、ウィーニングを中止する。

3）鎮痛・鎮静

　ウィーニング時には、鎮静を浅くする必要があるが、鎮痛処置を十分に行わないと不穏を生じ、自己抜管等の合併症を生じる。一方、鎮痛薬投与は呼吸抑制、胃腸管運動抑制を生じウィーニングを遅らせるかもしれない。浅い鎮静（RASS − 2〜0、SAS 3〜4）と十分な鎮痛（NRS 3 以下、BPS 5 以下、CPOT 2 以下）、せん妄が発症しないような管理（早期離床・リハビリテーション、音楽、感染の予防等）を心がける必要がある。

4. 人工呼吸器からの離脱の方法

1）気管挿管、人工呼吸からの離脱

　持続的強制換気法（continuous mandatory ventilation, CMV）は自発呼吸のない患者に用いる。自発呼吸がある場合は、補助・調節呼吸（assist and/or control, A/C）で自発呼吸をトリガーする。しかし、これらは、ウィーニング時の換気モードとはいえず、ウィーニングには、従来 SIMV や PSV（SIMV+PSV+PEEP や PSV+PEEP が一般的である）が用いられていた。SIMV によるウィーニング（徐々に補助換気回数を減じる）は、最近はあまり用いられなくなり、呼吸不全や全身状態が改善し、表 29 の条件を満たせば自発呼吸トライアル（spontaneous breathing trial, SBT：人工呼吸の補助がない状態に患者が耐えられるかどうか確認するための方法）を開始している[50]。PSV 5 〜 10 cmH$_2$O、PEEP ≦ 5cmH$_2$O までウィーニング後

052

第1章　呼吸器（人工呼吸療法に係るもの）関連　第5節　人工呼吸器からの離脱

に、表 29 の条件を確認後、T‒ピース、CPAP 5 cmH$_2$O、または PSV 5 cmH$_2$O+PEEP ≦ 5 cmH$_2$O の換気条件で離脱可能か判断する（SBT スクリーニング）。SBT スクリーニングは 30 分観察し、表 30[50] の条件を満たせば、気管チューブ抜去直前のスクリーニング（表 31）[50] に進む。SBT は、SIMV や PSV よりもウィーニングが迅速であると考えられている（1日1回 SBT を試みる）。

　SBT は、気管挿管下の人工呼吸のウィーニングに最もよく用いられているが、抜管の適否を正確に判断できるわけではない。SBT で抜管した患者の十数％が再挿管を施行されている。気管チューブ抜去直前のスクリーニング（表 31）[50] と抜去直後のスクリーニング（表 32）[50] が重要である。

　抜管後呼吸状態があまり良くない患者に対して、NPPV を用いてもよいが（図 5）[52]、NPPV により改善が認められなければ、積極的に再挿管を施行する。65 歳以上、心不全、などでは抜管直後から、予防的 NPPV が有用である。

表 29 気管挿管による人工呼吸からの離脱のタイミング[50]

☐　頭蓋内圧亢進がない
☐　SBT に支障をきたす意識障害がない
☐　循環動態が安定している（心拍数 ≦ 120/ 分かつドパミン< 5 μ g/kg / 分）
☐　呼吸数< 30 回 / 分（人工呼吸器下）
☐　胸痛または心電図異常（虚血と重症不整脈）がない
☐　PEEP ≦ 5
☐　F$_i$O$_2$ ≦ 0.4 での P/F 比> 200 である
☐　筋弛緩薬や鎮静薬の持続投与がなく呼吸抑制の危険性がない
☐　担当医の承諾がある
上記全てをチェック後
☐　RSBI < 100 回 / 分 /L
〔CPAP にして 1 ～ 3 分後に判定　※ RSBI ＝呼吸数（回 / 分）/ 平均1回換気量（L）〕

★上記のすべてを満足したら気管挿管による自発呼吸トライアル（spontaneous breathing trial：SBT）を開始する。満足しないならば人工呼吸を継続する。

表 30 SBT 施行中または施行後 30 分のスクリーニング[50]

☐　呼吸数> 35 回 / 分が 5 分以上ない
☐　RSBI < 100 回 / 分 /L である
☐　SpO$_2$ < 90％が 5 分以上ない
☐　心拍数> 120 回 / 分、または 20 回 / 分以上の変化が 5 分以上ない
☐　血圧< 90mmHg または 30mmHg 以上の変化が 5 分以上ない
☐　胸痛または新たな ECG 異常の出現がない
☐　明らかな呼吸困難、不穏、発汗がない

★上記のすべてを満足したら気管チューブ抜去前のスクリーニングへ進む。満足しないならば人工呼吸を再開する。

表 31 気管チューブ抜去直前のスクリーニング

- ☐ 抜管にて舌根沈下をきたすような意識障害がない
- ☐ 咳反射がある
- ☐ 嚥下反射または咽頭反射がある
- ☐ 循環動態が安定している（心拍数 ≦ 120/ 分かつ DOA ＜ 5 μg/kg / 分）
- ☐ 呼吸数 ＜ 35 回 / 分
- ☐ RSBI ＜ 100 回 / 分 /L
- ☐ 気管チューブのカフ空気を抜き、加圧で気管からの空気漏れがある

★上記のすべてを満足したら気管チューブ抜去へ進む。満足しないならば抜管を延期する。

表 32 抜管直後のスクリーニング（マスクまたはカニューレでの酸素投与下）

- ☐ 呼吸数 ＞ 35 回 / 分が 5 分以上ない
- ☐ SpO_2 ≦ 90％が 5 分以上ない
- ☐ 心拍数 ＞ 120、または 20 回 / 分以上の変化が 5 分以上ない
- ☐ 血圧 ＜ 90mmHg または 30mmHg 以上の変化が 5 分以上ない

★上記のすべてを満足したら経過観察する。満足しないならば NPPV または再挿管による人工呼吸を検討する。

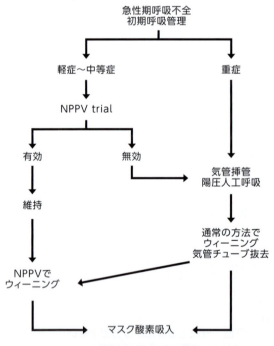

図 5 NPPV の人工呼吸管理における位置づけ[5 2)]

2）気管切開、人工呼吸からの離脱

気管切開は、気管挿管に比べて患者の苦痛が少なく、喀痰吸引が容易で、鎮痛・鎮静薬の必要量が減少する。また、気道抵抗や死腔も少なくなるので、人工呼吸器からのウィーニングが促進される。人工呼吸からのウィーニングの方法は、基本的に気管挿管と同じである（当然抜管は必要ない）。

以下の患者には早期気管切開が推奨される[50]。

①長期人工呼吸が予想される患者

②気管チューブ維持のために大量の鎮痛・鎮静薬を必要とする患者

③呼吸数が多く換気力学的な予備力が小さい患者

3）NPPV からの離脱

NPPV からのウィーニングは、シンプルには ① 呼吸数 24 回 / 分以下 ② 短時間マスクを外して会話、飲水ができる ③ SpO_2 90% 以上、であれば開始する[52]。詳細なウィーニングのタイミングを表 33[50] に示す。

表 33 NPPV からの離脱のタイミング

☐ NPPV 離脱に支障をきたす意識レベルの悪化がない
☐ 循環動態が安定している（心拍数 ≦ 120/ 分かつドパミン < 5 μg /kg / 分）
☐ 呼吸数 < 30/ 分（NPPV 装着下）
☐ 胸痛または心電図異常（虚血または重症不整脈）がない
☐ EPAP ≦ 5
☐ F_IO_2 ≦ 0.4 で P/F 比 > 200
☐ アシドーシスまたは $PaCO_2$ の悪化がない
☐ 鎮静薬の持続投与がなく呼吸抑制の危険性がない
☐ 症状（呼吸困難、不穏、発汗など）の悪化がない
☐ 担当医の承諾がある
上記すべてをチェック後
☐ RSBI < 100 回 / 分 /L
〔CPAP にして 1 ～ 3 分後に判定 ※ RSBI ＝呼吸数（回 / 分）/ 平均一回換気量（L）〕

★上記のすべてを満足したら NPPV からの離脱を開始する。満足しないならば NPPV を継続する。
EPAP：expiratory positive airway pressure,RSBI：rapid shallow breathing index,
CPAP：continuous positive airway pressure.

4）人工呼吸器離脱に関する 3 学会合同プロトコールの紹介

　人工呼吸療法に関係する 3 学会（日本集中治療医学会、日本呼吸療法医学会、日本クリティカルケア看護学会）は、過去の知見をふまえて日常診療へ取り入れやすい実践的な人工呼吸器離脱プロトコールを 2015 年 2 月に作成した[53]。本プロトコール作成の目的は、

　　①人工呼吸離脱に関する標準的内容を提案し、各施設独自の離脱プロトコール作成を支援するための一助となること

　　②医療チームが協働し人工呼吸器からの早期離脱を推進するための手法を示した手順書としてチーム内の共通言語となること

であり、集中治療室内外を問わず、人工呼吸器離脱に携わる医療従事者が多職種チームとして標準的な介入ができるようになることを目指している。

ⅰ）人工呼吸器離脱プロトコールと基準

　本プロトコールは、15 歳以上が対象であり、自発覚醒トライアル（spontaneous awakening trial，SAT）と自発呼吸トライアル（spontaneous breathing trial，SBT）からなる（図 6）[53]。

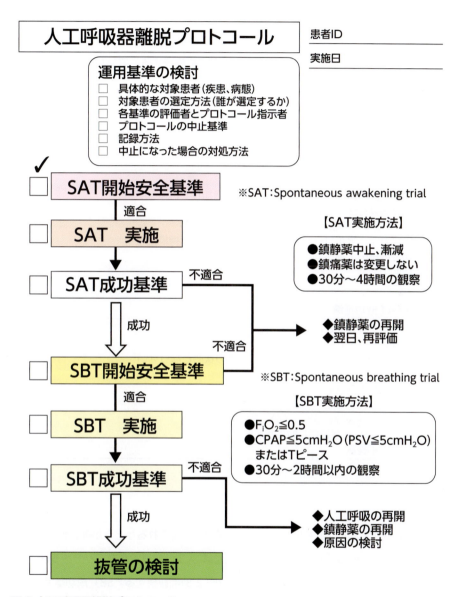

図6 人工呼吸器離脱プロトコール

ii）SAT

SATとは、鎮静薬を中止または減量し、自発的に覚醒が得られるか評価する試験である。SAT開始安全基準（表34）を満たしていることを確認後に施行する。麻薬などの鎮痛薬は中止せずに継続する。観察時間は30分～4時間を目安とする。RASS（表11）を用いて覚醒の程度を評価する。SAT成功基準（表35）を満たせば、次のSBTに進む。

表34 SAT開始安全基準

以下の事項に該当しない
- □ 興奮状態が持続し、鎮静薬の投与量が増加している
- □ 筋弛緩薬を使用している
- □ 24時間以内の新たな不整脈や心筋虚血の徴候
- □ けいれん、アルコール離脱症状のため鎮静薬を持続投与中
- □ 頭蓋内圧の上昇
- □ 医師の判断

表35 SAT成功基準

①②ともにクリアできた場合を「成功」
① RASS：−1～0
②鎮静薬を中止して30分以上過ぎても次の状態とならない
- □ 興奮状態
- □ 持続的な不安状態
- □ 鎮痛薬を投与しても痛みをコントロールできない
- □ 頻呼吸（呼吸数≧35回/分、5分間以上）
- □ SpO_2＜90％が持続し対応が必要
- □ 新たな不整脈

iii）SBT

SBTとは、人工呼吸による補助がない状態に患者が耐えられるかどうか確認するための試験である。患者がSBT開始安全基準（表36）を満たせば、人工呼吸器設定をCPAP≦5cmH$_2$O（PSV≦5cmH$_2$O）またはT‐ピースに変更し、30分～2時間観察する。SBT成功基準（表37）を満たせば抜管を考慮する。

表36 SBT 開始安全基準

①〜⑤をすべてクリアした場合「SBT 実施可能」

①酸素化が十分である
- ☐ $F_iO_2 ≦ 0.5$ かつ $PEEP ≦ 8cmH_2O$ のもとで $SpO_2 > 90\%$

②血行動態が安定している
- ☐ 急性の心筋虚血、重篤な不整脈がない
- ☐ 心拍数 ≦ 140bpm
- ☐ 昇圧薬の使用について少量は許容する
  （$DOA ≦ 5μg/kg/min$ $DOB ≦ 5μg/kg/min$、$NAD ≦ 0.05μg/kg/min$）

③十分な吸気努力がある
- ☐ 1 回換気量 > 5mL/kg
- ☐ 分時換気量 < 15L/ 分
- ☐ Rapid shallow breathing index
  （1 分間の呼吸回数 /1 回換気量 L）< 105/min/L
- ☐ 呼吸性アシドーシスがない（pH > 7.25）

④異常呼吸パターンを認めない
- ☐ 呼吸補助筋の過剰な使用がない
- ☐ シーソー呼吸（奇異性呼吸）がない

⑤全身状態が安定している
- ☐ 発熱がない
- ☐ 重篤な電解質異常がない
- ☐ 重篤な貧血を認めない
- ☐ 重篤な体液過剰を認めない

表37 SBT 成功基準

- ☐ 呼吸数 < 30 回 / 分
- ☐ 開始前と比べて明らかな低下がない（たとえば $SpO_2 ≧ 94\%$、$PaO_2 ≧ 70mmHg$）
- ☐ 心拍数 < 140bpm、新たな不整脈や心筋虚血の徴候を認めない
- ☐ 過度の血圧上昇を認めない

以下の呼吸促迫の徴候を認めない（SBT 前の状態と比較する）
- ☐ 呼吸補助筋の過剰な使用がない
- ☐ シーソー呼吸（奇異性呼吸）
- ☐ 冷汗
- ☐ 重度の呼吸困難感、不安感、不穏状態

iv）抜管

　抜管は抜管後上気道狭窄や再挿管のリスクを評価した後に行う。再挿管のリスクはその程度により、「超高リスク群」「高リスク群」「低リスク群」の 3 つに分けることができる（図 7）。抜管後はすべての症例に再挿管の可能性があると考え、十分な注意が必要である。

抜　管	患者氏名(ID)	実施日

抜管リスクの分類

評価：抜管後気道狭窄の危険因子

以下の危険因子がある場合は、カフリークテストにより評価することが望ましい
□長期挿管>48時間　□女性　□大口径気管チューブ　□挿管困難　□外傷　□＿＿＿　など

評価：再挿管の危険因子

| 以下の危険因子が1つでもある
<例>
□上気道部手術の術後
□頸部の血腫：術後
□反回神経麻痺の可能性
□開口困難
□頸椎術後
□挿管困難の既往
□カフリークテスト陽性　など | 以下の危険因子が2つ以上ある

□十分な咳嗽反射なし
□頻回な気管吸引(2時間1回以上)
□頻回な口腔内吸引
□SBT失敗≧3回
□慢性呼吸不全(COPDなど)
□低栄養
□水分過多　など | 危険因子なし |

抜管前対応

| 超高リスク群
□喉頭浮腫の評価
□頭部挙上・利尿による浮腫軽減
□ステロイド投与
□抜管時のTE*の使用準備
□非侵襲的陽圧換気の準備
□再挿管の準備(緊急気切) など
□抜管時の麻酔科医等の立会
*TE：チューブエクスチェンジャー | 高リスク群
□排痰促進およびポジショニング
□呼吸リハビリテーション
□再挿管の準備
□非侵襲的陽圧換気の準備
□抜管時のTE*の使用準備　など | 低リスク群
□再挿管の準備 |

抜管

抜管時の対応と抜管後の評価

（★各リスク群の対応は本文参照）

□医療従事者間の明確な情報伝達・綿密なモニタリング
□抜管後1時間は15分毎に以下の項目を評価する
　呼吸数・SpO$_2$・心拍数・血圧・意識状態・呼吸困難感・呼吸様式・咳嗽能力・頸部聴診・嗄声/喘鳴
□動脈血液ガス分析→超高リスク・高リスク群：抜管後30分の時点

抜管後評価

観察項目	抜管前	抜管後	15分後	30分後	45分後	60分後	120分後
呼吸数・SpO$_2$							
心拍・血圧・意識							
呼吸困難感							
呼吸様式							
咳嗽能力・誤嚥							
聴診(頸・胸部)							
嗄声/喘鳴							
血液ガス							

★ フローチャートは概略と流れを示すものですべてを網羅しません。本文の内容を必ず確認してください

図7 抜管

＜参考＞カフリークテスト（図7）

以下にカフリークテストの標準的な手法を示す。

カフリークテストは、気管チューブのカフエアーを注入した状態の1回換気量（Vt1）とカフエアーを脱気した状態の1回換気量（Vt2）を測定し、「Vt1 − Vt2」を算出することにより、上気道の狭窄がないかを予測する検査である。上気道狭窄が存在する場合には、この値が小さくなる。

方法：次に示す手順でリークを測定する

①テストによる誤嚥を防ぐため、口腔内吸引、気管吸引を十分に行う

②人工呼吸器設定は調節呼吸（A /C：Assist Control）とする

③カフを入れた状態で吸気呼気のVt1を、人工呼吸器モニターを用いて測定・記録する

④気管チューブのカフを抜く

⑤患者の呼吸状態が安定したところで、連続6呼吸サイクルの呼気Vtを人工呼吸モニターで計測し記録する

⑥ ⑤の値のうち低いほうから3サイクルの測定値の平均値Vt2を算出する

評価基準：カフリークボリューム（Vt1 − Vt2）が110mL以下、もしくは前後の変化率（Vt1 − Vt2）/Vt1が10%以下の場合は陽性と判断し、抜管後上気道狭窄の発生が予測される

カフリークテストの感度は高いが特異度はあまり高くない。

カフリークテストは抜管の必須項目ではない。抜管の決定は多職種協議によるのが望ましい。

【参考文献】

第1節～第3節

1）丸山 一男 著：人工呼吸の考えかた．南江堂，東京，2013

2）Hess D R，Kacmarek R M 著 新井正康 監訳：人工呼吸ブック，メディカルサイエンスインターナショナル，東京，2009

3）日本呼吸器学会ＮＰＰＶガイドライン作成委員会 編：ＮＰＰＶ（非侵襲的陽圧換気療法）ガイドライン（改訂第2版）．南江堂，東京，2015

4）日本救急医学会認定医認定委員会 編：日本救急医学会 監：救急認定医のための診療指針．へるす出版，東京，1994

5）後藤文夫 著：麻酔科ガイドブック 改訂第2版，真興交易，東京，1996

6）杉本恒明．小俣政男 編：内科学 第六版．朝倉書店，東京，1997

7）G Hemant．A Hirbe．M Nassif．H Otepka．A Rosenstock 編 髙久史麿．和田攻 監訳：ワシントンマニュアル 第13版．メディカルサイエンスインターナショナル，東京，2015

8）Mark Howard Beers 編著 福島雅典 訳：メルクマニュアル医学百科家庭版．日経BP社，東京，2004

9）笹野公伸．岡田保典．安井弥 編：シンプル病理学（改訂第6版）．南江堂，東京，2016

10）大阪府立呼吸器・アレルギー医療センター IRCU 著：はじめてのシリーズ はじめての人工呼吸器．メディカ出版，大阪，2014

11）古川力丸 著：世界でいちばん愉快に人工呼吸管理がわかる本－ナース・研修医のための．メディカ出版，大阪，2014

12）日本医用機器工業会人工呼吸委員会 編：人工呼吸器の安全セミナー テキスト．http://www.pmda.go.jp/files/000144877.pdf，2007

13）日本臨床工学技士会呼吸治療業務指針検討委員会 著：呼吸治療業務指針．http://www.ja-ces.or.jp/01jacet/shiryou/pdf/2012gyoumubetsu_gyoumushishin01.pdf，2010

14）Esteban A，Anzueto A，Alía I et al：How is mechanical ventilation employed in the intensive care unit? An international utilization review．Am J Respir Crit Care Med 2000；161：1450-1458

15）日本呼吸療法医学会人工呼吸管理安全対策委員会：人工呼吸器安全使用のための指針第 2 版．人工呼吸 2011；28：210-225

16）福岡俊彦：人工呼吸の開始から抜管まで．レジデントノート 2005；6：1389-1398

17）内山昭則：急性呼吸不全における人工呼吸モードの選択．臨麻会誌 2015；35：89-97

18）安田則久，野口隆之：人工呼吸モードの選択．呼吸 2008；8：816-820

19）小谷透：人工呼吸療法と注意点．THE LUNG perspectives 2012；20：35-40

20）大塚将秀：換気モードとその選択．呼吸器ケア 2006；4：129-133

21）勝木純子：基礎知識と取り扱いの基本．呼吸器ケア 2009；7：386-393

22）藤本潤一：モード選択と設定のために知っておきたい基礎知識．呼吸器ケア 2008;6：252-256

23）マクマーン由香：人工呼吸器の設定変更．呼吸器ケア 2013；11：12-18

第 4 節〜第 5 節

24）行岡秀和：ICU におけるオピオイド．日臨麻会誌 26：654 − 662，2006．

25）行岡秀和：人工呼吸中の鎮痛・鎮静．呼吸管理 Q&A −研修医からの質問 316 −（第 3 版）．東京、総合医学社、2014、268 − 274．

26）行岡秀和：集中治療における鎮静、鎮痛．標準集中治療医学．東京、真興交易医書出版部、2000、424 − 429．

27）布宮伸、西信一、吹田奈津子、他：日本版・集中治療室における成人重症患者に対する痛み・不穏・せん妄管理のための臨床ガイドライン．日集中医誌 21：539 − 579，2014．

28）行岡秀和：人工呼吸管理中のせん妄への対応．呼吸器ケア夏季増刊（84）、2009、176 − 186．

29）行岡秀和：ICU での鎮静・鎮痛のオーバービュ：鎮静・鎮痛の評価法．ICU と CCU 30：903 − 910，2006．

30）妙中信之、行岡秀和、足羽孝子、他：人工呼吸中の鎮静のためのガイドライン．人工呼吸 24：146 − 167，2007．

31）行岡秀和：重症呼吸不全患者の鎮静．クリティカルケアにおける鎮静・鎮痛．東京、克誠堂出版、2009、87 − 100．

３２）Barr J, Fraser GL, Puntillo K, et al : Clinical practice guidelines for the management of pain, agitation, and delirium in adult patients in the intensive care unit. Crit Care Med 41 : 263 − 306, 2013.

３３）行岡秀和：ICU 鎮静の現状．臨床麻酔 38（増）：411 − 421, 2014.

３４）行岡秀和：集中治療における鎮静疼痛管理の現状．日集中医誌 1：13 − 19, 1994.

３５）行岡秀和、栗田聡、吉田玄、他：ICU 看護師の鎮痛・鎮静についての認識と評価．
日集中医誌 10：131 − 134, 2003.

３６）行岡秀和、尾崎孝平、鶴田良介、他：ICU における鎮痛・鎮静に関するアンケート調査．
日集中医誌 19：99 − 106, 2012.

３７）行岡秀和：鎮痛薬と鎮静薬の薬物療法の実際．救急・集中治療 17：1287 − 1292, 2005.

３８）Jacobi J, Fraser GL, Coursin DB, et al : Clinical practice guidelines for the sustained use of sedatives and analgesics in the critically ill adult. Crit Care Med 30 : 119 − 141, 2002.

３９）行岡秀和：ICU 患者の鎮痛．術後痛．改訂第 2 版．東京、克誠堂出版、2006、130 − 139.

４０）行岡秀和：成人重症患者管理におけるベンゾジアゼピン系鎮静薬の位置付けは？
重症患者の痛み・不穏・せん妄 実際どうする？東京、羊土社、2015、79 − 84.

４１）行岡秀和：外傷、熱傷患者の鎮痛・鎮静法．ＩＣＵとＣＣＵ 23：735 − 741, 1999.

４２）行岡秀和：不穏、興奮管理．ICU と CCU 37：741 − 748, 2013

４３）Akada S, Takeda S, Yoshida Y, et al : The efficacy of dexmedetomidine in patients with noninvasive ventilation : A preliminary study. Anesth Analg 107 : 167 − 170, 2008.

４４）行岡秀和：急性呼吸不全への機械的アプローチ．呼吸器ケア 1：91 − 97, 2003.

４５）行岡秀和：必須手技を始めるとき、止めるとき−人工呼吸管理−．
救急・集中治療 16：167 − 172, 2004.

４６）行岡秀和：外傷、熱傷患者の鎮痛・鎮静法．ＩＣＵとＣＣＵ 23：735 − 741, 1999.

４７）丸川征四郎：ウィニング．ナース必携呼吸管理クイックガイド．東京、南江堂、2007、60 − 67.

４８）行岡秀和、池田寿昭、石川清、他：「日本集中治療医学会専門医研修施設のリスクマネージメント委員会の活動状況と ICU の関与」ならびに「事故抜管などの ICU におけるインシデントの現状と予防対策」に関するアンケート調査.
日集中医誌 12：227 － 241，2005.

４９）竹田晋浩：人工呼吸. 集中治療専門医テキスト（電子版）第 2 版. 東京、
一般社団法人 日本集中治療医学会、2015、175-197.

５０）岡元和文、菊池忠：人工呼吸開始と離脱のタイミング、離脱法.
エキスパートの呼吸管理. 東京、中外医学社、2008、114-120.

５１）伊藤彰師：人工呼吸器離脱（ウィーニング）の適応基準と手技. 呼吸管理 Q&A
－研修医からの質問 316 －（第 3 版）. 東京、総合医学社、2014、137 － 145.

５２）上野直子、丸川征四郎：NIPPV. 救急医学 24：1709 － 1712，2000.

５３）日本集中治療医学会・日本呼吸療法医学会・日本クリティカルケア看護学会 3 学会合同人工呼吸器離脱ワーキング（委員長：宇都宮明美）：人工呼吸器離脱に関する 3 学会合同プロトコル. 2015 年 2 月

第2章

呼吸器
（長期呼吸療法に
係るもの）関連

共通して学ぶべき事項

1. 気管切開に関する局所解剖

（1）気管切開に関する局所解剖

　気管切開は、長期気道管理を目的として実施される。気管切開の適応について①長期的な人工呼吸器管理が必要 ②気道分泌物が多く、管理が十分にできない場合 ③腫瘍などにより、気管挿管が困難、危険を伴う場合が挙げられる。気管挿管は1～2週間を限度とし、それ以降は気管切開を行う。気管挿管が長期に及ぶと気管粘膜や声帯への刺激、圧迫による血流障害、また、口腔清潔が保てないなどの感染の問題が出てくる。その上、苦痛が生じる。気管切開を行うことによって、QOLの改善や気道の管理がし易くなり、呼吸負荷の減少を図ることが出来るようになる。実施に際しては、気管切開によって得られる利点と侵襲、合併症のリスクを考え、行う必要がある。

　術式を説明しながら、局所解剖にふれる。その方が実践的であると考えられる。仰臥位にした上、肩に薄い枕を入れて、首を軽く伸展してみると、胸骨柄前面および鎖骨部からおこり、乳様突起及び後頭骨の上項線外側部につながる胸鎖乳突筋がみえる。鎖骨上窩を頂点とするほぼ逆二等辺三角形を呈する（図1）。この筋肉は気管切開を行う上に極めて重要な目安となる筋肉である。この筋肉と気管上部にある甲状軟骨の位置関係をしっかり把握する必要があるが、肥満および極端に頸の短い症例では見えにくいことが多いので注意が必要である。ただ胸鎖乳突筋は軽く頭を浮かし左右の方向に顔を向けると浮き彫りになって見えてくるので、場合によってはこのような工夫も必要である。これらの位置関係をさらに確実に触診により確認しておいた方が安全と言える。甲状軟骨の位置（図2）と、気管の位置の確認をしながら手術を進める。手術の術式の難易度はあまり高くない。皮膚に横または縦切開を加える。美容上は横切開の方を進められる（術後手術創が目立ちにくく、美容的形成術を望まれても容易に対応できる）。一方緊急時は縦切開の方が早く気管に到達しやすいというメリットがある。皮膚切開を終えると皮下にある幅広く薄い四角板状筋（広頸筋）がみえてくる。これは皮筋で術野では筋肉としてはみられないことが多い。筋膜や組織をさらに鈍的に剥離していくと浅頸筋膜が見えてくる。これを剥離していく。ただ浅頸筋膜下には前頸静脈があるので注意が必要である、術野の邪魔になるなら切断してもよい。さらに中央に向かっていくと胸骨舌骨筋（帯状で胸骨柄、胸鎖関節、鎖骨の後面からおこり舌骨体の内側下縁に着く）、胸骨甲状筋（胸骨舌骨筋の下方で胸骨柄後面および第1肋軟骨から起こり甲状腺を超えて上に向かい胸骨舌骨に覆われ甲状軟骨の斜線に着く）をみて気管に達する。そこで気管切開を行う。気管切開を行う部位は、甲状腺の位置を中心に考えればよい。甲状腺上方、下方、甲状腺峡部での気管切開の方法がある。甲状腺の大きさ位置により行いやすい位置でよい。

ただ峡部での切開を選んだ場合は甲状腺峡部の切断端は止血を十分に行っておく必要がある。気管の切開にあたって気管周囲の被膜はできるだけしっかりと剥離してから切開する。ただしこの際、反回神経の走行を意識しながら剥離をしないといけない（図3）。切開方法は縦切開を加える方法、円形に開窓する方法と、Ｕ字状または逆Ｕ字状に弁を残す開窓法がある。この際できるだけ気管の中、喀痰の多い少ないを観察し、十分に喀痰を吸引した上で気管カニューレを挿入するがこの際事故が多く細心の注意が必要である。カニューレ挿入は、逆Ｕ字型の開窓法が役に立つ。カニューレの弁上部分を前方に倒し、これに沿わせて挿入すると、前縦隔へのカニューレの迷入が避けられ、気管カニューレの挿入が容易になる。工夫として、気管カニューレ内に気管支ファイバーを通しておき、そこを覗きながら、喀痰や術野の血液を吸引しながら気管カニューレを挿入して行くと極めて安全に確実に挿入できる。

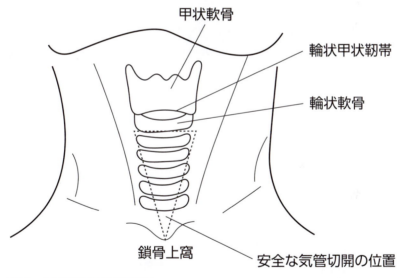

図1　気管切開の安全位置

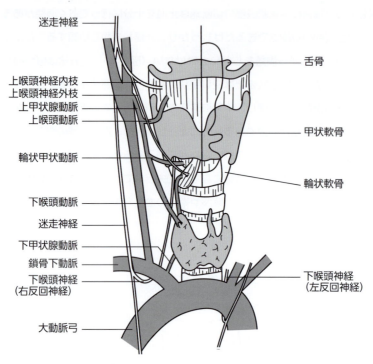

図2　喉頭の神経と血管（前からみたところ）

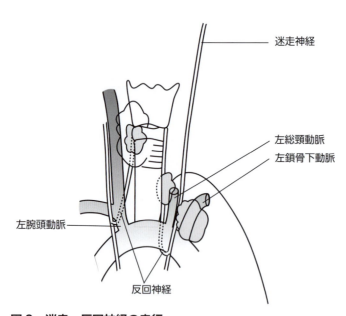

図3　迷走・反回神経の走行

（2）経皮的気管切開

　軽度頸部を伸展させ喉頭展開した上、気管カニューレのカフが声帯直下に来るようにして固定する。第2〜第3気管軟骨レベルの皮膚に1.5ｃｍ位の円切開を加える。さらに試験穿刺したうえ、留置針で穿刺しシリンジを残し、ガイドワイヤーを気管内に挿入し、ダイレーター、拡張鉗子を使い実施する。まれに出血、皮下気腫、食道穿孔があるので、十分慎重に実施すべきである。

　Ciaglia法（ダイレーターで順次気道壁を拡張させる方法であるが、さらに1本のダイレーターにより拡張させる改良法もある）。

　Griggs法（ガイドワイヤー拡張鉗子というガイドワイヤーが通る専用鉗子で気管壁を拡張する方法である）。ただ次のような禁忌事項がある。①気管軟骨が触知できない場合。②出血傾向がある。③頸部手術の既往がある。④甲状腺肥大。⑤気管周辺に解剖学的異常がある場合。⑥気管切開予定部位に感染、腫瘍、外傷がある場合などが挙げられる。

（3）輪状甲状靭帯穿刺、切開

　輪状甲状靭帯穿刺、切開は、緊急時で先ず挿管不可能と考えられる場合に行われる。穿刺の方が簡単で素早くできる。12歳以下では輪状甲状軟骨が小さく、この手技は危険で困難な為、禁忌とされている。

　舌骨、甲状軟骨、輪状軟骨の位置関係は常に把握しておく必要がある。そして、甲状軟骨をしっかりと把握し、輪状甲状靭帯上の皮膚に2〜3ｃｍの円切開を加える。続いて輪状甲状靭帯に1.5ｃｍの円切開を加える。続いて気管カニューレを挿入する輪状甲状靭帯穿刺法は、やや太い血管留置針を斜め後方に向け穿刺すれば良い。この際気管が穿刺された感覚は容易にわかるので気管を穿刺した後は、できるだけ浅い角度で穿刺針（できるだけ早くカニューレのみにする）を進めればよい。

（4）気管切開の合併症

　手術としての難易度は高くないが、この部位は血管、神経等重要な臓器がある場所だけに慎重に手術を行う必要がある。まず浅頸筋膜周辺には前頸静脈があるので注意が必要である。しかし万一切っても簡単に止血できる部位である。続いて甲状腺の処理に入るがここも十分に確実に止血しておく必要がある。止血が不十分だったために起こってくる合併症に無気肺がある。開窓した気管から血液が流れ込み無気肺となる。無造作な気管周辺の剥離により気胸を発症させたり、気管穿孔、食道損傷、さらに皮膚切開口がタイトに縫合され過ぎ、気管の開窓口から空気が漏れ

皮下気腫、縦隔気腫をまねくことがある。最悪の合併症は気管カニューレの挿入が気管でなく縦隔に誤挿入されるという事態で、速やかに対応しないと死に至る。感染も無視し得ない事態である。

2. 気管切開を要する主要疾患の病態生理

気管切開の目的を丸川[4]は3つのカテゴリーに集約できると述べている。

1）閉塞した上気道のバイパスの確立。

2）気道内分泌物の吸引路確保。

3）人工呼吸のための気道確保。

表1　気管切開が適応となる疾患と病態および禁忌

（適応）

喉頭機能の障害	反回神経麻痺
口腔喉頭の術後	舌、下咽頭、喉頭の術後出血・浮腫
喉頭の腫瘍	喉頭癌、声門部ポリープ
咽喉頭の感染・浮腫	急性咽頭蓋炎、クループ、血管神経性浮腫
閉塞性睡眠時無呼吸	扁桃腺摘出・アデノイド摘出・口蓋垂形成術などの術後
頭頸部の外傷	口鼻腔大量出血、下顎骨折、気管切断、喉頭挫滅・骨折
気道熱傷・損傷	火焔、熱気、水蒸気、有毒ガス、すす、腐食毒物誤嚥
喉頭異物	食物、小玩具
先天性異常	声門下腔狭窄、声帯麻痺、喉頭軟化症
その他	気管挿管が不可能で生命の危機に直面した場合

（気管切開の相対的禁忌）

輪状甲状靱帯切開で対処できる場合

頸部血腫の拡大

凝固障害

以上の疾患を参考にし、主な疾患病態生理を説明する。

（1）反回神経麻痺

　呼吸器に大きな影響を与えるのは、迷走神経、交感神経、横隔膜神経であり、なかでも肺および気管支は主に迷走神経と交感神経により、横隔膜は横隔神経支配を受けている。迷走神経は延髄から起こり、頸部では総頸動脈と内頸動脈の間を下降して胸腔内に入る。右側は鎖骨下動脈の前、左側は大動脈弓の前を通り、そこで反回神経を分枝した後、声門に至り、食道に並走しながら腹腔に入る。交感神経の枝と網状に一旦肺神経叢を形成する。反回神経は右側では鎖骨下動脈、左側では大動脈弓の下を後方に回り、気管と食道の間を上行し喉頭に至り、声帯の運動を支配する。一方横隔神経は第3～5頸神経より起こり、前斜角筋前面から鎖骨下動静脈の間を通り、胸腔内に入り、横隔膜の動きに関与する。反回神経は甲状腺の後方にあるので甲状腺や気管の手術（気管切開も含まれる）で傷つくことがある。この際、嗄声を惹起することがある。これは反回神経が声帯を動かし、発声に関係しているからである、この診断は内視鏡でつけられる。

　反回神経麻痺は手術、怪我、感染によっておこる。特発性のこともある。反回神経や声帯を麻痺させ、上気道閉塞・狭窄の原因になる。しかし、狭窄症状は二次的な生体反応で換気量の増加が無いと分かりにくい。両側の声帯麻痺があっても、安静時は出現しない。声帯麻痺の有無を判断するには、自発呼吸をさせておいて大きく息を吸わせてみると、狭窄の程度が分かる。

　ただ時には両側の声帯麻痺で、全く開閉できなくなることもあり、窒息の危険に曝されることもあり、そのような場合は直ちに気管切開が必要となる。

（2）急性喉頭蓋炎（図4）

　急性の炎症性疾患であるが、緊急性があり、成人に多く喉頭蓋を中心に炎症性浮腫を発症し、進行すると腫脹した喉頭蓋が声門を塞ぎ、丁度鍋蓋を声門にかぶせたようになり、息を吸えない吸気性の呼吸困難に陥る。この浮腫は急速に進行するので、緊急に処置しないと窒息する可能性もある。通常は激しい嚥下痛を訴えることもあり、入院治療が必要となる疾患である。インフルエンザ菌による感染が多い。

　入院後、抗菌薬、ステロイド剤の投与で数日で快方に向かうが、呼吸困難があれば気道確保が必要で、気管内挿管がベストであるが、容易でない場合が多く、挿管操作に手間取っていると時期を逸することもあるので、躊躇せず気管切開を行うべきである。

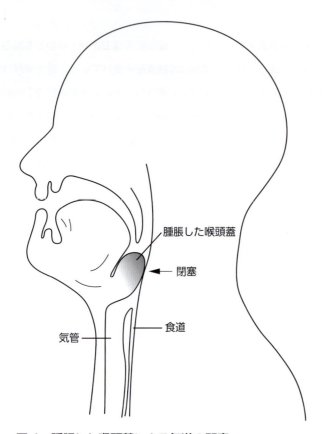

図4　腫脹した喉頭蓋による気道の閉塞

（3）急性声門下喉頭炎

　幼児に多くみられる疾患で、声門下の急性炎症のために浮腫が生じて気道が狭くなり、いわゆるクループ症候群である犬吠様の咳嗽と吸気性呼吸困難を呈し、この症例も時期を逸するとまれに窒息死する可能性のある疾患である。治療はステロイド剤、抗菌薬の投与で、交感神経刺激薬の吸入が有効である。

　チアノーゼが出現するようであれば、酸素療法も必要である。

（4）舌癌

　口腔癌の中で最も頻度が高い。部位別頻度は側縁が最も多い。側縁は歯や義歯等で慢性の刺激を受けているからといわれている。早期であれば手術や放射線療法で治癒している。

第2章　呼吸器（長期呼吸療法に係るもの）関連　第1節　共通して学ぶべき事項

　誘因は喫煙（発生率は非喫煙者の 6 倍）である。アルコールもアルコール非飲用者にくらべて高い。喫煙、アルコール、慢性の機械的刺激が重なると、さらに発癌頻度は高くなる。早期は自覚症状が殆どないが、進行すると疼痛、出血、運動障害、口臭が強くなる。

　膨隆型（外向性発育）、潰瘍型、腫瘤硬結型（内向性発育）があるが、進行すれば融合した形となる。

（病期分類）TNM 分類

T 1　最大径 2 cm 以下の腫瘍

T 2　最大径 2 〜 4 ｃmの腫瘍

T 3　最大径 4 ｃm以上の腫瘍

T 4a　骨髄質、舌深層の筋肉 / 外舌筋（オトガイ舌筋、舌骨舌筋、口蓋舌筋、茎突舌筋）上顎洞、顔面の皮膚に浸潤する腫瘍

T 4b　咀嚼筋間隙、翼状突起、または頭蓋底に浸潤する腫瘍、また内頸動脈を全周性に取り囲む腫瘍

治療は外科的、放射線、化学療法を腫瘍の進展状況に応じて行う。

（5）喉頭癌

　喉頭癌は男性に多く、喫煙との関係が深い。治療は進行癌では喉頭摘出することが多い。声門部癌では喫煙が最大の危険因子で、声門上部では喫煙と飲酒が関与するとされている。声門下部癌はまれである。

　60 〜 70 歳代の男性に多い。人口１０万人あたり約 3 人程度の発症である。扁平上皮癌が大半を占めるが、白板症から段階的に癌化することもある。

　初発症状は嗄声であることが多い。声門上部癌では嚥下時痛や呼吸困難感、リンパ節転移による喉頭腫瘤で発症し、進行癌で見つかることもある。

　声門部癌は声帯そのものに癌が発生する、早期から嗄声が出現するので早期癌の形で発見されやすい。声帯にはリンパ流が無いので、リンパ節転移は無い。声門上部癌は仮声帯や喉頭蓋など声帯より上部の組織で発生するため、すぐには声の異常が出現せず、嚥下時の痛みや呼吸困難などの局所症状、リンパ節転移で発見されることが多い。

　早期癌は放射線治療か喉頭温存手術。進行型は喉頭全摘術か、放射線・化学療法を併用する。

　（病期分類）TNM 分類がある。

075

（6）声帯ポリープ、声門部ポリープ

　声帯ポリープは主に声の乱用が誘因となっていることが多い。特に一過性の過度の発声による機械的な刺激により生じた粘膜固有層の破たん出血が原因である。声帯ポリープでは、喉頭ストロボスコピーにより観察できる。ポリープが固有の声帯より遅れて振動する二重振り子様運動や、健側の動きを妨害する様子がわかる。症状が辛いので声帯ポリープが気道閉塞の原因に至るまでに処置を行う。

　しかし声門ポリープの中でも声門直上部に発生した有茎性腫瘍（ポリープ様）が突然に気道を閉塞してしまうこともあるので、狭窄症状があれば必ず、それが軽度であっても、気管支ファイバーにより定期的に観察しておく必要がある。

（7）気道確保困難症

　気道確保困難症の定義は、通常のトレーニングを受けた麻酔科医師によるマスク換気が困難な場合（マスク換気困難症）、あるいは挿管が困難（挿管困難症）またはその両者としている。

　挿管困難症は通常の挿管が 3 回以上または 10 分以上かかる場合をいう。

　麻酔における挿管困難症は 1 ～ 3 ％とされている。挿管もマスク換気もできないＣＩＣＶは 0.01 ％といわれている。マスク換気ができない確率は 0.07 ％～ 1.4 ％といわれている。こうなれば悲惨である。

　挿管行為が予定されたものか否か、気管切開行為が予定気管切開かどうか、これがもっとも重要である。緊急気管切開の合併症頻度は予定気管切開の 2 ～ 5 倍といわれており、極力事前検査を十分に実施しておく必要がある。

（形態学的検査）

① 門歯

　通常では上顎門歯は下顎門歯の前にくる。あるいは随意的に下顎門歯を上顎門歯の前に出せない場合挿管困難が予測される。

② 下顎の評価

　下顎スペースの距離すなわち甲状軟骨切痕―オトガイ間の距離が 3 横指以上。

③ 頸部の評価

　短頸や太い首は上気道軸（口腔軸―咽頭軸―喉頭軸）が一致せず挿管が困難になる。

（準備）

① 100 ％酸素投与できる態勢（リザーバー付きバッグ、ジャクソンリース回路、麻酔器）

② マスク（各種サイズ）、気管チューブ（各種サイズ）

③ 喉頭鏡、気管支鏡

④ スタイレット、マギル鉗子

⑤ ラリンゲルマスク、ラリンゲルチューブ

⑥ 挿管用ファイバー

⑦ 逆行挿管用具

⑧ 緊急非侵襲的気道確保用具

⑨ 気管切開用具

⑩ 各種モニター

（8）気道熱傷、気道損傷

気道熱傷は、火災だけでなく、水蒸気、有毒ガス、すす、など有毒ガスの吸入で起きる。吸入後の短時間で気道や肺実質に炎症性浮腫、分泌物増加が生じ、気道閉塞による換気不全、感染が肺実質に広がる。

重症例では喉頭入り口から声門にかけて急速な浮腫が生じ気道閉塞に至るので、予防的に挿管するか気管切開が必要である。

（9）長期人工呼吸

低O_2血症あるいは高CO_2血症が長期間持続する事が見込まれる場合には気管挿管に代えて、気管切開が適応である。慢性呼吸不全では高CO_2血症の改善を目的に、気道死腔を減少させる目的で、気管切開を行うこともある。人工呼吸依存患者は気管挿管の状態でウィーニングを進めるより、気管切開で進める方が耐えやすい。さらに経口摂取や諸検査のためにＩＣＵから検査室へ搬送する場合も、気管切開の方が気管内挿管より管理しやすく、安全である。

3. 気管切開を要する主要疾患のフィジカルアセスメント

視診、触診、聴診、打診、嗅診のフィジカルアセスメントがある。

（1）視診で分かること

表情、歩き方、話し方、姿勢、頭から足先までを観察する。気管切開を要する患者では呼吸状態の把握は極めて重要であるので、綿密に行う必要がある。

まず皮膚の色、特に貧血やチアノーゼの有無、胸郭の形態、動き、呼吸補助筋の発達程度、呼吸パターン、話し方、咳の出し方、場合によっては喀痰の性状、肥満、やせ形、筋肉の状態、呼吸補助筋の状態などを観察する。

視診は問診しながら行うことが重要である。問診により見えてくることが多い。

呼吸器官のフィジカルアセスメント

- **胸郭の変形の有無の観察**

①漏斗胸

胸骨下部、剣状突起部が陥没している。呼吸機能が著しく低下する。

（他疾患と合併することもある）手術適応も検討されることがある。

②側湾症

胸郭の前後径が落ちて、心臓や大血管が圧迫されることがある。

③ピラミッド胸

胸骨下部、剣状突起が突出する。胸骨部の筋肉に形成不全のある幼児で、重症の喘息発作が続く場合に見られることがある。

④樽状胸

高度の肺気腫にみられることが多い。

- **胸郭の動きを確認**

①胸式か、腹式か

通常男性は腹式で、女性は胸式である。

②動揺胸郭（フレイルチェスト）

胸郭の一部が吸気時に陥没、呼気時に膨張する動きを言う。

（多数の肋骨が2か所以上で骨折した時に見られる。）

③フーバー徴候（Hoover's sign）

通常の呼吸では呼気時には横隔膜の収縮で胸郭の下部は膨張する。これと逆に吸気時に胸郭の下部、特に肋骨弓部が正中側に牽引されて内側に陥没する現象をフーバー徴候という。

④奇異呼吸

呼吸筋に障害のみられる場合、吸気時胸郭が膨張し、腹部は陥没するが、その逆の呼吸相を呈する場合をいう。横隔膜等の呼吸筋に高度の障害を被った場合に見られることがある。

・呼吸パターン

①頻呼吸（1分間25回以上）

精神状態により左右されることも多いが、心不全、肺炎、無気肺、大量の出血、髄膜炎、尿毒症、高熱時、低酸素血症にみられる。

②徐呼吸（1分間12回以下）

眠剤中毒、麻薬中毒、脳腫瘍、頭蓋内圧亢進でみられることが多い。

③過呼吸（呼吸数は変化しないが深さ（1回換気量）が増加）

過換気症候群、発熱、疼痛、呼吸困難、運動。

④浅呼吸

1回換気量が少ない場合で、酸素飽和度が低下、$PaCO_2$ は上昇し、CO_2 ナルコーシスとなる。

⑤無呼吸

呼吸停止で、心肺停止時にみられる。

・呼吸リズムの異常

①クスマウル大呼吸

深く大きい速い呼吸。

リズムの乱れや無呼吸が無い場合で、尿毒症や糖尿病性昏睡時にケトアシドーシスが生じ、血液の pH が落ちて来た時にみられる。

②チェーンストークス呼吸

無呼吸または呼吸の深さと呼吸数の減少5～30秒間続く。続いて呼吸の深さと回数が漸増し過剰な換気状態になり、再度呼吸の深さと回数が次第に減少してくる、そして再度無呼吸となる。この呼吸は、脳が酸素欠乏状態や呼吸中枢の感受性が低下している場合におこる。脳出血、脳梗塞、脳腫瘍、脳外傷、尿毒症、うっ血性心不全、睡眠薬、麻薬服用時に見られることがある。

③ビオー呼吸

呼吸の深さに変動なく、急速かつ短い促迫呼吸が10～30秒間続き、無呼吸となり、それをふたたび繰り返す場合をいう。周期はまちまちである。

脊髄・髄膜炎、頭蓋内圧亢進時等、中枢神経系の病変時にみられる。

・深さの異常な呼吸パターン

①過換気症候群

生体に必要な量以上呼吸が行われる状態で、1回換気量または呼吸回数の増加、またはこの

両者の増加により、$PaCO_2$ が低下している状態をいう。

間質性肺炎、中枢性の障害、ヒステリー時にみられることがある。

② 低換気性昏睡、チアノーゼ、血圧低下、起坐呼吸、シーソー呼吸、頻呼吸（２５回以上／分）（今回は触診、聴診、打診は簡単に触れることにした）。

（2）触診で分かること

①胸郭の動き、横隔膜の動き、柔軟性 ②呼吸筋力、③肋間の拡大、膨隆、狭小化、陥没、筋緊張、④皮下気腫の有無、

胸郭の動きに左右差がある：気胸、無気肺、片肺挿管

皮下気腫：気胸、縦隔気腫

（3）聴診で分かること

①肺の空気の入り具合、②気道分泌物の有無、③気道抵抗の強弱、④肺の器質的変化、⑤胸膜の炎症性変化、⑥心音

呼吸音左右差、打診も並行して行う。　鼓音：気胸、濁音：胸水、無気肺

（4）打診で分かること

心臓、肝臓、肺の位置関係、胸水の有無や無気肺、横隔膜の高さ・呼吸性移動

疾患別アセスメント

（1）急性呼吸不全

①緊急度の判断

昏睡、チアノーゼ、起坐呼吸、血圧低下、シーソー呼吸、徐呼吸（12 回未満／分）、頻呼吸（25 回以上／分）、重症不整脈、SpO_2 85％以下であれば、緊急事態と判断し、ただちに酸素投与を開始する。

②主観的情報収集

・家族からの情報収集をする。

・呼吸困難がいつ始まったか、発症の経過を確認する。

・現在、服用中の薬と既往歴（喘鳴、慢性気管支炎、肺気腫等）の確認をする。

・薬、食物アレルギー、また、中毒を確認する。

・呼吸困難は急性か進行性か、咳嗽の有無、喀痰の有無、性状、喫煙状況、職場環境などの問診を行う。

③客観的情報収集

・意識障害、舌根沈下は危険な状態である。気道確保を行い必要に応じて、人工呼吸を開始する。

・吸気時に肋骨間が陥没する肋間陥没、胸骨上窩の陥没、吸気時にのど仏（咽頭隆起）が下に牽引される気管牽引、シーソー呼吸も緊急度が高い。口腔内や上気道の閉塞が考えられる。気道内の異物の確認・除去と酸素投与が必要である。

・肺炎や肺水腫などは、マスクによる高濃度酸素投与を行い、SpO_2 95％以上を目標とする。CO_2 ナルコーシスを起こす可能性がある慢性呼吸不全の急性増悪では、SpO_2 85 ～ 90％を目標にする。酸素投与は 1L／分から開始する。

・頻呼吸、徐呼吸も重要である。冷汗を伴っていれば、心筋梗塞も考慮する必要がある。心電図モニターを装着し、血圧、ST 低下の確認を行う。

・胸部外傷後の突然の血圧低下を伴う呼吸困難や若いやせ形の男性は気胸を疑う。気胸側では鼓音の増強、呼吸音の消失、胸郭膨隆がある。酸素投与を行い、ドレーン挿入が必要である。

（2）COPD

①主観的情報収集

・患者本人の訴えが重要である。本人が話せない場合は家族の話を聞く。

・慢性の呼吸困難、息切れの有無、咳嗽（湿性か乾性か）、喀痰の有無、既往歴や喫煙状況、職場環境、日常生活動作などについて問診する。

②客観的情報収集

・（触診）前面、背面に手を軽く添えて大きめの呼吸に合わせた手の広がりを観察する。COPDでは、幅は狭くなっている。
胸壁に手を置き、低めの声で発生させると、響きを手で感じることが出来る。これを、音声振盪音と言い、COPD では弱く感じる。

・（視診）頻呼吸や口すぼめ呼吸の有無を確認する。胸郭の前後径が大きくなる樽状胸が認められる事がある。肋間陥没、胸鎖乳突筋の肥大や起坐呼吸があれば重症である。

・（打診）肺の過膨張のため肺野は鼓音が起こり、心臓の領域は小さくなり濁音となる。肝臓の位置も下がって濁音となる。

・（聴診）呼吸音の減弱、吸気に比べ呼気が長くなる。

第2章　呼吸器（長期呼吸療法に係るもの）関連　第1節　共通して学ぶべき事項

（3）呼吸困難

・呼吸困難で考えられる病気

生理的呼吸困難：健康であっても運動時に感じる症状である。

心因性呼吸困難：興奮した時や、疼痛時、不安緊張で生じる過換気症候群

非心因性呼吸困難：心疾患、呼吸器疾患、貧血、代謝性疾患等

・まず問診から始める。

呼吸に努力が必要か、空気が足りなく感じるか、息を吸いにくいか、吐きにくいか、いつからか、どのような体位が呼吸しやすいか、発熱、胸痛の有無、動悸、意識レベルの低下の確認（これがあれば生命に影響がある）。

・視診、聴診、打診

視診ではチアノーゼ、貧血の有無、呼吸は胸式か、腹式か、呼吸パターンは頻呼吸、徐呼吸、過呼吸、浅呼吸になっていないか。

聴診では呼吸音が胸全体で聞こえるか否か、音は喘鳴の有無、ラ音　等。

打診では濁音、鼓音の位置の確認。

呼吸困難はフィジカルアセスメントで得られる情報が多い。

（4）急性喉頭蓋炎

主に成人に多いのは、細菌感染症である。インフルエンザ桿菌が最も多いが、肺炎球菌や連鎖球菌、黄色ブドウ球菌、クレブシエラ肺炎桿菌が原因のこともある。

問診、診察で特徴を確認する。問診では、激しい咽頭痛、嚥下痛、嚥下困難、嗄声、流涎が判明し、吸気性の呼吸困難、聴診で喘鳴、白血球の増加、ＣＲＰ陽性、聴診上吸気性呼吸困難訴え、喘鳴を聴取することもある。ただ進行が速いので挿管の時期を逸しないようにすることが大切である。

・クループ症候群

小児（2〜3歳）に多くパラインフルエンザウイルスなどによるウイルス性感染が多い。アレルギーで発症することもある。鼻汁、発熱が先行することが多い。聴診が非常に重要で吸気性喘鳴、犬吠様咳嗽、嗄声、陥没呼吸などの症状でほぼ確定診断がつく。犬吠様の咳は極めて特徴的で一度聞くと忘れられないほど記憶に留まる。重度の狭窄のため、呼吸状態が悪化した場合はただちに気管内挿管の必要がある。エピネフリン吸入が有効である。場合により酸素投与も必要となる。

（5）舌癌

舌癌は口腔癌の中でも最も多い。好発部位は舌の外側辺縁部分で組織型は多くが扁平上皮癌である。

臨床所見は早期では際立った所見はまずないと言っていい。進行すると局所所見が目立ってくる。局所の疼痛、出血、運動障害（言語、咀嚼、嚥下障害）をきたす。

口臭もきつくなる。局所所見は膨隆型、潰瘍型、腫瘤硬結型（内向性発育）。

腫瘍の転移、伸展範囲も視診触診で確認すべきである。

（6）喉頭癌

60 〜 70 歳代の男性に多く喫煙と飲酒が影響している。ほとんどが扁平上皮癌であるが、白板症から段階的に癌化することもある。声門部癌では嗄声が初発症状のことが多い。声門上部癌では嚥下時痛や呼吸困難感・リンパ節転移により発生した腫瘍で初めて癌と分かることもある。診断はフィジカルアセスメントだけでは困難で喉頭ファイバースコープ、病理組織検査、画像診断に委ねざるを得ない。

4. 気管切開の目的

気管切開の目的は大きく分けて 3 つのカテゴリーに分けられる。

①閉塞した気道のバイパス気道の確立、②気道内分泌物の吸引路確保、③人工呼吸のための気道確保である。気管切開は手術侵襲と生命を左右する重篤な合併症をともなうので、できるだけ避けるべきであると丸川らは述べている。したがって気管切開を実施する前に試みる解決策を熟知するべきである。

気管切開の回避策

（1）上気道閉塞の緊急処置

高齢者、幼児に多く、気道異物によって起こる。意識があれば、咳嗽を促すが、困難であれば、ハイムリック法（乳児は背中を叩打する）で対応する。意識消失するようであれば、気道確保を行い、口腔内に異物が確認できれば、舌下挙上法と指拭法で除去する。ただ、これらの方法に時間をかけていると、低酸素性脳障害を起こすことになるので、短時間での対応が必要である。

（2）気道分泌物貯留の緊急処置

気道分泌物が貯留し、自力で喀出できずに、気道閉塞や換気障害を起こすことがある。分泌物の除去が第一であり、気管挿管下で吸引を行う。または、細い吸引カテーテルを経鼻気管挿入し、

吸引を行う。意識がある患者には不快であり、気道出血を起こすこともある。他に、気管支ファイバースコープの使用がある。直視下的に吸引が可能である。しかし、長期に渡って何度も行うことは、患者に苦痛を与え、医師に係る負担も大きい。輪状甲状靭帯穿刺によるトラヘルパー挿入があるが、吸引が十分行えず、気管粘膜損傷など合併症も多い。

（3）軽症な呼吸不全の緊急処置

　肺炎、肺水腫等で低酸素血症が問題となる場合は、NPPV が行われる。高濃度 O_2 吸入とCPAP（マスク）、BiPAP(マスク)、PEEP + PSV（マスク）がある。

先ず長期間の気道の確保、管理が必要な場合に行う。

（1）異物の上気道閉塞

・これはよくあるのどに詰まったという現象で、正月高齢者が餅を食べる際、咽喉頭部に詰まらせてしまい気道が閉塞してしまう状態である。これは必ずしも餅だけでなく、何でも起こりうる可能性があるので、発症したら直ちに考えうる異物除去に努力するべきである。そのかたわら緊急の気管切開術の準備をはじめるべきである。気管切開術は輪状甲状靭帯切開か穿刺が適している。一旦緊急に対応しておいて救命できたあと、術式を再考してもいいと思われる。

・両側声帯麻痺

反回神経麻痺のことであるが、両側の場合は片側に比して重症が多く、反回神経麻痺は手術、怪我、感染、特発性がある。声帯は両側から閉ざされた状態となるので緊急に呼吸の出来る状態にしないと窒息してしまう。

・舌から喉頭上部までの気道の炎症性浮腫

インフルエンザ菌等の感染症によって起こる場合が多く、抗菌薬、ステロイド剤投与も必要。

・外傷、特に咽頭から上部気道損傷を受けた場合

処置の優先順位を決めてかかるべき。例えば止血か気管切開かを決めてかかるべきである。

・咽頭から喉頭にかけての腫瘍

腫瘍の悪性度、進行状況によって決まるが、先ず物理的に挿管可能か検討すべきである。

（2）誤嚥の防止（胃液も含む）

・気道分泌物の除去、容易に吸引できる

長期間気道を確保する必要があり、しかも喀痰が多く、喀痰の喀出が出来ない場合。誤嚥が多くその予防が必要。

（3）長期間人工呼吸が必要な場合

・呼吸筋の麻痺

COPD による肺胞低換気

フレイルチェスト

（4）経皮的気管切開

気管を切開することなく、気管を穿刺し気管内にガイドワイヤーを挿入しそれを使って気管切開孔を広げ、最終的には気管切開チューブを挿入する方法である。

これには何種類かのキットが発売されている。

Ciaglia 法：ダイレーターで順次気管壁を拡張させる。

Griggs 法：ガイドワイヤー拡張鉗子が通る専用鉗子を使う。

成人の待機的気管切開に推奨されるようになってきた。緊急気道確保が必用な場合は輪状甲状靭帯切開が勧められている。

この手法に該当しない禁忌事項は、①気管軟骨が探せない場合　②出血傾向のある場合　③頸部手術の既往のある場合　④甲状腺肥大のある場合　⑤気管周辺に解剖学的異常のある場合　⑥気管切開予定部位に感染、腫瘍のある場合　⑦外傷のある場合がある。

合併症には縦隔気腫、気胸があるが、これらはあまり頻度は高くはない。

（5）輪状甲状靭帯切開

緊急時には選択してもいい手技といえる。

喉頭展開できない場合や、喉頭展開できても声門浮腫などで挿管不能例に行う。切開か穿刺か迷うが切開の場合は、舌骨、甲状軟骨、輪状軟骨をしっかり確認したうえ、輪状甲状靭帯の上部２～３ｃｍに縦または横切開を加える。輪状甲状靭帯に約１.５ｃｍの横切開を加える。切開孔を広げカニューレを挿入する。

5. 気管切開の適応と禁忌

気管切開の目的は別項で述べたが、①閉塞された上気道のバイパス気道の確立、②気管内分泌物の吸引路確保、③人工呼吸のための気道の確保[4]である。気管切開は超急性期の現場から、回復期、慢性期を経て在宅まで、さらに小児に至るまでそのニーズは広い。気管切開は気道抵抗を低下させ呼吸仕事量を減少させるだけではなく、喀痰の吸引や気管カニューレの交換も容易になる。

ではどのような患者が適応になるであろうか？

病態は頭部外傷・腫瘍や筋委縮性側索硬化症（ALS）、咽頭・喉頭の腫瘍、気道熱傷、急性呼吸窮迫症候群、心不全等がある。対象は大きく３つに分かれる。

（1）閉塞上気道のバイパス気道の確立

・喉頭機能の消失等は上気道の閉塞・狭窄の原因になる。

・口咽喉頭の術後出血、浮腫による上気道の閉塞。

・喉頭の腫瘍による閉塞。

・感染、急性喉頭蓋炎、クループ、血管心因性浮腫。

・頭頸部の外傷。

・喉頭異物、声門狭窄。

・閉塞性睡眠時無呼吸症候群の術後気道閉塞を生じやすい。扁桃腺摘出術、アデノイド摘出術、口蓋垂形成術、鼻中隔形成術が行われ、その術後に気道閉塞を生じやすいので予防的に気管切開が適応となる。

（2）気管切開カニューレの抜去が困難な患者

・気道分泌物が多く自力での排痰が出来ない

・嚥下機能障害で誤嚥を繰り返す

（3）長期的に人工呼吸器が必要な場合

・脳神経疾患による重度の意識障害・呼吸機能障害

・神経筋疾患による呼吸機能障害

・重篤な疾患に伴う呼吸不全

・重症肺炎・重症呼吸窮迫症候群

気管切開の利点

（1）呼吸負荷の減少

気道抵抗を小さくして呼吸仕事量を減少させる。吸気流速を増して PEEP を減少させる。

（2）気道管理が容易

気道分泌物の吸引が容易になり、気道クリアランスを維持できる。

皮膚と気管が瘻孔化することで気道の確保や気管切開カニューレの交換が容易になる。永久気管孔では誤嚥による肺炎を回避できる。

（3）QOL の改善

嚥下訓練可能になる。

スピーチカニューレの使用や発声訓練により、発声が可能になる。

人工呼吸器からの離脱がしやすくなる。

気管切開の分類

手技による分類

（1）外科的気管切開

気管と皮膚は縫合しない。

疾患が治癒したらカニューレは抜く。

（2）経皮的気管切開

皮膚切開を行った後、気管壁に外套針を穿刺し、外套内腔を通して気管内に挿入したガイド
ワイヤーを軸に穿刺孔をダイレーターで拡張し、気管切開孔を作る。

最近はこの方法を採用する場合が多くなっている。

（3）輪状甲状靭帯穿刺、切開

輪状甲状靭帯穿刺、輪状甲状靭帯切開、気管切開、いずれも外科的気道確保法に属すが、前
2者は輪状甲状靭帯からアプローチする。後者は第2～第4気管軟骨を切開し気管内に至る。

気道確保緊急時は前2者のいずれかを選択して行う。

気管切開のタイミング

（1）緊急気管切開

緊急気管切開のタイミングは原因病態と狭窄症状に依存するが、狭窄症状が出現し、代替法
が無い場合はできるだけ早期に実施する必要がある。しかし緊急気管切開の合併症頻度は予
定気管切開の2～5倍といわれているので、慎重に対応すべきである。熟練医師、介助者
を招集、器材の準備も手ぬかりの無いようにしないといけない。

（2）予定気管切開

気管挿管から気管切開に移る時期は統一した意見が無く、施設の習慣や担当医の好みによる
ことが多い。長期気管挿管が確定している場合は、3日～3週間後に施行されている。

気管挿管が長くなると口鼻腔内の病原細菌の増加、上気道感染、そして気管支肺炎の頻度が
高くなる。気管挿管から3～5日後に鼻口腔と同様の病原細菌が増えてくる。そこでこれ
以上長期の気管挿管はよくない。

気管切開の禁忌

気管切開の絶対的禁忌は無いが、相対的禁忌は指摘されている。

①輪状甲状靭帯穿刺、切開が行える場合

　輪状甲状靭帯穿刺、切開が安全に行える場合は、侵襲の大きさ、合併症も考慮して気管切開は避けた方がよい。経皮的気管切開法は容易に施行できるように改良されており、禁忌ではない。

②甲状腺肥大、穿刺部の腫瘍・外傷

③出血傾向

④気管切開部に手術既往歴がある

　禁忌ではないが、解剖が分かりにくい。癒着があればより困難となる。

6. 気管切開に伴うリスク

　皮下気腫、縦隔気腫、気胸は多くの場合は気管切開直後の組織が疎であるので、皮下や縦隔にエアーが漏れを生じる。ほかにも、手術操作や長期間の気管カニューレ圧迫、交換時も含めて気管切開挿入操作により気管壁の損傷を生じる場合もある。皮下気腫や縦隔気腫、気胸は胸部レントゲンで確認できるが、皮下気腫は握雪音や副雑音、気胸は呼吸音の減弱などで把握できる場合もある。

　気管切開にともなうリスクは 3 期に分けて考えられる。

（1）気管切開

①術中合併症

・出血

　前頸静脈、甲状腺峡部、頸動脈、腕頭動脈等の損傷

　毛細血管、肝疾患、白血病等の血液疾患、薬物（抗凝固剤、アスピリン、NSAIDs）

　胸膜損傷による気胸。

　カニューレ挿入前に止血の確認はするべきである。ガーゼでおさえているだけでは、激しい咳体動で再出血を生じたり、縦隔気腫をきたすこともある。

②術後手術創が安定化するまでの間

・重度の出血

　気管切開直後は想像できないトラブルが発生することがある。特に気管切開後に気管に気管カニューレを挿入する操作があるがその際には、皮膚から軟部組織にかけてカニューレが強く擦れたり、圧迫されることがある。これは止血した部位から再度出血し始める原因となることがある。通常のこのような出血は組織同士が接しているようであればすぐに止まるが、カニューレの存在でそれは期待できない。しかもカニューレ素材は固く表面は丸く滑りやす

い。そしてもう一つ厄介なのは固定したカニューレは体動や咳、喀痰の排出により常に周囲組織と擦れて安静が保てない。さらにベンチレーターが動き始めると、カフ漏れがあれば陰陽圧がかかり、出血が誘発されやすくなる。この点を考えると手術終了時、皮膚縫合に入る前にくれぐれも慎重に出血する可能性のある部分を確認するべきである。もし術中不用意に内頸静脈から出ている小血管を損傷させたようなことがあれば、そのような部位は十分再確認しておくべきである。外科手技的なことになるが、術中やや太い血管を損傷したなら、二重結紮か縫合しておくべきである。皮膚縫合してからであれば皮膚が腫脹してくる等、二次的な徴候でしか発見できないことが多い。気管切開部は、縦隔でも気管周囲でも組織が疎であり、出血すれば広い範囲にその影響はおよび、様々な対応が必要となり危険である。気管切開は第2～3気管支軟骨輪上で実施される。第1 気管軟骨輪の損傷は肉芽を作りやすく、第5 気管軟骨以下では気管腕頭動脈瘻のような合併症の危険がある。

・皮下気腫、縦隔気腫、気胸

　皮下気腫はあまり問題はないようであるが、気胸は呼吸機能に大きな影響が出てくる可能性がある。気胸は片側だけとは限らない、両側で発生することもあり、万が一両側におこれば生命維持困難となる。もしこの様な事が起これば、直ちに XP 撮影を行い、呼吸器外科的な手術が必要となる。

・気管損傷

　気管カニューレ挿入時に気管切開孔が小さく、暴力的に挿入し、気管に傷つけてしまう。

・気管切開カニューレの気管以外への迷入損傷

　気管切開終了後気管カニューレ挿入時、上手く気管に挿入できず、気管外に押し込んでしまう（前縦隔等への迷入）。

・手術による直接部位損傷としては、気管後壁（気管食道瘻形成）や反回神経、輪状軟骨を傷つけることもある。

③気管切開後の経過中

・この時期気管孔周囲の感染も起こりやすい。重症では壊疽性になることもある。

・気管切開孔や気管粘膜の損傷、肉芽の形成が進み、気管切開孔や粘膜が損傷し、出血しやすくなり、喀痰も吸引しにくくなり、気道が閉塞してしまう。

　気管腕頭動脈瘻、気管食道瘻を形成することもある。

・粘性痰による気道の閉塞

・嚥下障害

- カニューレ交換時の気管損傷
- 感染性肺炎

  気管が解放状態にあるので肺炎は併発しやすい。
- 自己抜管

  皮膚からの経路が確立しておらず、再挿入は極めて困難な場合があり、緊急気管挿管を考慮に入れるべきである。

（2）カニューレ抜去後

- 肉芽形成、気道狭窄

  肉芽腫は切開孔や切開部にできやすい。当初は血管に富み柔らかいが、やがて線維化し固くなり、最終的には上皮組織で覆われ、感染をおこしたり、気道を塞ぐほど大きくなることもある。大きくなれば外科的に切除が必要なこともある。 気道狭窄は切開孔部、気管切開カニューレのカフの位置や、先端にあたる部位に生じる。カニューレ抜去後、数週～数ヵ月後に症状（喘鳴、呼吸困難）がでてくると、本合併症を疑う。当該部位の感染、機械的刺激による外傷、潰瘍形成、循環障害などが原因で、外科的処置が必要である。カニューレ挿入中からの管理が大切である（サイズ、カフ圧、感染対策）。まれに気管食道瘻を作ることもある。
- 切開孔閉鎖不全

  切開孔が永久に閉じないこともあり、非常に呼吸器感染症を起こしやすいので、修復が必要である。
- 排痰困難による気道閉塞
- 呼吸仕事量増加による呼吸筋疲労

気管カニューレの交換

1. 気管カニューレの適応と禁忌

　気管カニューレは、気管切開カニューレ、気管切開チューブと呼ばれている。それぞれの施設で呼び方が違うことが多い。

　気管カニューレはさまざまな医療現場で使われている。

　　　①呼吸器外科：術中、術後、長期間人工呼吸が必要な場合

　　　②麻酔科：主に術中、術後

　　　③救急診療科：事故

　　　④内科：ＡＬＳ

　　　⑤脳神経外科：脳血管障害

　利点としては、

　　　①喀痰の吸引が容易になる

　　　②口腔内が自由になり、口腔内の保清が可能になる

　　　③経口摂取が可能になる

　　　④発声ができるようになることがある

気管吸引の適応

・適応となる患者は、気管挿管や気管切開等の人工気道を有している成人で、なおかつ、自身では気道内にある分泌物を効果的に喀出できない状態にある者。

1）患者自身の咳嗽やその他の侵襲性の少ない方法を実施したにもかかわらず、気管内から分泌物を喀出することが困難であり、以下の所見で気管内または人工気道内に分泌物があると評価された場合に適応となる。1～2時間毎というように時間を決めてルーチンに行うべきでなく、必要と判断された状況においてのみ気管吸引を行うことを推奨する。

　　①努力性呼吸が強くなっている（呼吸仕事量増加所見：呼吸数増加、浅速性呼吸、陥没呼吸、呼吸補助筋活動の増加、呼気延長など）。

　　②視覚的に確認できる（チューブ内に分泌物が見える）。

　　③胸部聴診で気管から左右気管支にかけて分泌物の存在を示唆する副雑音（低音性連続性ラ音：rhonchi）が聴取される。または、呼吸音の減弱が認められる。

　　④気道分泌物により咳嗽が誘発されている場合であり、咳嗽に伴って気道分泌物の存在が疑わせる音が聞こえる（湿性咳嗽）。

⑤胸部触診によりガスの移動に伴った振動が感じられる。

⑥誤嚥した場合。

⑦ガス交換障害がある。

　　動脈血ガス分析や経皮的酸素飽和度モニターで低酸素血症の診断をする。

⑧人工呼吸器使用時：

　　a　量設定モード使用の場合：気道内圧の上昇を認める。

　　b　圧設定モード使用の場合：換気量の低下を認める。

　　c　フローボリュームカーブで、特徴的な"のこぎり歯状の変形"を認める。

2）喀痰検査のためのサンプル採取のため。

気管吸引の禁忌

　気道の確保は生命維持のためにまず求められる処置であり、気道を開通させる気管吸引が禁忌になることは原則的にはない。しかし、気管吸引を行うことで生命に危険を及ぼす有害事象が生じたり病態の悪化をきたす場合があるので、このような場合には十分に注意を払い気管吸引を行う。以下の場合には十分な注意の元に、あるいは医師の監督の下に慎重に気管吸引を行うことを強く推奨する。

①低酸素血症

②出血傾向、気管内出血

③低心機能・心不全

④頭蓋内圧亢進状態

⑤気道の過敏性が亢進している状態、吸引刺激で気管支けいれんがおこりやすい状態

⑥吸引刺激により容易に不整脈が出やすい状態

⑦吸引刺激により病態悪化の可能性がある場合

⑧気管分泌物を介して重篤な感染症のおそれがある場合

2. 気管カニューレの構造と選択

　人工呼吸器と声帯をつなぐツールとして気管カニューレの役割は大きい。近年その素材形状は進化し、安全で使いやすいチューブになってきている。基本的な考えは同じでもそれぞれのメーカーにより独特な進歩を遂げている物もある。今回はその目的に応じてできるだけ分かりやすく説明する。

気管カニューレの分類

　　Ⅰ）筒管　　　　　・単管式　・複管式（側孔有無）
　　Ⅱ）カフ　　　　　・カフなし　・カフあり　・ダブルカフ付き
　　Ⅲ）吸引チューブ　・なし　・あり
　　Ⅳ）ウイング　　　・なし　・あり（可動性有無）
　　Ⅴ）その他　　　　・スパイラルチューブ　・ダブルルーメンチューブ　・Ｔチューブ

気管カニューレの種類

　①筒管

・単管式

　シングルルーメンのカニューレに、ウイングのついたチューブである。

　小児にはこのタイプが多い。単管式にはカフの無い細め［内径４mm］のチューブで、輪状甲状靭帯穿刺により挿入し、気管内吸引の目的のために使用されるものもある。（図５）

・複管式

　複管式のものでは外筒の後壁に側孔が作られている。内筒を除去し外筒を残して、カニューレの出入り口を一時閉鎖すると、患者の呼気吸気は側孔を通じてなされる。スピーキングバルブで出入り口を閉鎖すると発声も可能となる。（図６）

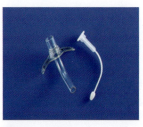

図５

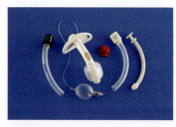

図６

②カフ
・カフなし
気管損傷を最小限に抑えられる。長期間使用しても肉芽形成が少ない。小児には通常カフの必要はない。成人では誤嚥の危険性が高くなる。人工呼吸はできない。
・カフあり
陽圧呼吸を行ったり、誤嚥されたものが、気管、肺へと流入するのを防ぐ。(図7)
(高圧型)
陽圧換気可能だが低圧型より気管損傷や組織の壊死を招きやすい。カフの脱気を随時行う必要がある。
(低圧型)
気管損傷の危険性を減らせる。定期的な減圧の必要はない。
長期間過膨張で管理されると、気管食道瘻を形成し、肺炎を繰り返すことがある。
(ランツ付き)
カフの最大内圧を決められるが、利便性に欠ける。
(ダブルカフ)
高圧カフであるが、2個のカフを交互に膨張させることにより、気管粘膜組織の壊死を予防できる。挿管が難しい。

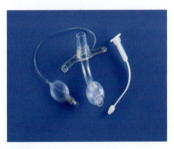

図7

③吸引チューブの有無
・気管内で、カフ上部への流入貯留液を吸引するため、カフ上部へ開口するチューブを備えたもの。

④ウイングの有無
・ウイングなし
・ウイングあり
　通常、ウイングがカニューレに対して可動性は少ない。可動性のあるものは、頸の短い患者、肥満患者で、通常のカニューレの角度では気管粘膜や、皮膚を損傷する可能性のあるものに適している（図8）。
⑤スパイラルチューブ（図9）
　螺旋入りチューブにより、キンキングを防止し、確実な気道確保が可能になる。

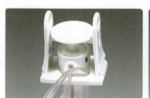
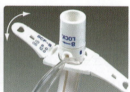
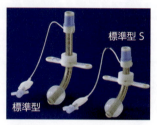

図8　　　　　　　　　　　　　　　図9

⑥ダブルルーメン
　開胸手術や左右別肺換気を測定する際に使うが、位置の確認を頻回に行う必要がある。
⑦Tチューブ
　気管や皮膚の切開口からの肉芽形成により、気管が狭窄する可能性がある場合に用いられる。（図10）

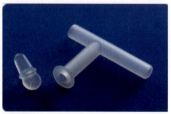

図10

気管カニューレの選択

　人工呼吸器が装着される場合、また、気道分泌物の量が多い場合は、カフ付きの気管カニューレが選択される。長期の人工呼吸器使用者にはカフ上部吸引機能ありのカニューレを使用し、上気道からの分泌物の流入を防ぐ。カニューレ装着期間が長期、短期でも内腔の閉塞リスクが高ければ、複管式、短期で内腔の閉塞リスクが低ければ、単管式を選択する。ウィーニング可能であれば、カフなしのカニューレに変更する。カフなしの気管カニューレには、側孔あり、なしがあり、発声や発声訓練を行う場合は側孔ありを選択する。喀痰喀出が十分になれば、抜去可能となる。

3. 気管カニューレ交換の手技

　気管カニューレは素材的に見ても、長期間使用することに耐えられない。吸引操作により内腔の狭窄や傷が付くこともある。しかも雑菌の多い喀痰の通過経路になり、きわめて感染の機会が多い。そこで通常１〜２週間に一度のカニューレ交換が望ましい。気管切開後のカニューレ交換のタイミングもこの時期と言われている。気管切開後瘻孔は１週間位で形成、２週間位で完成すると言われているが、年齢やその部分の創傷治癒力によって異なる。ただ急いで瘻孔が形成される前に交換をすると気管カニューレを縦隔に迷入させてしまうことがある。瘻孔形成後のカニューレの交換は２〜４週間に一度位でよい。ただしカニューレ内の汚染がひどければ、短期間に交換することもある。

1　交換時に準備すべき物品

① 気管切開カニューレ（医師にサイズ確認してもらう）

② 生体監視モニター（ECG、SpO_2）

③ 用手換気用品（ジャクソンリース）（バッグバルブマスク）

④ 吸引チューブ

⑤ 固定用紐、カニューレホルダー

⑥ 潤滑油

⑦ ガウン、手袋、マスク

2　交換の手順

① 患者（または家族）に気管切開カニューレの交換の意味を説明する。

② ECG モニター、SpO_2 モニターを装着、バイタルサインチェック。

③ 医師、看護師は手指の消毒を済まし、個人防具を着用する。

④ 新しいチューブのカフ漏れチェック（エアー注入）。
⑤ 確認後エアーを完全に抜き、先端に潤滑油を塗布。
⑥ カフ上部吸引機能があれば、カフ上部、口腔内、気管切開カニューレ内を吸引する。
⑦ 医師が古い気管切開カニューレを抜去し、新しい気管切開カニューレを挿入する。
⑧ カフエアーを注入し、固定用紐かカニューレホルダーにて固定する。
⑨ 呼吸状態（特に換気状況）、バイタルサイン確認。
⑩ 終了。

3 交換時のトラブル

① カニューレの皮下への迷入（窒息の可能性）。
② 挿入困難（瘻孔化されていない時期）。
③ 出血。
④ 抜去困難。
⑤ スタイレットの抜き忘れによる窒息（図11）。

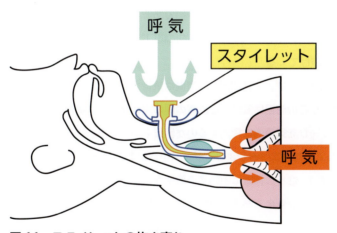

図11　スタイレットの抜き忘れ

上記のトラブルを引き起こさないため
① 瘻孔化していない時期の気管カニューレの交換は避ける。
② 気管切開カニューレにはチューブ補強のためスタイレットが付いているので抜き忘れないようにする。

③ 気管切開カニューレは念の為、1サイズ小さいものを準備しておくこと。

④ どうしても再挿管困難な事態を想定して、気管支ファイバーを準備しておき、それをスタイレット代わりにし、ファイバーを覗きながら挿管する。

4 交換後の確認

① 胸郭が拳上しているか。

② 呼吸数、呼吸音、SPO_2、呼吸状態の変化。

③ 出血、血性痰。

④ カニューレ抜去時気管穿孔観察（感染徴候、炎症、出血、肉芽の有無）。

⑤ バイタルサイン。

⑥ 自覚症状などの全身状態。

4. 気管カニューレ交換困難例の種類とその対応

挿管チューブ入れ替えは定期的な交換は推奨されていない。定期的な交換を行っても肺炎の発生頻度は低下しない。この場合の交換の適応は以下の3点である。①チューブ内腔の閉塞、②カフおよびパイロット部分の破壊、③誤挿管である。基本的に経口気管チューブは期間が長引けば、口腔や舌の動きや浮腫により抜けてくる。

しかし気管カニューレの場合はまず、気管切開後2週間は気管カニューレの交換をしてはいけないと言われている。なぜならこの時期は気管壁と皮膚の間の組織が疎で確実な通路が形成（瘻孔化）されておらず、カニューレを気管内に挿入するのが困難な場合がある。そこで、カニューレ交換時は、交換前に挿入していたカニューレより1サイズ小さいカニューレや、挿管セット（表2）も用意しておいた方が良い。さらに挿管に困窮する事態を想定して、できれば気管支ファイバースコープを準備しておいた方が安全である。場合によっては無理にカニューレを切開孔から挿入すると、先端を皮下や縦隔に迷入させたり（図12）、気管を損傷させたりと、とんでもないアクシデントを起こす。気管支ファイバースコープがあれば、それをカニューレ内に通してスタイレット代わりにしながら、進めていくと極めて安全に確実に挿入できる。

気管切開2週間以後は2〜4週間間隔で気管カニューレを定期的に交換する。

表2

● ラリンゲルマスク	● エアウェイスコープ
● コンビチューブ	● スタイレットスコープ
● ガムエラスティックブジー	● トラキライト
● 気管支ファイバー	● 輪状甲状切開（穿刺）セット
● チューブチェンジャー	● 逆行性挿管セット
● 挿管対応ラリンゲルマスク (intubation LMA)	● 経気管ジェット換気装置

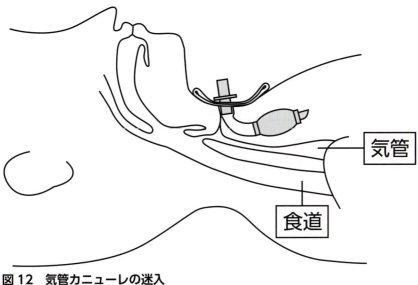

図 12　気管カニューレの迷入

交換困難例

①気管切開後早期に気管カニューレが誤って抜ける場合。

　特に気管切開後早期に気管カニューレが抜けてしまい、カニューレの再挿管が困難になった場合であるが、この様な状態になれば躊躇せずに経口挿管により難を逃れるべきである。さらに注意する必要があるのは抜けかけている時である。あわてて無理やりに押し戻そうとすると気管切開後2週間以内であれば、皮下組織に迷入してしまうこともある。医師と相談し慎重に対応を検討すべきである。

②再挿管の危険因子

　挿管行為自体、気管にさまざまな影響を与えており、喉頭も浮腫状になっているので、再挿管には慎重な対応が必要である。

【参考文献】

1）洲崎晴海、鈴木衛、吉原俊雄 編集：SUCCES 耳鼻咽喉科、金原出版、2011

2）相馬一亥、岡元和文 編著：呼吸管理 Q&A、総合医学社、2009

3）3 学会合同呼吸療法認定士認定委員会：深呼吸療法テキスト、2012

4）丸川征四郎 著：気管切開─外科的気道確保のすべて─、医学図書出版社、2002

5）落合慈之 監修、中尾一成 編集：耳鼻咽喉科疾患ビジュアルブック、学研メディカル秀
潤社、2015

6）岡元和文 編集：人工呼吸器と集中ケア Q&A、総合医学社、2009

7）道又元裕 編著：人工呼吸ケア「なぜ・何」大百科、照林社、2005

8）森田孝子 編集：救急・急変に役立つ フィジカルアセスメント、総合医学社、2015

9）気管吸引ガイドライン 2013、日本呼吸器療法医学会、人工呼吸 30-1 号、2013

10）Expert Nurse Vol.30 No.9 、照林社、2014

11）道又元裕、神津玲 編集：人工呼吸管理実践ガイド（エキスパートナースガイド）、照林社、
2009

12）Expert Nurse Vol.31 No.8 、照林社、2015

第3章

創傷管理関連

共通して学ぶべき事項

1. 皮膚、皮下組織（骨を含む）に関する局所解剖

　人体は外側から表皮・真皮・皮下脂肪・筋肉・骨の順番で構成されている。真皮や皮下脂肪には血管・神経皮膚付属器が豊富に存在しており、皮膚の機能を維持している。皮膚表層とは、表皮・真皮の上層部分を指している。

　皮膚付属器は、毛包・汗腺・皮脂腺等である。

　また、特殊な構造をもつ皮膚として、毛髪・爪等がある。

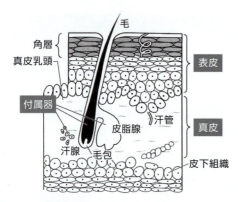

図1　皮膚の構造

表皮

　表皮は、表皮細胞（角化細胞 ケラチノサイト）・色素細胞（メラノサイト）・ランゲルハンス細胞等から構成される。表皮は、人体の最外層を包み、紫外線・酸素・乾燥等の攻撃から生体を守る為にバリアの役割を果たすのみで無く、外界からの侵入物（微生物・アレルゲン等）に対抗する為に多彩なサイトカイン等を産生する免疫・アレルギー臓器としても重要である。

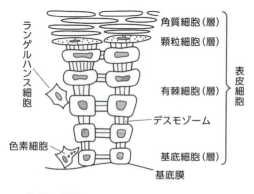

図2　表皮の構造

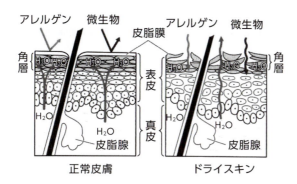

図3 皮膚のバリア機能

基底膜

　表皮と真皮の間には基底膜といわれる複雑な構造がある。基底膜は、表皮という比較的硬い構造と真皮というクッションの役目を果たす軟らかい構造とを接合する為のものである。基底膜を越えない皮膚欠損をびらん、基底膜を越えた皮膚欠損を潰瘍と呼び、通常、潰瘍は瘢痕を残す。

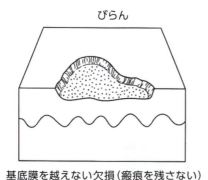
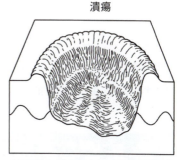

図4 びらんと潰瘍

真皮

　真皮は、コラーゲンにエラスチンが巻かれ、その間隙をムコ多糖が埋めている。細胞外マトリックスと総称されるが、特に前二者を線維成分、後者を基質成分という。ムコ多糖は、いわばゼリーのような物質で、多くの水分を含むことによって、皮膚にハリや弾力を与えている。これらの構造は加齢や紫外線照射によって変性する為、不足がしわやたるみの原因となる。線維芽細胞は、

真皮の細胞外マトリックスを合成する主役の細胞である。サイトカイン等による線維芽細胞の賦活化は、創傷治癒の大きな研究テーマとなっている。真皮には、血管・神経・肥満細胞等が縦横無尽に錯綜しており、多くの病態や創傷治癒に介在している。

付属器

後述する毛器官・汗線・皮脂腺から成る。

毛器官

毛髪は整容的に重要であるばかりでなく、毛器官の幹細胞は皮膚再生の要として注目を集めており、創傷治癒研究のターゲットでもある。深い皮膚潰瘍が再生した場合には付属器の無い皮膚となる。

汗腺

アポクリン汗腺は、腋窩・乳房・外陰部等に存在し、毛包上部に開口する。腋臭症や体臭等に関係する。

エクリン汗腺は、ほぼ全身に分布し、体温調節や角層の水分供給源となると共に、発汗が皮膚湿潤にも関与する。

皮脂腺

皮脂腺は皮脂を分泌し、毛包上部に開口する。皮脂は、角層の保湿に貢献する為、ドライスキンやオイリースキンを左右する。

2. 主要な基礎疾患の管理

慢性皮膚創傷は、正常な創傷治癒機転が働かない何らかの原因を持つ創のことをいう。慢性皮膚創傷の治癒を遷延させる原因としては、基礎疾患など全身的な要因と局所的な要因との2つに大きく分けられる。よって慢性皮膚創傷の治療には、基礎疾患の治療が重要である。

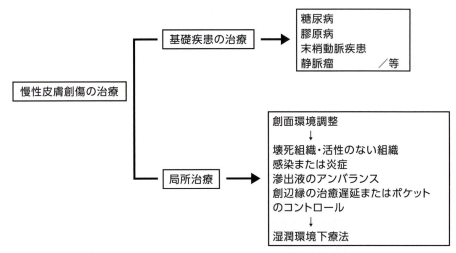

図5 慢性皮膚創傷の治療

糖尿病

　インスリン作用の不足により、血液中のブドウ糖が適正範囲を超えて異常に高くなった状態で、これにより様々な組織障害・臓器障害を生じ、様々な合併症を生じる病態である。排尿が増加し、喉が渇き、減量しようとしていないのに体重が減少する。

　正常な人においても、血糖値は1日を通して変動しており、食後は血糖値が上昇し、約2時間以内に正常に戻る。正常な人における血糖値の変動幅は狭く、約70〜110mg/dL である。なお、炭水化物を大量に摂取した場合に血糖値はより高くなり、65歳以上の人においては特に食後の血糖値がやや高くなる傾向がある。

　糖尿病の初期症状は、高血糖に関連し、多飲・過食・多尿である。晩期合併症は、血管疾患・末梢神経障害・易感染性である。診断は、血糖測定によって行う。

　糖尿病は、前糖尿病・1型糖尿病・2型糖尿病に分類される。

　前糖尿病は、血糖値が正常よりも高いが、糖尿病という程には高くない状態である。前糖尿病は、空腹時血糖値が101〜126mg/dL か、ブドウ糖負荷試験の2時間後の血糖値が140〜200mg/dL か、で診断される。前糖尿病は、将来に糖尿病と心疾患を起こすリスクを高める為、この病態の人を特定することは重要であり、食事と運動によって体重を5〜10％減量すると、将来、糖尿病になるリスクは有意に低下する。

　1型糖尿病（以前はインスリン依存性糖尿病・若年発症型糖尿病と呼ばれていた）では、膵臓のインスリン産生細胞（膵β細胞）の90％以上が、自己免疫性に破壊されて回復不能になる。

そのため、膵臓はインスリンを殆ど、あるいは完全に作れなくなる。なお、1型糖尿病は多くが、30歳前に発症する。

2型糖尿病（以前はインスリン非依存性糖尿病・成人発症型糖尿病と呼ばれていた）では、膵臓はインスリンを作り続けており、時には正常値より高い場合さえある。しかし、体がインスリンの作用に抵抗性を示し、その結果、体内のインスリンだけでは体の必要性を満たすことができなくなる。2型糖尿病は、通常は30歳以上の人に発症し、かつては小児期や青年期では稀であったが、最近ではよくある病気になってきている。肥満は2型糖尿病の主な発症の危険因子である。これは、肥満によってインスリン抵抗性が引き起こされる為で、肥満の人が正常な血糖値を維持するのに大量のインスリンが必要になる。また、特定の疾患や薬が体内でのインスリンの使い方に影響し、2型糖尿病を誘発することがある。インスリンの使い方が変わる原因になることが多いのは、コルチコステロイドの高値（クッシング病・コルチコステロイド薬の使用）と妊娠（妊娠糖尿病）である。

糖尿病性潰瘍の有病率は、報告により異なるものの15%程度にも及ぶとされる。

糖尿病の人は、血糖値を厳しくコントロールしていれば、合併症が起こりにくくなる。よって、糖尿病治療の目標は、血糖値をできる限り正常範囲に維持することであり、糖分と脂肪を控えた食事（食事療法）・運動（運動療法）・患者本人への教育（糖尿病教室）・インスリン補充療法・経口血糖降下薬の薬物療法が行われる。治療目標は、日中80〜120mg/dL・就寝前100〜140mg/dLに血糖値を維持することと、HbA1c値を7%未満に維持することである。HbA1c値は、先行する2〜3カ月間の血糖値を反映するが、HbA1c値の偽高値は、腎不全・赤血球代謝の低下（鉄欠乏性貧血・葉酸欠乏性貧血・ビタミンB_{12}欠乏性貧血・異常ヘモグロビン症）・欠乏性貧血の治療中・高用量アスピリン・血中アルコール濃度高値等で生じ得る。なお、治療目標は、高齢者・余命の短い患者・低血糖発作（特に無自覚低血糖）を繰り返す患者・幼児等の低血糖症状の存在を伝えられない患者等、厳格な血糖コントロールが勧められない患者では調整されることもある。また、高血圧・高コレステロールの治療は、糖尿病の合併症の予防にもなり、低用量のアスピリンを毎日服用することも有用である。

患者本人への教育は、自分の病気について学び、食事と運動が血糖値にどのように影響するかを理解し、合併症の予防法を知ることは、とても有益であり、糖尿病の研修を受けた看護師は、食事の管理・運動法・血糖値のチェック・薬の服用についての情報を提供してくれる。

食事療法は、摂取カロリーを抑えるだけでは無く、健康的な栄養バランスのとれた食事を、時間的にも規則的に摂取することが重要である。また、運動療法では、低血糖の症状に注意をする。

第3章　創傷管理関連　第1節　共通して学ぶべき事項

　なお、糖尿病の人は、禁煙・適量のアルコール摂取が良い。

　　インスリンの選択は複雑であり、どのインスリンが最適かを決める際には、

　　　　血糖値の推移

　　　　　　日内

　　　　　　日差

　　　　活動パターン

　　　　この病気についての知識

を考慮する。特に高齢者では、毎日同じ量のインスリンを注射するが、人によっては食事・運動・血糖値のパターンで毎日のインスリン量を調節する。なお、インスリン必要量は、体重の変化・感情的ストレス・病気（特に感染症）によっても変化する。また、長期間インスリンの注射を続けると、注射されるインスリンに対する抗体ができる場合があり、インスリン抵抗性が現れる人がいる。これは、注射されるインスリンと体が作るインスリンとが完全に同じでは無い為、注射されるインスリンに対する抗体ができる為である。結果、これらの抗体がインスリンの作用を妨げる為、非常に多量のインスリンが必要となる。なお、最近のインスリン製剤では、抗体の発生が少なくなっている。また、インスリン注射は皮膚や皮下組織に影響を与える為、痛み・ほてりが生じ、それに続いて発赤・掻痒・注射部位周囲の数時間の腫脹があり、注射によって脂肪が蓄積してこぶのように膨らんだり脂肪が破壊されて皮膚にくぼみができたりする。よって、多くの人は、注射する部位を、ある日は太もも・次の日は腹部・次は腕というように変え、こうした問題が起きないようにする。なお、アレルギー反応は稀である。

　　2型糖尿病では経口血糖降下薬で血糖値を十分に下げることが期待されるが、1型糖尿病では効果が無い。スルホニル尿素薬・グリニド系インスリン分泌促進薬は、膵臓のインスリン産生を刺激する（インスリン分泌促進薬）。ビグアナイド薬・チアゾリジン誘導体は、インスリンの放出には影響せず、体のインスリンへの反応を促進する（インスリン抵抗性改善薬）。グルコシダーゼ阻害薬は、腸内におけるブドウ糖の吸収を遅らせる作用がある。

　　経口血糖降下薬は、2型糖尿病の人が食事と運動で血糖値を十分に下げられない場合、処方される。

　　糖尿病の患者においては、

　　　　神経障害

　　　　血管損傷　→　心疾患・脳卒中・腎不全

　　　　　　末梢動脈疾患（peripheral arterial disease　ＰＡＤ）

107

局所の高血糖状態

　　　患者の活動性低下 等

様々な創傷治癒阻害因子によって治癒機転が阻害され、創傷治癒が遷延する。

　また、糖尿病では、

　　　真皮レベルでの低酸素状態

　　　感染

　　　高血糖状態　→　浸透圧の上昇　→　肉芽形成の阻害

による創傷治癒の遷延もある。

　糖尿病性潰瘍を有する患者は、皮膚潰瘍があるが故に日常生活活動性が低下し、それが更に糖尿病を悪化させるという負のスパイラルに陥りがちである。

　また、糖尿病では、高脂血症の合併が多くみられることもあり、動脈硬化から生じる末梢動脈の狭窄・閉塞による四肢の循環障害（末梢動脈疾患）の合併が多い。末梢動脈疾患は、それ自体が潰瘍を生じさせることは少ないが、一旦潰瘍を生じると治癒過程を遷延させ、結果、壊疽から大関節切断の危険性を増加させる。

　糖尿病の患者の足においては、

　　　運動神経障害　→　支配筋萎縮　→　足趾・足の変形

　　　自律神経障害　→　骨血流増加　→　骨量減少

　　　感覚神経障害　→　疼痛を感じずに歩き続ける＋骨量減少　→　シャルコー関節

があり、足の特定部位にかかる圧が異常に高まり、結果、皮膚の破綻から潰瘍が生じやすくなる。また、

　　　感覚神経障害　→　防御感覚低下　→　鶏眼

　　　　　　　　　　　　　　　　　　　　外傷

　　　　　　　　　　　　　　　　　　　　熱傷

　　　　　　　　　　　　　　　　　　　　皮膚感染症　等

が自覚できず、潰瘍形成・潰瘍悪化を招く。

　糖尿病性潰瘍の治療は、通常の皮膚潰瘍に対する外用療法のみでは改善を望めないことが多く、血糖コントロールによる局所の創傷治癒阻害因子の減少とこれによる創傷治癒機転の改善が推奨される。

　また、糖尿病教室等の患者教育は、糖尿病性潰瘍の治療の一環として有用であるが、患者教育は糖尿病性潰瘍の症状に影響しないとする報告もある。糖尿病は、疾患コントロールに日常生活

における食事内容のコントロールや適切な運動が重要であり、患者教育による免荷や洗浄方法の工夫等による保清等、潰瘍形成抑制・潰瘍治癒促進の為に重要な因子に関して学習する機会が増加すると考えられる。

膠原病・血管炎

膠原病潰瘍は、同じ場所に潰瘍を繰り返すことも多い。
瘢痕化した創部は、

感染の発見が遅れやすい

膠原病・血管炎では原疾患の治療にコルチコステロイド・免疫抑制薬の使用が多いことから、易感染性に対する注意が必要である。

膠原病・血管炎における皮膚潰瘍の原因は、

循環障害

感染

血栓

血管炎

脂肪織炎

石灰沈着　等

が挙げられる。これらの原因は、単独で皮膚潰瘍を形成しているとは限らず、複数の因子が存在することがある。皮膚潰瘍の軽快には、これらの原因を解決・除去することが必須であり、ステロイド・免疫抑制薬を中心とした原疾患のコントロールが優先される。なお、皮膚潰瘍に感染が合併している場合、ステロイド・免疫抑制薬の治療を強化することが、易感染性に伴う潰瘍の増悪を生じる可能性がある。よって、感染徴候を伴う皮膚潰瘍には、感染の治療を並行して行う必要がある。

循環障害に対しては、ベラプロストナトリウム・サルポグレラート・プロスタグランジンE_1リポ製剤・アルガトロバン水和物等が検討される。また、強皮症の指尖潰瘍では、保温も効果的である。

脂肪織炎は、硬結や発赤・熱感等の症状が、膠原病によるものか、感染によるものか、判断に苦慮することが多い。原因が膠原病・感染いずれの場合でも、採血データでは炎症反応の上昇を伴い、早期の鑑別は困難である。感染の有無の確認には、血液検査によるプロカルシトニンの判定も判断材料となるが、プロカルシトニンが陰性の場合でも偽陰性の可能性があり、プロカルシ

トニンの保険適応が敗血症に限られており、注意が必要である。また、病理組織学的な検討も積極的に考慮すべきであるが、結果が出るまでに期間を要す為、臨床では診断的治療として抗菌薬が投与されることも多い。

　石灰沈着も、自壊等により、しばしば潰瘍を形成する。石灰沈着の治療は、小さな石灰沈着に対するワルファリン等の内服治療が検討に値するが、大きな石灰化病変に対しては通常は内服治療のみで消退することは無く、切除が必要となる。ただし、潰瘍化を生じる石灰化病変は、広範囲かつ時に深部まで及ぶことがある為、内服治療が奏効しない場合、患者への侵襲も考慮して小さな石灰沈着の段階での早期切除を検討しても良い。

　強皮症は、皮膚・諸臓器の線維化と血管障害を主徴とし、膠原病の中でも皮膚潰瘍・壊疽を高頻度に生じる疾患である。潰瘍・壊疽そのもののみならず、潰瘍・壊疽の結果として生じた機能障害は、本症患者の quality of life（QOL）に大きな影響を与える。強皮症の潰瘍は、指趾の末梢循環不全を基盤に指趾尖部に生じることが多く、皮膚硬化や屈曲拘縮に伴って指関節背面にも生じやすい。また、足踵・内果・外果も好発部位である。指趾尖部潰瘍は冬期に生じることが多いが、年間を通じて治らない例もある。いきなり壊疽を生じる場合もある。小さな外傷から難治性の潰瘍になることも少なくなく、これは手術創も例外ではない。術前に十分に血流があると判断されても、手術創が潰瘍化する例は多い。また、皮下石灰沈着が自壊して潰瘍化することや、鶏眼およびその不適切な処置による感染から潰瘍に至ることもしばしば経験される。この他、強皮症に他の膠原病・血管炎が重複合併することもあり、抗リン脂質抗体症候群の存在にも留意すべきである。

　全身性エリテマトーデス（ＳＬＥ）は、多彩な皮疹を呈し、時にびらん・潰瘍を呈することがある。ＳＬＥの代表的な皮疹には、分類基準に含まれる皮疹として蝶形紅斑（頬部紅斑）・円板状エリテマトーデス・口腔内潰瘍・光線過敏症が、分類基準に含まれない皮疹として凍瘡状狼瘡・深在性エリテマトーデス・結節性皮膚ムチン沈着症・水疱型エリテマトーデス・lupus tumidus 等がある。一般的に、ＳＬＥの皮疹自体に対してステロイド・免疫抑制薬の全身投与が適応になることは少なく、それぞれの皮疹に対しては外用治療が主体となる。例外的に、深在性エリテマトーデスは、後に瘢痕・陥凹を形成することがある為、早期からのステロイド等の全身投与が必要になる。

　皮膚筋炎にしばしば出現する皮疹としては、ゴットロン徴候（手指関節背面等の角化性紅斑）・メカニックハンド（拇指の尺側・示指・中指橈側の角化性紅斑）・ヘリオトロープ疹（眼瞼周囲の紫紅色浮腫性紅斑）・顔面紅斑・顔面浮腫・多形皮膚萎縮・掻破による線状皮膚炎・石灰沈着・難治性皮膚潰瘍・水疱性病変等が認められる。皮膚筋炎の皮疹自体に対しても、ＳＬＥと同じく

ステロイド・免疫抑制薬の全身投与を行うことは少ない。なお、皮膚筋炎に皮膚潰瘍を引き起こす原因としては、皮膚石灰沈着・循環障害・脂肪織炎等がある。

　関節リウマチに伴う皮膚潰瘍の原因は、血管炎性と非血管炎性に大別され、更に非血管炎性の皮膚潰瘍は、静脈うっ滞による下腿潰瘍・圧迫に伴う軟部組織の虚血性壊死による潰瘍・皮膚の脆弱性を基盤とした外傷性潰瘍・関節リウマチに合併しやすい他疾患等に分類される。関節リウマチに合併しやすい他疾患で皮膚潰瘍の原因となるものに、壊疽性膿皮症等がある。よって、関節リウマチ患者の皮膚潰瘍の診療に際しては、これらの原因や疾患を鑑別して治療することが重要となる。治療の違いという観点から、鑑別の手順は、血管炎性と非血管炎性とをしっかりと鑑別することが重要である。関節リウマチに伴う血管炎を総称してリウマトイド血管炎というが、他の血管炎（結節性多発動脈炎・アナフィラクトイド紫斑・Wegener 肉芽腫症・Churg-Strauss 症候群等）と比較して、侵される血管のレベルが非常に多彩であるのが特徴であり、リウマトイド血管炎では脂肪織の小動脈における壊死性血管炎と真皮の細静脈における白血球破砕性血管炎の両者の特徴を有する。なお、本邦では、前者を伴う関節リウマチを悪性関節リウマチと称し、後者には狭義のリウマトイド血管炎と称するが、国際的には両者を含めて関節リウマチに伴う血管炎の総称としてリウマトイド血管炎と称する。リウマトイド血管炎の臨床症状は多彩であり、皮下結節・網状皮斑・皮膚潰瘍・palpable purpura・血疱・紅色丘疹・斑状紅斑・持久性隆起性紅斑・白色萎縮等、一般的に血管炎の存在を疑わせる全ての皮疹が出現し得る。リウマトイド血管炎は、皮膚症状以外にも間質性肺炎・消化管病変・心病変・多発性単神経炎等、関節リウマチにおける様々な関節外症状の原因となる場合がある。なお、全身症状を伴うリウマトイド血管炎は予後が悪く、早期診断早期治療を徹底することが極めて重要となる。関節リウマチ患者にこれらの皮膚症状がみられた場合、診断確定の為に皮膚生検が必須となる。血管炎が生じている血管のレベルを正確に評価することは、適切な治療法の選択や予後の推測にも役立つ為、皮膚生検の有用性は極めて高い。非血管炎性の皮膚潰瘍の原因の多くは強い循環障害と考えられている。また、関節リウマチ患者の皮膚では、血管炎が無い場合でも、血管の大小や動静脈に関係なく多くの血管に変性が認められることが知られており、静脈うっ滞による下腿潰瘍・圧迫に伴う軟部組織の虚血性壊死による潰瘍（関節の変形・拘縮および装具の不適切な装着等が原因）・皮膚の脆弱性を基盤とした外傷性潰瘍等の原因となる。

　抗リン脂質抗体を有し、動静脈血栓症もしくは不育症を生じた場合に、抗リン脂質抗体症候群と診断される。抗リン脂質抗体症候群の治療の主体は抗凝固薬であり、それに加えて循環改善薬の併用が一定の効果がみられることがあり、試みてもよい治療と考えられる。ステロイド投与

は、過凝固状態を引き起こす可能性がある一方、皮膚潰瘍形成に伴う二次的な炎症を制御することにより、潰瘍治療に有用な症例も有り、一定のコンセンサスは得られていない。なお、抗リン脂質抗体症候群に伴う皮膚潰瘍の治療には、抗リン脂質抗体症候群自体のコントロールが不可避である。抗リン脂質抗体症候群は、皮膚・皮下組織にも動静脈血栓症を生じる為、様々な皮膚症状を呈し、しばしば難治性の皮膚潰瘍を形成する。抗リン脂質抗体症候群に頻度の高い症状として、動静脈血栓症（脳・心臓・肺・四肢）・習慣性流産・血小板減少・てんかん等の精神神経症状・皮膚症状・網膜中心動静脈血栓症等の眼症状・肝障害・腎障害等が挙げられる。その中でも、抗リン脂質抗体症候群の初発症状として、皮膚病変は極めて重要である。皮膚病変は、網状皮斑・皮膚梗塞による壊死・皮膚潰瘍が多く、その他の皮膚症状として壊疽・爪下出血・壊疽性膿皮症様皮疹・電撃性紫斑・肢端部チアノーゼ・レイノー症状・デゴス病様皮疹・斑状萎縮症等がある。なお、すでに疼痛を伴う皮膚潰瘍があり、潰瘍面を拡大させてしまうリスクのある検査を躊躇してしまいがちであるが、皮膚潰瘍の成因として血栓・血管炎が関与しているのか、障害血管の深さや太さを捉える為に、皮膚生検は必須の検査である。

末梢動脈疾患（peripheral arterial disease ＰＡＤ）

末梢動脈疾患（ＰＡＤ）は、虚血を引き起こす下肢のアテローム硬化である。軽度のＰＡＤは、無症状であることも、間欠性跛行を引き起こすこともある。重度のＰＡＤは、皮膚萎縮・脱毛・チアノーゼ・虚血性潰瘍・壊疽を伴う安静時疼痛を引き起こすことがある。

ＰＡＤの危険因子は、アテローム硬化の危険因子と同じで、高血圧・脂質異常症（低比重リポタンパク（ＬＤＬ）コレステロール高値・高比重リポタンパク（ＨＤＬ）コレステロール低値）・喫煙（含：受動喫煙）・糖尿病・アテローム硬化の家族歴である。肥満・男性・ホモシステイン高値も危険因子である。アテローム硬化は全身性疾患であり、ＰＡＤ患者の 50 ～ 75％は臨床的に重大な冠動脈疾患（ＣＡＤ）または脳血管疾患も有する。しかし、ＰＡＤの為に、患者は狭心症を誘発するほどの労作をしない為、冠動脈疾患は無症状であることもある。

ＰＡＤの診断は、病歴、身体診察、足関節上腕血圧比（ankle brachial index ＡＢＩ）の測定により行う。

軽度のＰＡＤの治療には、危険因子修正・運動・抗血小板薬・症状に対し必要に応じたシロスタゾール等の投与等がある。重度のＰＡＤの治療には、血管形成術・外科的バイパス術が必要であり、肢切断術を要することもある。治療を行うと、一般に予後は良好であるが、冠動脈または脳血管の疾患がしばしば併存する為、死亡率は比較的高い。

週3〜4回・35〜50分間で、安静−運動のパターンで、トレッドミルまたはトラックを歩く運動は、重要であるが、十分に認識されていない治療法である。これは、無症状で歩ける距離を伸ばし、生活の質を改善する。

足への血流を改善する為に、脚を心臓より下に保つように、夜の疼痛軽減にはベッドの頭側を10〜15cm上げると良い。

寒冷および血管収縮を引き起こす薬物、多くの頭痛薬および感冒薬に含有されるプソイドエフェドリン等を避けると良い。

予防的な足のケアは、特に糖尿病患者には不可欠である。これには、損傷や病変が無いか足を毎日調べること、足病治療士による胼胝と鶏眼の治療、毎日刺激性の少ない石鹸とぬるま湯で足を洗浄してその後ゆっくりと完全に乾燥させること、熱傷を避ける、化学的損傷を避ける、合っていない履物等による機械的損傷を避けることが含まれる。

抗血小板薬は、症状をやや軽減し、歩行距離を向上させる。また、抗血小板薬は、アテローム発生を修正し、急性冠動脈症候群および一過性脳虚血発作の予防に役立つ。

罹患部の血流を改善し組織の酸素化を促進することにより間欠性跛行を軽減する為に、ペントキシフィリン・シロスタゾールが良い。しかし、これらの薬物は、危険因子修正および運動の代替となるものでは無い。跛行を軽減する他の薬物は、Ｌ‐アルギニン（内皮依存性血管拡張薬の前駆体）・一酸化窒素・血管拡張性プロスタグランジン・血管新生増殖因子（血管内皮細胞増殖因子（ＶＥＧＦ）・塩基性線維芽細胞増殖因子（ｂＦＧＦ））等がある。下肢に重度の虚血を有する患者では、血管拡張性プロスタグランジンの長期の非経口投与が痛みを軽減し、潰瘍の治癒を容易にする。

ステント留置を伴うまたは伴わない経皮的血管形成術（Percutaneous Transluminal Angioplasty ＰＴＡ）は、血管の閉塞を拡張させる非外科的な第一の手段である。ステントを留置するＰＴＡは、バルーンによる圧迫のみの場合よりも良好に動脈の開存を維持し、再閉塞率が低い。ステントは、流れの速い大型動脈（腸骨・腎臓）において最も効果があり、小動脈・びまん性疾患・閉塞が長い場合・偏心性の石灰化プラークはそれほど有用ではない。ＰＴＡの適応は、外科手術の適応と同様で、日常の活動を妨げる間欠性跛行・安静時疼痛・壊疽である。適応病変は、血流を制限する、腸骨動脈の短い狭窄（3cm未満）・浅大腿膝窩部の単発性または多発性の短い狭窄である。ＰＴＡの合併症には、拡張させた部位における血栓症・末梢の塞栓・フラップによる閉塞を伴う内膜の解離・ヘパリンの使用に関連する合併症等がある。

血管の大手術に安全に耐えることができ、重度の症状が非侵襲的治療に反応しない患者には、手術が適応となる。手術の目的は、症状の軽減・潰瘍の治癒・肢切断の回避である。多くの患者は、

基礎疾患に冠動脈疾患を有しており、その為にＰＡＤの外科手術中に急性冠動脈症候群を発症するリスクがある為、通常、患者は手術前に心臓の評価を受ける。血栓動脈内膜除去術（閉塞病変部の外科的除去）は、腸骨動脈・総大腿動脈・深大腿動脈の、病変部が限局的で短い場合に用いられる。大腿膝窩動脈バイパスグラフト術等の血行再建術は、肢切断を予防して跛行を軽減するのに役立ち、閉塞病変のバイパスに合成または天然（伏在静脈またはその他の静脈）の素材が使われる。血管の大手術を受けることができない患者は、末梢の閉塞が虚血による激痛を引き起こしている時、交感神経切除術が有効であることがあり、化学的・外科的な交感神経ブロックが行われる。

肢切断は、最後の手段として行う手術であり、コントロール不良の感染・持続性の安静時疼痛・進行性壊疽が適応となる。なお、肢切断は、義足を有効に使用する為に膝関節を残した方が良く、できるだけ末梢で行うべきである。

外部圧迫療法は、末梢の血流を増加させる為に外部から下肢の空気圧迫を行い、重度のＰＡＤが有る手術が適さない患者における救肢の選択肢である。

静脈瘤

静脈瘤は、下肢の拡張した表在静脈であり、通常、原因は明らかでないが、逆流を伴う原発性の静脈弁閉鎖不全・構造的な脆弱性による静脈壁の原発性の拡張によって静脈瘤が起こることがある。殆どの静脈瘤の患者において、明らかな危険因子がみられない。なお、エストロゲンが静脈構造に影響すること、妊娠が骨盤および脚の静脈圧を上昇させること、またはその両方の理由により、静脈瘤は女性に多い。稀に、静脈瘤は Klippel-Trenaunay-Weber syndrome の一部であり、この症候群には先天性の動静脈瘻および、びまん性の皮膚毛細血管腫が含まれる。

静脈瘤は、単独でも、慢性静脈不全に合併して起こることもある。典型的には無症状だが、脚に膨満感・圧迫感・疼痛・知覚過敏を生じることがある。診断は身体診察により行う。

治療の目的は、症状の軽減・脚の外観の改善・圧迫・合併症の予防である。治療は、圧迫ストッキング着用・創傷ケア・硬化療法・手術である。

硬化療法と手術は、再発性の静脈瘤血栓症の予防および皮膚の変化が適応となり、審美上の理由からも良く用いられる。硬化療法では、線維を形成し静脈を閉塞させる為、血栓性静脈炎の反応を誘発する目的で、テトラデシル硫酸ナトリウム等の刺激薬が用いられるが、多くの静脈瘤が再び開通する。手術では、伏在静脈の結紮または抜去術を行い、短期には良好な症状の軽減が得られるが、長期の効果は不良である。

治療にかかわらず、新しい静脈瘤が生じる為、しばしば治療を無期限に継続しなければならない。

3. 全身・局所のフィジカルアセスメント

異常の無い皮膚は、日本人の場合、肌色で保湿性があり、発疹・色の変化がなく、弾力性があって浮腫がなく、温かく、触れて痛みがない、という言葉で表現される。

皮膚の視診は、十分に露出して明るい場所で見ることが重要である。皮膚は、普段、衣服に覆われており、特に胸腹部や陰部は赤の他人に見せる部分では無い。よって、入浴・清拭・陰部洗浄・部分浴などの清潔ケアの際に、皮膚の視診をするとスムーズである。

皮膚に異常が見られた場合、皮疹の種類・部位・大きさ・範囲・色・平坦 or 隆起 or 陥凹・滲出液の有無・出血の有無を確認する。

手背で触れることにより、温度のアセスメントが可能である。手背の皮膚温は手掌の皮膚温よりも低く、手背は温冷覚の感覚受容器が多く存在する。

手掌全体で触診することで、圧痛・硬さ・弾力性のアセスメントが可能である。手指から手掌を皮膚表面に軽く当て、1〜2cm 押し下げて優しく触れる。全体の硬さを確認し、さらに、局所の硬い部分・腫瘤の有無を確認する。異常のある部位では、触れた時に痛みを感じることがある（圧痛）。

指腹で触診することで、浮腫・圧痛点のアセスメントが可能である。

両手で触診することで、圧痛・硬さ・弾力性のアセスメントが可能であり、両手での触診は深い部分を触診するために行う。触れる方の手は力を抜き、他方の手の指腹に圧を掛け、押すようにして触診する。

指の付け根で触診することで、振動のアセスメントが可能である。手掌側の中手指節関節や、尺側の中手指節関節で触れる。この部位は骨が突出していて硬い為、振動を感じやすい。

創傷治癒促進の為には、創傷の状態を把握することが重要であり、

基礎疾患の有無

創傷治癒のどの段階にあるか

傷の深さ

ポケットの有無

感染の有無

　　　　壊死組織の有無

等を把握する。

　また、褥瘡とフットケアの最優先共通事項は、予防である。予防には、リスク項目を早期に発見することが最も重要である。褥瘡の予防ケアは、

　　　　圧・ずれの排除

　　　　スキンケア

　　　　栄養管理

　　　　リハビリテーション

　　　　患者教育

が重要である。なお、骨突出部位のマッサージは行わない。また、褥瘡の発生率は、男性・ＡＢＩ＜0.8・寝たきり期間の長い高齢者で高く、これらの患者では、糖尿病の有無にかかわらず、下肢の虚血状態が予測され、褥瘡発生のリスクが高まっていると考える必要がある。

　褥瘡か否かの診察ポイントは、

　　　　自力体位変換能力がない

　　　　座位保持ができない

　　　　関節が拘縮している

　　　　創傷形成部位が褥瘡の好発部位である（踵部・外果部・腓骨部等）

　　　　創傷形成のきっかけとなった物理的負荷があった

　　　　低ＡＢＩ値

　　　　循環不全がある

　　　　浮腫がある

であり、以上に当てはまれば、褥瘡である可能性が高い。

　　　褥瘡・慢性潰瘍等の局所評価は、日本褥瘡学会が開発したＤＥＳＩＧＮ－Ｒにある

　　　　深さ（Depth）

　　　　滲出液（Exudate）

　　　　大きさ（Size）

　　　　炎症／感染（inflammation ／ infection）

　　　　　　有無・膿汁の有無・匂い

　　　　肉芽組織（Granulation tissue）

　　　　　　炎症性浮腫性肉芽・充実性肉芽・単純性肉芽・過剰肉芽

壊死組織（Necrotic tissue）

有無・色・硬さ・周囲皮膚（炎症の四徴候：疼痛・発赤・熱感・腫脹）

ポケット（Poket）

に、診断における治癒期間を予測するために重みづけを行ったものである。ＤＥＳＩＧＮ評価ツールは、潰瘍面の状態を把握し経時的にその変化の評価を行い、治癒遅延因子を認識することで治療に結びつけやすい為、褥瘡だけでなく下腿潰瘍などの慢性創傷の評価として用いられるケースも増えてきた。

感染は、

発赤

腫脹

熱感

疼痛

機能低下

のいわゆる感染の５徴を認める場合、全身的な抗菌薬の投与が望ましい。しかし、臨床的な感染徴候に乏しい場合、創培養で菌が検出されることのみを理由に、抗菌薬を使用することは避けるべきである。colonization（定着）と infection（感染）を見極めたうえで、抗菌薬の適応を考慮する。

4. 慢性創傷の種類と病態

浅い慢性皮膚創傷

創の深さが真皮上層レベルの創傷を、浅い慢性皮膚創傷という。浅い慢性皮膚創傷においては、創面環境調整の為に、表皮細胞の再生・遊走に適した環境を整えることが重要である。また、浅い慢性皮膚創傷においては、細菌感染がコントロールされ、壊死物質の付着も無い状態であるので、消毒や過度の洗浄は行わずに湿潤環境を整えることが必要である。

創を湿潤環境に保つ方法には、

湿布

生食ガーゼドレッシング法

油脂性軟膏貼付

閉塞性ドレッシング

等がある。

深い慢性皮膚創傷

　深い慢性皮膚創傷においては、感染や壊死物質の付着を認め、深い慢性皮膚創傷の治療においては、洗浄・壊死組織のデブリードマン・滲出液のコントロールが重要である。その評価法として、ＴＩＭＥの概念

　　　Ｔ　　組織

　　　Ｉ　　感染・炎症

　　　Ｍ　　湿潤

　　　Ｅ　　創縁

が提唱され、

　　　壊死組織

　　　活性のない組織

　　　感染または炎症

　　　滲出液のアンバランス

　　　創辺縁の治癒遅延

　　　ポケット

を評価し、創面環境調整に努めることが大切である。

5. 褥瘡の分類、アセスメント・評価

　褥瘡は、日本褥瘡学会によって「身体に加わった外力は骨と皮膚表層の間の軟部組織の血流を低下、あるいは停止させる。この状況が一定時間持続されると組織は不可逆的な阻血性障害に陥り褥瘡となる」と定義されている。外力とは、身体の外から加わる力のことであり、褥瘡発生の原因となる外力として圧力・剪断力・摩擦力等が考えられている。皮膚表面から外力が加わることにより、軟部組織に存在する血管が閉塞し、血流が低下したり、停止したりする。この状態が一定時間以上続くと、細胞障害が生じることで褥瘡となる。一定時間がどれくらいかは組織の耐久性によって異なるが、概ね２時間と考えれば良い。なお、一般的に 30mmHg 前後とされる毛細血管圧以上の力が加わると、阻血が生じると考えられており、褥瘡の予防に体圧分散が重要である。

褥瘡は、様々な病態を取り得るが、大まかに急性期・慢性期の褥瘡に分けられる。また、慢性期の褥瘡は、真皮までの浅い褥瘡とそれより深い褥瘡とに大別される。褥瘡の局所治療・治癒予測にあたっては、適切な創面評価が必要であり、その評価に基づいて、適切な外用薬・ドレッシング材を用いる等の治療が行われる。

　欧州では欧州褥瘡諮問委員会（ＥＰＵＡＰ European Pressure Ulcer Advisory Panel）によって作成された分類が主に使用され、米国を中心に米国褥瘡諮問委員会（ＮＰＵＡＰ National Pressure Ulcer Advisory Panel）によって作成された分類が広く用いられてきた。従来の褥瘡の分類では、主として褥瘡を深さによって分けていた。しかし、褥瘡は急性期と慢性期とに分かれ、慢性期では深さによって分類することで十分であったが、急性期の褥瘡では深さがわかりにくく、状態が急速に変化するという問題があった。こうした問題点を克服するために、ＮＰＵＡＰの褥瘡分類の改訂が行われた。この改訂版においては、従来の深さによって褥瘡を分けることに加えて、壊死組織の為に深達度がわからない場合と、後述のＤＴＩ（deep tissue injury）が疑われ、急性期の段階では正確な深達度の評価ができない場合とが加えられている。

ＤＴＩ（deep tissue injury）

　明らかな損傷はみられない。紫色や栗色に変色した限局した範囲の皮膚、もしくは血疱。圧力やずれ力に基づく皮下軟部組織の損傷に起因する。隣接部位と比較して、疼痛・硬結・脆弱・浸潤性で、熱感・冷感を伴ったりすることがある。適切な治療を行っても進行は速く、更に深い組織が露出することもある。

ステージⅠ

　通常は骨突出部位に限局した消退しない発赤を伴う、損傷のない皮膚。周囲の組織と比較して疼痛を伴い、硬い・柔らかい・熱感や冷感がある等の場合がある。皮膚色が濃い場合は、発赤が消退したかどうかはっきりしない場合があり、リスクのある患者とみなされる可能性がある。また、病変部の皮膚色は、周囲の皮膚と異なる場合がある。

ステージⅡ

　黄色壊死組織は伴わず、創底が鮮紅色で浅い開放性の潰瘍である真皮の部分欠損。破れていない・開放した・破裂した血清で満たされた水疱の場合がある。なお、皮膚裂傷・テープによる皮膚炎・失禁関連皮膚炎・浸軟・表皮剥離の表現に用いるべきではない。

ステージⅢ

　全層の皮膚欠損。皮下脂肪まで露出しているが、骨・腱・筋肉は露出していない。壊死組織を伴うこともあるが、組織欠損の深達度がわからなくなるほどではない。ポケットや瘻孔が存在す

ることがある。

ステージⅣ

　骨・腱・筋肉が露出した全層の組織欠損。黄色または黒色の壊死組織が創底に存在する場合がある。ポケットや瘻孔を伴うことが多い。褥瘡の深さは、解剖学的位置によって様々である。鼻梁部・耳介部・後頭部・果部には皮下（脂肪）組織が無く、褥瘡は浅くなる可能性がある。脂肪層が厚い部位では、非常に深い褥瘡が生じることがある。ステージⅣの褥瘡は、筋肉・支持組織（筋膜・腱・関節包等）に及び、骨髄炎や骨炎を生じやすくすることがある。

判定不能

　潰瘍の底面が、様々な色の壊死組織で覆われている全層の組織欠損。

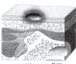

　　ステージⅡ　ステージⅢ　ステージⅣ
DTI疑い　ステージⅠ

図6 ＮＰＵＡＰの褥瘡分類（2007年）

　本邦では、1998年の褥瘡の予防・治療ガイドラインにおいて、Ⅰ～Ⅳ度まで深達度に応じて褥瘡が分類された。この分類では、

　　Ⅰ度：圧迫を除いても消褪しない発赤・紅斑
　　Ⅱ度：真皮までに留まる皮膚傷害（水疱・びらん・浅い潰瘍）
　　Ⅲ度：傷害が真皮を越え、皮下脂肪層にまで及ぶ褥瘡
　　Ⅳ度：傷害が筋肉・腱・関節包・骨にまで及ぶ褥瘡

となっていた。これと併せてⅢ度・Ⅳ度の深い褥瘡に関しては、創面評価の観点から創面の色調による分類がなされた。

　　黒色期：深い褥瘡が黒色壊死組織を有する
　　黄色期：黄色の壊死組織
　　赤色期：赤色の肉芽形成期
　　白色期：白色の上皮が新生

　その後、本邦おいても褥瘡対策の重要性が認識されるようになり、多職種が参加する褥瘡対策において、全員が共通のツールを用いて正確に褥瘡を評価することの必要性が増してきた。2002年、日本褥瘡学会によって、褥瘡の状態を判定するＤＥＳＩＧＮツールが作成された。

しかしながら、ＤＥＳＩＧＮツールにおいては、複数の患者の褥瘡を比較した場合、どちらの褥瘡がより重症であるか、ＤＥＳＩＧＮの点数からでは判断できないという問題があった。この問題点を解決する為に、ＤＥＳＩＧＮの各項目に関する重み付けが行われ、2008 年版ＤＥＳＩＧＮ‐Ｒが作成された。

ＤＥＳＩＧＮ‐Ｒも、評価項目は

　　　深さ（D depth）

　　　滲出液（E exudate）

　　　大きさ（S size）

　　　炎症／感染（I inflammation ／ infection）

　　　肉芽組織（G granulation）

　　　壊死組織（N necrotic tissue）

　であり、これに

　　　ポケット（P pocket）

が加わる。

ＤＥＳＩＧＮ‐Ｒでは、深さ（D）の点数は勘定に入れず、滲出液（E）・大きさ（S）・炎症／感染（I）・肉芽（G）・壊死組織（N）・ポケット（P）の６項目を点数化して、0 ～ 66 点の合計点で評価する。

ＤＥＳＩＧＮ‐Ｒの大きなメリットの１つは、複数の患者の褥瘡の重症度を比べることが、合計点数で可能となったことである。

また、ＤＥＳＩＧＮ‐Ｒの特徴として、治癒日数の大まかな予測ができる。ＤＥＳＩＧＮ‐Ｒの合計点が９点以下であれば、約８割が１ヵ月以内に治癒する。合計点が 10 ～ 18 点であれば、約６割が３ヵ月以内に治癒する。合計点が 19 点以上の褥瘡では、約８割が３ヵ月では治癒しない。

ＤＥＳＩＧＮ‐Ｒに則り、褥瘡の深さ・表面の状態等を正確に評価し、褥瘡の重症度を具体的に数字化することが可能となった。これにより、大まかな治癒日数を予測できるようになった。こうしたツールを共通で活用することにより、適切な褥瘡の治療に結びつけることが重要である。

深さ（D）

褥瘡内の最も深いところで判定する。深さに応じて、0〜5とし、真皮までに留まる浅い褥瘡に関しては小文字のd（d0〜d2）を、それより深い褥瘡に関しては大文字のD（D3〜D5）を付記する。また、壊死組織等により深さがわからない場合はUとし、大文字のDを付記して、DUと書く。

滲出液（E）

1日1回までのドレッシングの交換で事足りる場合は小文字のe、1日2回以上のドレッシングの交換が必要な場合は大文字のEとする。点数は0から6点である。

大きさ（S）

褥瘡皮膚損傷部の長径a（cm）とこれに直交する最大径b（cm）を測定し、それらを掛け合わせたものを数値とする。この値は、面積とは異なることに注意する。この値が100未満のものを小文字のs、100以上の場合を大文字のSとする。点数は0から15点である。

炎症／感染（I）

局所の炎症に留まっている場合は小文字のi、局所の感染徴候や全身症状がみられる場合は大文字のIとする。点数は0から9点であり、感染徴候がある場合に重みがおかれている。

肉芽（G）

良性の肉芽の割合が50％以上の場合は小文字のg、良性の肉芽の割合が50％未満の場合は大文字のGとする。点数は0から6点である。

壊死組織（N）

壊死組織がない場合は小文字のn、柔らかい硬いにかかわらず壊死組織がみられる場合を大文字のNとする。点数は0から6点である。

ポケット（P）

ポケットが無い場合は小文字のp、ポケットがみられる場合は大文字のPとする。ポケットの大きさの測定は、毎回同じ体位で行う。ポケットの全周に印を付け、その長径a（cm）とこれ

に直交する最大径b（cm）を測定する。また、潰瘍部位の長径c（cm）とこれに直交する最大径d (cm)を測定する。ポケットの大きさは、a×bから潰瘍部分のc×dを引いた値とする。（表6参照）

6. 治癒のアセスメントとモニタリング（創傷治癒過程、TIME 理論等）

創傷治癒は非常に複雑な過程であり、血小板凝固・炎症・細胞遊走・細胞増殖・血管新生・細胞外マトリックス新生・創収縮といった過程を含む。一般的に、創傷治癒過程は、止血および炎症期・増殖期・再構築期の３期に分けられる、各相には、種々の細胞・サイトカイン等が関与し、また各相はオーバーラップする部分があり、その境界は明確ではない。

止血および炎症期

創傷直後、血流うっ滞・血管拡張・血管透過性亢進が生じ、間もなく血管収縮・血管内皮細胞と血小板による凝固系の活性化が生じる。血小板・トロンビン・フィブリン等によって凝固が生じ、サイトカイン・細胞増殖因子が放出されて炎症が生じる。

血管内皮細胞よりプロスタグランジン・ロイコトリエン等が産生されて、血管透過性亢進・白血球遊走・血管内皮細胞への接着が生じる。

血小板からはトランスフォーミング成長因子（ＴＧＦ transforming growth factor）−β・血小板由来成長因子（ＰＤＧＦ platelet derived growth facto）・ＩＬ（interleukin）−１、腫瘍壊死因子（ＴＮＦ tumor necrosis factor）−α等が放出される。

また、好中球が遊走し、セリンプロテアーゼ・マトリックスメタロプロテアーゼ（ＭＭＰ matrix metalloproteinase）等のタンパク質分解酵素を放出し、細菌や壊死組織を除去し、細胞外マトリックスを分解する。単球も創傷部位に遊走し、活性化してマクロファージに変化し、血管内皮細胞成長因子（ＶＥＧＦ vascular endothelial growth factor）・線維芽細胞成長因子（ＦＧＦ fibroblast growth factor）・ＴＮＦ−α産生によって血管新生を、ＴＧＦ−β・上皮成長因子（ＥＧＦ epidermal growth factor）・ＰＤＧＦを産生することによって線維芽細胞増殖・分化を誘導する。

細胞外マトリックスは、表皮細胞・線維芽細胞・単球・マクロファージから産生されたＴＮＦ−α・ＩＬ−１の刺激によって産生されるＭＭＰによって分解される。

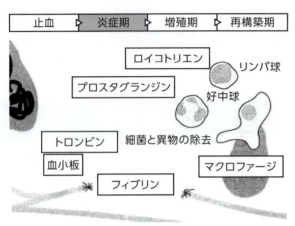

図7 止血および炎症期1

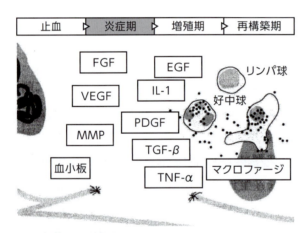

図8 止血および炎症期2

増殖期

　活性化した血小板やマクロファージから産生・放出されたＥＧＦ・ＴＮＦ－αが線維芽細胞からのＫＧＦ・ＩＬ－６産生を促進し、ＫＧＦ・ＩＬ－６・ＥＧＦなどが表皮細胞の増殖と遊走を刺激する。その結果、皮膚切断端の表皮細胞が増殖をはじめ、突起を伸ばす。

　創辺縁の表皮細胞・マクロファージ・線維芽細胞・血小板・血管内皮細胞などから産生されるＶＥＧＦによって細静脈に存在する血管内皮細胞が活性化され、毛細血管新生が起きる。

　血小板・マクロファージに由来するＰＤＧＦ・ＥＧＦに刺激され、線維芽細胞も創周囲から遊走し、増殖し、コラーゲンなどの細胞外マトリックスを産生する。また、マクロファージに由来

するＰＤＧＦやＴＧＦ‐βによって創部に存在していた線維芽細胞は、Ⅰ型およびⅢ型コラーゲン・フィブロネクチン・グリコサミノグリカン等の細胞外マトリックスを産生し、また筋線維芽細胞に分化し、創収縮に寄与する。

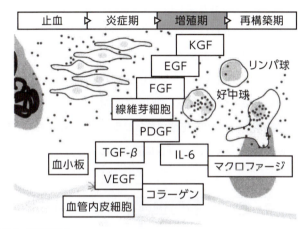

図９ 増殖期１

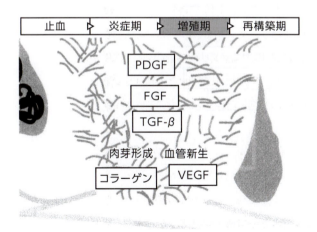

図１０ 増殖期２

再構築期

　血流うっ滞・凝固によって生じるフイブリンと創部の線維芽細胞から産生されるフィブロネクチンからマトリックスが形成され、次いで線維芽細胞から分泌されるグリコサミノグリカン・プロテオグリカン等のタンパク質が無秩序に集合し、足場を形成する。この一時的なマトリックスは、順次強度のある秩序立ったコラーゲンでできたマトリックスに置き換えられていく。創部で産生されたＴＧＦ－β・ＦＧＦ・ＩＬ－１・ＰＤＧＦ・ＴＮＦ－αで刺激されたマトリックス再構築の分解酵素であるＭＭＰと、これを阻害する組織性メタロプロテアーゼ阻害因子（ＴＩＭＰ tissue inhibitor of metalloproteinase）のバランスでマトリックス再構築が行われる。また、線維芽細胞はＴＧＦ－βによって筋線維芽細胞へ分化し、創収縮に関与する。

　コラーゲン合成は、４～５週間程度持続し、最初に形成されたコラーゲンは細いものであるが、時間後と共に最初のコラーゲンは吸収され、太いコラーゲンに置き換わっていく。

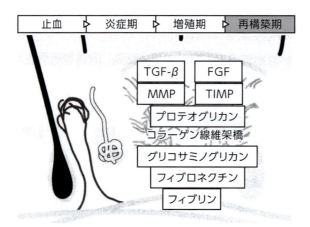

図１１　再構築期

褥瘡を含む慢性創傷の特徴

　褥瘡を含む慢性創傷では、創傷治癒が正常の３期に従っておらず、慢性炎症状態に留まっていると考えられる。その特徴はタンパク分解活性のバランスが崩れ、慢性炎症状態にある為、創部の表皮細胞・線維芽細胞・血管内皮細胞・好中球・マクロファージから分泌された炎症性サイトカインによってＭＭＰ発現が先進し、ＴＩＭＰの発現が抑制され、ＭＭＰ活性が過剰な状態になっていることである。

創傷治癒の遅延

　創傷治癒を障害する全身的な要因として、栄養・凝固系の異常・酸素供給低下・糖尿病・薬物等が挙げられる。

　エネルギー供給の低下は、創傷治癒遅延の原因となり、低タンパク血症（血中アルブミン値・3.0g/dL 以下) があれば、創傷治癒遅延が生じる。

　各種ビタミン・微量金属の欠乏も創傷治癒を遅延させる。ビタミンCは、コラーゲン合成に深く関与し、またビタミンEは再生機能がある。ビタミンCの欠乏によって、正常なコラーゲン合成ができなくなり、出血する。ビタミンKは、骨の石灰化調節因子・凝固因子に関与し、ビタミンK欠乏は、創の止血機序に異常をもたらす。

　鉄・銅・マグネシウム等の微量金属の欠乏は、コラーゲン合成・表皮細胞の角化が阻害される為、創傷治癒の遅延が生じる。

　血小板減少・播種性血管内凝固症候群（DIC）・肝硬変・抗凝固薬の服用・ビタミンK不足等で凝固系の異常があれば、出血傾向があり、創の止血が障害され、創傷治癒の遅延が生じる。

　創傷治癒の遅延が生じる原因は、

　　　　出血

　　　　肺での酸素取込障害

　　　　血流障害

　　　　創部への酸素供給減少

の４つである。出血は赤血球が減少する為に酸素供給が減少する。赤血球が減少する状態を貧血という。肺での酸素取込障害は各種心肺疾患で生じる。血流障害は末梢の酸素供給不足が生じる。代表的疾患は閉塞性動脈硬化症やバージャー病（閉塞性血栓性血管炎）である。糖尿病は、創部への酸素供給が減少する。

　また、糖尿病では、創部への酸素の供給が減少するだけでなく、創部の細胞に対する糖の供給が減少し、創傷治癒の遅延が生じる原因となる。

　炎症やコラーゲン合成を抑制するステロイド薬・炎症を抑制する免疫抑制薬・創の出血傾向を増悪させる抗凝固薬は、創傷治癒を遅延させる。

　創傷治癒を障害する局所的因子としては、創内部の異常・血行障害・局所環境等が挙げられる。創に細菌感染が生じていたり、創部に異物・壊死組織・血腫があったりすれば、創傷治癒の遅延が生じる。

　縫合創では、強い緊張がかかった創縁・強く結ばれた縫合糸・創周囲の浮腫も血行障害の原因となり、創傷治癒の遅延が生じる。

　なお、消毒液・外用薬による接触性皮膚炎やドレッシング材で生じた閉鎖状態による細菌感染・

真菌感染・滲出液の過多も、創傷治癒の遅延の原因となる。

　近年、慢性創傷に対する治療概念である wound bed preparation（ＷＢＰ）が提唱され、広く受け入れられている。ＷＢＰの概念は、慢性創傷を治療に反応する創傷に変換することを目的とし、最新の創傷治癒分野の分子生物学・細胞生物学・再生医学研究等の evidence-based medicine（ＥＢＭ）に裏づけられている。なお、ＷＢＰは、日本褥瘡学会用語集検討委員会によると、「創面環境調整」とされている。ＷＢＰの対象は、褥瘡のみならず、糖尿病性皮膚潰瘍・脈管性皮膚潰瘍等、広い分野の創傷であり、熱傷潰瘍等慢性創傷一般である。

　現在、急性創傷の湿潤環境維持等の創傷管理法は、ほぼ確立し広く認知されている。一方、ＷＢＰが提唱される以前は、慢性創傷は急性創傷とは異なる創状態である、との認識が欠如していた為、慢性創傷の治癒過程を急性創傷の治癒過程と適合させ、慢性創傷の創状態を把握することが多く、これが治療を間違った方向へ誘導していた。ＷＢＰでは、治癒の障壁となる４項目を分析・評価し治療を行うことにより、効果的な創傷管理戦略が施行できるように体系化されている。この治療の障害となる４項目は、頭文字をとってＴＩＭＥと呼ばれている。

　治癒の障壁となる４項目は、

　　　tissue non-viable or deficient：壊死組織・活性のない組織

　　　infection or inflammation：感染または炎症

　　　moisture imbalance：湿潤の不均衡

　　　edge of wound-non advancing or undermined epidermal margin：創辺縁の表皮進展不良あるいは表皮の巻き込み

である。これらの４項目に対して治療を行うこと（ＷＢＰを施行）によって、治療に反応しない褥瘡が治療に反応するように変化、すなわち肉芽形成・上皮化・創の縮小を促進する積極的な治療を行うことで、褥瘡は急速に治癒に向かう。治療をＷＢＰ前後で分けて考えると理解しやすい。

表1　ＴＩＭＥ

臨床的観察（WBPの構成要素）		WBPの臨床的介入	具体的処置
Tissue non-viable or deficient	壊死組織・活性のない組織	デブリードマン	5種のデブリードマン（自己融解的・外科的・化学的・物理的・生物学的）
Infection or inflammation	感染または炎症	感染原因の除去（局所/全身）	局所への抗菌薬使用全身への抗菌薬投与
Moisture imbalance	湿潤の不均衡	最適な湿潤環境の維持	適切な被覆材NPWT（negative pressue wound therapy）
Edge of wound-non advancing or undermined epidermal margin	創辺縁の表皮進展不良あるいは表皮の巻き込み	デブリードマン移植術理学的治療法	外科的デブリードマン植皮術・皮弁形成術NPWT（negative pressue wound therapy）

7. リスクアセスメント

褥瘡のケアの基本は予防である。その為には、まず個々の褥瘡発生の危険性を予測する必要があり、褥瘡予防に大きな福音をもたらしたのが褥瘡発生の危険性を科学的にアセスメントするスケールの導入であったといっても過言ではない。リスクアセスメントは、患者の状態とともに変化するリスクを捉え、褥瘡の予防方法を立案する為に、有用性が高い。

リスクアセスメントは一度行えば良いものでは無く、定期的にリスクアセスメントを行ない、ハイリスク患者を抽出することが必要である。

なお、スケールは誰が評価しても同じ評価、同一患者を評価した時は誰でも同じ得点となることが望ましい。

予測スケールの先駆けがノートンスケールである。褥瘡発生のリスク要因を使用したものがブレーデンスケールであり、今や Golden Standard となり、本邦でも浸透している。しかし、ブレーデンスケールの有用性の検証が進むにつれ、本邦の患者の状態や医療状況に即した褥瘡発生予測スケールが必要となり、K式スケール・OHスケールが発表された。

ブレーデンスケール

ブレーデンスケールは、

    知覚の認知
    湿潤
    活動性
    可動性
    栄養状態
    摩擦とずれ

を評価する。各々1点（最も悪い）4点（最も良い）、摩擦とずれは1～3点、で評価し、最低6点から最高23点、点数が低い程褥瘡発生の危険が高いとする。

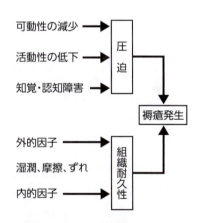

図12 Bradenらの褥瘡発生概念図

第3章　創傷管理関連　第1節　共通して学ぶべき事項

表2　ブレーデンスケール

知覚の認知	1.まったく知覚なし 痛みに対する反応（うめく、避ける、つかむなど）なし。この反応は意識レベルの低下や鎮静による。あるいは、身体のおおよそ全体にわたり痛覚の障害がある。	2.重度の障害あり 痛みにのみ反応する。不快感を伝えるときはうめくことや身の置き場なく動くことしかできない。あるいは、知覚障害があり、身体の1/2以上にわたり痛みや不快感の感じ方が完全ではない。	3.軽度の障害あり 呼びかけに反応する。しかし、不快感や体位変換のニードを伝えることがいつもできるとは限らない。あるいは、いくぶん知覚障害があり、四肢の1、2本において痛みや不快感の感じ方が完全でない部分がある。	4.障害なし 呼びかけに反応する。知覚欠損はなく、痛みや不快感を訴えることができる。		
湿潤	1.常に湿っている 皮膚は汗や尿などのために、ほとんどいつも湿っている。患者を移動したり、体位変換するごとに湿気が認められる。	2.大抵湿っている 皮膚はいつもではないが、しばしば湿っている。各勤務時間内に少なくとも1回は寝衣寝具を追加しなければならない。	3.時々湿っている 皮膚は時々湿っている。定期的な交換以外に1日1回程度、寝衣寝具を追加して交換する必要がある。	4.めったに湿っていない 皮膚は通常乾燥している。定期的に寝衣寝具を交換すればよい。		
活動性	1.臥床 寝たきりの状態である。	2.座位可能 ほとんど、またはまったく歩けない。自力で体重を支えられなかったり、椅子や車いすに座るときは、介助が必要であったりする。	3.時々歩行可能 介助の有無にかかわらず、日中時々歩くが、非常に短い距離に限られる。各勤務時間内に、ほとんどの時間を床上で過ごす。	4.歩行可能 起きている間は少なくとも1日2回は部屋の外を歩く。そして少なくとも2時間に1度は室内を歩く。		
可動性	1.まったく体動なし 介助なしでは、身体または四肢を少しも動かさない。	2.非常に限られる 時々体幹または四肢を少し動かす。しかし、しばしば自力で動かしたり、または有効な（圧迫を除去するような）体動はしない。	3.やや限られる 少しの動きではあるが、しばしば自力で体幹または四肢を動かす。	4.自由に体動する 介助なしで頻回にかつ適切な（体位を変えるような）体動をする。		
栄養状態	1.不良 決して全量摂取しない。めったに出された食事の1/3以上を食べない。タンパク質・乳製品は1日2皿（カップ）分以下の摂取である。水分摂取が不足している。消化態栄養剤（半消化態、経腸栄養剤）の補充はない。あるいは、絶食であったり、透明な流動食（お茶、ジュースなど）なら摂取する。または末梢点滴を5日間以上続けている。	2.やや不良 めったに全量摂取しない。普段は出された食事の1/2しか食べない。タンパク質・乳製品は1日3皿（カップ）分以下の摂取である。時々消化態栄養剤（半消化態、経腸栄養剤）を摂取することがある。あるいは、流動食や経管栄養を受けているが、その量は1日必要摂取量以下である。	3.軽度の障害あり 大抵は1日3回以上食事をし、1食につき半分以上は食べる。タンパク質・乳製品は1日4皿（カップ）分摂取する。時々食事を拒否することもあるが、勧めれば通常補食する。あるいは、栄養的におおよそ整った経管栄養や高カロリー輸液を受けている。	4.障害なし 毎食おおよそ食べる。通常はタンパク質・乳製品は1日4皿（カップ）分以上摂取する。時々間食（おやつ）を食べる。補食する必要はない。		
摩擦とずれ	1.問題あり 移動のためには、中程度から最大限の介助を要する。シーツで擦れずに身体を移動することは不可能である。しばしば床上や椅子の上でずり落ち、全面介助で何度ももとの位置に戻すことが必要となる。けいれん、拘縮、振戦は持続的に摩擦を引き起こす。	2.潜在的に問題あり 弱々しく動く、または最小限の介助が必要である。移動時皮膚は、ある程度シーツや椅子、抑制帯、補助具などに擦れている可能性がある。大概の時間は、椅子や床上で比較的よい体位を保つことができる。	3.問題なし 自力で椅子や床上を動き、移動中十分に身体を支える筋力を備えている。いつでも椅子や床上でよい体位を保つことができる。			

130

知覚の認知

　圧迫による不快感に対して、適切に反応できるかどうかをみる項目であり、意識レベルと皮膚の知覚の要素がある。両者の要素の得点が異なる場合は、低い方の得点を採用する。

　意識レベルは、元来のコミュニケーション能力にかかわらず、現状況においての判断であるため、人工呼吸器などでコミュニケーション方法に制限がある場合は3点となり、治療目的で意識レベルを落とした場合も得点が低くなる。

湿潤

　皮膚が湿潤に曝される頻度をみる項目である。失禁ばかりではなく、発汗やドレーンから排出される排液からの湿潤も含まれる。寝衣・寝具の中には、おむつも含まれる。

活動性

　行動範囲を示し、圧迫が取り除かれる時間をみるだけではなく、動くことにより血流の回復を図ることをみる項目である。介助の種類や量よりも、動いている時間と回数が重要である。元来の活動能力では無く、現状で動くことができる範囲を判断する。

可動性

　体位を変える能力を示し、骨突起部の圧迫を取り除く能力と本人の意思・動機を含むが、看護者や介助者が体位変換を行うことは評価しない。患者自身の寝返りを含めた体幹または四肢の動きの有無と、それが意思に基づくかどうかを評価する。完全に身体の向きを変えることと同様に、局所を浮かせたり、位置を変えたりすることも含まれる。なお、ギプスや義肢の使用や、下肢が弱っていることは、骨突起部に圧力がかかることを示している。

栄養状態

　普段の食事摂取状態をみる項目である。1日だけではなく、1週間の継続した状態をみて評価する。自分で通常食を摂取することと、その他の方法（経管栄養・経静脈栄養）で摂取することが要素となっている。栄養摂取経路を併用し、その要素の得点が異なる場合は、主となる栄養摂取経路の得点を採用する。なお、経管栄養はヒトが栄養を摂取する方法としては最適ではなく、経静脈栄養は非生理的であることから、両者の判断は1〜3点までの評価とする。なお、1皿（カップ）とは、その人が普段一人前として摂取する量を示す。

第3章　創傷管理関連　第1節　共通して学ぶべき事項

摩擦とずれ

　摩擦とは皮膚が寝衣・寝具に擦れることを指し、ずれとは筋肉と骨が外力によって引き伸ばされることを指す。しかし、摩擦・ずれを完全に排除することは物理的に不可能である。採点の際には、可動性や活動性に惑わされないようにする必要がある。可動性や活動性が低いと、摩擦とずれの項目の得点も低くなると考えがちであるが、可動性・活動性と摩擦・ずれとは関係が無く、摩擦・ずれが起きているかを、実際の状況を観察して判断する。なお、看護者や介助者が患者の姿勢などを直す際に、1人で行えば1点、2人で行えば2点である。

　初回の評価時期は、患者が入院してから24～48時間以内に行うとしているが、可動性・活動性が低下して寝たきりの状態、つまり可動性・活動性いずれかが2点以下になったときから採点を始めると良い。評価の頻度は、急性期では48時間毎、慢性期では1週間毎が良い。なお、高齢者の場合、入院後1ヵ月間は1週間毎、その後状態の変化が無い場合は3ヵ月毎に評価することを目安とする。

　Bergstrom と Braden らは、アメリカの内科－外科病棟では16点以下になると褥瘡が発生しやすいと報告した。しかし、ケア方法が異なる本邦では、危険点を再評価する必要がある。本邦における褥瘡発生危険点は、比較的看護力の大きい病院では14点、看護力の小さい施設では17点を目安にすることが妥当である。

K式スケール

　ブレーデンスケールは、リスクを評点化するという点で客観的に判断できることが利点である。しかし、特異度が低く（急性期患者50％・術後患者55％）、実際には褥瘡が発生しないような患者に対しても過度のケアを講じてしまうこと、評価が質的内容を含む為に評価に熟練を要して煩雑であることから、本邦では継続して使用されていないことが欠点であった。そこで、日本人の体型などを踏まえてK式スケールが考案された。

　採点は前段階要因と引き金要因の2段階方式で行う。

　前段階要因は、

　　　　自力体位変換

　　　　骨突出の有無

　　　　栄養状態

であり、患者が普段からもっている恒常的な要因を指す。

引き金要因は、

　　体圧

　　湿潤

　　ずれ

であり、対象に新たに加わる要因を指す。

　また、１～４点という質的評価方法では無く、Ｋ式スケールはＹＥＳまたはＮＯで答え、ＹＥＳを１点とする。要因ごとに小計を算出し、スケールの合計点を出す。前段階要因・引き金要因は共に０～３点となり、合計点が高い程、褥瘡発生の危険性が高いとする。特に、引き金要因の得点が加算された時、危険である。

　注意する点は、各項目における判断基準の全てに該当していなくても、いずれか１つ該当すればＹＥＳ・１点とする。また、２つ以上の判断基準に該当しても、その項目の点数は２点にはならずに１点である。

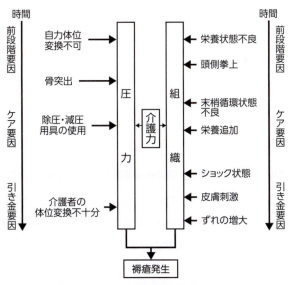

図１３　Ｋ式スケールの褥瘡発生概念図

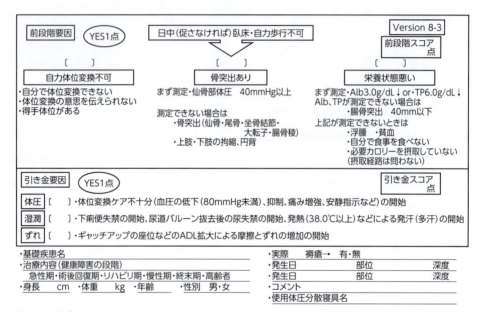

図14 K式スケール

自力体位変換

　自分で体位変換ができない、体位変換の意思が伝えられない、ずっと自分の好みの体位（得手体位）でいる、のいずれかの状況に該当すれば「ＹＥＳ」とする。

骨突出

　骨突出の有無を判断する際、まずは体圧を測定する。簡易体圧測定器を用いて仰臥位にて仙骨部の体圧測定を行い、40mmHg 以上の場合「ＹＥＳ」とする。なお、新マルチパッド型簡易体圧測定器（パームQ®）で体圧測定を行う場合は、50mmHg 以上を「ＹＥＳ」とする。体圧が測定できない場合、仙骨・尾骨・坐骨結節・大転子・腸骨稜の骨突出が明らかであったり、上肢・下肢の拘縮や円背があったりする場合「ＹＥＳ」とする。

栄養状態

　栄養状態は、採血データがある場合は血清総タンパク値 6.0g/dL 未満、または血清アルブミン値 3.0g/dL 未満の場合「ＹＥＳ」とするが、血清アルブミン値を優先する。採血が困難な場合は、腸骨突出度を測定し、40mm 以下の場合「ＹＥＳ」とする。腸骨突出度の測定ができない場合は、

浮腫・貧血の有無、食事の自力摂取の可否、摂取カロリーで判断する。

体圧

　患者の能力にかかわらず、なんらかの理由で、今まで実施していた体位変換ケアができなくなった状況の開始を指す。収縮期血圧 80mmHg 未満、疼痛の増強、安静指示等に該当すれば「ＹＥＳ」とする。

湿潤

　排泄状況の変化（尿失禁・便失禁）に伴い皮膚が湿潤する場合、発熱等による発汗や多汗で皮膚が湿潤する場合「ＹＥＳ」とする。

ずれ

　ＡＤＬの拡大やケアの変更により、摩擦とずれが起こる状況に該当すれば「ＹＥＳ」とする。一般状態の回復に伴うリハビリテーションの開始も該当する。

　なんらかの理由によって床上生活を余儀なくされている状態、促さなければ臥床がちな状態（床を離れる時間がポータブルトイレ使用時に限られる等）、でスケールの評価を開始する。

　前段階要因は、スケール評価の開始時から２週間毎、状態が大きく変化しない高齢者では１ヵ月間隔で評価を行うことを目安とする。

　引き金要因は、１週間毎、状態の変化が著しい場合は 48 時間毎に評価を行うことを目安とする。

　前段階要因を１つでも保有している患者は、褥瘡発生の危険状態であるとスクリーニングができる。そして、前段階要因を１つでも保有している患者に引き金要因が１つでも加わると、１週間以内に褥瘡が発生する危険が高いと言える。

ＯＨスケール

　平成 10 年から３年間にわたる厚生労働省長寿科学総合研究班による調査を元に作成されたスケールである。４項目からなり、点数配分は０〜３点で、項目によって点数の重みが異なっており、得点域は０〜10点となる。

　危険因子を持つか持たないかにより、発生した褥瘡を偶発性褥瘡と起因性褥瘡の２つに分類す

る。危険要因を持たない自立した人に発症した褥瘡を偶発性褥瘡といい、危険因子を持つ人に発症した褥瘡を起因性褥瘡という。本邦の高齢者における褥瘡は、後者の起因性褥瘡が多い。

表3 OHスケール

危険要因		点数
自力体位変換 麻痺・安静度 意識状態の低下（麻酔覚醒、薬剤）	できる どちらでもない できない	0点 1.5点 3点
病的骨突出（仙骨部）	なし 軽度・中等度 高度	0点 1.5点 3点
浮腫	なし あり	0点 3点
関節拘縮	なし あり	0点 1点

自力体位変換

できる・できない、これ以外のどちらでもないの3つに分類する。できない原因には、麻痺・意識状態の低下・安静等があるが、原因の如何にかかわらず、自力で体位変換をどれだけできるかを評価する。

病的骨突出

なし、軽度・中等度、高度の3つに分類する。骨突出とは、仙骨部中央から8cm離れたところでの2cm以上の高低差があるかどうかを調べる。

浮腫

なし、ありの2つに分類する。浮腫とは下肢・背部等褥瘡部以外の場所で、指の圧痕が残る状態をいう。

関節拘縮

なし、ありの2つに分類する。関節拘縮とは、四肢の関節可動制限があることである。

危険要因を採点し、その合計点により患者を4段階に分類する。偶発性褥瘡は危険要因なし0点で、起因性褥瘡は、軽度：1～3点・中等度：4～6点・高度：7～10点に分類されている。

　OHスケールにおいて、全ての危険因子を重症の状態で持つ場合、褥瘡発生率は91％とされ、たとえ治癒しても再発しやすい状態である。

　長所は、

　　　シンプルで使用が容易

　　　OHスケールの各レベル毎の褥瘡発症確率・治癒期間が検証されている

　　　看護計画や治療計画を立てる際に有用

　　　各病院間の看護・介護レベルの比較が可能で医療の質が評価できそう

である。

　短所は、

　　　栄養・湿潤の項目が入っていない

　　　ブレーデンスケールと比較し採点誤差が心配

との報告がある。

在宅版K式スケール

　在宅における褥瘡発生予防には、在宅療養患者が持つ個体要因だけではなく、介護者の介護力を含む環境要因についてもアセスメントする必要がある。既存のK式スケールは個体要因を評価するものであり、これに介護力として栄養補給と介護知識の2項目を加えて在宅版褥瘡発生予測スケール（在宅版K式スケール）とした。

　採点は、K式スケール同様に、前段階要因と引き金要因の2段階方式で行い、該当すればYES1点として、要因ごとに集計を出し、前段階要因・引き金要因の合計点を出す。なお、追加された介護力2項目以外は、K式スケールと同じ評価項目である。

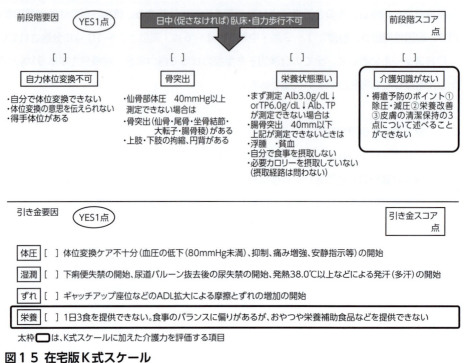

図15 在宅版K式スケール

介護知識（前段階要因）

　介護を行う上で、多くの知識が必要となる中で、以下の3つのポイントのうち、1つでも知識がなければYESとする。

　介護知識で評価をする項目は、

　　　除圧・減圧

　　　栄養改善

　　　皮膚の清潔保持

である。知識の有無は、介護者に質問をして答えられない場合に知識なし、とする。

栄養（引き金要因）

　介護者が、1日3食を提供できない、または、食事のバランスに偏りがあるが補食等の提供ができない状況になったときYESとする。

訪問看護師及び在宅療養者とその介護者を対象として、在宅版Ｋ式スケールを検討している。予測妥当性は、ＲＯＣ曲線を描き、在宅療養者の褥瘡発生予測に有効であると示唆された。

　在宅版Ｋ式スケールは、療養者の要因だけではなく、介護者に介護力を評価する質問を行う為、訪問看護師が採点することが望ましい。長期在宅療養者の場合、前段階要因の変化は少ない為、１ヵ月間隔で良い。但し、在宅療養開始時は状況の変化が考えられる為、前段階要因は１週間ごとに採点する。引き金要因は１週間毎に採点する。

8. 褥瘡及び創傷治癒と栄養管理

　褥瘡は、一度発生すると治りにくく、死亡率を高める。

　褥瘡の危険因子は、

　　　安静

　　　活動制限

　　　高齢

　　　麻痺

　　　重症疾患

　　　失禁

　　　発汗

　　　低栄養状態

　　　循環障害

である。褥瘡治療の鍵は、予防である。褥瘡の大部分は予防可能である。

　低栄養は褥瘡発症の重要な危険因子であり、危険因子を有する患者には、低栄養状態を避ける為に、栄養補助食品を投与するべきである。必要な栄養（熱量・タンパク質）の供給は、褥瘡の危険因子を有する患者において褥瘡の発症を予防し、褥瘡を発症した患者においては治癒を促進し褥瘡の改善に有効である。特に、創の改善には、タンパク質の補充が重要である。

　創傷治癒阻害因子のうち、全身性の因子を表４に示す。

第3章　創傷管理関連　第1節　共通して学ぶべき事項

表4　全身性の創傷治癒阻害因子

Ⅰ	栄養素の欠乏		Ⅳ	組織修復力の低下	
	1	エネルギー、窒素源の不足		1	抗がん剤
	2	微量栄養素の不足		2	放射線照射
		ビタミン欠乏 (C・A・B群など)		3	糖尿病
		微量元素欠乏 (Zn・Fe・Cuなど)		4	尿毒症
Ⅱ	酸素や栄養素の供給障害、利用障害		Ⅴ	複合的代謝障害	
	1	貧血		1	肝硬変
	2	低温		2	閉塞性黄疸
	3	低酸素		3	重度熱傷
	4	血行障害		4	多発外傷
	5	糖尿病		5	高度侵襲手術
				6	がん悪液質
Ⅲ	感染除去能の低下			7	加齢
	1	白血球減少症			
	2	ステロイドの使用			
	3	糖尿病			

　創傷治癒を促進する為、栄養状態が悪く褥瘡のリスクが高い患者や、褥瘡を有する患者は、早期にＮＳＴあるいは栄養指導の専門家にコンサルトすることが、強く推奨される。ＮＳＴ導入により、褥瘡の発生率が約1/3になったとする報告もある。

　侵襲下の患者には、エネルギー代謝に見合うカロリー量を投与する必要がある。過少カロリー量の投与は栄養管理の本来の目的を達成できないのは言うまでもないが、投与カロリー量が過多になるのも重要臓器に代謝上の負荷をかける為、好ましくない。

　エネルギー消費量は、呼気ガス分析装置を用いて間接熱量測定法により行うが、呼気ガス分析装置が高価なこと、測定操作が繁雑なこと等の為、全ての患者に行うのは実際的ではない。そこで、エネルギー消費量は、

　　　$3.941 \times$ 酸素消費量（/日）$+ 1.106 \times$ 二酸化炭素産生量（/日）$- 2.17 \times$ 尿中窒素排泄量（g/日）

　　　$\fallingdotseq 3.9 \times$ 酸素消費量（/日）$+ 1.1 \times$ 二酸化炭素産生量（/日）

で計算される。なお、投与熱量は、間接熱量測定で実測したエネルギー消費量の1.1〜1.2倍とする。

　基礎エネルギー消費量は、Harris-Benedict の式より求められ、病態を加味して患者の侵襲度に応じた係数をかけて、投与エネルギー量を算出する。Harris-Benedict の式は、

140

男性：66 ＋ 13.8 ×体重（kg）＋ 5 ×身長（cm）－ 6.8 ×年齢（歳）

女性：665 ＋ 9.6 ×体重（kg）＋ 1.8 ×身長（cm）－ 4.7 ×年齢（歳）

であり、基礎エネルギー消費量簡易式は、

男性：14.1 ×体重（kg）＋ 620

女性：10.8 ×体重（kg）＋ 620

である。

安静時エネルギー消費量は、

基礎エネルギー消費量＋栄養摂取による特異動的作用

≒ 1.1 ×基礎エネルギー消費量

で求められる。

投与カロリー量の目安は、

軽度侵襲時：120 〜 150％

安静時エネルギー消費量（30 〜 40kcal / kg / 日）

中等度侵襲時：140 〜 170％

安静時エネルギー消費量（35 〜 45kcal / kg / 日）

高度侵襲時：160 〜 190％

安静時エネルギー消費量（40 〜 50kcal / kg / 日）

である。

褥瘡患者の安静時熱量消費量は、しばしば亢進しており、これに見合う熱量と蛋白量を補う必要がある。必要熱量は、

体重× 25（kcal）

基礎エネルギー消費量×活動係数×ストレス係数

から計算される。褥瘡治療の場合、

活動係数 1.2 〜 1.3

ストレス係数 1.2 〜 1.3

が適切と考えられている。また、タンパク量は 1.1 〜 1.5g / kg / day を目標とする。

表5 活動係数・ストレス係数

	状態	係数	適応例
活動係数	寝たきり	1.0〜1.1	
	ベッド上安静	1.2	
	ベッド以外での活動	1.3	1日1時間程度の歩行
	低い(身体活動レベルI)	1.5	1日2時間程度の歩行や立位での活動
	普通(身体活動レベルII)	1.75	1日2時間程度の歩行および筋肉活動
	高い(身体活動レベルIII)	2.00	1日2時間程度の歩行および重い筋肉活動
ストレス係数	手術		
	（術後3日間）		
	軽度	1.2	胆のう・総胆管切除・乳房切除
	中等度	1.4	胃亜全摘、大腸切除
	高度	1.6	胃全摘、胆管切除
	超高度	1.8	膵頭十二指腸切除、肝切除、食道切除
	肝移植	1.2	
	臓器障害	1臓器につき0.2増加	
	4臓器以上	2.0	
	骨髄損傷	0.8〜0.9	
	アルコール依存度	0.85〜0.9	
	外傷		
	骨折	1.35	
	筋肉	1.25〜1.5	
	頭部損傷	1.60	
	複合外傷	1.5〜1.7	人工呼吸器使用の場合
	ステロイド薬使用	1.60〜1.70	
	褥瘡	1.2〜1.6	
	感染症		
	軽度	1.2〜1.5	流行性感冒など
	重症	1.5〜1.8	敗血症など
	熱傷	熱傷範囲10%ごとに0.2増加	
	がん	1.1〜1.3	
	発熱	36℃から1℃上昇ごとに0.2増加	
	37℃	1.2	
	38℃	1.4	
	39℃	1.6	
	40℃以上	1.8	

　また、褥瘡の治癒促進は基礎エネルギー消費量の約1.55倍の補給で確認されている為、必要エネルギー量のめやすは基礎エネルギー消費量の1.5倍以上を目標に補給するのが良い。米国褥瘡諮問委員会（NPUAP）／ヨーロッパ褥瘡諮問委員会（EPUAP）ガイドラインで望ましいとしているエネルギー30〜35kcal/kgは、基礎エネルギー消費量の1.5倍に相当する。食事だけで必要量を充足できない場合は、予防時と同様に栄養補助食品や経腸栄養・静脈栄養を併用して補給する。

　なお、体重は栄養状態を反映する指標で、身体計測からBMI（Body Mass Index）を算出し、肥満や痩せを診断する。

　　　BMI＝体重kg／身長m／身長m

　　　　標準体重 22

　　　　痩せ＜18.5

　　　　肥満＞25

第3章　創傷管理関連　第1節　共通して学ぶべき事項

更に、本人・家族等への問診により求める患者の通常体重から、85～95％を軽度の栄養障害、75～84％を中等度の栄養障害、74％以下を高度の栄養障害と判断する。1週間で2％以上、1カ月で5％以上、3カ月で7.5％以上、6カ月で10％以上の体重減少がある場合は栄養障害の可能性がある。体重減少は、高血糖・甲状腺機能亢進症・侵襲の大きい手術等、栄養障害では無い場合でも起こり得るので、意図しないものか、必要栄養量不足によるものか、原因を確認する。また、喫食率が、2週間以上に渡り半分以下も、栄養障害の目安になる。喫食率が100％であっても、流動食・軟菜食等の食事の形態や提供栄養量が少ないこと等により、必要栄養量を充足していない場合も多くあるので、それらを確認する必要が有る。

　身体の筋肉量・体脂肪量を推測するのに、
　　　上腕三頭筋皮下脂肪厚（ＴＳＦ）
　　　　　利き腕で無い腕の肩峰と尺骨頭の中間点でキャリパーを用いて測定する
　　　　　体脂肪量を推測できる
　　　上腕周囲（ＡＣ）
　　　　　筋肉量を推測できる
　　　上腕筋周囲（ＡＭＣ：ＡＣ（cm）−π×ＴＳＦ（mm）／10）
　　　　　全身の筋肉量・除脂肪体重の指標となる
　　　　　拘縮が強く、身体計測が難しい患者においても測定可能である
があるが、測定誤差があるので、継続的に測定して変化をみることが重要である。

　臨床所見には、主観的包括的評価（Subjective Global Assessment：ＳＧＡ）を用いる。ＳＧＡは、病歴の問診（体重変化・食物摂取変化・消化器症状・身体機能の程度・疾患と栄養必要量）と身体検査（脂肪量・筋肉量・浮腫の有無）の二本柱で構成される評価法で、主観的な栄養状態を評価するものではあるが、点数化されていない等、初心者には扱いづらい。よって、高度の栄養不良と判断した場合は、ＮＳＴあるいは栄養指導の専門家に相談する。

　日本の高齢者は、タンパク質−エネルギー低栄養状態（protein-energy malnutrition：ＰＥＭ）が入院患者でも約3割認めるとの報告があり、ＰＥＭ改善に向けて、適切な栄養管理が必要となる。

　血液生化学的検査では、主に肝臓の合成能で栄養状態が評価され、半減期の長いものは長期的な、短いものは急性の栄養状態を反映する。血清アルブミンは、半減期 21 日と長く、3.5 g/dL以下は栄養不良のリスクとされるが、高齢者ではそれ以下のことも多く、高齢者では 3.0 g/dLを目安とする場合もある。慢性栄養不良では、筋肉量や皮下脂肪が減少しても、血清アルブミン

143

は低下しにくい。なお、血清アルブミン値は、炎症・脱水・肝疾患・腎疾患等により変化する為、栄養指標として、血清アルブミン値を使用する時は、このような要因が影響していないかを確認する必要がある血清トランスサイレチン（プレアルブミン）は、半減期2日と短く、急性栄養不良において著明に低下するので、現在の栄養状態の指標となる。17 mg/dL 以下は栄養不良の可能性がある。その他、血清トランスフェリン 200 mg/dL 以下、血清コレステロール 150 mg/dL 以下、総リンパ球数 1200mm^{3}以下等が栄養不良の指標となり得る。

糖

エネルギー基質の基本は糖と脂肪であり、グルコースがその中心となる。しかし、大量のグルコースの投与は、しばしば患者の糖利用能を上回り、肝機能障害をもたらすばかりでなく、炭酸ガス産生量を増やす結果となる。

脂肪

必須脂肪酸の補給という意味では、栄養管理に不可欠の栄養素であるが、エネルギー源としても有用である。脂肪をエネルギー源として有効に利用させる為には、グルコースも同時に酸化されることが必要であり、脂肪のみをエネルギー源として投与することはできない。脂肪は、グルコースに比べて酸化による二酸化炭素産生量が少なく、呼吸負荷を軽減できる。

タンパク質

タンパク質は、体タンパク質の合成や各細胞組織へのヘモグロビンの運搬等に必要な栄養素である。創傷治癒の過程では、毛細血管新生と線維芽細胞が出現する為、通常より多くのタンパク質が必要となる。エネルギー補給が極端に少ない場合、タンパク質は体タンパク質の合成能が低下し、エネルギー供給に利用される。タンパク質を補給する場合は、エネルギーが十分補給されているかも確認する。なお、高齢者では腎臓や肝臓の機能が低下していることが多く、一度に大量に補給することは避ける。

タンパク質の必要量を設定する際には、非タンパクカロリー窒素比（ＮＰＣ／Ｎ比）を確認しておく。ストレスがなく、腎機能が正常である場合のＮＰＣ／Ｎ比は 150 ～ 200 であるが、高度の侵襲がある・褥瘡が改善しない等の場合は 80 ～ 100 程度となる。腎不全では 200 以上である。

総エネルギー投与量の 15%以上を投与する。また、基礎エネルギー消費量に活動係数とストレス係数を乗じて総エネルギー投与量を決める場合には、ストレス係数と同じ値（g /kg/ 日）、もしくはそれに 0.1 を加えたものを用いる。

ＤＥＳＩＧＮの depth を活用する場合、3以下：1.25 ～ 1.5g/kg/ 日、4以上：1.5 ～ 2.0g/kg/ 日として、タンパク質補給の目安とする。皮膚の細胞を正常に働かせるためには、必須アミノ酸を含む金属タンパク質を十分摂取させることが必要である。特に、肉芽形成期には、タンパク質・亜鉛の不足が線維芽細胞機能を低下させることになる。

ＮＰＵＡＰ／ＥＰＵＡＰガイドラインでは、栄養リスクおよび褥瘡発生リスクがある場合は、1.25 ～ 1.5g/kg/ 日としている。ただし、入院時には必要量が不明な為、おおむね 1.0 ～ 1.2g/kg/ 日程度とし、モニタリングしながら補正する。明らかな腎疾患や肝不全などがある場合は、重症度に応じて 0.6 ～ 0.8 g /kg/ 日からはじめ、ＢＵＮ／Ｃｒ の上昇・ＡＳＴ・ＡＬＴ・尿タンパクの排出・ＮＨ₃等を確認しながら増量する。

慢性腎臓病や重篤な肝疾患の為にタンパク制限を必要とする場合を除き、タンパク質の過剰摂取は問題とならない。なお、タンパク制限が必要な慢性腎臓病であっても、早期の褥瘡の治癒を優先して、推奨される投与量を上回るタンパク質を投与することも許容される。その際、ＢＵＮ値・クレアチニンクリアランス・トランスサイレチン等で、タンパク負荷の効果や悪影響について適宜モニタリングを行う。

アミノ酸は、末梢組織で、エネルギー源として利用される。分岐鎖アミノ酸（ＢＣＡＡ：バリン・ロイシン・イソロイシン 9種類の必須アミノ酸の中の3種類）は、侵襲時には需要が高まり、外因性ＢＣＡＡの投与はタンパク節約効果が期待される。

血中のアルギニンは、褥瘡症例でしばしば減少する。アルギニンの投与で、褥瘡の改善に有意差がみられた、とする論文がある。アルギニンは、条件付必須アミノ酸で、ヒドロキシプロリンの合成によるコラーゲンの合成効果があり、創傷治癒に重要なアミノ酸である。アルギニンの不足は、リンパ球の機能を障害する為、褥瘡の感染除去を妨げる。また、アルギニンは、血管拡張作用を有する一酸化窒素（ＮＯ）や細胞分裂に関与する成長因子であるポリアミンの前駆物質でもある。褥瘡の発生や難治性には、しばしば局所の循環障害が関与するため、ＮＯの産生亢進は褥瘡の治癒に有利といえる。よって、アルギニン強化の補助栄養食品は、褥瘡の治療に有効と考えられる。

グルタミンは、条件付必須アミノ酸で、タンパク質やコラーゲンの合成促進・免疫賦活作用・腸管粘膜の維持に関与する。

ＨＭＢ（β - ヒドロキシ - β - メチル酪酸）は、分岐鎖アミノ酸であるロイシンの代謝産物で、タンパク質の合成および分解抑制に関与する。

ビタミン

　予防・ケアへの有用性を認めている文献と、認めていない文献がある。

　ビタミンCの投与で、褥瘡の改善に有意差がみられたとする論文がある。ビタミンCは、プロコラーゲンがコラーゲンになる過程で必須のビタミンで、創傷治癒・皮膚組織の強化に重要である。ビタミンCの推奨量は、100mg/日（18歳以上）であるが、150～500mg/日は安全と考えられる。ビタミンCは水溶性ビタミンであり、一度に大量投与しても、吸収できない分は尿中に排泄される。

　ビタミンB_1は、コラーゲンの架橋形成に関連する補酵素で、体内での蓄積量が少なく、欠乏しやすいビタミンである。

　ビタミンAは、コラーゲンの合成・血管新生・上皮形成に関与する。

微量元素

　予防・ケアへの有用性を認めている文献と、認めていない文献がある。

　亜鉛の投与で、褥瘡の改善に有意差がみられたとする論文がある。亜鉛は、多くの金属酵素の活性中心に位置する重要な微量元素で、コラーゲン・タンパク質の生成作用が有り、創傷治癒を促進する必要不可欠な物質である。高齢者ほどその摂取量・体内含有量とも少なくなり、その欠乏は皮膚粘膜症状と共に、創傷治癒の遷延を来す。褥瘡の栄養管理上の亜鉛の必要量は1日15mgとされているが、亜鉛は一般に毒性の低い微量元素であり、亜鉛は、1日30mg程度は必要とされている。ＮＰＵＡＰ／ＥＰＵＡＰガイドラインは、亜鉛欠乏症がみられる場合は40mg/日以上の投与とされているが、薬剤投与を受けている高齢者では、亜鉛キレート能を有する薬剤チェックも必要となる。

　血清ヘモグロビン濃度の低下と褥瘡発生率は相関するとされ、血液中における鉄はタンパク質以上に褥瘡発生予防の大きな指標となる。血清ヘモグロビン濃度の危険ラインは11g/dLとされ、それ以上を維持することが管理ポイントされている。ヘモグロビンが減少すると、皮膚への酸素供給が低下し、コラーゲンの架橋形成能が低下し、軟部組織の脆弱化を招き、褥瘡が発生しやすくなるとされる。

　鉄は、赤血球の構成要素であり、各組織への酸素運搬に関与する。褥瘡栄養管理上の鉄の必要量は、15mg/日とされている。

　銅は、エネルギーや鉄の代謝・神経伝達物質の産生・活性酸素の除去に関与する。

水分

維持水分量は、年齢により異なるが、25 〜 40mL/kg/ 日である。 ＮＰＵＡＰ／ＥＰＵＡＰ
ガイドラインでは、少なくとも１mL/kcal/ 日としている。

栄養障害

栄養障害には、急性のタンパク質の欠乏であるクワシオルコル（kwashiorkor）と、慢性のカ
ロリー不足であるマラスムス（marasmus）と、マラスムス・クワシオルコル混合型がある。

クワシオルコルは、低タンパク栄養失調症とも呼ばれ、エネルギーに比してタンパク質摂取が
少ない場合に生じる。低アルブミン血症による浮腫や腹水を伴い、体重は不変か増加する。急性
期病棟でクワシオルコルに陥るのは、重度外傷・熱傷症例や高度侵襲手術後等、高度のタンパク
異化状態にある症例である。クワシオルコルでは、内臓タンパク・骨格筋タンパク・腸管上皮タ
ンパクの崩壊が急速に進行する。この現象で得られたアミノ酸は、肝や腎で脱アミノ化を受け、
糖新生系によってグルコースに変換される。このような状態では、欠損した組織の修復は進行し
ない。また、全身の浮腫に加えて、胸腹水の貯留を認め、皮膚は脆弱になる。体重の変動は様々
であるが、過剰輸液のために体重が著しく増加することもしばしばである。

マラスムスは、体脂肪量と骨格筋量の双方が減少する。体脂肪と骨格筋は、皮膚と骨との間に
存在する緩衝組織ともいえ、マラスムスではその双方が減少する為、皮膚の単位面積あたりに加わ
る圧力が増加する。よって、骨突出度は、マラスムスの進行度を半定量的に評価したものとなる。
また、マラスムスでは循環血液量も減少する為、血清タンパクや血清アルブミンの濃度は、絶対量
の減少と比較して低下の程度が軽度である。なお、マラスムスでは、エネルギーの長期的な欠乏に
より著しい体重減少が起こり、いわゆる、るいそう（ＢＭＩ 18.5 以下）となる。なお、皮下脂肪
の減少や筋力の低下はあるが、免疫能・血清タンパク（総タンパク・アルブミン）等は保たれている。

マラスムス・クワシオルコル混合型は、るいそうに加え、低アルブミン血症も伴う低栄養状態
をいう。セロファン様皮膚が特徴的である。

タンパク質－エネルギー低栄養状態（protein-energy malnutrition：ＰＥＭ）では、タンパ
クの分解と同時に合成も抑制される為、欠損した組織の再生・修復は著しく阻害される。また、
ＰＥＭは、リンパ球の機能障害をもたらす等、免疫能を低下させる。よって、低栄養では、局所
的な創傷治癒遅延因子である感染を除去する能力が低下する。炎症の存在は、局所的な創傷治癒
阻害因子であり、全身的にも治癒を阻害する。

Refeeding 症候群

　低栄養状態の患者に対し、栄養管理を開始する際、Refeeding 症候群を考慮すべきである。

　神経性食思不振症や慢性低栄養患者等、長期の低栄養や飢餓状態が続いた後に、急激な栄養補給を行うと、水・電解質分布の異常により、心不全・呼吸不全等の症状を生じ、最悪の場合には死に至ることもある。この代謝性合併症を refeeding 症候群という。

　Refeeding 症候群の発症機序は、急速なグルコース投与に伴うグルコースとリン・カリウム・マグネシウム・水分等が細胞内へと移動し、その結果生じる低リン血症が最も危険であり、ヘモグロビンの酸素運搬能の低下からＴＣＡ回路の機能不全を来し、心不全・呼吸不全・心停止を引き起こす。

褥瘡の栄養管理

　褥瘡の栄養管理では、穏やかに体重の増加をみる程度の栄養投与量が適当と考えられる。また、欠乏していた栄養素を、適切な経路で適量補充することも目標となる。その結果、褥瘡の発生予防や治癒の促進がもたらされるのみならず、患者の全身状態も改善する。ＰＥＭ患者では、疾患を考慮したうえで、高エネルギー・高タンパクのサプリメントを追加することが、褥瘡予防に効果があるとされている。

　なお、創傷の治癒は、治療内容・看護ケア・リハビリテーション等の要因によることが大きく、必要栄養量の充足や特定の栄養素の補給のみで改善するものではない。

9. 褥瘡及び創傷治癒と体圧分散

　日本褥瘡学会では、褥瘡を、「身体に加わった外力は骨と皮膚表層の間の軟部組織の血流を低下、あるいは停止させる。この状況が一定時間持続されると組織は不可逆的な阻血性障害に陥り褥瘡となる」と定義している。褥瘡の発生を予防するには、

　　　外力の大きさを減少させる

　　　外力の持続時間を短縮する

ことが原則である。具体的には、ポジショニング・クッションやマットレスの選択・体位変換が行われる。

　体圧分散マットレスとは、皮膚または組織への外力を管理する為、圧再分配・寝床内環境・その他の機能が特別に設計されたマットレスである。

第3章　創傷管理関連　第1節　共通して学ぶべき事項

　除圧や体圧分散を目的として、頻回の体位変換（少なくとも2時間毎 車椅子座位の場合は1時間毎）を行い、骨突出部の下に枕や発泡体を敷き込み、ベッドの挙上角度を必要最低限とし、減圧用具・除圧用具が使用される。

　褥瘡の予防には、体圧分散マットレスを使用し、定期的に体位変換することが強く推奨される。ケアにおいても、体圧分散マットレスを使用し、定期的に体位変換することが強く推奨される。体圧分散マットレスを用いて体位変換を行うことは、標準的なマットレスの使用や体位変換を行わない場合と比較して、褥瘡の発生率を低下させ、治癒を促進するとされている。

　体圧分散マットレスは、

　　　　ベッド枠と一体で用いるもの（特殊ベッド）

　　　　標準的マットレスと交換して用いるもの（交換マットレス）

　　　　標準的マットレスの上に重ねて用いるもの（上敷マットレス）

等に大別される。

　また、体圧分散マットレスは、機能面から、

　　　　動的な圧切替により同一部分に高い圧力が長時間かからないようにしたタイプ

　　　　　低圧保持エアマットレス

　　　　静的な圧分散を行うタイプ

　　　　　ウレタンフォーム

　　　　　ゲル

　　　　　ゴム

　　　　　空気圧式

等がある。

　大まかには、自力での寝返りの可否から、

　　　出来ない → 体圧分散を優先 → 低圧保持エアマットレス等を選択

　　　出来る　 → 体位変換を優先 → 沈み込みの少ない低圧保持エアマットレス

　　　　　　　　　　　　　静的体圧分散マットレス

を選ぶ。製品同士の比較は非常に数多くの試験が行われているが、どの製品が常に良いという優劣について結論は得られていない。したがって、患者の自立度・病態・環境・社会生活も考慮に入れた上で、体圧分散マットレスを選択する。また、既に褥瘡のある患者に対しては、原則として、褥瘡部を圧迫しない体位が可能な患者には静的体圧分散マットレスを、褥瘡部を圧迫しない体位が不可能な患者には圧切替型体圧分散マットレスを選択する。

149

日本の寝たきり高齢者の特異的な褥瘡発生要因である骨突出は、点で身体を支える為に、骨突出部位に強度の外力が生じる。欧米では、日本の寝たきり高齢者のように骨突出は無く、臀部の広い面に自重が加わり、褥瘡が発生する。よって、欧米にて褥瘡発生予防に有効とされた体圧分散寝具が、本邦においても有効であるかは、検証が必要となる。

一般的には、接触圧が 40mmHg 以下であれば褥瘡は発生し難いとされているので、体圧分散マットレスを用いた時の仙骨部の接触圧を簡易体圧測定器で確認する。あるいは、低圧保持エアマットレスの接触圧を底付き現象で確認する。底付き現象は、手掌を上にして指を低圧保持エアマットレスの下に差し込み、第2指か第3指を曲げてみて適切なエアセル圧を評価する方法である。適切圧は、指を約 2.5 cm 曲げると骨突起部に軽く触れる程度とされている。

圧切替型体圧分散マットレスを用いても、一定時間毎の体位変換は行うべきである。圧切替型を用いて体位変換を行わない場合は、静的型を用いて体位変換を行う場合よりも褥瘡の発生率が高くなるというランダム化比較試験がある。

体位変換の時間について、身体状況が許せば2時間以内の体位変換が推奨される。しかしながら、静的体圧分散マットレスの素材・厚さによる機能格差、低圧保持エアマットレスの圧切替機能にも質的格差があり、自動体位変換機能（ローリング機能・マルチゾーン機能等）のついた低圧保持エアマットレスが新たに登場する等、体圧分散マットレスと言っても一概に体位変換の時間を論じることはできない。その為、体位変換の時間に関する明確な答えは、現在のところ無いと言わざるを得ないのが現状である。

既に褥瘡がある患者においては、その部分が減圧できる体位を選択する。体位変換時あるいは頭側挙上時の背抜きや、頭側挙上時の３０度ルール等は、摩擦・ずれを解消するのに有用な手段である。また、シーツを張りすぎてテント状になることにより体圧分散マットレスの効果がなくなるハンモック現象等のマットレスカバーやシーツの状況、あるいは、低圧保持エアマットレスの設定数値、チューブの圧迫、連結部のはずれ等に注意を払うことも大切である。

ヒトの身体には、凹凸、すなわち生理的湾曲があり、身体と体圧分散用具との接触領域には限りがある。体圧分散寝具は、この身体の接触領域の圧再分配を行い、1点に加わる圧を低くする機能を持つ。圧再分配とは、この接触領域に加わる圧を、3つの機能

　　　沈める

　　　包む

　　　経時的な接触部分の変化

によって分配し、1点に加わる圧を低くすることである。

第3章　創傷管理関連　第1節　共通して学ぶべき事項

　沈めるとは、身体を体圧分散用具内に沈める機能を指す。これにより、ある特定の骨突出部位に集中していた圧を、周辺組織や他の骨突出部位に分配する。沈み込みが大きい程、面積がより拡大し圧が低くなる。沈み込む機能は、体圧分散用具を構成する素材の圧縮特性と寸法（厚み）に依存する。一般的には厚みが無いものは圧再分配が低い。

　包むとは、骨突出部など身体の凹凸に対する体圧分散用具の変形能を指す。変形することで、身体と体圧分散用具との接触面積を拡大させることができる。素材が水や空気などの流動体であると、変形能が優れている。

　経時的な接触部分の変化とは、接触領域が時間に従って変化する概念である。具体的には、圧切替型エアマットレスやローリングマットレスに備わる機能を指す。エアマットレスが周期的に膨張と収縮を繰り返すことで、接触部分が変化する。また、ローリングにおいては体位変換に伴い接触部分が変化する。

　円座は、臥床時・座位時共に用いないように勧められる。円座の使用中・使用後の臀部の血行動態および痛みを測定した結果、円座は褥瘡予防用具として効果が無いとする報告がある。

　体圧分散マットレスの分類は、反応型と能動型に大別される。反応型は、沈める・包むの機能を利用する。能動型は、沈める・包む・経時的な接触部分の変化の機能を利用する。

　体圧分散マットレスの素材は、単独または複数の素材の組み合わせから構成され、体圧分散マットレスの特性は、単独または複数の機能の組み合わせから成る。

　素材の圧縮特性は"沈める"、流動性は"包む"に関連する。近年は組み合わせが複雑化し、単独の素材で体圧分散用具を表記することが難しくなっている。

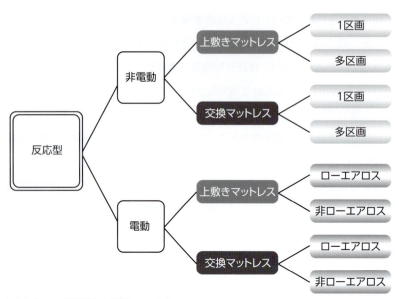

図16 反応型体圧分散マットレス

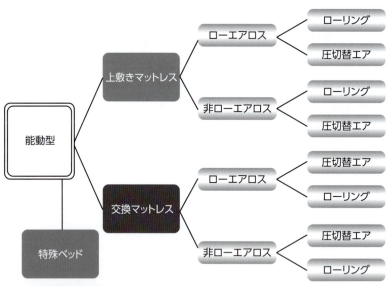

図17 能動型体圧分散マットレス

第3章　創傷管理関連　第1節　共通して学ぶべき事項

　患者に適切な体圧分散マットレスの選択は、個々の患者の圧に関する発生リスクに応じて行う。自力体位変換能力が有る場合は、能力維持のため底面に安定感があるウレタンフォームマットレスなどを選択する。自力体位変換能力が無い場合は、体圧分散を優先させてエアマットレスを選択する。骨突出がある場合は、骨突出部に適した圧分散と受圧面積の得られる低圧保持エアマットレスを選択する。

　在宅等では、夜間に2時間毎の体位変換を行うことは、褥瘡発生危険患者または褥瘡保有患者にとっては重要なケアであるが、介護者にとっては夜間の休息が取れず、大きな負担となる。この問題を解決する為に、自動体位変換マットレスが使用され、その効果についていくつか報告されている。しかし、拘縮のある高齢者や仙骨などに褥瘡を有する患者に体位変換マットレスを使用する場合には、慎重に行う必要があると考える。つまり、体位変換マットレスを使用することで、かえって骨突出部への皮膚や組織に摩擦・ずれが生じ、褥瘡発生あるいは褥瘡悪化をさせる場合がある。

　適切な体圧分散用具使用環境下では、4時間毎の体位変換を検討しても良いが、必ず患者の状態や皮膚のアセスメントを行い決定して行く。褥瘡好発部位等の皮膚の観察を行い、発赤を認めた場合は、体位変換の方法や時間・体圧分散機能の高いマットレスへの変更を検討する。失禁により湿潤をきたしている患者は、皮膚統合性が低下し、さらに褥瘡発生のリスクが高くなる為、スキンケアを行い皮膚の観察を行う。不安定な循環動態・糖尿病・脈管系等、皮膚統合性に影響を与える合併症を有する患者においては、脆弱な皮膚であるという意識を持ってスキンケアを行いつつ皮膚の観察を行う。体圧は、骨突出などの患者の身体の状況やマットレスの圧分散の機能によって異なる。従って、体位変換の頻度は、患者および体圧分散マットレスによって変化する。使用するマットレスの特徴を熟知し、患者の状態・皮膚のアセスメントを行い決定することが重要である。

　体圧分散マットレスの購入には費用がかかるが、体圧分散マットレスを整備することによって、褥瘡発生率の低下と経済効果が得られたという報告もある。

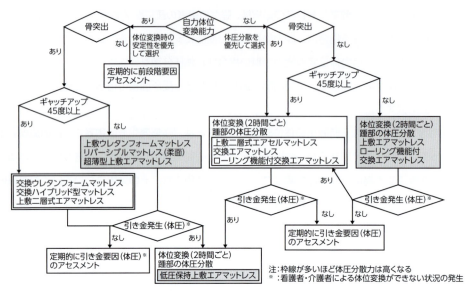

図18 体圧分散マットレス選択基準

　予防ケアは、対象者の自力体位変換能力・皮膚の脆弱性・筋萎縮・関節拘縮をアセスメントし、座位や臥位でのポジショニング・クッションやマットレス選択・体位変換・患者教育・スキンケア・物理療法・運動療法を選択・実施するものである。これらのケアは、褥瘡発生リスクをなくす、または軽減するために重要となる。

　発生後ケアは、対象者のポジショニング・クッションやマットレス選択・体位変換・患者教育・スキンケア・物理療法・運動療法を選択・実施するものである。これらのケアは、褥瘡発生要因となった因子が持続し、褥瘡の正常な創傷治癒が妨げられるのを防ぐ為に重要となる。

　体圧分散マットレスの種類は、患者の褥瘡発生リスク・好み・ケア環境等も考慮に入れて選択する。ＮＰＵＡＰ／ＥＰＵＡＰガイドラインにおいては、体圧分散マットレスの選択は認識した褥瘡発生リスクのレベルだけに基づいて選択しない、ケア環境に適した体圧分散マットレスを選択する、と記されている。

　なお、ウレタンフォームマットレスは、時間が経過すると劣化する。劣化の１つとして「へたり」がある。「へたり」とは、外力を取り除いてもひずみが残り、変形した状態を指す。購入５〜10年後のウレタンフォームマットレスは、新品と比較して、「へたり」を認め、体圧値が上昇する。この「へたり」は臀部に最も強くみられる傾向にある。「へたり」の度合いは、使用年数では無く、使用頻度が高かったり、背上げや移乗などの頻度が高かったりすると「へたり」の度合いが

高くなりやすい。「へたり」の調査は、マットレスの「へたり」がない両端の部分を基準面として、それよりマットレスが凹んでいる深さを測定する。ウレタンフォームマットレスの「へたり」の調査は、各体圧分散マットレスの耐用年数も考慮して定期的に行う。特に、臀部の「へたり」の程度を確認することが重要である。

10. 褥瘡及び創傷治癒と排泄管理

　尿失禁・下痢便失禁は、湿潤の原因となる為、臀部の皮膚を保護する必要がある。ケア方法としては、皮膚に排泄物が付着しないようにすることが重要となる。しかし、尿と便との排泄物の違いによるケア方法には、大差が無い。

尿失禁

　尿失禁には、腹圧性・溢流性・切迫性・機能性等のタイプがある。失禁を認めた場合、失禁の原因がどこにあるのかを調べ、失禁のタイプを判別する必要がある。失禁のタイプを判別することによって、適切な治療やケアの介入が可能となる。その結果、失禁を予防することも可能となる。

　尿失禁のケア用具は、患者の尿失禁のタイプ・量・回数・セルフケア能力・介護力・経済性によって、総合的な視点から選択する。

　尿失禁の場合、おむつ内で尿が逆戻りしない高吸水性ポリマー入りの紙おむつを使用する。ポリエステル繊維綿を失禁パッドのように陰部から臀部にかけて貼付すると、高い水分透過性機能により、尿を速やかにおむつ側に移行させ、腰臀部までの尿汚染を避けることができる。

　なお、おむつにしわができると体圧が高くなる為、おむつを選択する際には、素材のみではなく、おむつの形状が身体の動きにフィットした適切なサイズのおむつ（パンツタイプ）を選択する。

　また、おむつ・パッドを何枚も重ねた状態で尿を吸収すると、臀部の体圧が高くなる。よって、おむつ・パッドは何枚も重ねず、排泄ごとに交換する。

　尿失禁の量が多い場合、カテーテルを使用することがある。しかし、尿路感染の危険性があり、長期使用には適さず、注意が必要である。

　男性で絶えず尿が漏れ、尿失禁の量が多い場合には、おむつを使用する以外に陰茎固定型収尿器を使用する方法がある。手技は簡単であり、臥床している場合には床用蓄尿袋を使用し蓄尿する。日中散歩等できる場合には、レッグバッグを使用すると、床用蓄尿袋を持つ必要がなく、外観上で陰茎固定型収尿器と使用していることは他者にはわからない。また、レッグバッグは、蓄

尿袋を持たなくても良いことからＡＤＬが向上する。その為、蓄尿袋は患者の生活に合わせて選択する。

　皮膚を弱酸性に保つことによって、皮膚がアルカリ中和能を持ち、皮膚局所の抵抗性を高め、アレルギー感作等の不利な局所要因を排除するように作用している。その為、皮膚のpHを崩さない弱酸性の皮膚洗浄剤を使用する。

　また、表皮の角質表面には皮脂膜があり、湿潤と乾燥から皮膚を保護している。スキンケアによって皮脂を取り過ぎない為には、あまり熱くない湯を使用し、皮膚を何回も擦るような洗い方は避け、愛護的に優しく洗浄することが望まれる。また、セラミド等の保湿成分が配合された洗浄剤の使用が推奨される。

　洗浄時には、臀部におむつを敷き、食器用洗剤の空容器や介護用品のシャワーボトルに微温湯を入れて使用すると、簡単にケアができる。最近では、電動式の携帯シャワー洗浄器もある。

　背部には、尿が付着しても浸軟しないように、撥水性クリーム・撥水性オイル・非アルコール性被膜剤を塗布する。これらを塗布すると、皮膚に薄い保護膜を作る為、排泄物が直接皮膚に付着することを避けられる。

　びらん・潰瘍があり、その周囲に発赤・疼痛・熱感・腫脹を認める場合、感染の危険性がある為、抗菌薬の投与を検討する。また、びらん・潰瘍を広範囲に認める場合、感染の危険性が高くなる。

便失禁

　便失禁の場合、漏出性・切迫性に分類される。しかし、尿と異なり、便の形状は固体である。下痢便で無ければ、頻回に便失禁を認めることは少ない。その為、便の形状をコントロールし、定期的に排便するケアを実践することによって、失禁を予防することが可能である。

　長期に排便を認めず、急に下痢を認めた場合、仮性下痢であることがある。仮性下痢は、便秘状態でありながら、下痢のような液状の排便を頻回に認めることがある。腸内では便塊が詰まり、便塊の口側の結腸内では粘液の産生と細菌の増殖を助長して褐色の液体が蓄積する。その液体が便塊の間隙を通り抜け漏れ出る為、仮性下痢となる。よって、仮性下痢では止痢剤を投与しない。

　便失禁のケア用具は、患者の便失禁の性状・量・回数・セルフケア能力・介護力・経済力によって、総合的な視点から選択する。

　下痢便の場合は、紙おむつは吸水力があっても便中の残渣によって紙おむつ表面の不織布が目詰まりを起こす。その為、水様便の場合、臀裂を広げるようにポリエステル繊維綿を挿入する。水様便中の残渣は、この綿によってキャッチされ、水分はおむつに吸収される。あるいは、専用

のおむつを使用する方法もある。

下痢便失禁を認める場合、カテーテルと便回収バッグで構成されているシリコン製の閉鎖型ドレナージシステムを用いることがある。便失禁による頻回なおむつ交換を回避でき、仙骨部や坐骨結節部の褥瘡の術後管理に適している。28日まで連続使用ができ、チューブ内が便の残渣物で詰まった場合には洗浄可能な機能を有している。但し、カテーテル留置に伴い体動が制限される。

便失禁の回数が多い場合、肛門にストーマ用皮膚保護材が付き便を溜める袋がある貼り付け式採便器を使用する。この装着時には、体動により違和感が増す為、患者自身が体動を抑制することがある。

なお、長期に貼付していると皮膚保護材が溶解し、排泄物が皮膚に付着する為、漏れないからといって定期的な交換を行わないと皮膚障害発生の原因と成り得る。

尿失禁時と同様、弱酸性の洗浄剤で洗浄する。便失禁の場合、便が付着して取れにくいと擦るが、擦る刺激を繰り返すと皮膚を損傷する危険性がある。よって、洗浄剤をよく泡立てて、泡で洗うようにする。

背部には、撥水性クリーム・撥水性オイル・非アルコール性被膜剤を塗布する。撥水効果により、便によるアルカリ性や消化酵素による化学的刺激を回避することができる。

びらん・潰瘍があり、その周囲に発赤・疼痛・熱感・腫脹を認める場合、感染の危険性がある為、抗菌薬の投与を検討する。また、びらん・潰瘍を広範囲に認める場合、感染の危険性が高いので注意を要する。

なお、下痢便失禁が続いているびらん・潰瘍の場合、ストーマケア用の粉状皮膚保護材と亜鉛華単軟膏を1対1の割合で混ぜ合わせ、皮膚障害部位より広範囲に塗布する方法もある。この場合、排便毎にこの軟膏を拭き取ることは不要であり、排便後温水のみで洗浄し、軟膏が取れた部位のみ新たに軟膏を重ね塗りする。

11.DESIGN-R に基づいた治療指針

皮膚潰瘍に対する保存治療の基本方針は、創を保護しつつ、病期と創の深さを考慮した創面環境調整（ＷＢＰ wound bed preparation）と湿潤環境下療法（ＭＷＨ moist wound healing）である。

第3章 創傷管理関連 第1節 共通して学ぶべき事項

表6 DESIGN-R

カルテ番号（　　　　）
患者氏名（　　　　　）

					月日		／	／	／	／	／	／

Depth 深さ 創内の一番深い部分で評価し、改善に伴い創底が浅くなった場合、これと相応の深さとして評価する

d	0	皮膚損傷・発赤なし	D	3	皮下組織までの損傷						
	1	持続する発赤		4	皮下組織を越える損傷						
	2	真皮までの損傷		5	関節腔、体腔に至る損傷						
				U	深さ判定が不能の場合						

Exudate 滲出液

e	0	なし	E	6	多量：1日2回以上のドレッシング交換を要する						
	1	少量：毎日のドレッシング交換を要しない									
	3	中等量：1日1回のドレッシング交換を要する									

Size 大きさ 皮膚損傷範囲を測定：[長径(cm)×長径と直交する最大径(cm)]

s	0	皮膚損傷なし	S	15	100以上						
	3	4未満									
	6	4以上16未満									
	8	16以上36未満									
	9	36以上64未満									
	12	64以上100未満									

Inflammation/Infection 炎症/感染

i	0	局所の炎症徴候なし	I	3	局所の明らかな感染徴候あり（炎症徴候、膿、悪臭など）						
	1	局所の炎症徴候あり（創周囲の発赤、腫脹、熱感、疼痛）		9	全身的影響あり（発熱など）						

Granulation 肉芽組織

g	0	治癒あるいは創が浅いため肉芽形成の評価ができない	G	4	良性肉芽が、創面の10%以上50%未満を占める						
	1	良性肉芽が創面の90%以上を占める		5	良性肉芽が、創面の10%未満を占める						
	3	良性肉芽が創面の50%以上90%未満を占める		6	良性肉芽がまったく形成されていない						

Necrotic tissue 壊死組織 混在している場合は全体的に多い病態をもって評価する

n	0	壊死組織なし	N	3	柔らかい壊死組織あり						
				6	硬く厚い密着した壊死組織あり						

Pocket ポケット 毎回同じ体位で、ポケット全周（潰瘍面も含め）[長径(cm)×長径と直行する最大径(cm)]から潰瘍の大きさを差し引いたもの

p	0	ポケットなし	P	6	4未満						
				9	4以上16未満						
				12	16以上36未満						
				24	36以上						

部位[仙骨部、坐骨部、大転子部、踵骨部、その他（　　　　）]	合計						

急性期

急性期では、創を保護しながらMWHを心掛ける。ポリウレタンフィルム・ハイドロコロイド等の創の観察ができるドレッシング材が適しているが、創面保護効果の高いアズレン・酸化亜鉛等の油脂性基剤の外用薬などで代用することも可能である。

慢性期

慢性期の浅い皮膚潰瘍も、急性期と同様に創の保護とMWHを心掛ける。しかし、深い皮膚潰瘍では、創を保護しつつ、治療前半でWBPを行った後に、治療後半でMWHを心掛ける。

慢性期 浅い褥瘡（d）

発赤・水疱では、急性期と同様に創面の保護と適度な湿潤環境の保持が重要であり、ポリウレタンフィルムや、真皮に至る創傷用ドレッシング材の中でも貼付後も創が視認できるドレッシング材や酸化亜鉛ジメチルイソプロピルアズレン・白色ワセリン等の油脂性基剤の外用薬を用いる。

水疱が破れてびらん・浅い潰瘍となった場合、真皮に至る創傷用ドレッシング材やハイドロコロイド・ハイドロポリマー・ハイドロジェル・ポリウレタンフォーム・アルギン酸フォーム・キチンのシートタイプ等のドレッシング材で被覆する。外用薬では、創面保護を目的にアズレン・酸化亜鉛、上皮形成促進を期待して塩化リゾチーム・ブクラデシンナトリウム・プロスタグランジン E_1 を用いる。

疼痛を伴う場合、外用薬・ドレッシング材に創部の疼痛を除去する効果は無いが、ハイドロコロイド・ポリウレタンフォーム／ソフトシリコン・ハイドロファイバー®・キチン・ハイドロジェルを用いると、創面を適切な湿潤環境に保つことによって、疼痛は緩和する。また、潰瘍面等に感染を合併した場合には、非特異的抗菌活性を有するスルファジアジン銀を用いる。

慢性期 深い褥瘡（D）

治療前半

N→n 壊死組織の除去

膿汁や悪臭を伴う場合、観血的または生理食塩水による洗浄で、壊死組織を除去する。また、ブロメライン等のタンパク分解酵素製剤・ハイドロジェルは、壊死組織除去作用を有する。特に、タンパク分解酵素製剤は、線維性滲出物の溶解・滲出液の粘稠度を下げる等の壊死組織除去作用

を有する。また、創面の感染制御作用とデブリードマン効果を持ち合わせたカデキソマー・ヨウ素・スルファジアジン銀等を用いる。

S→s 創の縮小

　感染が抑制されている場合、治療期間の短縮を期待して、観血的創閉鎖や陰圧閉鎖療法等の物理療法を選択し、創の縮小・閉鎖を目指す。

E→e 滲出液の制御

　滲出液過多の場合、デキストラノマー等の外用薬、アルギン酸／ CMC・アルギン酸フォーム・キチン・ハイドロファイバー®・ハイドロポリマー・ポリウレタンフォーム・ポリウレタンフォーム／ソフトシリコン等のドレッシング材を用いる。

I→i 感染の制御

　壊死組織が固着した状況では、壊死組織の下に膿の貯留や膿瘍を形成している可能性がある為、壊死組織を切開して膿の有無を確認する、また、消毒剤のポビドンヨード・グルコン酸クロルヘキシジン等、感染抑制作用が有るポビドンヨードシュガー・ヨウ素軟膏・ヨードホルム等を用いる。

P→p→（−）ポケットの解消

　ポケットがあると、その後の治癒が進みにくい為、ポビドンヨードシュガー等の外用薬やアルギン酸塩等のドレッシング材を用いた保存的治療を行うか、ポケット切開や陰圧閉鎖療法を行う。

治療後半

　治療後半は、創保護とMWHを心がける。

G→g 肉芽形成の促進

　治療の後半では、肉芽形成を促進する外用薬として、プロスタグランジン E_1・アルミニウムクロロヒドロキシアラントイネート・トラフェルミン・トレチノイントコフェリル・ブクラデシンナトリウム・ポビドンヨードシュガー・リゾチーム塩酸塩・幼牛血液抽出物を用いる。ドレッシング材としては、アルギン酸塩・キチン・ハイドロコロイド・ハイドロファイバー®・ハイドロポリマー・ポリウレタンフォーム・ポリウレタンフォーム／ソフトシリコンを用いる。

S → s 創の縮小

　創の縮小・閉鎖を促進する外用薬あるいはドレッシング材として、酸化亜鉛・ジメチルイソプロピルアズレン・アルギン酸／CMC・アルギン酸フォーム・銀含有アルギン酸ハイドロジェル・銀含有ハイドロファイバー®を用いても良い。

　なお、治療経過と共に、局所の病態は大きく変化するので、その都度ＤＥＳＩＧＮ-Ｒによって創を評価し、治療方針を変更する。

　深い褥瘡の場合、創傷治癒過程が進むにつれて、基本的にＤＥＳＩＧＮ重症度分類用において、まずＮがｎに、続いてＧがｇに、またＳがｓに変化する。ＥやＩがある場合には、各々が小文字になるような治療を考える。また、ポケットがある場合、まず優先してこれを解消するように努めることが重要である。

　ＷＢＰを臨床現場で実践することを目的に、ＴＩＭＥコンセプトが提案されているが、スキンケア・創面の消毒・創面の洗浄・ＤＥＳＩＧＮに準拠した局所治療を行うことで、創面の清浄化・適度な湿潤状態の保持を目指す。

第3章 創傷管理関連　第1節　共通して学ぶべき事項

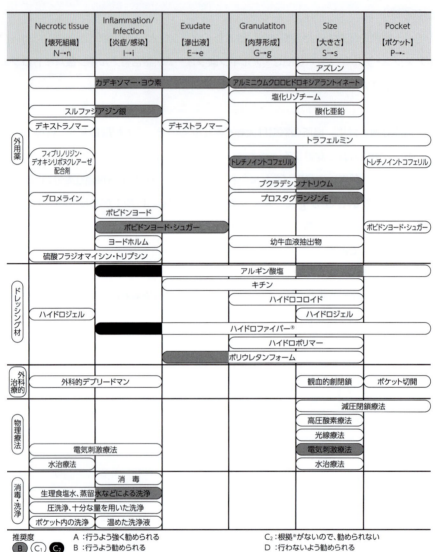

図19　DESIGNに準拠した治療

12. 褥瘡及び創傷の診療のアルゴリズム

褥瘡の対策の柱は予防ケアと全身管理である。

褥瘡の主たる原因は外力であるが、褥瘡に進展するか否かについては、外力の強度・外力持続時間・組織耐久性による。組織耐久性を低下させるリスク因子として、皮膚の湿潤・皮膚の乾燥・低栄養状態がある。

予防ケアには、
　　　体位変換・ポジショニング
　　　体圧分散寝具選択
　　　シーティング
　　　クッション選択
　　　リハビリテーション（運動療法・物理療法）
　　　スキンケア
　　　患者教育
が含まれている。

全身管理には、
　　　栄養管理
　　　基礎疾患の管理
が含まれている。

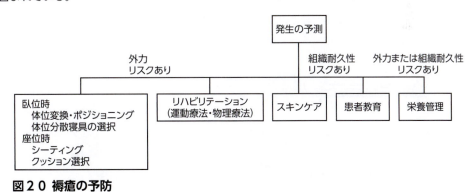

図20 褥瘡の予防

体位変換・ポジショニング

体位変換とは、体重がかかってベッドや椅子から圧迫されている部分を、姿勢等を変えること

で移動させることである。ポジショニングとは、身体各部の相対的な位置関係を整え、安全・安楽に姿勢を保持することである。体位変換・ポジショニングは、外力の強度・外力持続時間に関するリスク因子への対策である。

　臥位時の同一部位への外力を避ける為、定期的な体位変換が実施されており、本邦のガイドラインでは原則として２時間毎に行うと記載されている。褥瘡を予防する為とはいえ、２時間毎に体位変換が実施されると対象者は睡眠を妨げられ、それに伴う弊害も起こり得る。そこで、寝具や対象者の身体状態によって時間間隔を変更することができないのか、という課題があった。しかし、２時間を超える体位変換方法を実施した対象に起こり得る健康障害、例えば肺炎・排尿障害・意識レベル低下・廃用症候群の進行等が発生する危険がある。

　大転子部・仙骨部・肩峰部の体圧分散の為には、30度側臥位・90度側臥位が推奨され、尾骨部・坐骨結節部の体圧分散の為には、ベッドの頭側挙上角度を30度までにすることが推奨される。

　ポジショニングが難しいのは、関節拘縮を有する患者の場合である。リハビリテーション専門職と連携し、骨盤・脊柱・四肢の相対的位置に注目してポジショニングを行うと良い。

　座位時については、
　　　　自分で姿勢変換ができない高齢者は、連続座位時間の制限を行う
　　　　自分で姿勢変換ができる場合は、15分おきに姿勢変換を行う
　　　　座位姿勢のアライメント・バランス等の考慮を行う
の３つが推奨される。座位は食事・排泄・娯楽・リハビリテーション等の様々な日常生活行動と関連する。車椅子の選択・座位保持装置の選択・クッションの選択・シーティングの評価等も含めて、リハビリテーション専門職との協働が望ましい。

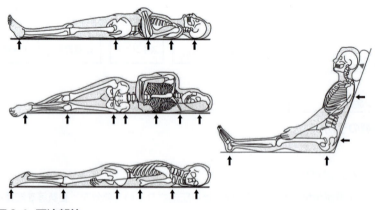

図21 圧迫部位

体圧分散寝具選択

体圧分散寝具とは、皮膚または組織への外力を管理する為の圧再分配・寝床内環境・その他の機能が特別に設計された寝具である。

体圧分散寝具の選択は、体位変換・ポジショニング同様に外力の強度・外力持続時間に関するリスク因子への対策である。体圧分散寝具の圧再分配を活用して、身体と寝具との接触面積を拡大するまたは外力が加わる場所を定期的に変えることで、同一部位への外力負荷を避け、臥位時の褥瘡予防において体圧分散寝具の使用が推奨されている。

しかし、本邦と欧米では、身体とマットレスとの間に生じる外力が異なり、欧米にて褥瘡の発生予防に有効とされた体圧分散寝具が、本邦においても有効であるかどうかは検証が必要となる。

なお、体圧分散寝具・クッションの使用において、へたり等から沈み込み過ぎてクッション性がなくなる底付きという現象が起きる。褥瘡が発生しそうな部位の下に手を入れ、指は何本が入るか確認することが必要である。特に、褥瘡がある場合には、その褥瘡部位に手を入れ、確認をする。

シーティング

今まで、車椅子は移動や折りたたみなど移動性や利便性が追求されてきた。しかし、車椅子上で長時間の座位をとる状態が多くなると、それらを考慮した車椅子シーティングが重要になる。

車椅子シーティングの目的は、

長時間座って生活できる座り心地

上肢・下肢の動作など運動機能の確保

褥瘡や脊柱変形の予防等が生理的であること

日常生活を援助する実用性

手動・電動車椅子の移動能力の確保

身体拘束・姿勢の変形などの外観

良好な姿勢は移乗を容易にする等の介護性

等が挙げられる。なお、車椅子シーティングの為に車椅子を変更する必要がある場合があるが、車椅子を変えた場合、車椅子シーティングの目的がどのように変化したかを評価する必要がある。

クッション選択

座位時の褥瘡予防においては、圧再分配を意図するクッション間に差は無く、どのようなクッ

ションを使用しても良い、と推奨されている。しかし、臥位時とは異なり、本邦における褥瘡発生リスク対象者に関するエビデンスが少ないのが実情である。

なお、円座使用中・後の臀部の血行動態と痛みを測定した結果、円座は褥瘡予防用具としての効果が無いとする報告があり、円座は臥床・座位共に用いないように勧められる。

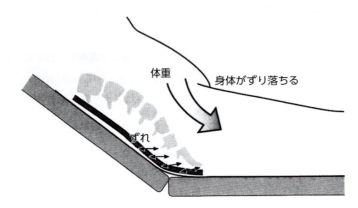

図22 座位におけるずれ

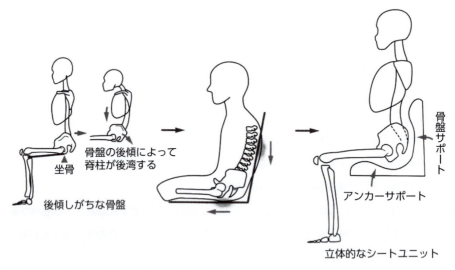

図23 車椅子座位における摩擦・ずれの予防

第3章　創傷管理関連　第1節　共通して学ぶべき事項

　なお、ずれへの対応は、クッションの選択も重要であるが、背抜きも重要な褥瘡の予防ケアである。

　高齢者の皮膚は、膠原線維の線維化・弾性線維と皮下脂肪の減少により、しわやたるみがあり、体位変換時に皮膚が身体に追従せずに残り、ずれが生じる。特に、体位を整える為にクッションなどを使用する際には、用いたクッションによってずれを生じる可能性がある為、体位変換後にクッション・皮膚にしわができていないかを確認する。

　また、高齢者の皮膚は乾燥していることが多い。乾燥した皮膚は、摩擦・ずれによって表皮を剥離させやすいので、乾燥させないように入浴後や清拭後に保湿クリームを塗ったり、保湿効果のある洗浄剤を選択する。

リハビリテーション（運動療法・物理療法）

　リハビリテーションとは、褥瘡発生要因となる関節拘縮・筋萎縮・動作能力の低下を改善する目的で行われる運動療法または物理療法であり、外力の強度・外力持続時間に関するリスク因子への対策である。

　リハビリテーション専門職と連携して、関節拘縮・筋萎縮・動作能力の低下を含む廃用症候群を予防する為に、早期からのリハビリテーションを行うことが勧められている。

　なお、既に褥瘡を保有している対象者のリハビリテーションにおいては、場合によってはリハビリテーションが創部に摩擦とずれを生じさせ、褥瘡の治癒を遅延させることがある。この為、リハビリテーション専門職も褥瘡の部位・形状・重症度を確認し、定期的に褥瘡等の経過を追う必要がある。

スキンケア

　スキンケアとは、皮膚の生理機能を維持・向上させる為に行うケアであり、組織耐久性低下に関するリスク因子への対策である。

　尿・便が長期間にわたり皮膚に付着し続けると、皮膚がアルカリ性に傾く。また、便中の消化酵素・細菌等によって皮膚に化学的刺激が加わり、皮膚のバリア機能が破壊され、皮膚の破綻をきたし、結果、褥瘡の発生を引き起こす危険性が高まる。

　そこで、スキンケアの原則は、

　　　失禁の原因追求と対処

　　　機械的刺激の除去

　　　　　皮膚浸軟の防止

　　　　　化学的刺激の除去（適切な失禁用具の選択）

である。

　スキンケアとして、弱酸性皮膚洗浄剤をよく泡立てて、肛門〜背部・会陰部の皮膚を愛護的に洗浄し、皮膚保護のため撥水クリーム等を使用する。このケアは創周囲皮膚にも行って良い。

　多汗も皮膚の浸軟をきたしやすい為、吸水性のあるリネン・寝衣を使用する。一方、乾燥した皮膚（ドライスキン）も外力の影響を受けやすい為、保温クリームなどを塗布する。

　なお、皮膚に接触した物質が原因で接触皮膚炎を発症することもある為、褥瘡との鑑別に注意を要する。

患者教育

　患者・家族教育とは、褥瘡の病態・危険因子・予防の原則を教育することである。

　危険因子は、運動・食・排泄・清潔・衣・寝床環境といった日常生活の中に常に存在する。生活様式は多様であり、どのように家族が患者のケアを実践していけるのか、共に考えて計画を立案すると良い。特に、患者・家族による毎日の皮膚観察は重要であり、褥瘡好発部位の観察をいつ・どのように行うかについて指導する。

　また、必要な社会資源の利用も勧める。

　褥瘡予防は、継続した日常生活行動である為、例えば1週間仙骨部に発赤が発生しない、のように目に見える評価項目と期限を定め、継続できるように支援する。なお、目標を達成した時には、患者・家族の努力を労うことも重要である。

　なお、褥瘡が発生した場合の医療機関への連絡方法についても、あらかじめ決めておくとよい。

栄養管理

　栄養管理とは、個々の患者の栄養学的問題の存在を評価し、問題を解決することであり、組織耐久性低下に関するリスク因子への対策である。

　具体的には、

　　　　　より詳細な栄養状態のスクリーニング・アセスメント

　　　　　栄養所要量の算出

　　　　　算出した栄養所要量と摂取量との比較

　　　　　適切な栄養補給方法による適切な栄養介入

第3章　創傷管理関連　第1節　共通して学ぶべき事項

を施行する。これらは管理栄養士・栄養に特化した医師・看護師・言語聴覚士・歯科医等を含む栄養サポートチーム（Nutrition Support Team ＮＳＴ）と協働で行うとよい。特に、本邦の高齢者においてはタンパク質・エネルギー低栄養状態（protein-energy malnutrition ＰＥＭ）が入院患者の約３割認めるとの報告もあり、ＰＥＭ改善に向けて適切な栄養管理が必要となる。

　なお、皮膚の機能を正常に保つために亜鉛、鉄といった微量元素の充足と適切な水分量摂取が言われているが、微量元素の充足と褥瘡発生との関係についてのエビデンスは不足している。

13. 感染のアセスメント

　創傷における菌の作用は、

　　　汚染（菌の増殖なし）

　　　定着（菌は増殖しているが、創部に対して無害）

　　　感染（菌は増殖しており、有害）

に分けられる。これらは連続的に捉えることができ、菌の創部への作用と宿主の抵抗力のバランスが崩れることで感染が生じる、との考え方が主流である。なお、定着と感染の中間の位置づけにあるのが臨界的定着であり、定着から感染に移行しつつある状態を示す。

　創感染には特徴的な臨床症状がある。感染に傾くと、局所の熱感・膿などの滲出液の増加・発赤・腫脹・疼痛等の他、発熱等の全身症状を呈することがある。このうち、発赤・腫脹・熱感・疼痛を、炎症の４徴という。表層の感染が疑われた際に認められる所見の頭文字をとったＮＥＲＤＳ、深部の感染が疑われた際に認められる所見の頭文字をとったＳＴＯＮＥＳも、局所感染時の判断の目安となる。

　ＮＥＲＤＳとは、

　　Ｎ　治癒遷延

　　　　　　４週間の経過で 20 ～ 40％縮小がみられない状態

　　Ｅ　滲出液の増加

　　　　　　面積にしてガーゼなどの被覆剤の 50％以上が滲出液で汚染された状態

　　Ｒ　赤く易出血

　　　　　　わずかな創処置の操作で出血する紅い肉芽

　　Ｄ　壊死組織

　　　　　　黄色・白色・黒色の壊死組織の付着

169

S　悪臭

　　　　　　腐敗臭などの悪臭を伴う状態

である。

ＳＴＯＮＥＳとは、

　　　S　創の拡大

　　　T　熱感

　　　　　　創部の周辺の温度が、対側等と比較して３℃以上の上昇

　　　O　骨髄炎

　　　　　　骨の露出

　　　　　　創部において直視下に骨がみえる状態

　　　N　近傍の破綻

　　　　　　既存の創部の周囲の皮膚が破綻し潰瘍が新生する状態

　　　E　滲出液・発赤・浮腫

　　　S　悪臭

である。

　感染性褥瘡の原因菌を推定するのに、創部の臭いやガーゼに付着する滲出液の色も役立つ。例えば、表皮ブドウ球菌では灰白色、黄色ブドウ球菌では黄緑色、緑膿菌では淡い緑青色を呈し、甘酸っぱい臭いがする。また、嫌気性菌との混合感染があると、茶褐色になり腐敗臭がする。全身の感染の場合は、そのフォーカスと起炎菌とを検索する。

　感染は、理学所見・創面からの細菌学的検査・血液学的検査・血液生化学検査等を総合的に判断して、感染の有無を診断することが推奨される。

　消毒は、皮膚やその他の対象物に存在する細菌等の病原性微生物を死滅もしくは減少させ、病原性を無くさせることである。病原性微生物による潜在的な感染の機会を減らすことが目的であり、一般に消毒薬が使われる。消毒薬は、タンパク凝固作用・酸化力によって殺菌力を発揮するが、同じ作用を微生物のみならず宿主側（創面）にも与えることを認識しておかなければならない。

　一般に、浅い皮膚創傷では消毒は必要ない。深い皮膚創傷でも、感染が成立していなければ、消毒による除菌にとらわれることなく洗浄がすすめられる。しかし、感染に移行しつつある状態や感染が成立した状態、すなわち臨界的定着と感染では、多少の組織障害が生じるとしても消毒を行い感染を抑えることが必要である。また、壊死組織の存在は、感染のリスクを高め、常に臨界的定着の状態と認識される。

なお、浅い褥瘡では表皮ブドウ球菌などの常在菌が多く、深い褥瘡では黄色ブドウ球菌・化膿性連鎖球菌・緑膿菌等と共に大腸菌・腸球菌・変形菌等の混合感染がみられることが多い。

褥瘡から生じる感染症には、蜂窩織炎・筋膜炎・骨髄炎・敗血症等があり、これらを疑わせる発熱・白血球増多・ＣＲＰ上昇等の全身症状がみられる時は、速やかに抗菌薬の全身投与を開始する。また、褥瘡患者が尿路・弁膜・副鼻腔等褥瘡以外の部分に感染症を生じた場合も、速やかに抗菌薬の全身投与を行う。

なお、感染のコントロール無しには、創傷治癒は期待できない。

また、軟部組織感染は疼痛の愁訴により発見される場合が多いが、脊髄損傷者では知覚鈍麻の為に疼痛を訴えない場合が多く重症化しやすいので、特に注意が必要である。

褥瘡患者は保菌者となりやすく、ＭＲＳＡ・多剤耐性緑膿菌・多剤耐性アシネトバクター等の耐性菌が検出された場合は、院内感染を防ぐ為に、ガウン・マスク・キャップ・手袋等を着用し、使用する道具を全てディスポーザブルにして対応し、監視培養を行う。

14. 褥瘡の治癒のステージ別局所療法

褥瘡治療は、外用薬や創傷被覆材を用いた保存的治療が主体である。

しかし、創傷治癒の全ての病期に使用できる万能外用薬は存在せず、創の状態を正しく評価した上で、最も適切な外用薬を使用しなければならない。また、外用薬の基剤自体が創傷治癒過程にも影響するので、主剤の薬理作用ばかりでなく、基剤の特徴も理解しなければならない。

初期段階

保存的治療によって創傷治癒を進めるには、肉芽組織が形成される為の環境整備を目的として、壊死組織の除去と感染制御を行なう。使用する外用薬には、抗菌作用と滲出液吸収作用が求められる。

後期段階

保存的治療によって創傷治癒を進めるには、後期段階では、肉芽組織形成および上皮化促進の為の環境整備を目的として、湿潤環境の保持と創面の保護を行う。使用する外用薬には、肉芽組織形成および上皮形成促進作用が求められる。

深達度分類

従来、褥瘡は深達度によって分類されてきた。Shea 分類・IAET分類・NPUAP分類等があり、各分類によって多少の差はあるが、壊死の及ぶ深さが表皮に留まる（Ⅰ度）、真皮に達する（Ⅱ度）、脂肪組織に達する（Ⅲ度）、筋肉・骨組織に達する（Ⅳ度）、の４段階に大別できる。この分類は、深達度＝重症度を評価するものであるが、治療における有用性は低い。

病期分類

褥瘡の創面の色調の変化が、褥瘡の創傷治癒過程を反映するという考えに基づいて、褥瘡の病期分類が提唱されている。この分類は、真皮深層以下に及ぶ深い褥瘡が、経時的に黒色期→黄色期→赤色期→白色期と変化する点に着目している。

黒色期は、塊状壊死組織の付着を反映している。黄色期は、残存壊死組織を伴う滲出性変化を反映している。赤色期は、肉芽形成を反映している。白色期は、創の収縮と上皮化を反映している。

この分類は、各病期の治療目標の設定と目標達成の為の治療手段・治療薬の選択における臨床的有用性が高い。

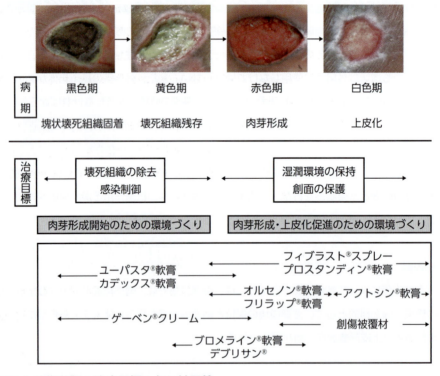

図24 病期分類と治療目標と主な外用薬

第3章　創傷管理関連　第1節　共通して学ぶべき事項

表7　主な外用薬の特徴

	抗菌作用	吸水性	基剤
ゲーベン®	○	×	乳剤
ユーパスタ®	○	○	精製白糖
カデックス®	○	○	水溶性
ブロメライン®	×	○	水溶性
オルセノン®	×	×	乳剤
フィブラスト®	×	×	水
プロスタンディン®	×	×	油性
アクトシン®	×	○	水溶性

黒色期

　黒色期は、壊死に陥った皮膚組織が創面に固着した状態である。黒色期の治療は、壊死組織の除去と感染制御を目標とする。黒色壊死組織は、肉芽形成を妨げるばかりでなく、細菌感染の温床となるので、速やかに除去しなければならない。

　壊死組織の除去は、外科的デブリードマンが迅速かつ確実であり、第一選択の治療法となる。しかし、外科的デブリードマンを急ぎすぎると思わぬ出血をきたすことがある為、注意を要する。抗菌作用のある外用薬を使用しながら、健常組織と壊死組織の境界が明瞭になるまで待つ。

　デブリードマン後は、抗菌作用と吸水作用をもつカデックス®軟膏・ユーパスタ®軟膏等を用いる。ゲーベン®クリームも抗菌作用を有するが、デブリードマン直後の滲出液の増える時期には不向きである。しかし、乾固した壊死組織に用いると、壊死組織が浸軟し、デブリードマンが行いやすくなる。

　患者の疼痛や全身状態不良の為に、外科的デブリードマンを実施できない場合には、化学的デブリードマンを行う。化学的デブリードマンに用いる酵素製剤には、ブロメライン®軟膏がある。黒色期の塊状壊死組織に用いる時には、メス等で壊死組織に格子状の切れ込みを入れると、薬剤が深部まで浸透しやすくなり、効果が高まる。軟膏が健常皮膚に付着すると、痛みを起こすことがあるので、創周囲の皮膚にあらかじめ油性軟膏などを塗布しておくとよい。

黄色期

　黄色期は、深部の壊死組織が残存し、滲出液が凝固付着した状態である。黄色期の治療も、壊死組織の除去と感染制御が中心となる。外科的・化学的デブリードマンを続け、抗菌作用のある

外用薬を使用する。化学的デブリードマンは、黄色期が最も適している。滲出傾向の強い褥瘡には、吸水作用の強いカデックス®軟膏やユーパスタ®軟膏が適している。乾燥気味の褥瘡には、ゲーベン®クリームが適している。なお、肉芽組織が存在しない黒色期から黄色期にかけては、抗菌作用のある外用薬を用いるのが原則である。

赤色期

赤色期の創面は、肉芽組織に覆われ、赤色を呈する。赤色期は、良性肉芽の増生を促し、欠損組織の補填を進めることが目標である。現時点では、フィブラスト®スプレーとオルセノン®軟膏が、最も強い肉芽形成作用を持つようである。

白色調の硬い肉芽組織は、不良肉芽であり、創の収縮を起こさず、創治癒にはつながらない。不良肉芽が形成されたら、できる限り外科的に除去するほうが良い。外科的に除去しない場合には、ブロメライン®軟膏を使用すると、不良肉芽が分解されて、新しい肉芽が形成されることがある。

肉芽組織が盛り上がりすぎてしまった場合、アクトシン®軟膏やカーボワックス®等の水溶性基剤の軟膏に変更し、肉芽の浮腫を除去する。

プロスタンディン®軟膏は、油脂性基剤で、刺激が少なく、肉芽形成作用に優れている。また、肉芽面と周囲皮膚との段差が小さくなった段階からは、ハイドロコロイドドレッシング材等を使用しても良い。

白色期

白色期は、深い褥瘡治癒過程の最終段階であり、創の収縮と上皮化をする、組織再構築（tissue remodeling）の時期である。肉芽組織が成熟すると、組織全体が収縮を起こす。この収縮により、創面積は縮小し、閉鎖しきれない創の周囲から上皮化が起こる。アクトシン®軟膏は、創の収縮作用が強く、小さな褥瘡は著効することがある。

15. 下肢創傷のアセスメント

下肢に発生した創傷を目の前にした時、その創傷が褥瘡・外傷・熱傷・虚血性潰瘍・静脈性潰瘍等を鑑別することが、その後の治療を大きく左右する。特に、踵部や外果部は生理的骨突出部位である為、複数の要因が関与する可能性がある。

下腿潰瘍の原因は、アメリカでは約 80％が静脈還流障害であると言われ、ドイツでは約 80 ～ 90％が血管障害であると言われている。本邦においては、大規模な下腿潰瘍の疫学調査は存在しないが、下腿潰瘍の原因として一次性あるいは二次性静脈瘤による静脈性潰瘍を評価することは非常に重要である。しかし、下腿潰瘍の約 10％は脈管疾患が関与していない為、下腿潰瘍の原因検索が重要である。

　下腿潰瘍の原因として最も頻度の高いのは、一次性あるいは二次性静脈瘤による静脈性潰瘍であり、立位でのドプラ聴診は表在静脈の弁不全を簡便かつ確実に診断できる。ただし、慢性期の二次性静脈瘤では、ドプラ聴診で表在静脈の逆流を認める場合がある為、深部静脈の開存の有無を、画像検査（血管エコー・静脈相の造影ＣＴ・ＭＲＩ静脈撮影・下肢静脈造影検査等）で確認する必要がある。

　二次性静脈瘤の原因として、深部静脈血栓症後の血栓後遺症が多い。しかし、深部静脈血栓症は臨床症状を欠くことがある為、過去に深部静脈血栓症の診断がなされていないこともある。また、深部静脈が閉塞している場合、静脈瘤手術の適応は無い為、深部静脈の開存の確認によって治療方法が変わることもある。

　深部静脈血栓症の危険因子として、

　　　　血栓性素因

　　　　長期臥床

　　　　長時間手術

　　　　高齢者

　　　　肥満

　　　　悪性腫瘍

　　　　ホルモン療法

　　　　下肢〜足の骨折やギプス固定

　　　　下肢麻痺

等があり、問診によって確認する。

　下肢の腫脹がある場合、表在静脈の拡張があってもドプラ聴診で逆流を聴取しない場合、立位静止状態で表在静脈を上行する静脈音が聴取できる場合は、積極的に二次性静脈瘤を疑うべきである。

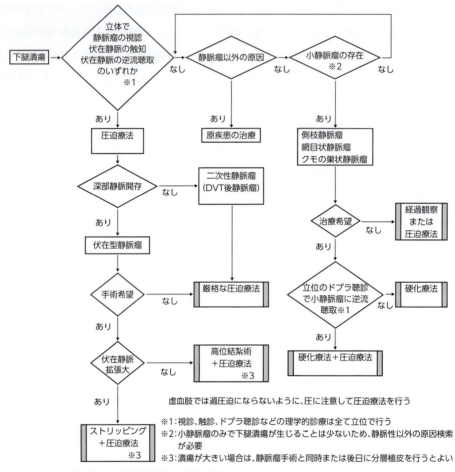

図25 下腿潰瘍・下肢静脈瘤の診療手順

　皮膚の視診は、十分に露出して明るい場所で見ることが重要である。皮膚の視診は、入浴・清拭・陰部洗浄・部分浴等の清潔ケアの際がスムーズである。
　温度のアセスメントは、手背で触れることにより行う。
　圧痛・硬さ・弾力性のアセスメントは、手掌全体で触れることにより行う。
　浮腫・圧痛点のアセスメントは、指腹で触診することにより行う。
　圧痛・硬さ・弾力性のアセスメントは、両手で触診することにより行う。
　振動のアセスメントは、指の付け根で触診することにより行う。
　感染は、発赤・腫脹・熱感・疼痛・機能低下のいわゆる感染の5徴に注意する。

第3章 創傷管理関連 第1節 共通して学ぶべき事項

16. 下肢創傷の病態別治療

　下腿潰瘍やその原因の多くを占める下肢静脈瘤についてのガイドラインは、海外では存在するが本邦においては存在しない。また、成書では下腿潰瘍の原因の約8割を占める下肢静脈性疾患に対する鑑別診断や治療上重要な圧迫療法・手術療法についての詳細な解説は少ない。

下腿潰瘍

　下腿に生じる潰瘍の総称で、種々の原因で生じるが、静脈性潰瘍の頻度が最も多く、欧米では約7〜8割は静脈性とされている。約1割は動脈性で、両者の合併もある。下腿潰瘍の多くは、循環障害によるものである。その他の原因として、膠原病・褥瘡・悪性腫瘍・感染症・接触皮膚炎等がある。なお、残りの1割では、脈管疾患は関与しておらず、原因を明らかにすべく努めなければならない。

　下腿潰瘍の原因の大半を占める静脈還流障害は、その原因である静脈うっ滞（静脈高血圧状態）に対する治療が大切であり、最も重要な治療は圧迫療法である。作用機序は、圧迫療法により表在静脈が圧排され、静脈血の逆流が物理的に抑制され、下肢静脈高血圧が改善される為、下腿潰瘍の改善につながる、とされている。

　ただし、末梢動脈閉塞性疾患（peripheral artery disease ＰＡＤ）を合併している場合、圧迫療法が動脈性血流障害に繋がる場合があり、ＡＢＩで動脈血流障害が認められる場合には、過圧迫や圧迫が不均一にならないように注意して、圧迫療法を行う必要がある。

　足関節部での圧迫圧によって、治療効果は異なる。足関節部の圧迫圧は、褥瘡の体圧を測定する機器を用いて測定することが可能である。

　なお、圧迫療法を行うことによって潰瘍部の圧痛が強い場合には、局所表面麻酔薬のアミノ安息香酸エチル軟膏や、粘滑・表面麻酔薬であるキシロカインゼリーを使用できるが、両剤ともに、稀にショックあるいは中毒症状を起こすことがある為、これらの使用に際しては、十分な問診と患者の状態を把握する必要がある。

表8 足関節部での圧迫圧（単位：mmHg）

20 未満	深部静脈血栓症（DVT）予防
20 〜 30	軽度静脈瘤
30 〜 40	下肢静脈瘤術後
40 〜 50	下腿潰瘍を伴う下肢静脈瘤、DVT後遺症、リンパ浮腫
50 以上	高度リンパ浮腫

一般に、壊死物質のような不活性化組織は感染防御能力が低下しており、細菌が増殖して、創傷治癒を遅延させる。デブリードマンは、これら壊死組織や過剰な細菌を除去し、治癒に不利な状態を取り除くことを目的とする。下腿潰瘍の壊死物質を除去すると、潰瘍の縮小が早くなることから、デブリードマン、特に外科的デブリードマンを積極的に行うように推奨される。

静脈性下腿潰瘍

　静脈うっ滞性潰瘍・うっ滞性潰瘍・静脈性潰瘍とも呼ばれる。静脈還流障害（いわゆる静脈うっ滞）により生じる潰瘍で、静脈高血圧状態により皮膚炎を生じ、これに打撲など小外傷が加わって潰瘍を生じることが多い。原因の多くは一次性下肢静脈瘤であるが、二次性下肢静脈瘤によっても生じる。下腿の下1/3から足背に生じることが多い。治療の基本は、圧迫療法である。

うっ滞性皮膚炎

　うっ滞性湿疹とも呼ばれる。静脈うっ滞≒静脈高血圧状態によって生じる湿疹・皮膚炎である。下腿に生じることが多く、原因の多くは一次性下肢静脈瘤であるが、二次性下肢静脈瘤によっても生じる。

一次性静脈瘤

　①から④に分類するが、これらが同時にみられることもある。

　　①伏在型静脈瘤

　　　　本幹型静脈瘤ともいう。治療を必要とする一次性静脈瘤では、最も多い。大伏在型静脈瘤は、大伏在―大腿静脈接合部直下の大伏在静脈の弁不全から逆流が生じ、大腿から下腿の内側に静脈拡張や蛇行をみる。内果上部や下腿前面にうっ滞性皮膚炎や潰瘍を伴うことがある。小伏在型静脈瘤は、下腿後面の小伏在静脈の拡張や分枝静脈の拡張をみる。外果上部にうっ滞性皮膚炎や潰瘍を伴うこともあるが、進行例では、大―小伏在間静脈などを介して、下腿部の大伏在静脈にも逆流が及び、下腿内側の静脈瘤も伴うため、内果・外果の両方や下腿全周性に皮疹をみることもある。

　　②側枝静脈瘤

　　　　分枝静脈瘤ともいう。伏在静脈本幹に静脈瘤や静脈逆流がみられず、伏在静脈以外の表在静脈が拡張・蛇行しているもの。単独でみられることは比較的少なく、伏在静脈瘤を見落としていないか精査する必要がある。

③網目状静脈瘤

　　　径2～3mmの静脈が青く網目状に拡張するもの。

　④クモの巣状静脈瘤

　　　径1mm以下の細かい紫紅色の静脈が生じるもの。

なお、②から④は小静脈瘤と総称することもある。

　下肢の静脈性疾患は、ＣＥＡＰ分類を用いることが一般的である。これは、臨床徴候Ｃを0～6、病因Ｅをc・p・s・nに、解剖学的部位Ａをs・p・d・nに、病態生理学的機能不全Ｐをr・o・nで分類する。

表9　ＣＥＡＰ分類

臨床分類（Clinical classification）
C0：視診・触診で静脈瘤なし
C1：クモの巣状（径1mm以下）あるいは網目状静脈瘤（径3mm以下の静脈瘤）
C2：静脈瘤（立位で径3mm以上の静脈瘤）
C3：浮腫
C4：皮膚病変（C4a：色素沈着・湿疹、C4b：脂肪皮膚硬化・白色萎縮）
C5：潰瘍の既往
C6：活動性潰瘍

病因分類（Etiological classification）
Ec ：先天性静脈瘤
Ep ：一次性静脈瘤
Es ：二次性静脈瘤
En ：病因静脈不明

解剖学的分布（Anatomic classification）
As ：表在静脈
Ap ：交通枝（穿通枝）
Ad ：深部静脈
An ：静脈部位不明

病態生理的分類（Pathophysiologic classification）
Pr ：逆流
Po ：閉塞
Pr、o：逆流と閉塞
Pn ：病態不明

第3章　創傷管理関連　第1節　共通して学ぶべき事項

　一次性静脈瘤の治療は、静脈瘤手術（高位結紮術・静脈抜去術等）が第一選択となる。下肢静脈瘤手術は、静脈抜去術（ストリッピング手術）と高位結紮術・硬化療法等が保険診療として認められている。どの治療においても、術前に深部静脈の開存確認を行い、立位と臥位でドプラ聴診器とエコーを用いて静脈の位置をマークし、手術部位を決定しておいて手術に臨む。一次性静脈瘤による下腿潰瘍に、圧迫療法に加えて静脈瘤手術を行うことにより、圧迫療法のみを行った場合に比べて下腿潰瘍の治癒率は変わらないが、手術を行った群では下腿潰瘍治癒後の再発率が有意に低下することが示されている。また、下肢静脈瘤に対する手術療法と硬化療法の比較は、術後１年以内は硬化療法が優れるが、３～５年間の長期観察では硬化療法では再発が多くなり、手術の成績の方が優れている。

　しかし、手術に同意が得られない・合併症のために手術を行えない等では、湿潤環境が潰瘍の治癒を促進させる為、圧迫療法に併用して外用薬やドレッシング材を用いる。

　近年、伏在型静脈瘤に対してフォーム硬化療法が行われることがあり、伏在型静脈瘤へのフォーム硬化療法は、液状硬化療法より有効であると報告されているが、手術よりは劣っている。なお、伏在型を除く小静脈瘤が原因である下腿潰瘍や手術（伏在静脈の高位結紮術・静脈抜去術等）の後に残存する静脈瘤に対しては、硬化療法を行って良いと考えられる。

二次性静脈瘤

　二次性静脈瘤の多くは、深部静脈血栓症の後遺症として、深部静脈の還流障害により表在静脈が側副血行路として拡張・蛇行したものである。その為、深部静脈が血栓により完全に閉塞している場合や、側副血行路として機能している表在静脈に対して、ストリッピングや高位結紮を行った場合、解剖学的見地からも下肢の静脈うっ滞を悪化させる可能性が極めて高い。よって、深部静脈血栓症による二次性静脈瘤において、深部静脈が閉塞している場合、静脈瘤手術は推奨できない。

深部静脈血栓症（ＤＶＴ）

　主に、下肢深部静脈に血栓が生じる病態を指す。肺血栓塞栓症（Pulmonary embolism：ＰＥ）と深部静脈血栓症（Deepvein thrombosis：ＤＶＴ）は合併することも多く、総称して静脈血栓塞栓症（venous thromboembolism：ＶＴＥ）または静脈血栓症（venous thrombosis：ＶＴ）と呼ぶこともある。

　血栓の成因として、ウィルヒョーの３要素（Virchow's triad）

血管内皮細胞の障害

血流の障害

血液凝固性の亢進

が唱えられている。最近では、ヒラメ静脈の血栓から始まり、深部静脈血栓が出来るとの考えがある。様々な原因があるが、膝関節人工関節置換術後では約半数にＤＶＴが生じるとの報告もある。ＤＶＴとＰＥは、エコノミークラス症候群と呼ばれることもあるが、飛行機旅行以外でも生じる為、これは適切な病態名では無い。

圧迫療法は、下肢静脈瘤・深部静脈血栓症・リンパ浮腫に対する保存的治療として、最も重要な治療法である。圧迫療法を継続することにより、血栓後遺症の発症率が有意に減少する。圧迫療法には、弾性包帯や弾性ストッキングを用いる。潰瘍がある場合、圧迫圧を調整しながら巻ける為、弾性包帯が使いやすく、潰瘍がない場合はストッキングが使いやすい。ただし、下肢末梢動脈狭窄がある場合、特にＡＢＩが 0.8 未満では、圧迫療法を行わない方が良いとの報告があり、注意が必要である。朝起床時すぐに弾性包帯か弾性ストッキングを装着し、就寝前まで続け、就寝時は下腿を約 10 cm（座布団２枚を下腿の下に敷いて）挙上する。圧迫療法は、手術治療を行わない患肢には継続して行い、手術治療後の場合でも２〜３カ月行うようにする。

静脈抜去術（ストリッピング手術）は、伏在静脈の拡張が高度の場合選択すべき手術である。弁不全となった伏在静脈を抜去する根治的治療法で、不全交通枝も遮断される為、安定した成績が得られる。腰椎麻酔・硬膜外麻酔や、最近では大量低濃度局所浸潤麻酔（ＴＬＡ法）＋大腿神経ブロックで行う施設もある。鼠径部で大伏在静脈を高位結紮切離した後、下腿の大伏在静脈から鼠径部に向かってストリッピングワイヤーを挿入し、ヘッド（オリーブ）に換えて抜去するBabcock 法と、これを使わずにストリッピングワイヤーに静脈を結紮して、静脈を内翻させて引いて抜去する内翻ストリッピング法がある。後者の方が神経障害が少ないが、抜去静脈が途中で断裂することがあり、注意が必要である。静脈瘤根治術と呼ばれることもあるが、術後５年経過すると、３〜４割で再発（別の表在静脈を介した逆流）がみられるとの報告がある。

高位結紮術は、伏在静脈の拡張が中等度の場合に選択される手術で、局所麻酔で行う。大伏在静脈瘤では鼠径線よりやや足側に、小伏在静脈では膝窩部に皮膚切開をおき、皮下を剥離して伏在静脈を露出し、深部静脈への流入部を確認してこれが狭窄しないように伏在静脈を二重結紮して切離する。この時、同時に深部静脈に流入する分枝も結紮切離しておく。高位結紮のみでは再発がみられることもあり、高位と膝の上下の３カ所の結紮切離を行い、後日硬化療法を併用する施設が多い。

第3章　創傷管理関連　第1節　共通して学ぶべき事項

　硬化療法は、小静脈瘤に対する治療法で、小静脈瘤の部位に硬化剤を注入する。27G 針を用いて 0.5 〜 1 ％ のポリドカノールを瘤内に注入し、弾性包帯にて圧迫する（圧迫硬化療法）。最近では、空気と混合して泡状とし注入する方法（泡状硬化療法：フォーム硬化療法）も行われている。なお、硬化療法は、立位で径 8 mm を越える伏在型静脈瘤には適応とならず、よって、下腿潰瘍の原因となるような下肢静脈瘤には、通常は単独では行わない。

　外用薬は、皮膚を通して、あるいは皮膚病巣に直接加える局所治療に用いる薬剤であり、基剤に各種の主剤を配合して使用する。

　創傷被覆材は、ドレッシング材（近代的な創傷被覆材）とガーゼなどの医療材料（古典的な創傷被覆材）に大別される。ドレッシング材は、湿潤環境を維持して創傷治癒に最適な環境を提供する医療材料であり、創傷の状態や滲出液の量によって使い分ける必要がある。ガーゼなどの医療材料は、滲出液が少ない場合、創が乾燥して湿潤環境を維持できない。創傷を被覆することにより、湿潤環境を維持して創傷治癒に最適な環境を提供する。従来のガーゼ以外の医療材料を、創傷被覆材あるいはドレッシング材と呼称することもある。

17. 創部哆開創のアセスメントと治療

1．はじめに

　創部哆開創は縫合閉鎖を行った創部が早期に離開し表皮同士の接着が失われた状態を一般的に指す。創傷治癒過程をその治癒形態から分類すると損傷を受けた組織が損傷を受ける前とほぼ同じ位置関係に復元された状態で進行する一時治癒（primary wound healing）と縫合閉鎖せず開放創のままとして治癒過程を進めた場合の治癒形式である二次治癒(secondary wound healing)、意図的に一定期間、開放創として処置し、創が清浄化した後に縫合閉鎖を行う三次治癒(tertiary wound healing) に大別されるが、創部哆開は一次治癒もしくは三次治癒の過程で生じる。

　創傷治癒は止血から始まる炎症期、細胞外マトリックス（新生血管、線維芽細胞、マクロファージ、コラーゲン線維など細胞間隙に存在する糖とタンパク質の複合体）によって構成される肉芽組織の形成、血管新生および上皮化が進行する増殖期を経て、組織の増殖が落ち着き細胞外マトリックスなどの構造が再編成される細胞再構築期に至り完成する。これらのいずれかの過程が破綻すると創は治癒に至らない。

　一方縫合創は通常術後 2 〜 3 日ごろに縫合された部位が壊死に至り、その後約 7 日間で

線維芽細胞が活性化して生理的癒合が完成する。生理的癒合が障害されて創が離開すると創部哆開となる。従って創部哆開創のアセスメントと治療を行うにあたっては創傷の治癒過程に影響を与える因子についての理解が重要である。

2. 創傷治癒に影響を与える因子

■ 全身因子

① 各種栄養障害

●タンパク質・アミノ酸

肉芽組織を構成するコラーゲン線維はアミノ酸であるアルギニン、グルタミンの不足により合成が阻害される。またアルギニンはマクロファージを活性化する。マクロファージの活性化は感染に対する自然免疫応答の主要な要素であるため、アルギニンの過不足は感染抵抗性の重要な決定因子となる。臨床的には血清アルブミン値を 3.0g/dL 以上に保つことが重要である。

●ビタミン

ビタミン C はコラーゲンの合成に重要な役目を果たし、不足すると合成が阻害される。ビタミン A やナイアシンの不足は神経芽細胞の分化を阻害する。

●微量元素

Cu、Fe、Zn などの微量元素は代謝障害の原因となる。Cu は結合織代謝に、Zn はタンパク質、脂質、糖の代謝に関与し創傷治癒の促進に働く。

② 低酸素血症

創部への酸素供給が低下すると細胞外マトリックスの形成などのすべての治癒過程が阻害される。貧血患者では SpO_2 が十分あっても末梢組織での低酸素血症に陥りやすい。

③ 慢性疾患

前述した貧血のほか、糖尿病、肝不全、膠原病の存在は創傷治癒を遷延する。糖尿病コントロールの指標として HbA1c（糖化ヘモグロビン）が用いられるが、HbA1c はヘモグロビンの中でも酸素結合が強く末梢で酸素を放出しにくくなり、末梢組織での低酸素血症をきたすほか、毛細血管のみならず大血管にも動脈硬化促進をもた

らすため更に末梢循環不全に陥りやすい。また高血糖は好中球機能に障害を与え感染リスクを増やす。肝不全はタンパク質合成に障害があるため炎症細胞やコラーゲン量の低下を招く。また凝固因子の欠乏による出血傾向は創面での血腫形成のリスクを生じる。膠原病では多くの場合血管炎を併発しているため循環障害や血栓形成による血行障害をきたしやすい。

④　**代謝障害**

糖代謝、タンパク代謝、脂肪代謝などの障害は栄養の補給や生体の活動に大きな支障となり、創治癒にとっても障害となる。

⑤　**年齢**

高齢者の皮膚ではコラーゲンとエラスチンの生成が減少するため皮膚が裂けやすくなる。また血管の数が減少し、皮膚の深層部の血流が低下する。

⑥　**薬剤**

抗炎症剤、副腎皮質ホルモンなどの特殊な薬剤は創傷治癒を遷延させる。

●**抗炎症剤**

アスピリンやインドメタシンなどの抗炎症剤は正常な炎症期の働きである異物や病原体の侵入を妨げ創部を正常化する過程が抑制される。

●**副腎皮質ホルモン**

抗炎症性ステロイドは上皮化、血管新生、創収縮などのすべての層の治癒過程を遅延させる。特にコラーゲンの減少を招くため創強度の減少をきたし創部哆開を招く。

⑦　**ニコチン**

ニコチンの使用が創の一次治癒を遅らせ、手術部位感染（SSI: surgical site infection）が増加することは大規模な前向き試験で報告されている。

⑧　**放射線照射**

放射線は局所的にはもちろん、全身的にも創治癒を抑制する。

■ 局所因子

① 異物・壊死組織

創内における異物や壊死組織、血腫などの存在は創面接着の物理的障害となるだけでなく感染を生じやすい。

② 感染

創感染は創傷治癒を阻害する最大の局所因子であり、CDC ガイドラインに定義された皮下脂肪織までの感染である表層性 (superficial) SSI に相当する。一般に創部組織 1g あたり 10^5 colony forming units(CFU) 以上の細菌が存在すると創治癒は阻害される。しかしながらその部位に異物が存在すると、感染を起こすのに必要な微生物の量はずっと少なくなる（例えば、シルク縫合糸の存在下では、組織 1 g 当たり１００個のブドウ球菌で起こる）。細菌感染状態では創部での炎症が持続するため増殖期への移行が起こらないため治癒が遅延する。

③ 部位的因子

関節部などのよく動く部位や進展され緊張がかかりやすい部位では創傷治癒も遅れ、治癒後に肥厚性瘢痕を生じやすい。

浮腫を生じやすい下半身では循環不全も生じやすく治癒が遷延する傾向にある。

④ 創部にかかる外力の増加

肥満患者の腹壁は緊張がかかりやすく、腹部手術後に腹水が貯留し腹圧が上昇した場合も腹壁に緊張がかかる。また持続する咳や嘔吐、吃逆などによっても体幹の創部には緊張がかかる。

⑤ 組織の局所循環障害

組織血流の低下はすべての創傷治癒過程を遅延させる。創部哆開、創感染を誘発する重要な因子である。とくに縫合前の創面同士の距離が離れている場合などに創面を接着させるために太い縫合糸で強く創部を引き寄せると縫合糸により阻血が生じる。

⑥　縫合創の大きさ

例外を除けば縫合創が大きければ大きいほど侵襲の大きな手術や外傷に見舞われた
ことになる。侵襲が大きいと感染率の上昇や組織の損傷が大きく創傷治癒の遷延化
をきたしやすい。

⑦　縫合前の創の状態

治療開始時の状況を感染の程度から見ると創は①無菌創、②汚染創、③感染創に分
類される。消化管のような不潔な内臓を開放しない手術における皮膚縫合は無菌創
とよぶ。一方細菌、異物が創面に付着してはいるものの増殖して創周囲組織に浸潤
していない状態の創を汚染創、菌が増殖して創周囲組織内に浸潤している状態を感
染創と呼ぶ。感染創であってもデブリードマン等により一時治癒が期待できれば縫
合閉鎖している場合もある。さらに創自体の形態が切創、割創、刺創、挫創、裂創、
杙創、剥皮創のいずれであったのかも縫合創の緊張や皮下組織の状態を推し量る上
で重要である。

3．創部哆開の原因

　創部哆開の原因として2にあげたいずれかの因子が影響し創傷治癒が遷延化した場合以外
に縫合糸を使用した縫合を原因とするものがある。むしろ創部哆開の多くはこれらの原因に
よるものである。1つは縫合糸自体に対するアレルギー反応が原因となるものである。絹糸
のような異種タンパク縫合糸に生じることが多いが、非吸収糸でも生じる。縫合糸周囲にア
レルギー反応により炎症が生じ、周囲組織に障害が発生、壊死にいたる。臨床的には刺入口
に発赤が見られるようになり、次第に刺入口が大きくなり縫合糸の緊張が失われる。その結
果結紮に緩みが生じ、創が哆開する。第2に手技の稚拙によるものも挙げておく必要がある。
縫合糸が特に非吸収糸の場合は①結紮糸の緩みによるもの、②女結び（縦結び）のようなほ
どけやすい結紮を行った場合、③結紮糸を強く締めすぎたために局所の虚血を生じ治癒遅延
をきたす場合に生じる。とりわけ③は創部哆開を回避しようとして強く結紮した場合に生じ
やすく、創部哆開のうちのかなりの頻度を占める。これらは本来回避できた創部哆開であり、
早期に縫合状態を確認し、正しい縫合に変更すれば創部哆開は生じない。
　一般的に皮膚の切開創は縫合以前にほぼ接着している状態が緊張もかからず哆開しないの
みならず肥厚性瘢痕も生じにくい。すなわち皮下縫合の段階で皮膚はほぼ接着している状態が

良いとされ、その状態で皮膚縫合を行うと若干縫合の幅だけ皮膚が盛り上がった状態となる。逆に極度に平坦もしくは陥凹している状態は皮膚に緊張がかかっている状態で哆開しやすい。

4．症状

　　発熱、脈拍増加、白血球増加、創部の発赤、腫脹、排膿、創痛などが一般的に言われている。しかし腹膜炎を併発するため炎症が広範囲に及ぶ消化管の縫合不全や広範囲の熱傷などに比べ、縫合創は全身から見て広い範囲を占めるものではないため局所症状にとどまることがほとんどである。さらに前述のように縫合糸に起因するものが多いことから発熱や脈拍増加などの全身症状がみられることはほとんどなく、創部に持続する発赤を認めたり、縫合糸の刺入口の拡大が見られたりすれば創部哆開発生の可能性を考慮するべきである。

　　縫合糸が吸収糸の場合は埋没縫合となり皮膚が縫合糸によりどのような影響を受けているかは直接見ることができず、ある日突然哆開することも多いが創面の発赤、熱感はみられることが多い。

5．アセスメント

　　一番重要なことは即座に再縫合を行い一時治癒の継続が可能かどうかを判断することである。このためには哆開の原因および哆開の状態を正しくアセスメントする必要がある。

■　原因のアセスメント

　　感染の有無及び培養検査、血腫、創にかかる外力の有無、全身の状態（低栄養、糖尿病、高齢者など）、縫合手技の巧拙、年齢、服薬薬剤など前述の創傷治癒に影響を与える因子の存在を確認する。また縫合前の創の状態を確認することは創部哆開部の深層にある軟部組織や筋組織に異常がないかを判断する上で役に立つ。

■　哆開状態のアセスメント

　　創部哆開部の離開の幅や長さおよび深さは直接再縫合できるかどうかを左右する。哆開部に壊死組織や膿、血腫などの存在も再縫合時に感染を生じたり、死腔を形成したりする可能性があり必ず見ておく必要がある。

6．治療

■　原因への対症療法を行う

　　①　抗菌薬投与、創ドレナージ、デブリードマン

② 基礎疾患（糖尿病、心不全など）のコントロール

③ 栄養管理

■ 再縫合

原則的には再縫合を第一選択とし、それが可能かどうかを個々の症例に応じて客観的に判断する。この判断は極めて重要で、安易な判断は再縫合→再哆開→再々縫合という経過を辿るため、万全の注意を払う必要がある。再縫合時の再哆開を可能な限り防ぐため下記のような追加処置を行うことも考慮する。

① 哆開創部の緊張緩和

　健常皮膚への減張切開、腹帯、胸帯、体位、シーネ固定など

② 血腫や膿の排泄

　ドレーン挿入

③ 創部の安静

　浮腫の軽減（挙上、弾性包帯など）、圧迫を避ける体位

■ 再縫合不能の場合

① 三次治癒を目指す

　再縫合が不能の場合はコントロールできていない感染がある場合や炎症が強く高度な浮腫を伴っている場合、さらにそのまま閉鎖すると大きな死腔を形成する場合などがあげられる。抗菌薬投与やデブリードマンにより創が清浄化し、肉芽が増生し閉鎖可能と判断された時期に縫合閉鎖を行う。

② 二次治癒を目指す

　デブリードマンを行った後、皮下組織の欠損に比べ皮膚の欠損部が著しく大きくなった場合には縫合閉鎖を強引に行うと緊張が強すぎ再び哆開を招くため二次治癒を期待する。二次治癒においては欠損する組織量や創部の環境に応じて治癒までの期間が左右される。皮下組織より深部に達する創傷では創縁および創底から肉芽の増勢が進みやがて形成された肉芽が収縮すると同時に創縁から上皮化が進行して治癒が完成するが、上記の創傷治癒に影響を与える因子に異常があると肉芽の増生や上皮化が進行せず治癒が遷延化される。

7．最後に

創部哆開の発生頻度はそれほど多くないが、一旦発生すると治療期間や入院期間の遷延化

を招く。さらに目立った肥厚性瘢痕やケロイドといった病的瘢痕を広範囲に生じる場合も多く、美容面、精神面にも長期に渡って影響を及ぼす合併症である。くれぐれも再縫合→再哆開→再々縫合という経過だけは辿らぬよう正しい知識と判断力を身に付けていただきたい。同時に創部哆開の発生リスクに関しては 1999 年の CDC ガイドラインに詳しく記載されており、縫合前、手術前から術中にかけてこれに準じた予防策を講じる必要がある。

第3章 創傷管理関連 第2節 褥瘡又は慢性創傷の治療における血流のない壊死組織の除去

褥瘡又は慢性創傷の治療における血流のない壊死組織の除去

1. 褥瘡及び慢性創傷の治療における血流のない壊死組織の除去の目的

　感染組織・壊死組織は正常な肉芽組織の成長を妨げる為、感染組織・壊死組織が存在したままだと、創傷治癒は望めない。デブリードマンによって、感染組織・壊死組織を除去することは、創傷治療の原則であり、創傷治癒を促進する。また、正しい創の深さの判定にも寄与する。

　明らかに感染徴候があり、蜂窩織炎・壊死性筋膜炎・敗血症の原因になっている時は、救命の為に外科的デブリードマンが必須となる。外科的デブリードマンに緊急性がない場合は、外用療法・閉塞性ドレッシングなどを用いて自己融解を促す方法もあるが、深部感染の有無について慎重に観察する必要がある。

　ＰＡＤが基盤にある時、踵を含む四肢末梢の外科的デブリードマンは、慎重に行うべきである。

　壊死組織の除去は、創の状況によっては、外科的デブリードマンの他に、外用薬等その他の方法を組み合わせることで、より早く壊死組織の除去効果を高めることが可能になる。また、全身状態等の問題で外科的デブリードマンが不可能な場合にも、外用薬によるデブリードマンが選択されることが多い。外用薬によるデブリードマンには、酵素製剤による化学的デブリードマンの他、適切な湿潤環境を保つことによって自己融解を促進させる方法等がある。

2. 褥瘡及び慢性創傷の治療における血流のない壊死組織の除去の適応と禁忌

　褥瘡は、繰り返し生じる圧迫や血流不全の為に、壊死組織を生じやすい創傷である。壊死組織は細菌増殖の温床になる為、速やかに除去することが必須である。褥瘡は、健常人よりも低栄養患者・重症患者・糖尿病等基礎疾患を持つ患者に生じることが多く、これらの人は、感染に対する抵抗力が無い。よって、褥瘡は感染との戦いである。つまり、褥瘡治療において、壊死組織を除去するデブリードマンは重要な局所管理の一つであり、デブリードマンはこまめに行うことが重要となる。

　ここで、壊死組織の除去の難しさは、

　　　血液循環を保つ

　　　細菌感染を制御する

と同時に、

　　　湿潤環境を保つ

　　　　内因性酵素・ブロメライン等の外因性酵素が作用できる

点にある。よって、壊死組織の除去にあたっては、適応が重要となる。

褥瘡の治療においては、保存的治療を優先する。

しかし、深さが皮下組織以上に及ぶ褥瘡では、

局所の感染巣の局在

壊死組織の量・範囲の拡大

がみられる場合、

創部の血行状態

痛みへの耐性

に応じて、外科的デブリードマンの適応を決定する。

また、感染が鎮静化している褥瘡で、

保存的治療で改善のみられない壊死組織

不良な肉芽組織

も、外科的デブリードマンの適応となる。

また、局所的な外科的デブリードマン適応として、

深さが皮下組織以上に及ぶ褥瘡

特に筋組織を超えて骨に達する褥瘡

では、治癒までに長期間を要する為、外科的デブリードマンの適応となる。

外科的なデブリードマンを行う場合に注意すべきことは、

出血傾向

抗凝固薬・抗血小板薬の内服歴の有無

である。

なお、米国褥瘡諮問委員会（ＮＰＵＡＰ National Pressure Ulcer Advisory Panel）・欧州褥瘡諮問委員会（ＥＰＵＡＰ European Pressure Ulcer Advisory Panel）・米国創傷オストミー失禁ケア専門ナース協会（ＷＯＣＮ Wound Ostomy and Continence Nursing）のガイドラインでは、メンテナンス・デブリードマンを施行することを推奨している。

3. 褥瘡及び慢性創傷の治療における血流のない壊死組織の除去に伴うリスク（有害事とその対策等）

外科的デブリードマンは、健常組織と壊死組織の境界で行う。健常組織と壊死組織の境界が不明瞭な場合、健常組織に切り込むことがあり、組織からの出血への対応に難渋することがある。

出血は、全身状態の悪化につながることもある。

全身状態不良の患者では、デブリードマンによる侵襲・出血・体液喪失が生命に関わることもある。このような患者では、局所の炎症所見が少ない場合、デブリードマンをせずにそのまま様子をみることがある。しかし、壊死組織の存在が、ガス壊疽等の重篤な感染症につながることもあり、注意が必要である。壊死組織が発熱や敗血症の origin と考えられる場合、適宜デブリードマンを行う。

外科的デブリードマンは、

　　壊死組織の除去

　　感染のコントロール

の方法としては、非常に効率がよい反面、外科的な侵襲を伴う処置であることがデメリットである。また、外科的デブリードマンは、観血的な手技である為、術後に全身状態が悪化し、場合によっては死亡することも有り得る為、適応の有無を外科的デブリードマン実施前に十分に検討する。また、処置の方法次第で、出血・感染の波及・疼痛等、全身状態に対してマイナスの影響を及ぼすこともある。

外科的デブリードマンの術前に、

　　全身状態の把握

　　血液検査所見（血算・凝固因子）

　　抗血小板薬・抗凝固薬等の投与薬剤の有無

等を確認しておく。

なお、循環器疾患のガイドラインでは、出血のコントロールが容易な小手術では、抗血小板薬・抗凝固薬の薬剤を中止せず実施するよう勧めている。脳梗塞のガイドラインでも、ワルファリンは内服継続が望ましい、抗血小板療法は続行して良い、としている。しかし、中止可能な患者も存在する為、担当医に相談の上、個々の症例毎に対応することが望ましい。また、中止できない場合は、外科的デブリードマンとしては不十分ではあるが、壊死組織内の出血しない範囲に、外科的デブリードマンを収める方法もある。

4.DESIGN-R に準拠した壊死組織の除去の判断

創傷治癒を促進する為には、

　　壊死組織の除去

　　　　　滲出液の管理

　　　　　感染の制御

といった wound bed preparation（ＷＢＰ　創面環境調整）が重要である。

　ＷＢＰは、

　　　　　デブリードマンの施行による壊死組織の制御

　　　　　滲出液の管理

　　　　　感染の制御により、創傷が治癒しやすい環境を整える

ことを目指すものである。

　ＤＥＳＩＧＮ－Ｒは、本邦において正確に褥瘡を評価するものであり、褥瘡の重症度分類と経過評価の２段階構成になっている。

　壊死が真皮を超える深い褥瘡では、壊死組織の除去に続き、肉芽形成・瘢痕治癒を目指す。ＤＥＳＩＧＮ－ＲでＤの場合、壊死組織の除去の要否の判断が必要となる。

　滲出液が多い場合、感染・浮腫を伴う場合が多いことから、感染の温床となる壊死組織を速やかに除去する。しかし、滲出液が少なすぎても、創面が乾燥して壊死組織の除去・肉芽形成・上皮形成が阻害される恐れがある。よって、ＤＥＳＩＧＮ－Ｒでは、Ｅもｅも壊死組織の除去が必要となる。

　創面を縮小させる生体反応として、新しい上皮の形成と創の収縮がある。これらはいずれも、良好な肉芽組織が十分に盛り上がってから進む生体反応である。よって、巨大な褥瘡の閉鎖には非常に時間がかかる為、皮弁形成術等外科的手技も考慮する必要があるが、壊死組織の除去の要否の判断にはならない。

　感染を放置すると、褥瘡が良くならず、急速に増悪したり、難治化したりする原因となる。よって、感染の温床となる壊死組織を、速やかに取り除くことが重要である。ＤＥＳＩＧＮ－ＲでＩは、壊死組織の除去が必要となる。

　壊死組織は肉芽形成を阻害する為、速やかに壊死組織を除去する必要がある。しかし、良性の肉芽組織の割合と壊死組織の除去の要否の判断との間には因果関係が無い。

　壊死組織は、創傷治癒を強く阻害し、感染の温床となる。よって、ＤＥＳＩＧＮ－ＲでＮは、積極的に壊死組織の除去が必要となる。

　ポケットが無くならない限り、褥瘡は治癒しない。特に、ポケット内部に壊死組織が残っている場合には、ポケット内部の壊死組織の除去を最優先する。よって、ＤＥＳＩＧＮ－ＲでＰでポケット内部に壊死組織がある場合は、壊死組織の除去が必要となる。

以上より、ＤＥＳＩＧＮ－Ｒで深さ（Ｄ）は壊死組織の除去の要否の判断が必要となり、滲出液（ｅ＆Ｅ）・感染（Ｉ）・壊死組織（Ｎ）・ポケット（Ｐ）では壊死組織の除去が必要となる。なお、大きさ（ｓ＆Ｓ）・肉芽組織（ｇ＆Ｇ）は、壊死組織の除去の要否の判断には不要となるが、他の判断では重要である。

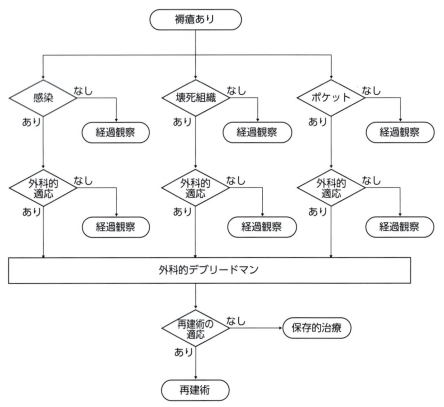

図２６ 外科的治療の診療手順

5. 全身状態の評価と除去の適性判断

　デブリードマン・ポケット切開は、外科的侵襲を伴うにも関わらず、創傷・褥瘡ケアにおける基本的手技とみなされ、全身状態が悪い患者に対しても、比較的安易に行われることが多い。また、合併症には、後出血・感染症・創部離開・血栓症・心不全・腎不全・呼吸不全等があり、術前の全身状態が重要となる。

第3章　創傷管理関連　第2節　褥瘡又は慢性創傷の治療における血流のない壊死組織の除去

　周術期における全身状態のスコアリングとしては、

　ＡＳＡ－ＰＳ（American Society of Anesthesiologists-Physical Status）のリスク分類

　ＡＰＡＣＨＥ（Acute Physiology and Chronic Health Evaluation）Ⅱ

等が知られているが、褥瘡患者の全身状態リスクは特定の重要臓器に限局したものでは無く、ＰＯＳＳＵＭ（the Physiological and Operative Severity Score for the enUmeration of Mortality and morbidity）が有用であると思われる。ＰＯＳＳＵＭは、患者の全身状態の評価と手術侵襲程度の評価から構成され、臨床所見・一般的血液検査所見・心電図の 12 の項目からなる。

　よって、全身状態の評価には、

　　　年齢

　　　意識レベル

　　　バイタルサイン

　　　　体温・血圧・心拍数・呼吸数

　　　電解質バランス

　　　心機能

　　　腎機能

　　　肝機能

　　　呼吸機能

　　　貧血の有無

　　　感染症の有無

によるリスクの判断が必要であり、適宜、

　　　血液ガス分析

を追加する。また、この検討結果から、除去の適性判断をする。

表10 ASA-PSのリスク分類

Class Ⅰ	健常患者
Class Ⅱ	軽度の全身疾患をもつ 　中等度肥満、高齢、食事制限の糖尿病、 　軽度の高血圧、慢性肺疾患
Class Ⅲ	活動を妨げる高度の全身疾患をもつ 　病的肥満、高度に制限される心疾患、狭心症、 　陳旧性心筋梗塞、インスリン依存糖尿病、 　中等度〜高度の肺疾患
Class Ⅳ	ほとんど寝たきりの、生命を脅かす全身疾患をもつ 　心不全を伴う器質的心疾患、不安定狭心症、 　難治性不整脈 　高度の肺、腎、肝、内分泌疾患
Class Ⅴ	手術なしでは24時間も生存しない瀕死の状態 　ショックを伴う大動脈瘤破裂、高度の肺梗塞、 　脳圧亢進を伴う頭部外傷
Class Ⅵ	脳死

表11 APACHEⅡ

生物学的変数†	点数								
	+4	+3	+2	+1	0	+1	+2	+3	+4
1　深部体温(℃)	≧41	39−40.9	−	38.5−38.9	36−38.4	34−35.9	32−33.9	30−31.9	≦29.9
2　平均動脈圧(mmHg)	≧160	130−159	110−129	−	70−109	−	50−69	−	≦49
3　心拍数	≧180	140−179	110−139	−	70−109	−	55−69	40−54	≦39
4　呼吸数(人工呼吸器を使用、または不使用)	≧50	35−49	−	25−34	12−24	10−11	6−9	−	≦5
5　酸素化能:a)F$_1$O$_2$≧0.5の場合、A-aDO$_2$を用いる	≧500	350−499	200−349	−	<200	−	−	−	−
b)F$_1$O$_2$<0.5の場合、PaO$_2$(mmHg)を用いる	−	−	−	−	>70	61−70	−	55−60	<55
6　動脈血pH	≧7.7	7.6−7.69	−	7.5−7.59	7.33−7.49	−	7.25−7.32	7.15−7.24	<7.15
7　血清Na濃度(mmol/L)	≧180	160−179	155−159	150−154	130−149	−	120−129	111−119	≦110
8　血清K濃度(mmol/L)	≧7	6−6.9	−	5.5−5.9	3.5−5.4	3−3.4	2.5−2.9	−	<2.5
9　血清クレアチニン濃度(mg/dL);急性腎不全 　の場合は点数を2倍にする	≧3.5	2−3.4	1.5−1.9	−	0.6−1.4	−	<0.6		
10 Hct(%)	≧60	−	50−59.9	46−49.9	30−45.9	−	20−29.9	−	<20
11 WBC(値は10^9/Lで表示)	≧40	−	20−39.9	15−19.9	3−14.9	−	1−2.9	−	<1
12 グラスゴー昏睡尺度(GCS)	スコアは15から実際のGCSを減じて算出する								

急性生理学的スコアは12個ある各変数の点数の和である。
年齢によって各点数を加算する:44歳以下:0点、45〜54歳:2点、55〜64歳:3点、65〜74歳:5点、75歳以上:6点。
慢性疾患状態の点数を加算する:待期的手術後の患者で、免疫不全状態または重度の臓器機能不全の病歴を有する患者には2点;手術を受けていない
患者または緊急手術後の患者で、免疫不全状態または重度の臓器機能不全の患者には5点。‡
(13)§　血清HCO$_3$(静脈血、mmol/L)　　　　≧52　41−51.9　　−　　32−40.9　22−31.9　　−　　18−21.9　15−17.9　<15

※APACHEⅡスコア=急性生理学的スコア＋年齢点数＋慢性疾患状態の点数。最小スコアは0、最大スコアは71。スコアの上昇は、入院中の死亡リスクの上昇と関連する。
†過去24時間で最悪の数値を選択する。
‡慢性疾患状態:臓器機能不全(例、肝臓、心血管、腎臓、肺)または免疫不全状態は、現在の入院より以前から発症しているものを対象とする。
§選択的変数:動脈血ガス未測定の場合のみ使用する。
Adapted from Knaus WA,Draper EA,Wagner DP,Zimmerman JE:APACHEⅡ:A severity of disease classification system.Critical Care Medicine 13:818-829,1985.

慢性病態の定義

肝：生検にて確認された肝硬変

門脈圧亢進症および門脈圧亢進による上部消化管出血の既往

肝不全・肝性脳症・肝性昏睡のあること

心血管系：NYHA class IV

呼吸器：慢性拘束性・閉塞性・血管疾患で重度の運動障害があること

運動障害＝階段を上がれない

家事ができない　等

慢性低酸素血症

高炭酸ガス血症

二次性多血症

慢性肺高山圧（>40mmHg）

人工呼吸器離脱不能例

免疫不全：感染への抵抗力を抑制する治療を受けている者

免疫抑制剤

癌化学療法

放射線照射

長期または現在の大量のステロイド投与　等

感染への抵抗力を著明に減じる疾患に罹患している者

白血病

リンパ腫

ＡＩＤＳ　等

表12 POSSUM

	1	2	4	8
年齢	<60	61-70	>71	
循環状態 レントゲン所見	正常 正常	循環作動薬、ステロイド使用	浮腫、ワーファリン使用 境界領域の心肥大	門脈圧亢進症 心肥大
呼吸状態 レントゲン所見	正常 正常	運動時息切れ 軽度COPD	階段昇降にて息切れ 中等度COPD	安静時息切れ その他の変化
収縮期血圧 (mmHg)	110-129	130-170 or 100-109	>170 or 90-99	<90
脈拍 (/min)	50-80	81-100 or 40-49	101-120	>120 or <40
GCS	15	12-14	9-11	<9
血清尿素 (mg/dL)	<45	45-60	60-90	90<
Na⁺ (mmol/L)	>136	131-135	126-130	<126
K⁺ (mmol/L)	3.5-5.0	3.1-3.4 or 5.1-5.3	2.9-3.1 or 5.4-5.9	<2.9 or >5.9
ヘモグロビン (g/dL)	13.0-16.0	11.5-12.9 or 16.1-17.0	10.0-11.4 or 17.1-18.0	<10.0 or >18.0
白血球数 (×10⁹/L)	4.0-10.0	10.1-20.0 or 3.1-3.9	>20.0 or <3.1	
心電図	正常		心房細動 (60-90/min)	その他の不整脈

(補足: Na⁺ = Na^+, K⁺ = K^+, ×10⁹/L = $\times 10^9/L$)

6. 壊死組織と健常組織の境界判断

外科的デブリードマンを行う場合、壊死組織と健常組織との境界が明瞭になってから実施し、その後に維持的デブリードマンを行うことが望ましい。

壊死組織は不活性な組織である。その特徴は、

> 黒色
>
> 乾燥
>
> 硬い

である。

柔らかい壊死組織の場合、

> 黄色
>
> 滲出液が多量
>
> 柔らかい

が特徴になる。柔らかい壊死組織は細菌の温床となるので、デブリードマンが重要となる。

健常組織では、日本人の場合、

> 肌色
>
> 保湿性がある

第3章　創傷管理関連　第2節　褥瘡又は慢性創傷の治療における血流のない壊死組織の除去

　　　　弾力性がある

　　　　発疹が無い

　　　　色の変化が無い

　　　　浮腫が無い

　　　　温かい

　　　　触れて痛みが無い

となる。

　　よって、壊死組織と健常組織の境界は、両者の境、すなわち、

　　　　黒色 or 黄色と肌色との境

　　　　乾燥 or 滲出液が多いと保湿性があるとの境

　　　　硬 or 軟と弾力性があるとの境

となる。

　　なお、褥瘡患者においては、栄養状態を中心に、全身状態に注意する。

7. 褥瘡及び慢性創傷の治療における血流のない壊死組織の除去の方法

　　壊死組織の除去を行うデブリードマンには、

　　　　自己融解作用を利用する方法

　　　　機械的方法（wet-to-dry ドレッシング法・高圧洗浄・水治療法・超音波洗浄等）

　　　　酵素を利用する方法

　　　　外科的方法

　　　　ウジによる生物学的方法

等があり、それぞれに適応がある。

　　なお、壊死組織は出血がしやすい為、外科的切除は愛護的に行い、取り残した壊死組織への外用薬の塗布による浸軟をさせてから、再度の外科的切除を行う。

8. 褥瘡及び慢性創傷の治療における血流のない壊死組織の除去に伴う出血の止血方法

　　創傷の壊死組織を、最も早く確実に取り除く方法は、外科的デブリードマンである。しかし、外科的デブリードマン直後の創の問題点として、

199

術後出血の危険性

滲出液が多い　→　細菌負荷が増加しやすい

がある。

　よって、外科的デブリードマンにおいては、壊死組織のみを除去し、周囲の健常組織をできる
だけ残すことが肝要である。これまで、外科的デブリードマンには、剪刀・メス等を用いて行わ
れてきた。しかし、この方法で確実なデブリードマンをしようとすると、多くの場合に周囲の健
常組織を含めて切除することになってしまう。結果、止血の為の電気メスを必ず準備する必要が
あった。以上より、外科的デブリードマンにおいては、止血が重要である。

　止血の方法としては、

血管を直接閉塞する方法（機械的な方法）

　　血管の結紮・クリップ

　　創の縫合

　　熱凝固法

　　　　電気メス

　　　　バイポーラ

止血剤

がある。

創傷に対する陰圧閉鎖療法

1. 創傷に対する陰圧閉鎖療法の種類と目的

局所陰圧閉鎖療法（ＮＰＷＴ negative pressure wound therapy）は、創面全体を閉鎖性ドレッシング材で覆い、創傷に湿潤環境を保ちつつ、滲出液を積極的に排除する方法で、深い慢性期褥瘡治療において、必須の治療法となっている。

ＮＰＷＴは、

　　　壊死組織の除去

　　　感染の鎮静化

　　　過剰な滲出液の排除

　　　適度な湿潤環境の維持

等の慢性創傷の標準治療であるＷＢＰ理論に基づく、創傷を至適環境に転換する治療法でもある。

なお、外部から陰圧が負荷されリークが無いように見えても、実際にはチューブ閉塞・目詰まり等によって陰圧が創傷に負荷されていないことがある為、24 時間毎の交換は不可欠である。

隔日ではなく連日の創処置を行う長所として、

　　　連日の創観察が可能

　　　適切なデブリードマンが可能

　　　洗浄が可能

　　　塩基性線維芽細胞成長因子（フィブラスト® 科研製薬）の投与が可能

　　　リーク・目詰まり防止の為のフィルター・チューブ交換が可能

等が挙げられる。

V.A.C.ATS® 治療システム

V.A.C.ATS® 治療システムは、創面にポリウレタン製のフォーム材（グラニューフォーム）を設置し、その上にフィルムドレープを貼付し、そのフィルムにドレナージ用の孔を剪刀で開け、その小孔にＴＲＵＣ（therapeutic regulated accurate care）Ｐａｄを設置し、陰圧を負荷するシステムである。グラニューフォームは、多孔性・疎水性のポリウレタンフォームで直径400 〜 600 μmの開放された連続性のある小孔が多数あいており、この小孔によりＴＲＵＣ Ｐａｄからの陰圧は、創面に均等に伝達される。陰圧負荷ユニットには、コンピュータ制御の陰圧を 25 〜 200mmHg まで変化させることができる独自の装置を使用する。ＫＣＩ社によると、V.A.C.ATS® 治療システムでは 50 〜 125mmHg の陰圧が推奨され、臨床使用では 125mmHg

で連続的に使用することが多い。

　なお、V.A.C.ATS® 治療システムは、48 時間ごとにフォーム材を交換する。隔日毎の創処置は、

　　　創処置時の疼痛緩和

　　　フォーム材等の材料費のコスト

において有利である。

2. 創傷に対する陰圧閉鎖療法の適応と禁忌

局所陰圧閉鎖療法（ＮＰＷＴ negative pressure wound therapy）の効果には、

　　　有害な滲出液を排除

　　　肉芽形成促進

　　　感染の制御

　　　創縁ポケット癒着促進

　　　浮腫軽減

　　　創縁引き寄せ効果

等がある。

　よって、ＮＰＷＴの適応は、

　　　滲出液の多い褥瘡

　　　壊死組織除去後の褥瘡

　　　ポケットを認める褥瘡

となる。

　創面環境調整（ＷＢＰ wound bed preparation）における排除すべき重要な因子の１つに、慢性創傷の滲出液がある。慢性創傷の滲出液には、組織再生や組織のリモデリングを阻害するサイトカインや生理活性物質が含まれることが報告されている。有害物質を含む過剰の滲出液を効果的に排除するＮＰＷＴは、滲出液の多い時期の褥瘡が適応である。

　ＮＰＷＴは、有害な滲出液の排除だけでは無く、陰圧負荷という物理的な刺激によって組織修復に関与する細胞を活性化し、肉芽形成を促進する効果もある。したがって、壊死組織が除去された後の血流良好な軟部組織は、本法の最もよい適応であり、デブリードマン後の肉芽形成を促進する時期の褥瘡に使用するのが良い。

　肉芽が形成された創縁ポケットを有する褥瘡に対して、ＮＰＷＴは天蓋と創底を癒着させる効

果がある。褥瘡のポケットは、辺縁からの上皮形成を遅延させる。従来、ポケットのある褥瘡は、ポケットを切除すること等が推奨されていたが、創傷処置を行いやすくするための一部切開のみで十分であり、ＮＰＷＴは侵襲が少なく、再建材料としてポケット天蓋部を利用することができる為、組織を無駄にすることなく効率的に再建が可能である。

　　ＮＰＷＴの禁忌は、

　　　　　出血を助長するような環境下での治療

　　　　　血管が露出しているような病変

　　　　　血管等の吻合部

　　　　　臓器と交通している瘻孔

　　　　　壊死

　　　　　組織を除去されていない骨髄炎

　　　　　患性腫瘍がある創傷

等である。

　　ＮＰＷＴにおいて注意を要する状態は

　　　　　抗凝固薬・血小板凝集抑制剤を投与されている患者

　　　　　外科用止血剤を用いている患者

となる。

　　よって、ＮＰＷＴの禁忌・注意を要する状態のキーワードは出血である。

3. 創傷に対する陰圧閉鎖療法に伴うリスク（有害事象とその対策等）

ずれ

　　創傷治癒効果の高いＮＰＷＴであるが、ずれが負荷されると、肉芽組織が物理的に除去される為、創傷治癒が進まない。フォーム材交換時にブツブツした肉芽組織を認めない場合には、ずれが発生している可能性が高いので、

　　　　　頭側挙上の時間を減らす

　　　　　頭側挙上の角度を 30 度未満にする

　　　　　背抜きの徹底

　　　　　体位変換の頻度を減少

等の褥瘡の管理体制を再度評価し直す必要がある。　ＮＰＷＴを使った褥瘡では、体位変換が褥瘡

第3章 創傷管理関連 第3節 創傷に対する陰圧閉鎖療法

を悪化させる原因になることがあるので、２時間毎の体位変換をするかしないか、考える必要がある。

リーク

あらゆるＮＰＷＴシステムにおいて言えることであるが、本法を成功させることができるかどうかは、気密性保持の可否による。

気密性が保てなくなる原因は、

フィルム材の密閉不全

陰圧チューブの閉塞

である。V.A.C.ATS® 治療システムは、この２つの原因への対応として、ＴＲＵＣ Ｐａｄと特殊な連続性の小孔を用いたフォーム材等によって完成度を高めている。しかし、フォーム材周囲の健常皮膚が洗浄液で濡れている場合には、ドレープが貼りつかず、リークが起こり易い。創周囲の健常皮膚を良く乾かしてからドレープを装着することが、リークをさせない為に重要である。

なお、仙骨部褥瘡では、臀裂部においてドレープがうまく貼れず、リークを起こすことが多い。そこで、粘着性を増す為に、市販の安息香チンキ（3M ステリストリップ ™ コンパンドベンゾインチンクチャー ®）を使用する。

感染

ＮＰＷＴ施行時には、創密閉による critical colonization（臨界的定着状態）や感染増悪の可能性を常に考慮するべきである。フォーム交換時の臭いにも留意し、感染や critical colonization の可能性があれば、ＮＰＷＴを一時中止し、外用抗菌薬を使用し、感染が制御された後に、ＮＰＷＴを再開する必要がある。

また、感染が危惧される創傷に対して本法を施行する際には、toxic shock syndrome を起こすこともあり、創傷および全身状態の詳細な観察には十分留意すべきである。

出血

ＮＰＷＴにおける感染以外のリスクに、出血がある。デブリードマン直後からＮＰＷＴを施行する場合や、抗血小板剤が投与されている場合に、注意が必要である。特に、仙骨部等で腐骨切除を行った後は、骨の止血が十分できない場合もあるので、デブリードマンから１・２日待って、止血されたことを確認してからＮＰＷＴを開始することが望ましい。

医療器機関連褥瘡

V.A.C.ATS® 治療システムでは、ＴＲＵＣ Ｐａｄによってチューブとドレープ間のリークを防止しているが、ＴＲＵＣ Ｐａｄが硬い材質である為、仙骨部の褥瘡の上に直接設置すると、高い圧力を褥瘡にかけることになり、医原性の褥瘡内褥瘡を発生する原因となる。そこで、ブリッジテクニックを使いＴＲＵＣ Ｐａｄの位置を、体位変換しても外圧がかからない側腹部等の部位へ誘導する。

栄養状態の影響

陰圧閉鎖療法による皮膚潰瘍面積は、血清アルブミン値の影響を強く受ける。血清アルブミン値 3.0g/dL 未満では、縮小率は有意に低いことが報告されている。

4. 物理的療法の原理

物理学的療法とは、創部に物理的刺激を加えることで治癒過程を促進させる治療法である。米国では、褥瘡の予防や治療に理学療法士が積極的に関わっており、物理療法についても大規模な臨床試験データがある。一方、本邦では、褥瘡に対して局所陰圧閉鎖療法を除いた全ての生物・物理学的療法が保険適用外であり、簡単には施行できないのが現状である。生物・物理学的療法は、共に創部治療に対して一般的な補助的な治療法として位置付けられる。

褥瘡に対する物理療法効果には、

感染の制御

壊死組織の除去

創の縮小

がある。現状では、物理療法の適応時期・刺激方法・用量等の刺激条件が十分に確立されているとは言えず、更なる臨床研究成果により、褥瘡治療に適切な物理療法機器の開発・普及が望まれる。

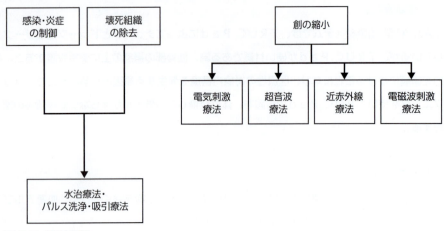

図27 物理療法

振動療法

低周波数（47Hz）の振動により、患部の血流を増加させ、治癒促進を図る治療法である。振動には、本邦では動物モデルを用いて皮膚血流増加が検証された後、低周波数の振動機器としてグローバルマイクロニクスでリラ・ウェーブ®が開発された。この機器は、左側に振動発振器があり、右側のプラットフォームに47Hzの横揺れ振動を伝搬させる。このプラットフォームをベッドとマットレスの間に挿入して使用することで、患部に振動を与える。

寝たきり高齢者においては、下肢褥瘡の発生要因は、外力（圧力・ずれ）では無く、ＡＢＩの低下が最も重要な危険因子であることが明らかになった。この疫学研究から、積極的に血流を改善させる方法こそ、下肢褥瘡の管理に有効であると推察された。血流を増加させる方法としては、血管拡張剤の投与や血行再建等直接的かつ大きな効果の期待できる方法があるが、高齢者のQOLという視点からは必ずしも優先される治療とはいえず、より非侵襲的で患者に苦痛を与えない方法として、振動療法が開発された。

振動が生体に与える影響に関して、動物モデルでは、振動が皮膚微小循環の血流量を増加させること、そのメカニズムとして振動というメカニカルな刺激により血管内皮細胞からの一酸化窒素（NO）生成が促進されることが明らかになった。また、臨床試験で有害事象は報告されなかった。振動療法は、従来のケアとは異なり、患者にとって心地よいケアという点で新しい褥瘡予防・治療の概念であると言える。

電気刺激療法

　創部と周囲に貼付された電極との間で経皮的に電流を流すことにより、創傷治癒を促進させる治療法である。通常、体表面はマイナス、創面はプラスに帯電している。電気刺激には、直流微弱電流・高電圧パルス電気刺激がある。電流の刺激により、電極周辺に特定の細胞が引き寄せられることが、電気走性として知られている。この電気走性により、炎症期には、マイナスに帯電している好中球・マクロファージをプラス方向に引き寄せ、貪食作用により創部の細菌や壊死組織を除去させる。肉芽増殖期には、プラスに帯電している線維芽細胞をマイナス方向に引き寄せ、創部に肉芽を増殖させる。また、マイナス極周囲では、血栓融解・血管拡張作用が認められ、プラス極周囲では血管収縮作用・白血球凝集作用・殺菌的作用が認められる。以前は、1日4〜6時間の長時間直流を流す方法が主流であったが、最近は、パルス電流を使用して1時間以内の治療時間とすることが多い。

水治療法

　静水圧・浮力・水中抵抗・温熱・洗浄等の物理的作用と、含有成分による科学的作用を利用した治療法であり、浸水法と非浸水法がある。浸水法は、不感温度（35.5〜36.6℃）に加温した温水に浸るハバード浴療法や、渦流によって物理的な刺激を与える渦流浴療法がある。非浸水法は、パルス洗浄吸引療法があり、水圧をかけながら生理食塩水で創部を洗浄し、壊死組織を含む洗浄水を吸引することでデブリードマンを行う。

光線療法

　特定の波長（近赤外線等）の光線やレーザー光線を、創部に照射する治療法である。それぞれの光線の種類によって作用機序が異なる。波長の短い紫外線では、表皮吸収や殺菌効果が主な作用である。波長の長い赤外線では、深部浸透や温熱効果が主な作用である。赤外線の中でも、可視光線に近い波長である近赤外線は、局所的な血流増加や皮膚温の上昇をもたらし、創傷治癒を促進させる。また、レーザー光線は、生体に照射することにより殺菌・細胞破壊・免疫促進・循環の改善・鎮静作用・疼痛の緩和・創傷治癒の促進等の効果がある。

高圧酸素療法

　全身的・局所的に、高圧酸素を投与する治療法である。酸素は、創傷治癒の様々な過程で関与する。組織中の酸素分圧が上昇すると、好中球・マクロファージによる殺菌・貪食作用の亢進、

創傷内の線維芽細胞によるコラーゲン産生の増加や架橋構造の促進、血管内皮細胞による血管新生の促進が、実験的に確認されている。

　本邦では、全身への高圧酸素療法のみが保険適用されている。その有用性に関しては、多くの報告があるが、全身を高気圧酸素に曝露する為の大がかりな装置を必要とし、施行可能な施設が限られる。また、高濃度の酸素を全身投与する為、肺細胞障害・中枢神経障害等の合併症が問題となる。

　欧米では、創傷への局所酸素療法も行われている。局所酸素療法は、創部にデバイスを装着し、創傷治癒促進に適した湿度・圧の酸素を充填し、創傷局所からの酸素取り込みを期待する方法である。全身への高圧酸素療法と比較し、装置が簡便であり、全身への副作用も最小限である。

超音波療法

　生体に超音波（20kHz 以上）を照射する治療法で、連続波による温熱作用と、パルス波による機械的振動作用（非温熱作用）がある。連続波は、循環の改善・疼痛の緩和・筋スパズムの抑制・鎮静作用等の効果が有る。パルス波は、浮腫の軽減・創傷治癒の促進・経皮薬の浸透等の効果がある。超音波周波数が高い程、浅層組織での吸収率が高まり、深部には低周波数の超音波を使用する。

電磁波療法

　電磁波によるエネルギー変換熱効果を利用した治療法である。

陰圧閉鎖療法（negative pressure wound therapy ＮＰＷＴ）

　創面全体をフィルムなどで覆い、創面を陰圧に保つことによって創部を管理する方法である。創面を陰圧にして管理する方法は、創部のマネージメントが発達し、パウチングの技術が向上するのに伴って発生した技術である。この療法は、外力に対する生体の反応を利用したものである。創縁全体に圧がかかる為、糸による縫合や他の機械的閉創と異なり、組織が破壊されることはない。創部を陰圧に保つことの有用性には、

　　　死腔内に貯留する滲出液を排出

　　　細菌を排出

　　　細胞外液を排出　→　組織の浮腫を軽減　→　新生血管増生を促進

　　　　　→　組織内の酸素分圧を上昇　→　肉芽増生を促進

慢性潰瘍の創縁の組織（通常、硬く浮腫状）　→　柔らかくなる

　　　→　創縁同士が引き寄せられる

が挙げられている。

　陰圧閉鎖療法の治療メカニズムは、

　　　吸引による創部の収縮効果

　　　創部と滲出液中の各種サイトカインの生成

　　　組織の機械的圧力に対する反応

といった諸因子が、相互に関連した結果と考えられている。

　陰圧閉鎖療法による合併症は少ないが、

　　　肉芽の過剰増殖

　　　出血

が稀に認められる。においが問題となる場合があるが、水治療や洗浄を行なうことで、対処できたという。

　禁忌と考えられている事項は、

　　　出血の危険がある

　　　感染がコントロールされていない

　　　底部に血管や管腔臓器が露出している

場合である。

5. 創傷に対する陰圧閉鎖療法の方法

　創面環境調整（ＷＢＰ　wound bed preparation）は、職種を問わず創傷治癒に対する共通のコンセプトとなっている。ＷＢＰは、創傷治癒全般における概念であり、

　　　壊死組織の除去

　　　細菌叢のバランスの確立と維持

　　　最適な湿潤環境の維持

　　　細胞の機能障害の修復

　　　生化学的バランスの回復

の５つの構成要素からなる。褥瘡などの慢性創傷では、壊死組織の除去・感染の予防・滲出液のコントロール等が治癒促進に必要となるが、なかでも滲出液が創部に与える影響が大きな比重を

占める。急性創傷の滲出液は、組織修復に役立ち、炎症性サイトカインも数日でピークを迎えたのち非感染期と同様のレベルに落ち着く。しかし、慢性創傷の滲出液は、組織修復を妨げ、炎症性サイトカインも高値を保つ。よって、褥瘡の創傷治癒を促す環境を整備する為には、滲出液のコントロールが不可欠である。

局所陰圧閉鎖療法（ＮＰＷＴ negative pressure wound therapy）は、滲出液のコントロールに良い方法である。

ＮＰＷＴは、創傷を密封し、創傷に対して陰圧を負荷することによって、

　　　創の保護

　　　肉芽形成の促進

　　　滲出液と感染性老廃物の除去

を図り、創傷治癒を促進させる物理療法である。

ＮＰＷＴの方法は、

　　　褥瘡部閉鎖

　　　持続吸引

となる。

褥瘡部閉鎖には、褥瘡部に付着している壊死組織や不良肉芽の外科的デブリードマンが必要である。ポケットが大きい場合・急性期にある滲出液の多い褥瘡・感染期にある滲出液の多い褥瘡には、ポリウレタンフォームを創面に貼付する。ポリウレタンフォームの上層には、広範にフィルムドレッシング材を貼付して密閉状態とする。ポケットが小さく滲出液が少ない褥瘡には、ポリウレタンフィルムを貼付する。

シリコンチューブを持続吸引器に接続し、吸引圧は－125mmHg とする。疼痛・出血・シリコンチューブ内に肉芽組織の著明な吸着が認められる場合、吸引圧を減じる。

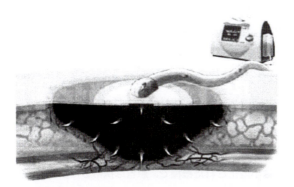

フォーム剤、ドレープ（フィルム材）、排液チューブ、陰圧維持管理装置から構成される。

図28 陰圧閉鎖療法

　本邦において保険上使用可能な陰圧閉鎖療法機器は、

　　入院　陰圧創傷治療システム　4機種

　　　　V.A.C.ATS®

　　　　ActiV.A.C®

　　　　RENASYS EZ®

　　　　RENASYS GO®

　　外来　単回使用陰圧創傷治療システム　2機種

　　　　SNaP®

　　　　PICO®

の合計6機種である。

　それぞれの機種には、使用上の特徴があり、それを熟知して、最も適した機器を用いて創傷治療を行うことが大切である。

陰圧創傷治療システム

　陰圧創傷治療システムは、

　　　管理された陰圧を発生・制御する陰圧維持管理装置

　　　創傷と接触し陰圧が負荷されるフィラー（局所陰圧閉鎖処置用材料）

　　　フィラーを被覆するドレープ

　　　　陰圧維持管理装置とフィラーを連結し陰圧を伝達する連結チューブ

　　　　本体に装着された滲出液を貯蔵するキャニスター

からなる。

　V.A.C.ATS® と RENASYS EZ® はスタンダードな機種で、主にベッドサイドで使用される。なお、V.A.C.® はポリビニルアルコール製フォームを、RENASYS® はガーゼフィラーを使用できる点が異なる。なお、RENASYS® のソフトポートは軟らかい為、褥瘡を引き起こす可能性が少ない。骨突出部等通常ブリッジングが必要な部位においてもそのまま使用が可能である。

　ActiV.A.C® と RENASYS GO® は小型化された機種で、患者は携帯したままで歩行することができる。

単回使用陰圧創傷治療システム

　SNaP® と PICO® は使い切りの機器で、外来において使用される。SNaP® は、陰圧を機械（バネ式）で発生させ、滲出液を容器に排出する。SNaP® は、排液容器と機械式の陰圧発生装置が一体となったカートリッジ式システムである。PICO® は、排液容器を有しておらず、陰圧を電動で発生させ、吸収層と蒸散によって滲出液を処理する。

6. 創傷に対する陰圧閉鎖療法に伴う出血の止血方法

　陰圧閉鎖療法（ＮＰＷＴ）は、陰圧を負荷して創傷治癒を促進させる治療法である。壊死組織を認める場合には、壊死組織除去術を行い、血流が良く活性が高い組織を露出させる必要がある。また、感染が疑われる創傷では、ＮＰＷＴを開始する前に感染を制御する必要がある。

　ＮＰＷＴにおいて、最も多い合併症が出血である。

　ＮＰＷＴにおいて、

　　　　出血を助長するような環境下での治療

　　　　血管が露出している病変

　　　　血管などの吻合部

　　　　臓器と交通している瘻孔

は、大出血・臓器破裂等の事故に繋がる恐れがあり、禁忌とされる。

　また、ＮＰＷＴにおいて、

　　　　抗凝固療法・抗血小板療法を施行中の患者

外科用止血材を用いている患者

出血傾向がある患者

外科的デブリードマンにおいて術中の出血が多い

は、注意が必要である。

　デブリードマン直後は出血の危険性がある為、少なくとも２４時間以上経過を診て、十分に止血されていることを確認してからＮＰＷＴを開始することが望ましい。また、仙骨部等で腐骨切除を行った後は、骨の止血が十分できない場合もあるので、デブリードマンから１・２日待って止血されたことを確認後に、ＮＰＷＴを開始することが望ましい。

　なお、注意が必要となる出血のリスクの高い患者では、デブリードマンから３日程度経過を診てから開始することが望ましい。

　また、ＮＰＷＴを開始した後も、活動性の出血に注意し、排液チューブ・キャニスターを観察する。

　止血の方法としては、

血管を直接閉塞する方法（機械的な方法）

血管の結紮・クリップ

創の縫合

熱凝固法

電気メス

血液凝固機能を亢進させる方法

がある。

　止血剤にも、

物理的・機械的止血剤

ミツロウ（ボーンワックス®・ネオストップ®）

微線維性コラーゲン塩酸塩（アビテン®・ノバコール®）

酸化セルロース（オキシセル®・サージセル®・アブソーバブルヘモスタット®・テントセル®）

ゼラチン（スポンゼル®・ゼルフィルム®・ゼルフォーム®）

シアノアクリレート（アロンアルファＡ®）

凝固機能促進剤

フィブリノゲン加第ⅩⅢ因子（ベリプラスト®・テイシール®・ボルヒール®）

トロンビン（ヒト由来献血トロンビン®・ウシ由来トロンビン®）

ヒト血液凝固第ⅩⅢ因子・トロンビン（ケレス注射用®）

がある。

【参考文献】

1）日本救急医学会認定医認定委員会 編：日本救急医学会 監：救急認定医のための診療刺針.
へるす出版，東京，1994

2）日本皮膚科学会創傷・熱傷ガイドライン策定委員会 著：創傷・熱傷ガイドライン.
金原出版，東京，2014

3）Mangram AJ, Huran TC, Pearson ML, et al :Guideline for prevention of surgical
site infection 1999. Infect Control Hosp Epidemiol 20 247-280,1999

4）小山勇：手術部位感染創の管理. 医学のあゆみ 237:118-122. 2011

5）安倍正敏 , 溝上祐子 , 寺師浩人：創傷のすべて─キズをもつすべての人のために
市岡滋監修 . 克誠堂出版，東京，2012

6）G Hemant．A Hirbe．M Nassif．H Otepka．A Rosenstock 編 髙久史麿．和田攻
監訳:ワシントンマニュアル 第13 版. メディカルサイエンスインターナショナル,東京,
2015

7）Mark Howard Beers 編著 福島雅典 訳：メルクマニュアル医学百科家庭版．日経 BP
社，東京，2004

8）Mark H. Beers 著 福島雅典 監：メルクマニュアル 第 18 版 日本語版．日経 BP 社,
東京，2006

9）真田弘美，宮地良樹 編著：ＮＥＷ褥瘡のすべてがわかる．永井書店，大阪，2014

１０）日本褥瘡学会 編：褥瘡ガイドブック．照林社，東京，2012

１１）清川兼輔 編：陰圧閉鎖療法の理論と実際．全日本病院出版会，東京，2015

１２）夏井睦 著：これからの創傷治療．医学書院，東京，2013

１３）日本褥瘡学会学術教育委員会ガイドライン改訂委員会：褥瘡予防・管理ガイドライン
（第 3 版）．日本褥瘡学会誌 2012；14：165-226

１４）非心臓手術における合併心疾患の評価と管理に関するガイドライン（2008 年改訂
版）．http://www.j-circ.or.jp/guideline/pdf/JCS2008_kyo_h.pdf

１５）Ｍｉｎｄｓガイドラインセンター
http://minds.jcqhc.or.jp/n/med/4/med0011/G0000243/0080

１６）小林智美．西田壽代：長期臥床患者の問題点－褥瘡の診察と治療．診断と治療
2012；100：650-657

１７）佐野仁美，市岡滋：褥瘡に対する今日の外科的治療─安全で質の高い褥瘡治療をめざ
して．医学のあゆみ 2011；237：58-62

１８）大浦紀彦，木下幹雄，河内司，匂坂正信，多久嶋亮彦，波利井清紀：局所陰圧閉鎖療法－Ｖ．Ａ．Ｃ．ＡＴＳ（Ｒ）治療システム．医学のあゆみ 2011；237：137-140

１９）新城孝道：糖尿病足壊疽に対する陰圧閉鎖療法．医学のあゆみ 2013；244：175-178

２０）仲上豪二朗，真田弘美：褥瘡における感染症対策．Geriatric Medicine 2015；53：255-259

２１）市岡滋，辻晋作，岡部勝行：難治性褥瘡の外科・形成外科手術．JOURNAL OF CLINICAL REHABILITATION 2002；11：886-889

２２）市岡滋，辻晋作，工藤聡：褥瘡外科治療の術前・術後管理と再発予防．JOURNAL OF CLINICAL REHABILITATION 2002；11：984-987

２３）福井基成：DESIGN 重症度分類用を用いた褥瘡の治療計画．日本褥瘡学会誌 2003;5：150-155

２４）宮地良樹，河合修三，中川浩一：一般医 コメディカルのためのデブリードマン講座．日本褥瘡学会誌 2003；5：419-419

２５）石川治：褥瘡の保存的治療における外用薬の使い方．日本褥瘡学会誌 2005；7：10-15

２６）栗田昌和，大島淑夫，市岡滋，大和田愛，青井則之：褥瘡患者に対する観血的処置の全身状態に対する影響（POSSUM による分析）．日本褥瘡学会誌 2005；7：178-183 2005

２７）松村一：デブリードマン：基本から最新技術．日本褥瘡学会誌 2010；12：299-299

２８）佐藤智也，石川昌一，寺部雄太，田嶋沙織，市岡滋：外科的デブリードマン直後の創に対する銀含有アルギン酸カルシウムドレッシングの細菌制御効果．日本褥瘡学会誌 2013；15：105-110

２９）滝口雅博：局所止血剤の使い方．外科治療 1996；74：586-590

３０）奥村朋央，藤田裕：手術不能例を含む大腿骨頚部骨折早期死亡例の検討 骨折 2007；29：536-538

３１）佐藤智也，市岡滋：静脈うっ滞性潰瘍に対する局所陰圧閉鎖療法の適応．創傷 2014；5：175-180

３２）挽野治子，目黒英二：Refeeding 症候群とは．Medical Technology 2012；40：822-823

33）中村元信：手術を前提とした褥瘡の積極的なデブリードマンについて．PROGRESS IN MEDICINE 1996；16：2684-2685

34）立花隆夫：褥瘡局所治療ガイドライン．Modern Physician 2008；28：497-500

35）武田睦，館正弘：壊死組織除去治療のオプション．Modern Physician 2008；28：509-511

36）立花隆夫：創面の状態を考慮した皮膚潰瘍外用薬の選択．Modern Physician 2010；30：1467-1468,

37）田辺聡，和田拓也，矢野貴史，成毛哲，石戸謙次，堅田親利，東瑞智，樋口勝彦，佐々木徹，小泉和三郎：上部消化管出血に対する止血術の進歩．Modern Physician 2014；34：527-529

38）五條理志：止血剤 Update 2014．薬理と治療 2014；42：1017-1026

39）門野岳史：創傷治癒の新しいコンセプト：Moist wound healing と TIME －なぜ，この外用薬・ドレッシング材を選択するのか－．薬局 2013；64：2945-2953

40）大村健二：Refeeding 症候群．栄養評価と治療 2009；26：412-413

41）西出薫：褥瘡の局所治療と創傷被覆材．栄養評価と治療 2006；23：125-130

42）立花隆夫：DESIGN(R) を用いた治療法．臨床栄養 2014；124：750-755

43）角濱春美：Brush up 臨床で出合う 今さら聞けない！フィジカルアセスメント（第2回）褥瘡（皮膚の異常）．ナースビーンズ smart nurse 2008；10：525-528

44）角濱春美：Brush up 臨床で出合う 今さら聞けない！フィジカルアセスメント（第3回）浮腫（皮膚の触診）．ナースビーンズ smart nurse 2008；10：653-656

45）館正弘，古和田雪：創傷治療に対する物理療法の効果．理学療法学 2010；37：618-621

第4章

栄養及び
水分管理に係る
薬剤投与関連

共通して学ぶべき事項

1. 循環動態に関する局所解剖

> **はじめに**
>
> 血液の循環は心臓・血管・循環血液量の3要素によって構成、規定される。心臓は血液を送り出すポンプとして働き、血管は収縮することにより抵抗の増加及び血管容積を下降させ、拡張することにより抵抗の低下、血管容積の増加をもたらす。循環血液量はシステム内に血液を充填させ、内圧の維持に働く。通常これらの3要素のいずれかが異常を示しても、この3要素がお互いに助け合い、生命維持に必要な各臓器の循環を維持しようとする。しかしこれが維持不能となった場合に循環不全と呼ばれる。これらの3要素がある時点でそれぞれ示している状態のことをその時点の循環動態という。したがって本章では3要素それぞれについて解剖生理学的に解説する

1. 心臓
（1）位置及び構造

心臓は胸腔内の縦隔下部ほぼ中央、胸骨の背面に存在する。心膜で作られる心嚢の中にあり、心嚢内には漿液（心膜液）が分泌されており、この液は、心臓の拍動から生じる摩擦を低減する効果を持つ。大きさは握りこぶし程度である。心臓を動かす厚い筋肉は心筋と呼ばれ、骨格筋と同様にアクチンとミオシンのフィラメントが滑走して動く横紋筋でありながら、すべて平滑筋と同じ不随意筋で、同期的に収縮拡張を繰り返している。心筋は伸展が大きくなると強い収縮を行う。つまり流入する血液が多くなり心筋が伸長されると強く縮んで拍出量を増やす。これはスターリングの法則と呼ばれる。

ヒトの心臓は右心房、右心室、左心房、左心室の二対の心房・心室から成る。左右心房、左右心室間は心房中隔、心室中隔で基本的には隔絶されている（先天的に欠損があれば中隔欠損と呼ばれる）。それぞれの壁の厚さは各腔の圧に比例しており左心室壁厚が体血圧を生み出すためもっとも厚い。心臓は血液の逆流を防止するために心房―心室間に房室弁、心室―動脈間に動脈弁、合わせて4つの弁を持っている。

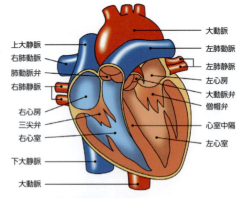

図1　心臓の構造と名称

右心房と右心室の間の弁を三尖弁、右心室と肺動脈の間を肺動脈弁、左心房と左心室間を僧帽弁、左心室大動脈間を大動脈弁と呼ぶ（図1）。房室弁の辺縁はパラシュートのように腱索を介して心室の乳頭筋に繋がり、反転しないようになっている。

（2）心筋の栄養

心臓の栄養血管は冠動脈と呼ばれる。大動脈基部の Valsalva 洞に左右2か所の開口部を有し左冠動脈、右冠動脈を形成する。左冠動脈は開口部よりすぐに心室中隔、心臓の前壁、心尖部を栄養する左前下行枝と心臓の左側壁、左後壁を栄養する左回旋枝に分岐する。右冠動脈は洞房結節、房室結節、右心室、心臓の後壁および下壁を栄養する（図2）。冠動脈の血流は収縮期に心筋圧が大動脈圧に

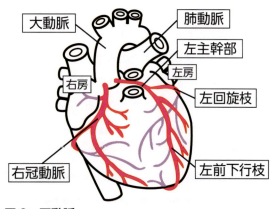

図2　冠動脈

等しいためと拡張期にバックラッシュで戻ってきた血液が閉じた大動脈弁に遮られ冠動脈に流入することにより主として拡張期に流れる。心筋に分布した血流は冠静脈を経て心臓の後面にある冠静脈洞という太い静脈内に運ばれ、右心房に直接還流する。

（3）神経支配

心臓は交感神経と副交感神経の支配を受ける。前者は心拍数や心筋収縮力の増加および興奮伝達速度を早め、後者はこれらの減少や遅延を促す。

（4）刺激伝導系

右心房の上大静脈開口部に位置する洞房結節で発生した心拍のリズムを心臓全体の心筋に伝え、有効な拍動を行わせるための構造を刺激伝導系と呼ぶ。刺激伝導系を構成する細胞は特殊心筋と呼ばれ、心房・心室の壁を構成する固有心筋と区別される。固有心筋と特殊心筋はいずれも外部からの刺激を受けなくとも特有のペースで興奮を繰り返す自動性を有しているが、そのサイクルは洞房結節（70 － 80 回 / 分）が最も速く、洞房結節が興奮したのち引き続き他の心筋が興奮する。このため洞房結節が心臓全体の興奮のペースメーカーの役割を果たしている。洞房結

節が障害された場合、より冠静脈洞周囲にある下部の心筋が替わってペースメーカーとなる（異所性ペースメーカー）。洞房結節から出た刺激は 0.5 − 1m/ 秒の速さで波状に房室結節に伝播される。房室結節では伝導速度が心房の伝播速度に比し約 1/10 遅いため、心房と心室の収縮に時間差ができ、これにより、心房の収縮によって心室に送り込まれた血液が、効率よく引き続き起こる心室の収縮によって動脈に駆出されるという収縮パターンが作られる。心房収

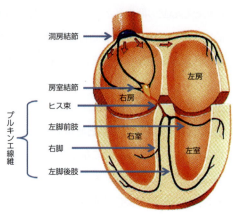

図 3　刺激伝導系

縮より遅れて房室結節から出た刺激はヒス束を通って心室（心室中隔）に入る。ヒス束は心室中隔に下降してまもなく、左脚と右脚に分岐し、左脚はさらに前枝と後枝に分岐する。ヒス束に始まるこれらの線維はプルキンエ（Purkinje）線維と呼ばれ、伝導速度は 2 − 4m/ 秒と非常に早い。このプルキンエ線維が心臓全体の心室内膜下に至り、心室心筋に刺激を伝導し、収縮させる（図 3）。

　洞房結節をはじめとした心筋細胞には交感系・副交感系双方の自律神経線維が分布しており、交感神経の刺激は興奮のペースを速くし、副交感神経の刺激では逆に遅くなる。

2. 血管

　血液を身体の各所に送るための通路となる管を血管と呼ぶ。全身へ酸素や栄養分、老廃物、体温（恒温動物の場合）、水分を運ぶ。ヒトでは心臓から出る血液が通る動脈と心臓へ戻る血液が通る静脈の末端（細動脈と細静脈）が毛細血管でつながっている閉鎖循環系を形成している（図 4）。右心室を出たのち肺動脈として肺に入り、肺静脈から左心房に至る肺循環と大動脈から各臓器を経て大静脈に至る体循環に分けられ、血流方向は原則的に一方向となる。動脈と静脈の壁は内膜、中膜、外膜の 3 層に分かれている。血管平滑筋・弾性線維・膠原線維からなる中膜は静脈ではあまり発達していない。これは循環血量の 75％を静脈系が占めていることによる。ヒトの血管

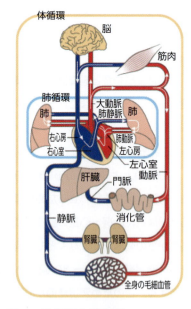

図 4　体循環と肺循環

の95％は毛細血管で、成人の血管をすべてまっすぐに繋げるとおよそ10万km（地球2周半の長さ）に及ぶ。しかし血管内の血液分布は毛細血管にはわずか5％で動脈に全体の20％、残りの75％は静脈に分布する。したがって静脈は心臓への血液の還流路であると同時に、放熱器官や血液の貯留の役割を担っている。動脈は交感神経と副交感神経による筋層収縮によってその内径を調節し、下流臓器への血液供給量を変える。

　毛細血管の壁は組織細胞と物質をやりとりするため薄く、1層の内皮細胞のみで構成される。白血球、血漿等が血管細胞の隙間を通じて移動、ガス交換、栄養分・老廃物の運搬等を行う。

3. 循環血液量

　血液は、体内のあらゆる部分に供給される輸送液で、おもに各組織における新陳代謝の媒介をする体液のことである。ヒトの血液量は体重のおよそ1/13（男性で約8％、女性で約7％）であり、体重70kgの場合は、約5kgが血液の重さとなる。閉鎖血管系のヒトでは、特に外傷などが無い限り、血液は血管の内部のみを流れており、循環血液量は血液量に等しい。血管の外には多細胞生物の組織において細胞を浸す液体である間質液があり、血液により運ばれた酸素やタンパク質などの物質は毛細血管壁を介して間質液へと拡散した後、間質液から組織の細胞へと拡散する。基本的に性状や分量などは恒常性が保たれるように働くが失血や脱水、炎症などによる血管壁の透過性亢進が生じたりすると比較的容易に循環血液量が減少する。

2. 循環動態に関する主要症候

はじめに

循環動態に起因する症候は何らかの循環動態の破綻に起因する。したがって症候のみを理解するのではなく、その発生原因を理解しなければ、治療につながる観察にはならない。循環系の役割は各臓器に血流を届け、酸素や栄養源を供給し、二酸化炭素や老廃物を回収することである（門脈系では吸収された栄養素を肝臓に運搬し栄養源に変える）。その破綻とは十分な血流が組織に届かないことであり、これを末梢循環不全と呼び、循環性ショック、単にショックと呼ばれる。動脈系の閉塞などさまざまな原因で局所の血流およびリンパの循環状態が異常となる局所性末梢循環不全もあるが、本稿では全身性の末梢循環不全であるショックの分類、原因、症候について解説する。

1. 末梢循環不全の分類

（1）循環血液量減少性ショック（hypovolemic shock）

出血、脱水、腹膜炎、熱傷など

（2）血液分布異常性ショック（distributive shock）

アナフィラキシー、脊髄損傷、敗血症など

（3）心原性ショック（cardiogenic shock）

心筋梗塞、弁膜症、重症不整脈、心筋症、心筋炎など

（4）心外閉塞・拘束性ショック（obstructive shock）

肺塞栓、心タンポナーデ、緊張性気胸など

表1　末梢循環不全（ショック）の分類

	代表的疾患
循環血液量減少性ショック (hypovolemic shock)	出血、脱水、腹膜炎、熱傷など
血液分布異常性ショック (distributive shock)	アナフィラキシー、脊髄損傷、敗血症など
心原性ショック (cardiogenic shock)	心筋梗塞、弁膜症、重症不整脈、心筋症、心筋炎など
心外閉塞・拘束性ショック (obstructive shock)	肺塞栓、心タンポナーデ、緊張性気胸など

2. 末梢循環不全の症候

古典的には蒼白(pallor)、虚脱(prostration)、冷汗(perspiration)、脈拍触知せず(pulseless)、呼吸不全（pulmonary insufficiency）の5Pといわれる症状が有名である。しかし循環不全は原疾患ではなくそれ自体が症候であるため、患者が訴える症状以外に原疾患を疑わせる症候を見出す努力が必要である。循環不全に対する処置を行うと同時に通常の現病歴をできるだけ収集することは原疾患を早期に把握するためには必要不可欠である。

（1）現病歴の把握

① 発病様式

突然発病したか、徐々に起こったか

症状は発症以後の悪化スピードはどうか、もしくは軽快しているのか

発症は安静時か運動時かなどの発症時の状況 など

② **持続時間**

継続的に同様の症状があるのか

間欠的に軽快するか など

③ **部位**

症状の存在する部位はどこか

一定部位にのみに終始局在するか、移動がみられるのか など

④ **症状の内容**

痛みと言っても鋭い痛みか鈍痛か、楽になる体位があるのか

動悸というのは脈が速く感じるのか、一回が強く感じるのか

呼吸困難というのは息を吸うのが困難なのか吐けないのか

⑤ **その他、発症前の状態など**

数日下痢が続き、食事もとれなかった

同じ痛みが数日前にあったがすぐに消えた

長距離歩くと足が痛くなるが休むとまた歩けた など

⑥ **現在の内服薬**

（2）主要症候

① **視診**

意識レベル低下、自動運動低下、蒼白、チアノーゼ、多呼吸、呻吟、努力性呼吸など

② **触診**

頻脈、不整脈、脈拍微弱、易刺激性、冷感、皮膚の緊張・乾燥、浮腫など

③ **聴診**

心雑音、脈拍欠損など

④ **バイタルサイン**

血圧低下、尿量減少など

3. 末梢循環不全を生じる疾患

（1）循環血液量減少性ショック（hypovolemic shock）

① 出血

外傷や消化管出血などが主な原因。血圧維持が困難なほどの急速な出血（1/3 程度以上）あった場合にショックに陥る。ショック指数（脈拍数 / 収縮期血圧）を用いて出血量の推定が可能（表 2）。

② 熱傷

重症熱傷の際、毛細血管の浸透性が亢進して血漿が組織へ流出してしまい、細胞外液が致命的に不足する為にショックに陥る。

③ 脱水

発汗、下痢、嘔吐のように摂取する水分よりも失う水分が多い場合に生じる。特に体の水分量の少ない高齢者、小児で見られる。

表 2　出血性ショックのショック指数と出血量の推定

ショック指数	0.5	1.0	1.5	2.0
脈拍数	60	100	120	120
収縮期血圧	120	100	80	60
出血量（%）	0	10～30	30～50	50～70
重症度	軽症	中等度	重症	最重症

（2）血液分布異常性ショック（distributive shock）

末梢血管拡張による相対的血液量不足のため生じる。末梢に血流が増え温かくなるためウォームショックと呼ばれる。

① アナフィラキシー

外来抗原に対する過剰な免疫応答が原因で急速な毛細血管拡張が生じ血圧が低下する。アナフィラキシーの症状としては全身性の蕁麻疹と表 3 の ABCD（喉頭浮腫、喘鳴、ショック、下痢、腹痛）のうちいずれかがある。アナフィラキシーと診断すれば速やかなアドレナリンの投与が必要で、一般人が注射してもこの場合の注射は医師法には触れない。

② 敗血症

重症細菌感染による細菌性ショックとグラム陰性菌が放出するエンドトキシンによるものがある。いずれも有効な抗菌薬投与とノルアドレナリンのような血管収縮剤、大量輸液を行う。

表3　アナフィラキシーの症状

蕁麻疹以外の症状	代表的な症状
A（air way）	喉頭浮腫
B（breathing）	喘鳴
C（circulation）	ショック
D（diarrhea）	下痢、腹痛

（3）心原性ショック（cardiogenic shock）

主に血圧低下、脈拍減弱、頻脈、不整脈や呼吸困難、多呼吸、起坐呼吸などの肺うっ血による症状が出現する。

① 心筋梗塞

心臓のポンプ機能の低下を招くのは梗塞が生じた場合であり、狭心症のみでは継続した心不全は生じず、基本的に循環不全に至らない。心筋梗塞では30分以上持続する胸痛、心電図でのST変化、心臓超音波検査（UCG）での左室壁異常運動やCK-MB、心筋トロポニンT（TropT）、心臓型脂肪酸結合蛋白（H-FABP）などの血液検査が診断に有用である。

② 心筋症

虚血性心筋症のように原因が慢性虚血とはっきりしたものもあるが、拡張型心筋症などの原因不明なものが多い。たこつぼ型心筋症のように一過性のものや、血行再建により回復する虚血性心筋症もあるが少しずつ進行を見るものも多い。UCGではびまん性壁運動の低下がみられる。

③ 大動脈弁膜症（大動脈弁閉鎖不全症、大動脈弁狭窄症）

閉鎖不全症では左第3肋間の拡張期雑音、脈圧の上昇、頻脈などがみられる。狭窄症では右第2肋間の収縮期雑音と頸部での収縮期雑音が特徴的である。大動脈弁膜症では僧帽弁疾患に比し症状の発現が急激でうっ血性心不全に見られる呼吸器症状は直前まで乏しい。UCGでの診断が有用である。

④ 僧帽弁膜症（僧帽弁閉鎖不全、僧帽弁狭窄症）

閉鎖不全症では心尖部に収縮期雑音、狭窄症では心尖部に漸減性の拡張期雑音や僧帽弁解放音（Opening Snap）を聴取する。UCG での診断が有用である。

（4）心外閉塞・拘束性ショック（obstructive shock）

① 肺塞栓

下肢の深部静脈にあった血栓が血液の流れに乗って右心房、右心室を経由して肺動脈まで運ばれそこで塞栓となり血流が途絶する。この病気が日本より多いアメリカやヨーロッパでも診断がつかずに死亡することが多いことが報告されており急性心筋梗塞よりも死亡率が高い。突然の息苦しさや吸気時の胸痛が典型的症状で失神をみることも少なくない。脱水傾向で下肢の運動量が少ない高齢者に増加傾向にある。

② 緊張性気胸

気胸の一種であり、患側の胸腔内圧が異常に上昇した結果、患側肺虚脱、横隔膜低位、健側への縦隔偏位、静脈還流障害による心拍出量の低下などをきたしている状態。放置すると重篤な状態を招く。陽圧換気施行中はとくに注意すべきであり、人工呼吸器を装着したり、バッグバルブマスクで補助換気を開始した直後に急速に発症することがある。緊張性気胸は救急医療における急死の原因の一つである。

表4　ショックの重症度

スコア	0	1	2	3
収縮期血圧（mmHg）	100≦SBP	80≦SBP<100	60≦SBP<80	SBP<60
脈拍数（回/min）	PR≦100	100<PR≦120	120<PR≦140	140<PR
BE(mEq/L)	−5≦BE≦5	±5<BE≦±10	±10<BE≦±15	±15<BE
尿量 (mL/h)	50≦UV	25≦UV<50	0<UV<25	0
意識	清明	興奮または反応遅延	重度の反応遅延	昏睡

合計点数 5～10 点 中等度、11 点以上 重症

(Ogawa,R et al: A scoring for a quantitative evaluation of shock. Jpn. J. Surg. 1982;2;122 より)

3. 脱水や低栄養状態に関する主要症候

はじめに

患者を診て診断を下し、正しい治療を行うことが医療の第一の目的である。当然、正しい治療には正しい診断が必要であり、正しい診断を下すには疾患の主要症候を知る必要がある。主要症候を理解する際に単に症候を覚えるより、症候が表れる原因を理解すればその原因を取り除くことそのものが正しい治療につながる。本稿では脱水と低栄養状態の経過中に起こる生体内での変化とそれに伴う症候について解説する。

1. 脱水

血漿量の低下は、血管内容積の減少に直結するため循環不全、血圧低下、臓器還流の低下を招き、時には致命的となる。したがって生物では生命維持のため体液バランスは血漿量を維持するように基本的に傾く。脱水が軽度な場合は細胞内から水分を細胞外に移行し、血漿量を維持する方向にバランスを傾ける（脳細胞だけは細胞内のアミノ酸を上昇させたり、浸透圧を高める物質を作るなどして細胞内の浸透圧を高め、細胞内脱水を防いでいる）。しかしそれでも脱水が補正されなければ血漿量の減少が生じ、循環不全に至ることになる。血漿量が減少する前に脱水の症候を見逃さず治療を開始し、危険なく改善を容易に得ることが極めて重要であるが、より重度の脱水となった場合の症候と対処法を知っていれば、余裕をもって治療にあたることが可能である。

（1）原因

ヒトは通常水分を消化管から供給し、発汗や呼吸、便・尿などから喪失している。このバランスはすべての In、Out をカウントすれば多少の誤差はあるもののほぼ 0 となる。このバランスが崩れてカラダにとって不可欠な体液が不足した状態を脱水という。供給不足、喪失過剰のいずれか、もしくはその混合が脱水の原因である。

① 供給不足

供給不足となる状態の多くは摂食不良である。ヒトは食品そのものに含まれる水分 1000mL と食品が体内で完全燃焼したときに生ずる水である代謝水 300mL を食品から供給されている。通常飲水は 1200mL 程度であるから、供給水分量の半分を食事からとることになる。食事が半量しか食べられず、飲水がそのままであれば 600mL 余りの供給不足に陥る。飲水

量の不足も供給不足の原因である。特に高齢者には尿失禁や過敏性膀胱が多く見られるため飲水を制限する傾向があり、軽度の脱水を伴っている者が多い。

② 喪失過剰

1. 発熱

発熱時は全身倦怠感が出現し食欲不振となる。また発汗量が増加し、多呼吸による不感蒸泄の増加も生じる

2. 嘔吐・下痢

感染性腸炎や食中毒などの場合には同時に見られることも多い。塩類下剤、たとえば酸化マグネシウムは内服すると胃酸で中和され腸内で塩化マグネシウムになり、その後炭酸マグネシウムという重炭酸塩となる。この重炭酸塩の影響で腸内の浸透圧が上昇し、腸壁を介して水分が腸内に移行し便を柔らかくして排泄される。消化管からの排泄はいずれも電解質も同時に喪失する

3. 炎天下での活動や激しい運動

発汗が亢進し水分、塩分ともに喪失する

（2）前脱水

最近、脱水症の前段階として、前脱水（まえだっすい；pre-dehydration）という状態が知られるようになった。前脱水とは、脱水症のような症状がないけれども、体液量が減少している状態のことで、血液中の浸透圧（血液の濃さを示す数値）が正常よりも増加している。特に、もともと体液量の少ない高齢者で生じやすい。脱水症では体液の約3％以上が失われるために症状が出やすいのに対して、前脱水では体液量が正常または1－2％程度しか失われていないのではっきりとした症状が出ず、喉の渇きや皮膚の乾燥も軽度で食欲が減り、頭がぼんやりして、体がだるいと言った夏バテのような症候が表れる。

（3）高張性脱水の症状

高張性脱水とは発汗の亢進、水分摂取の極端な低下などにより、もっぱら水分のみが不足した状態で高Na血症を伴う脱水である。Naの分布する細胞外液の浸透圧が高値になるため細胞内より間質、血管内に水分を引き込む結果、細胞内脱水を生じる。著しい口渇感を伴い、口腔などの粘膜が乾燥する。細胞の脱水は核の崩壊などを起こしうる。それがために脳細胞が障害されたのが、脳症であり、脳症は神経の異常、けいれん、昏睡が見られ、ひどくなる

と死亡する。しかし脳細胞は細胞内の浸透圧を高める物質をつくったり、アミノ酸を上昇させたりして脳細胞内の浸透圧を高める防御機能を持っており細胞内脱水には容易に陥らない。これが高張性脱水で不隠・興奮の状態となっても意識は保たれることが多い理由である。

（4）低張性脱水の症状

下痢・嘔吐など電解質が失われるタイプの脱水に陥っている状態で水分のみを補充すると容易に生じる。電解質特に Na が失われると血漿や間質液は低浸透圧となり細胞へ水分が移行し細胞が膨化する。したがって細胞内に脱水が生じにくく発熱や口渇感を生じにくい。皮膚・粘膜の乾燥も少ないため、初期には自覚症状が乏しい。主に細胞外液（循環血液量）の減少による症状のため、手足は冷たく脈拍が弱くなる。

（5）等張性脱水の症状

等張性のため細胞内外が均等に水分不足となる。口渇があるため飲水量が増加しその結果低張性脱水に移行する。

2. 低栄養状態

低栄養状態とは健康的に生きるために必要な量のエネルギー及び栄養素が量的もしくは質的に摂取できていない状態のことである。低栄養状態は①エネルギー量及び栄養素量の不足によるものと②特定の栄養素の欠乏が原因となっているものがある。①の例としてはタンパク・エネルギー栄養障害（PEM：Protein energy malnutriton）などがあり、②の例としてはビタミン欠乏やミネラル欠乏があげられる。低栄養状態となっても通常は直ちに症状が発現するわけではない。最初にヘモグロビンや血中アルブミン値の低下がみられ、次に細胞内の生化学的機能や組織形態の変化が生じ浮腫が発現する。一般的にみられる低栄養は PEM であるため本稿では PEM について解説する。

（1）クワシオコルとマラスムス

PEM にはエネルギー摂取量は充足しているが摂取タンパク質の量的・質的不足が原因で起こるクワシオコル（kwashiorkor）とエネルギーとタンパク質の両者が同時に欠乏して生じるマラスムス（marasmus）に分けられる。両者の中間型はマラスムス性クワシオコルという。PEM は乳幼児に多いと思われるが近年高齢者の PEM が増加している。低栄養状態、

特に PEM になると低アルブミン血症から浮腫をきたすと考えられているがクワシオコルでは浮腫は見られるがマラスムスでは生じないとされている。

クワシオコルではエネルギー源として炭水化物は摂取しているのでインスリン分泌は促進されている。インスリンの分泌はエネルギー源としての糖の充足を示していると判断され脂肪酸の産生や貯蔵脂肪の分解は抑制される。さらに筋タンパク分解によるアミノ酸供給は減少し、肝臓でのタンパク合成は低下する。これにより低アルブミン血症が生じ、浮腫が生じる。脂肪や筋が消費されないため体重減少は軽度となる。症状としては各臓器に生じた浮腫による症状が現れる。全身浮腫、特に足の浮腫、肝腫大を呈する。脳浮腫の症状として無気力がみられ腸管浮腫の影響で消化活動が低下するために食欲不振生じる。一方マラスムスではエネルギー摂取量が不十分で炭水化物の摂取も不十分のためインスリンの分泌は抑制され、体内より不足分を引き出すように代謝は傾く。すなわちまず肝臓のグリコーゲンを分解しグルコースを産生し、それを使い果たすと筋タンパク質がアミノ酸に分解されアミノ酸は糖新生を介して消費される。同時に貯蔵脂肪が遊離脂肪酸に分解されエネルギーとなる。肝臓におけるタンパク合成のためのアミノ酸は筋肉から供給されるので血中アルブミン濃度の低下は著しくなく浮腫も軽度となる。筋肉も脂肪も消費されているので、皮下脂肪も筋肉も乏しい著しい痩せの状態になる。肝腫大も見られず、食欲もある（表5）。

表5　タンパク・エネルギー栄養障害（PEM）の比較

	クワシオコル	マラスムス	マラスムス性クワシオコル
栄養欠乏	タンパク質	エネルギー・タンパク質	エネルギー・タンパク質
体重	減少	著明減少	著明減少
肝腫大	あり	なし	ある場合も
貧血	あり	あり	あり
浮腫	あり	なし	あり
皮膚の状態	湿・皮膚炎	乾燥性	湿・皮膚炎
食欲	なし	あり	なし
精神障害	あり	なし	あり
血清アルブミン	低下	正常	低下
血清脂質	低下	やや低下	低下
ミネラル・ビタミン	不足	不足	不足

（2）浮腫と血中アルブミン

　　浮腫は①血管内から間質への水の移動②水と Na の貯留の 2 つの段階を経て形成される。実はアレルギーなどの局所的な浮腫を除き全身性の浮腫は間質の水分量が 2.5L 程度増加するまでは臨床的には認識しにくい。体重 50kg の人では循環血液量は 3.8L、血漿は 2.5L ほどであるから浮腫を形成する体液量がすべて血漿由来であるならば、患者は著明な血液濃縮やショックをきたすはずである。しかしながら、現実にはそのような血液濃縮もショックも起こらない。①血管内から間質へ体液の移動が生じると循環血漿量は減少し、組織還流も減少する②その変化に対する代償として、腎臓の水と Na の保持作用が亢進する③体内に貯留した水と Na の一部は血管内に留まるため、循環血漿量は元のレベルへ戻る。というメカニズムが同時に働くからである。これにより間質に移動した水と Na はそのまま留まり、浮腫が形成される。細胞外液量は循環血漿量が通常レベルに近づくまで増加し血圧の維持を図るが、このメカニズムを知ることは、治療介入時の注意点を知る上で極めて重要である。つまり、臓器の組織還流を維持するために腎での水と Na 保持作用は重要な代償機構である。利尿薬投与によって体液量を減少させれば、浮腫は減少するが、同時に組織還流も減少するため、その程度によっては臓器障害をきたしうることをよく理解しておく必要がある。

4. 輸液療法の目的と種類

はじめに

　輸液には体液の補充を目的とした補液と栄養投与を目的とした補液が存在する。これにはどのような製剤を使用するかという質の問題が生じる。一方どの程度の量を持続投与で行くのか、何時間かけて何日いくのかという量の問題も出てくる。輸液を行う際にこれらをはじめから正確に投与することは極めて難しい。しかし基本的な知識を持って、投与を開始し患者の状態や、検査データを見て微調整していくことにより、より正確な輸液が可能になると思われる。本稿では輸液を行うに当たって必要な基本的な知識について解説する。

1. 輸液療法の目的

　　はじめに述べたように輸液の目的は体液の補充と栄養補給の 2 種類に大別される。

（1）体液の補充

① 補充輸液

体液バランスが崩れて水分や電解質が不足している患者に対して体液バランスを補正するために行う輸液である。これにはショック状態の患者に対し細胞外液の補充を目的とした初期輸液も含まれる。

② 維持輸液

手術後や疾患により一時的に飲水ができない状態にある患者に対し、現在の体液バランスを崩さないように投与する輸液。飲水ができない状況では栄養も摂取できていないため、長期間にわたる維持輸液の投与は低栄養を招く。

（2）栄養補給のための輸液

① 末梢静脈栄養（PPN）

末梢静脈路から投与される静脈栄養法である。輸液製剤としては7.5 ～ 12.5％の糖濃度の高い糖電解質液、10％アミノ酸製剤、糖・アミノ酸加総合電解質液、10 ～ 20％脂肪乳剤などがある。これらを必要とするカロリー量、水分量に応じて組み合わせて投与する。しかし総輸液量が2000mL以上でなければ総エネルギー量が1200kcalに達しないことから、通常PPNだけでは明らかに栄養量が不足していることは肝に銘じておく必要がある。またこれらの栄養剤のうち脂肪乳剤以外はいずれも静脈炎を発生しやすい。静脈炎の発生頻度は製剤の浸透圧、pH、滴定酸度が影響する。血液の正常値は浸透圧285mOsm/L、pH7.4、滴定酸度は0mOsm/Lであるがこれらの製剤は浸透圧が800mOsm/L前後と3倍近いためである。一方脂肪乳剤は浸透圧比が1と正常血液に近く、血管内皮保護作用も有するため静脈炎を生じにくい。またエネルギー効率もブドウ糖やアミノ酸の4kcal/gに比し9kcal/gと高い。

② 中心静脈栄養（TPN）

留置カテーテル先端を中心静脈（上大静脈もしくは下大静脈）に留置し高浸透圧、高濃度の栄養輸液を投与する。高浸透圧の栄養輸液が、血管内に投与されても、急速に希釈されることによって血管壁を刺激しないため浸透圧比7以上の輸液も投与することができ、必要とするエネルギー量を投与することができる。

TPNに用いる輸液剤としては高カロリー輸液基本剤、アミノ酸製剤、脂肪乳剤、高カロリー輸液基本剤とアミノ酸製剤を1パックに配合した高カロリー輸液用キット製剤、総合ビタミ

ン剤、微量元素製剤があり、最近では 1 パック内に高カロリー輸液基本剤＋アミノ酸製剤
＋脂肪乳剤を配合した製剤や高カロリー輸液基本剤＋アミノ酸製剤＋総合ビタミン剤＋微
量元素製剤を配合した製剤も見られる。

2. 輸液の種類

いくつかの分け方があるが、ここでは使用目的から考えた分類が使用する際の選択にも役立つ
ことからその観点で分類する。

（1）5％ブドウ糖液

水分補給が主目的に使用される。速やかに体内で代謝され、細胞内外液にほぼ均一に広がる。
つまり 5％ブドウ糖液 1L を投与しても、血管内に入る水はわずか 8％（80mL）しかない。

（2）細胞外液補充液（表6）

生理食塩水を代表とする電解質のみの製剤である。生理食塩水は細胞外液の NaCl 濃度に合
わせて作成された輸液であるため、ほとんどが細胞外液としてとどまる。したがって生理
食塩水 1L（NaCl9g）を投与すると、細胞外液に分布するので、血管内に留まる水は 25％
（250mL）となる。このため細胞外液補充のために使用される。生理食塩水には Na と Cl
しか入っていないためより血漿組成に近づけるために K と Ca を追加した製剤がリンゲル液
である。生理食塩水やリンゲル液を大量に投与すると Cl の濃度が上昇し高 Cl 性希釈性アシ
ドーシスを生じるためアルカリを追加したのが乳酸リンゲル液である。乳酸リンゲル液に糖
を加えた製剤や乳酸の代わりに酢酸や重炭酸塩を加えたものもあるが基本的には細胞外液を
補充するために使われる。

表6　細胞外液補充液

	Na^+ (mEq/L)	K^+ (mEq/L)	Ca^{2+} (mEq/L)	Cl^- (mEq/L)	その他
血清	142	4	5	103	HCO_3^-
生理食塩水	154	－	－	154	
リンゲル液	147	4	5	156	
乳酸リンゲル液	130	4	3	109	乳酸 28

（3）5%ブドウ糖液と生理食塩水を混合したもの

5%ブドウ糖液と生理食塩水を混合し、必要に応じた Na 濃度に調整した輸液。1号液から4号液まであり、1号液は開始液、2号液は脱水補給液、3号液は維持液、4号液は術後回復液という名前がついている。生理食塩水の割合が大きい1号液は電解質補充効果が大きく、5%ブドウ糖の割合が大きくなるにつれて、水分補充効果が大きくなる。1号輸液でも生理食塩水の半分の濃度の Na しか含まれていないことに注意が必要である。現在2号液と4号液はほぼ使われない。特に4号液は術後回復液には適していない（図5、表7）。

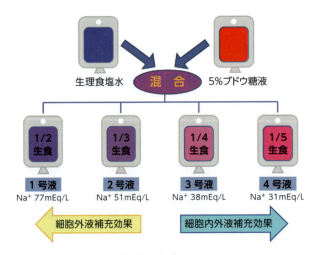

図5　1号輸液～4号輸液の作成

表7　代表的な電解質輸液製剤 1号液～4号液

分類	製品名	Na+ (mEq/L)	K+ (mEq/L)	Cl- (mEq/L)	乳酸 (mEq/L)	ブドウ糖 (%)	その他
1号液	ソリタ®-T1 ソルデム®1	90	−	70	20	2.6	
2号液	ソリタ®-T2	84	20	66	20	3.2	P 10mmol/L
3号液	ソリタ®T3 ソルデム®3A	35	20	35	20	4.3	
4号液	ソリタ®-T4	30	−	20	10	4.3	

第4章　栄養及び水分管理に係る薬剤投与関連　第1節　共通して学ぶべき事項

（4）栄養輸液製剤

① 末梢静脈栄養剤

PPN に使用する輸液製剤には 7.5 〜 12.5％糖電解質液、糖・アミノ酸加総合電解質液、10 〜 20％脂肪乳剤がある。

1. 7.5 〜 12.5％糖電解質液（表 8）

電解質組成は低張性電解質液（1 号〜 4 号輸液）に準じる。10％以上の糖質輸液剤では浸透圧比が高く静脈炎を起こしやすい。トリフリードでは糖質にブドウ糖以外にフルクトース、キシリトールを用いており耐糖能患者に有利とされている。

表 8　主な高濃度（7.5 〜 12.5％）糖電解質液の組成

組　成　製品名	電解質（mEq/L）										糖質(g/L)	pH	浸透圧比	熱量(kcal/L)
	Na⁺	K⁺	Ca²⁺	Mg²⁺	Cl⁻	Lact⁻	Acet⁻	Citr³⁻	P*¹	Zn*²				
トリフリード®	35	20	5	5	35	—	6	14	10	5	105 (GFX)	約 5.0	約 2.6	420
KN補液MG3号®	50	20	—	—	50	20	—	—	—	—	100 (G)	約 4.9	約 3	400
フィジオ35®	35	20	5	3	28	—	20	—	10	—	100 (G)	4.7 〜 5.3	約 2 〜 3	400
ソリタ・T3号G®	35	20	—	—	35	20	—	—	—	—	75 (G)	3.5 〜 6.5	約 2	300
ソリタックスH®	50	30	5	3	48	20	—	—	10	—	125 (G)	5.7 〜 6.5	約 3	500
10%EL-3号®	40	35	—	—	40	20	—	—	8	—	100 (G)	4.0 〜 6.0	約 3	400
ソルデム3AG®	35	20	—	—	35	20	—	—	—	—	75 (G)	5.0 〜 6.5	約 2	300

G：グルコース、GFX：グルコース・果糖・キシリトール（60：30：15）
*1：mmol/L *2：μmol/L

2. 糖・アミノ酸加総合電解質液（表 9）

糖とアミノ酸を同時に投与可能な維持電解質液。ほとんどの製剤が約 3％のアミノ酸と 7.5％のブドウ糖が投与できる。アミノフリードは Zn を含有し、pH が中性に近く滴定酸度も低いため静脈炎を起こしにくい。最近は従来の糖・アミノ酸加総合電解質液にビタミン B₁ をあらかじめ配合した製品（表 10）が発売されている。

237

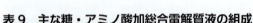

表9 主な糖・アミノ酸加総合電解質液の組成

組成\製品名	アミノフリード®	アミカリック®	プラスアミノ®	ツインパル®
遊離アミノ酸濃度(%)	3.00	2.75	2.71	3.00
総窒素量(g/L)	4.70	4.28	4.20	4.71
E/N比	1.44	1.38	3.11	1.44
BCAA含有率(w/w%)	30.0	31.0	29.0	30.0
糖質の濃度(%)	7.5(グルコース)	7.5(グルコース)	7.5(グルコース)	7.5(グルコース)
総熱量(kcal/L)	420	410	409	420
非タンパク熱量(kcal/L)	300	300	300	300
NPC/N比	64	70	71	64
pH	約6.7	4.6〜5.6	約4.6	約6.9
浸透圧比	約3	約3	約3	約3
滴定酸度(mEq/L)	7	19.76	22.62	6

表10 ビタミンB_1配合糖・アミノ酸加総合電解質液

組成\製品名	アミグランド®	パレセーフ®	ビーフリード®
基本液	アミカリック®	ツインパル®	アミノフリード®
グルコース	7.5%	7.5%	7.5%
アミノ酸	3%	3%	3%
pH	約6.8	約6.7	約6.7
浸透圧	約3	約3	約3
ビタミンB_1	1mg/500mL	1mg/500mL	0.96mg/500mL
バッグ	ダブルバッグ	ダブルバッグ	ダブルバッグ
剤形	500mL	500mL	500mL、1,000mL

3. 脂肪乳剤（表11）

10％と20％の製剤がある。主な組成は大豆油と卵黄レシチンでn-6系脂肪酸が大部分である。脂肪乳剤投与の目的は①必須脂肪酸欠乏の予防、②エネルギー効率の高い栄養素（9kcal/g）、③静脈炎の発生予防があげられる。脂肪乳剤は投与速度が速いと生体の加水分解能力に追いつかないため脂肪粒子が血中に停滞する。0.1g/kg/時よりも遅い速度で投与する。

表11　脂肪乳剤の組成

製品名 \ 組成	濃度 (%)	容量 (mL)	pH	浸透圧比	熱量 (kcal)	成分 (w/v%) ダイズ油	卵黄 レシチン*	濃 グリセリン
イントラリポス®	10	250	6.5～8.5	約1	275	10	1.2	2.2
	20	50 100 250	6.5～8.5		100 200 500	20	1.2	2.2

＊：卵黄レシチン由来のリン（P）を約460mg/L（15mmol/L）含有

② 中心静脈栄養剤

高カロリー輸液と複合ビタミン剤、微量元素製剤、アミノ酸製剤、脂肪製剤など熱量補給を目的とした製剤。これらを1パックにした製剤もある。

1. 高カロリー用基本液（表12）

15～36％の糖質（ほとんどがブドウ糖）と、Na、K、Cl、Mg、Caなどの電解質、微量元素としてZnが含まれている

第4章 栄養及び水分管理に係る薬剤投与関連 第1節 共通して学ぶべき事項

表12 高カロリー輸液用基本液の組成

組成		製品名	トリパレン®		リハビックス-K®		ハイカリック®			ハイカリック®NC			ハイカリック® RF
			1号	2号	1号	2号	1号	2号	3号	L	N	H	
液量	mL		600		500		700			700			500
糖質	グルコース	g	79.8	100.2	85	105	120	175	250	120	175	250	250
	果糖		40.2	49.8	−	−	−	−	−	−	−	−	−
	キシリトール		19.8	25.2	−	−	−	−	−	−	−	−	−
	計	g	139.8	175.2	85	105	120	175	250	120	175	250	250
電解質	Na^+	mEq	3	35	5	−	−	−	−	50	50	50	25
	K^+		27	27	10	15	30	30	30	30	30	30	−
	Ca^{2+}		5	5	4	7.5	8.5	8.5	8.5	8.5	8.5	8.5	3
	Mg^{2+}		5	5	1	2.5	10	10	10	10	10	10	3
	Cl^-		9	44	−	−	−	−	−	49	49	49	15
	SO_4^{2-}		5	5	−	−	10	10	10	−	−	−	−
	acetate⁻		6	−	1	2.5	25	25	22	11.9	11.9	11.9	−
	gluconate⁻		5	5	−	−	8.5	8.5	8.5	8.5	8.5	8.5	3
	citrate³⁻		12	11	−	−	−	−	−	−	−	−	−
	L·lactate⁻		−	−	9	2.5	−	−	−	30	30	30	15
	Zn	μmol	10	10	10	10	10	10	20	20	20	20	10
	P	mmol	6	6	5	10	150※	150※	250※	250※	250※	250※	−
エネルギー量	kcal		560	700	340	420	480	700	1,000	480	700	1,000	1,000
pH			4.0～5.0		4.8～5.8		3.5～4.5			4.0～5.0			4.0～5.0
浸透圧比			約6	約8	約4	約5	約4	約6	約8	約4	約6	約8	11
容量・容器	mL		600		500		700			700			250、500、1,000

※：mg

2. アミノ酸製剤（表13）

10～12%のアミノ酸製剤が市販されている。必須アミノ酸/非必須アミノ酸（Essential Amino Acids/Non-essential Amino Acids:EAA/NEAA）比が約1のFAO/WHO基準の製剤とEAA/NEAA比をBCAAを30%増量することにより1.4に上げたTEO基準の製剤がある。侵襲時にはTEO基準の製剤がふさわしい。

3. 脂肪乳剤

前述

表13　高濃度アミノ酸製剤の組成

組成		製品名	アミパレン®	アミゼットB®	アミニック®	プロテアミン12®	モリプロンF®
			TEO処方	TEO処方	TEO処方	FAO/WHO	FAO/WHO
必須アミノ酸	ロイシン	mg/dL	1,400	1,350	1,290	1,138	1,250
	イソロイシン		800	850	910	597	560
	バリン		800	900	1,400	690	450
	リシン		1,050	800	1,000	784	880
	トレオニン		570	480	750	504	650
	トリプトファン		200	160	130	187	130
	メチオニン		390	390	440	433	350
	フェニルアラニン		700	770	700	974	935
非必須アミノ酸	システイン	mg/dL	100	100	35	—	100
	シスチン		—	—	—	23	—
	チロシン		50	50	40	57	35
	アルギニン		1,050	1,110	900	1,230	790
	ヒスチジン		500	470	500	522	600
	アラニン		800	860	710	821	620
	プロリン		500	640	500	1,063	330
	セリン		300	420	170	467	220
	グリシン		590	550	700	1,568	1,070
	アスパラギン酸		100	50	100	202	380
	グルタミン酸		100	50	50	102	650
電解質	Na^+	mEq/L	2	—	< 2.9	約150	< 1.5
	Cl^-		—	—	—	約150	—
	酢酸$^-$		120	—	約80	—	約60
総遊離アミノ酸濃度		%	10	10	10	11.4	10
N量		g/dL	1.57	1.56	1.52	1.82	1.52
E/N比			1.44	1.33	1.71	0.88	1.09
BCAA含有率		w/v%	30	31	35.9	21.3	22.6
pH			6.5〜7.5	6.1〜7.1	6.8〜7.8	5.7〜6.7	5.5〜6.5
浸透圧比			約3	約3	約3	約5	約3
容量・容器		mL	200、300、400	200	200	200	200

4. 総合ビタミン製剤（表14）

　TPN 時には総合ビタミン剤は不可欠である。乳酸アシドーシスを予防するビタミン B_1 をはじめとした水溶性ビタミンや脂溶性ビタミンも欠乏しないようにしなければならない。またビタミン A、B_1、B_2、B_6、C、K は光により不安定となるため遮光が必要である。

表14　ＴＰＮ用総合ビタミン製剤

組成	製品名	オーツカMV注® (1，2号)	ビタジェクト® (A・B液)	ネオラミンマルチV®
脂溶性ビタミン	A (IU)	3,300	3,300	3,300
	D (IU)	200	10 μg	10 μg
	E (mg)	10	15	15
	K (mg)	2	2	2
水溶性ビタミン	B_1 (mg)	3.9	3	3
	B_2 (mg)	4.6	5.1	5.1
	B_6 (mg)	4.9	4	4
	B_{12} (μg)	5	10	10
	C (mg)	100	100	100
	ニコチン酸アミド (mg)	40	40	40
	パントテン酸 (mg)	15	15	15
	葉酸 (mg)	0.4	0.4	0.4
	ビオチン (mg)	0.06	0.1	0.1
容量 (mL)		4	5	5

5. 微量元素製剤（表15）

　生体内で合成できず毎日摂取する必要がある微量元素は Fe、Zn、Cu、Mn、I、Co、Cr、Se、Mo の9種類で、これらはいずれも摂取すべきでがあるが Co、Cr、Se、Mo は製剤には含まれていない。長期 TPN ではこれらの欠乏に注意する必要がある。

表15　ＴＰＮ用微量元素製剤

組成 製品名	容量	Fe	Mn	Zn	Cu	I
エレメンミック注® ミネラリン注®	2 mL	35 (1.95)	1.0 (0.055)	60 (3.92)	5 (0.32)	1 (0.13)

μmol (mg)

6. 高カロリー輸液キット製剤（表16）

TPNでは高カロリー基本液とアミノ酸製剤を同時に投与することが多いことからこれらを1パックにした製剤が発売されている。キット製剤には基本液とアミノ酸製剤が隔壁で仕切られ使用時に開通させて混合するダブルバッグ製剤と初めから1つの室内に混合したシングルバッグ製剤がある。シングルバッグ製剤は開通忘れはないが滴定酸度が高くアシドーシスに注意が必要である。基本液、アミノ酸製剤、脂肪乳剤の配合された製剤（表17）や基本液、アミノ酸製剤、総合ビタミン剤、微量元素製剤を配合した製剤（表18）も発売されている。キット製剤は簡便であるがきめ細かい点で未だ改良の余地があり、使用する際は十分その組成と内容量に注意して使用しなければならない。

表16　高カロリー輸液キット製剤

組成 \ 製剤名		開始液			維持液		
		アミノトリパ1号®	ピーエヌツイン1号®	ユニカリックL®	アミノトリパ2号®	ピーエヌツイン2号（3号）®	ユニカリックN®
糖質	糖質量 (g)	139.8GFX	120G	125G	175.2GFX	180 (250.4) G	175G
	糖濃度 (%)	16.45	12.0	12.5	19.5	16.4 (20.9)	17.5
アミノ酸	アミノ酸 (g)	25 (18種類)	20.72 (18種類)	25 (16種類)	30 (18種類)	31.08 (41.44) (18種類)	30 (16種類)
	BCAA含有率 (%)	30	22.6	31.0	30	22.6	31.0
	窒素量 (g)	3.92	3.04	3.89	4.70	4.56 (6.08)	4.66
主要電解質	Na⁺ (mEq)	35	50	40	35	50 (51)	40
	K⁺	22	30	27	27	30	27
	Mg²⁺	4	6	6	5	6	6
	Ca²⁺	4	8	6	5	8	6
	Cl⁻	35	50	55	35	50	59
	P (mmol)	5	8	250mg	6	8	250mg
	Zn (μmol)	8	20	20	10	20	20
総熱量 (kcal)		660	560	600	820	840 (1,160)	820
kcal/mL		0.78	0.56	0.60	0.91	0.76 (0.97)	0.82
非タンパク熱量 (kcal)		560	480	500	700	720 (1,000)	700
NPC/N		143	158	128	149	158 (164)	150
容量/1袋 (mL)		850	1,000	1,000	900	1,100 (1,200)	1,000

G: グルコース、 GFX: グルコース・果糖・キシリトール（60：30：15）

表17　高カロリー輸液キット製剤（総合ビタミン、脂肪配合）

組成／製剤名		フルカリック1号®	フルカリック2号®	フルカリック3号®	ネオパレン1号®	ネオパレン2号®	ミキシッドL(H)®
液量(mL)		903	1,003	1,103	1,000	1,000	900
糖質	糖質量(g)	120G	175G	250G	120G	175G	110G(150G)
	糖濃度(%)	13.29	17.45	22.67	12	17.5	12.2 (16.7)
アミノ酸	アミノ酸(g)	20	30	40	20	30	30
	BCAA含有率(%)	31.0	31.0	31.0	30	30	30
	窒素量(g)	3.12	4.68	6.24	3.13	4.70	4.61
ビタミン	水溶性 脂溶性	3 mL	3 mL	3 mL	4 mL	4 mL	
脂肪	ダイズ油(g)						15.6 (19.8)
主要電解質	Na⁺ (mEq)	50	50	50	50	50	35
	K⁺	30	30	30	22	27	27
	Mg²⁺	10	10	10	4	5	5
	Ca²⁺	8.5	8.5	8.5	4	5	8.5
	Cl⁻	49	49	49	50	50	44 (40.5)
	P (mmol)	250mg	250mg	250mg	5	6	150mg (200mg)
	Zn (μmol)	20	20	20	20	20	10
総熱量(kcal)		560	820	1,160	560	820	700 (900)
非タンパク熱量(kcal)		480	700	1,000	480	700	580 (780)
NPC/N		154	150	160	153	149	126 (169)
容量/1袋(mL)		903 1,354.5	1,003 1,504.5	1,103	1,000 1,500 2,000	1,000 1,500 2,000	900 (900)

G: グルコース

表18　高カロリー輸液キット製剤（総合ビタミン、微量元素配合）

組成／製剤名		エルネオパ1号®	エルネオパ1号®	エルネオパ1号®	エルネオパ2号®	エルネオパ2号®	エルネオパ2号®
液量(mL)		1,000	1,500	2,000	1,000	1,500	2,000
糖質	糖質量(g)	120 G	180 G	240 G	175 G	262.5 G	350 G
	糖濃度(%)	12	12	12	17.5	17.5	17.5
アミノ酸	アミノ酸(g)	20	30	40	30	45	60
	BCAA含有率(%)	30	30	30	30	30	30
	窒素量(g)	3.13	4.70	6.27	4.70	7.05	9.40
ビタミン (2,000mL中)	水溶性	A: 3,300 単位、　B₁: 3.9mg、　B₂: 4.6mg、　B₆: 4.9mg、　B₁₂: 5.0μg、 C: 100mg、　D: 5.0μg、　E: 10mg					
	脂溶性	K: 2mg、　ニコチン酸アミド: 40mg、　葉酸: 0.4mg、　パントテン酸: 14mg、 ビオチン: 60μg					
微量元素 (2,000mL 中)		Fe: 35μmol、　Mn: 1μmol、　Cu: 5μmol、　I: 1μmol、　Zn: 60μmol					
主要電解質	Na⁺ (mEq)	50	75	100	50	75	101
	K⁺	22	33	44	27	41	54
	Mg²⁺	4	6	8	5	7.5	10
	Ca²⁺	4	6	8	5	7.6	10
	Cl⁻	50	75	100	50	75	100
	P (mmol)	5	7.6	10	6	9	12
総熱量(kcal)		560	840	1,120	820	1,230	1,640
非タンパク熱量(kcal)		480	720	960	700	1,050	1,400
NPC/N		153	153	153	149	149	149
浸透圧比(混合時)		約4	約4	約4	約5	約5	約5

G: グルコース

7. 病態別輸液栄養剤

腎不全用に K、P を含まず Na、Cl も最小限にした基本液のハイカリック RF（表 19）と腎不全用及び肝不全用のアミノ酸製剤（表 20）がある。腎不全用アミノ酸製剤では分枝鎖アミノ酸（branched chainamino acid:BCAA）の配合比率が 40％以上と高く、EAA/NEAA 比が 3 前後と高めである。肝不全用アミノ酸製剤では BCAA が 35％以上で Fischer 比（分枝鎖アミノ酸 / 芳香族アミノ酸（aromatic amino acid:AAA；チロシン・フェニルアラニン）：BCAA/AAA）が 37 以上と高めに設定されている。肝障害時には AAA の代謝が低下するため AAA の含有量を少なくして対処しており肝性脳症の改善に有効である。

表 19　腎不全用高カロリー基本液

		ハイカリックRF®
糖質	(%)	50
Na⁺	(mEq)	25
K⁺		－
Mg²⁺		3
Ca²⁺		3
Cl⁻		15
SO₄²⁻		－
acetate⁻		－
lactate⁻		15
gluconete⁻		3
P	(mg)	－
Zn	(µmol)	10
pH		4.0 ～ 5.0
浸透圧比		約 11
熱量	(kcal/L)	2,000
容量	(mL)	250、 500、 1,000

表 20　病態別特殊アミノ酸製剤

組成		製剤名	アミノレバン®	モリヘパミン®	テルフィス®	ネオアミユー®	キドミン®
用途			肝不全	肝不全	肝不全	腎不全	腎不全
アミノ酸	ロイシン イソロイシン バリン リジン メチオニン フェニルアラニン トレオニン トリプトファン	mg/dL	1,100 900 840 610 100 100 450 70	945 920 890 395 44 30 214 70	1,100 900 840 608 100 100 450 70	1,000 750 750 497 500 500 250 250	1,400 900 1,000 505 300 500 350 250
	アルギニン ヒスチジン アスパラギン酸 アラニン システイン グリシン プロリン セリン チロシン	mg/dL	604 236 — 750 28 900 800 500 —	1,537 310 20 840 25 540 530 260 40	604 236 — 750 28 900 800 500 —	300 250 25 300 25 150 200 100 50	450 350 100 250 100 — 300 300 50
電解質	Na⁺ Cl⁻ 酢酸⁻	mEq/L	約14 約94 —	約3 — 約100	約14 約94 —	約2 — 約47	約2 — 約45
総遊離アミノ酸量		%	7.99	7.47	7.99	5.90	7.21
総N量		g/dL	1.22	1.32	1.22	0.81	1.00
BCAA含有率		%	35.5	36.9	35.5	42.4	45.80
Fischer比			37.05	54.13	37.03	5.98	7.89
E/N比			1.09	0.83	1.09	3.21	2.60
pH			5.5～6.5	6.6～7.6	5.9～6.9	6.6～7.6	6.5～7.5
浸透圧比			約3	約3	約3	約2	約2
容量		mL	200、500	200、300、500	200、500	200	200、300

（5）血漿増量製剤

循環血漿量の増加を目的とするもので「膠質液」と呼ばれる。膠質液は分子量が大きい製剤であり、血管透過性が低く、血管内にとどまりやすい性質を持っている。アルブミン製剤などが代表的。アルブミンの代用としてデンプンやゼラチンを混ぜたもの（サリンヘス®など）もある。これら膠質液の特徴は血管内に留まる能力が高いということである。細胞間質に逃げにくいということから、理論的には大量出血などで血管内容量の少なくなっている時に使用する。しかしアルブミン製剤を代表とする膠質液が生命予後の改善に役立っているという明らかな研究結果は出ていない。そればかりか、代用の膠質液は敗血症に対して使用した際、腎臓に悪い影響を与える可能性があると示唆されている。

第4章　栄養及び水分管理に係る薬剤投与関連　第1節　共通して学ぶべき事項

5. 病態に応じた輸液療法の適応と禁忌

はじめに

輸液の目的にはいくつかの理由がある。大きな理由としては、1.水分を補給したい、2.循環動態の維持のために細胞外液を補給したい、3.栄養を補給したいの3つである。しかし体液バランスの異常には同時に電解質バランスが伴うことが多い。あらゆる水分の喪失には電解質の喪失を伴い、供給にも伴う。またこれらの3つの理由が単独で存在することも少ない。したがって輸液を行うためには体液バランスの状況、栄養状態と電解質バランスを考えて行う必要がある。

1. 輸液はどこに行くのか？

　病態に応じた輸液を選択するためには投与した輸液が体のどこに分布していくのかを考えておかなければならない。

　輸液は通常血管内に投与されるため、一旦は輸液の全量が血管内に入り、血漿量が増加することになるが、その後障壁がなければ血管内から間質に広がり、次いで細胞内に分布する。しかし血管と間質との間の血管壁や間質と細胞内を隔てる細胞膜は物質によって通過の容易さが異なる。たとえば血管壁はアルブミンなどのタンパク質は通さないが電解質や尿素は通過する。

　さらに細胞膜は脂質2重構造を有し、物質輸送を複雑にコントロールしている。この輸送には受動輸送、能動輸送、膜動輸送の3種類がある。

　気体（酸素や炭酸ガスなど）や尿素やエタノールのように分子が小さくて電荷をもたない親水性分子であれば容易に細胞膜を通過し濃度の高い方から低い方に移動する。水やイオンは細胞膜の中にタンパク質（チャネルタンパク質）によって内張りされた通路を一列に並んで一気に通過（毎秒100万個）する。グルコースやアミノ酸、ATP、ADP 等の無機イオンや小さな有機分子は膜の外側にある物質と結合して、膜の反対側（内側）へ運ぶ輸送体タンパク質（キャリアあるいはトランスポーター）により細胞内に運ばれる。この運搬方法では運ぶ物質に関する特異性が高く、ある決められた一種類の物質を一度に一個だけしか運搬できない。たとえばグルコースの輸送体タンパク質はグルコースだけを運ぶことができ、フルクトースを運ぶことはできない。少数の分子を輸送するたびに輸送体タンパク質は構造変化を起こすため、輸送できる分子の数は毎秒 100 ～ 1000 個程度と少ない。これらのチャネルタンパク質や輸送体タンパク質を介した輸送は促進拡散と呼ばれるが受動的輸送であり濃度勾配に逆らって運搬されることはない。能動輸

247

送では濃度の薄い方から濃い方へ物質を輸送する。これにはATP依存性のポンプが使用され、ATPを加水分解して生じるエネルギーを使って、イオンや低分子の物質を濃度勾配や電位に逆らって運び上げる（図6、図7）。このポンプのあるおかげで、とくにCa^{2+}とNa^+濃度に関しては、細胞内のこれらのイオン濃度は低く抑えられる（表21）。膜動輸送はタンパク質などのような大きな分子を細胞内に取り込み輸送する方法であるが、輸液投与では発生しない。

　5％ブドウ糖と生理食塩水は同じ浸透圧を有するが、これらを投与した場合、上記の原理に基づき拡散する。つまりブドウ糖液は速やかに体内で代謝され、細胞内外液にほぼ均一に広がる。人間の体重の約60％は水分が占めると一般的に言われている。体内に含まれる水分は、細胞内に存在する細胞内液（体重の40％）と細胞外に存在する細胞外液（体重の20％）に分けられる。細胞外液は、さらに間質液（15％）と血漿（5％）に分けられ、通常血管内に存在するのはこの5％の血漿のみである。つまり5％ブドウ糖液1Lを投与しても、血管内に入る水はわずか8％（80mL）しかない。他方生理食塩水はNa^+が細胞内にほとんど移行しないため、細胞外液としてとどまる。したがって生理食塩水1L（NaCl9g）を投与すると、細胞外液にのみ分布するので、血管内に留まる水は25％（250mL）となる。

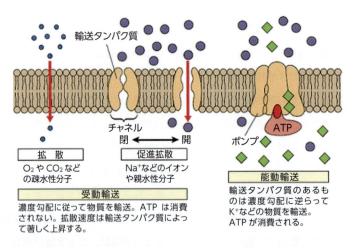

（啓林館　新編 生物Ⅰ改訂版より）

図6　細胞壁の受動輸送と能動輸送

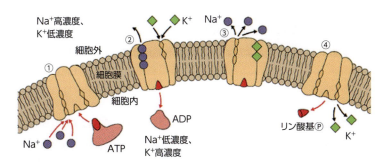

①② Na⁺がナトリウムポンプ（輸送タンパク質）に結合すると、ATP によってポンプがリン酸化される。
③ リン酸化によってポンプが構造変化を起こし、Na⁺が細胞外へ排出される。続いて、K⁺がポンプに結合する。
④ K⁺がポンプに結合することによって、リン酸基はポンプから離脱する。そして、K⁺は細胞内へ運搬された後、
　ポンプは①の構造へ戻る。　　　　　　　　　　　　　　　　　　　　　　　（啓林館　新編 生物Ⅰ改訂版より）

図 7　細胞壁のナトリウムポンプのしくみ

表 21　細胞内と血液のイオン濃度

イオン	細胞内 (mmol)	血液 (mmol)
K⁺	140	5
Na⁺	12	145
Cl⁻	5	115
Mg²⁺	1	1
Ca²⁺	10^{-4}	1

2. 病態に応じた適応と禁忌
（1）脱水

① 高張性脱水（高 Na 性）

体内に自由水（電解質を含まない水）を補う。5％ブドウ糖液を基本とする。Na の補正が急激（24 時間で 10mEq/L 以上）になると脳浮腫を来すため、その可能性があれば、生理食塩水を交互に用いる。糖尿病による高浸透圧性高血糖症やケトアシドーシスを伴う場合は 5％ブドウ糖液は禁忌で生理食塩液が基本となる。

② 低張性脱水（低 Na 性）

Na 濃度が約 140mmol/L の細胞外液（生理食塩水、ラクテック®注など）で補充を開始する。浸透圧性脱髄症候群（以前は橋中心髄鞘崩解症と呼ばれた）の可能性があるため 24 時間で 10mEq/L 以上の急激な Na の補正は禁忌。

③ 等張性脱水

生理食塩液（通常 100 － 300mL/ 時間で開始）やリンゲル液（通常 100 － 400mL/ 時間で開始）などの等張液ないし開始液とよばれる 1 号液を使用する。

（2）食欲不振

3 号輸液などを反射的に投与しているが投与カロリーは 1L 投与してもわずか 150kcal 程度で少なくとも栄養補給としてはほとんど意味がない。栄養補給として使用するなら 10% 以上の糖濃度の糖電解質輸液か糖・アミノ酸加総合電解質液や脂肪乳剤を使用するべきである。糖・アミノ酸加総合電解質液は NPC/N 比が約 64 であり製剤によっては 50 未満のものもある。腎機能が低下した高齢者や慢性腎不全（CKD）患者では腎前性高窒素血症を来す可能性があり注意が必要である。また安易な輸液は慢性心不全（CHD）患者や高齢者では容易に急性心不全に移行するため避けるべきである。

（3）低栄養

経口摂取不能で、経腸栄養も困難な患者で低栄養に至っているならば PPN ではなく速やかに TPN に移行すべきである。原疾患により肝不全用、腎不全用などのアミノ酸製剤を使い分ける。また脂肪乳剤は 9kcal/g とエネルギー効率に優れており積極的に使用すべきである。電解質輸液のみの投与は血管内でアルブミンを希釈し膠質浸透圧を低下させるために浮腫を助長する。また血管内容量の増加から高齢者や慢性心不全患者では容易に急性心不全に移行するため禁忌と考える方がよい。

（4）急性心不全

急性心不全の原因は心筋梗塞や、慢性心不全の急性増悪、不整脈など多々あり、原因により治療法は異なる。しかし救急外来に運び込まれた直後の初期治療の目的は Vital sign の安定をはかり自覚症状を改善し臓器のうっ血を軽減することにある。このため多くの場合中心静脈ルートを作成するが、それまでの間の救命処置では昇圧剤や、利尿剤、抗不整脈剤、鎮静剤などを投与する末梢血管確保は必ずなされる。ここで使用されるのは必ず 5% ブドウ糖液である。通常腎血流量の低下に伴う急性腎不全も併発することが多く K^+ の上昇を来すことが多いため K を含む輸液は禁忌。また生理食塩水は血管内容量の増加により心不全がより増悪するため禁忌である。カテコラミンを使用したり気管内挿管を行うほどの重症例では中心

静脈ルートからの輸液量も多くなるため、末梢血管からの輸液も含めた水分出納の管理が重要となる。

（5）糖尿病性ケトアシドーシス（diabetic ketoacidosis：DKA）

DKA はインスリンの極端な欠乏やコルチゾル・アドレナリンなどのインスリン拮抗ホルモンの増加した際にインスリンの作用が弱まって急に発症する。高血糖、高ケトン血症、アシドーシスをきたした状態で、緊急の対応を要する疾患である。ほとんど 1 型糖尿病患者に見られる。高血糖をきたし浸透圧利尿により脱水となっているため治療に使用される輸液は生理食塩水が基本となる。重症度によっては 1 時間に 1000mL 程度の輸液をしなければならない場合もある。高血糖のためインスリンを多く投与しがちだが、輸液による希釈により血糖値が下がってくるため少量より開始しなければならない。また高血糖状態にインスリンを使用するとグルコースとともに K が細胞内に取り込まれ（高 K 血症時のグルコース・インスリン療法と同じ）低 K 血症になるため K の補充が必要となってくる。

（6）高浸透圧高血糖症候群（Nonketotic hyperosmolar coma：NKHC）
　　（高浸透圧性ケトン性昏睡）

2 型糖尿病患者でみられる。著しい高血糖（600mg/dL 以上）、高浸透圧血症（320mOsm/L 以上）を特徴とするがアシドーシスは認めない。脱水による高 Na 血症を呈しているが、脱水が基本にあるため生理食塩水もしくはハーフ生食の投与により脱水補正を行う。グルコースも同時に希釈され血糖値も低下するが不十分であればインスリンを用いる。ケトアシドーシスと同様に低 K 血症を生じることがあるので注意が必要である。

（7）急性心不全以外の救急処置を要する疾患

血圧低下を伴う大出血では血液製剤が準備できるまで血漿増量剤か生理食塩水を選択する。5％ブドウ糖は血管内に留まらないため血管内容量の増加目的では不適である。
脳卒中では多くは気管内挿管が行われ、中心静脈ルートが作成されるが、発症初期は電解質液を用いる。超急性期は容易に高血糖となることから高カロリー輸液に早期に移行すると血糖コントロールに難渋する。また細胞内へ水分が移行し脳浮腫が助長される可能性があるため 5 ％ブドウ糖の単独投与は禁忌で、必ず電解質入りの輸液を使用する。

6. 輸液時に必要な検査

はじめに

第16改正日本薬局方（局方）では、皮下、筋肉内、又は血管などの体内組織・器官に直接投与するものを注射剤（Injections）と定義し、その中に輸液製剤、埋め込み注射剤および持続性注射剤が含まれるとしている。さらに輸液製剤（Parenteral Infusions）の定義として（1）静脈内投与する、通例、100mL 以上の注射剤、（2）主として、水分補給、電解質補正、栄養補給などの目的で投与されるが、持続注入による治療を目的にほかの注射剤と混合して用いることもある。と記載されている。すなわち希釈剤、溶解剤としても100mL 以上あれば輸液の範疇に含めるとしている。しかし一般的にはカテコラミン投与のような一日200 ～ 300mL 程度の点滴は輸液とは判断されていない。そこで本稿では病態の改善目的に使用される一般的な輸液を行う際に考慮すべき検査について述べる。輸液時に必要な検査には①輸液選択のための検査、②輸液を必要とした疾患のモニタリングのための検査、③輸液による合併症予防のための検査の3 つがある。

1. 輸液選択のための検査

基本的に5％ブドウ糖液と生理食塩水をはじめとする電解質輸液をどのように選択するか、もしくは低栄養に対し末梢静脈栄養（PPN）か中心静脈栄養（TPN）を行うか脂肪乳剤をどの程度使用するかを決定するために必要な検査を行う。具体的には

（1）バイタルサイン（体温、血圧、脈拍、呼吸数など）

（2）身体測定（体重、BMI、皮下脂肪厚など）

（3）理学的所見

  ① 視診：体格、栄養状態、皮膚の色・つや、腫れ、変形、皮疹の有無、粘膜の状態など

  ② 聴診：心音、呼吸音、腸管蠕動音など

  ③ 触診：冷感の有無、皮膚の弾力性、湿度など

  ④ 打診：肝腫大の有無、腹水の有無、鼓腸の有無

（4）胸部 X 線（心拡大、肺うっ血、胸水貯留などの所見の有無）

（5）心臓超音波検査（心拡大の有無、心疾患の存在など）

（6）血液検査

  血液一般検査（白血球数、赤血球数、Hb、Ht、血小板数）、電解質（Na、K、Cl、Ca）、

血糖値、肝機能検査（AST、ALT、LDH、ALP など）、栄養状態（総タンパク、アルブミン値、総コレステロール、中性脂肪、LDL コレステロールなど）、腎機能検査（BUN、クレアチニン）、血清浸透圧、血液ガス（pH、PO_2、PCO_2、BE、HCO_3^-、SO_2）

（7）尿検査：尿電解質（Na、K、Cl）、尿浸透圧

以上のような検査を行えば、体内のどこに水分を補給する必要があるのかは明らかとなる。

2. 輸液を必要とした疾患のモニタリングのための検査

輸液を必要とした原疾患における必要な検査を行う。

例えば心疾患であれば胸部 X 線、UCG、血中 BNP 他、低栄養であれば血清総タンパク、アルブミン値、Hb、プレアルブミンのような急性相タンパク（rapid turnover protein：RTP）、アミノ酸代謝動態（アミノグラム、Fischer 比など）他のモニタリングをしていかなければならない。

3. 輸液による合併症予防のための検査

輸液投与に伴う合併症は（1）輸液ルート作成や維持に伴うもの、（2）輸液中に存在する電解質や糖の代謝に伴うもの、（3）経静脈栄養に平行して生じる長期絶食による合併症が考えられる（表 22）。

表 22　輸液に伴う合併症

	合併症
カテーテル留置に伴う合併症	気胸、血胸、皮下血腫、胸管損傷、不整脈など
カテーテル管理に伴う合併症	カテーテル感染症（敗血症）、血栓形成、静脈炎など
代謝に関する合併症	電解質異常、高血糖、低血糖、アミノ酸代謝異常、必須脂肪酸欠乏、乳酸アシドーシス、高浸透圧高血糖症候群、心不全など
経静脈栄養に平行して生じる長期絶食による合併症	腸管の絨毛上皮の萎縮による消化機能の低下、胆汁うっ滞による胆のう炎の発症、胆石症の発症、腸管由来免疫能の低下など

（1）輸液ルート作成や維持に伴う合併症と検査

末梢静脈路作成時や維持時の合併症はほとんど局所の問題はない。中心静脈ルート作成に

は気胸や血胸などの可能性もあり、胸部X線検査や貧血検査などが必要となることもある。また、中心静脈カテーテル感染（中心静脈カテーテル関連血流感染（Catheter-related bloodstream infection:CRBSI）や細菌定着カテーテル（colonized catheter））は時に致命的となるが、肺炎などの他の感染源がないことをX線や血液検査、尿検査などで確認したのち可能性を疑われ抜去されることが多い。早期の抜去を決断するためには血液培養は必須である。

（2）輸液中に存在する電解質や糖の代謝に伴う合併症と検査

① 電解質異常

1．低Na血症

ほとんどは水分過剰によるものである。生体の水分分布は各分画の浸透圧に支配されている。血糖値が100mg/dL増加すると糖で浸透圧が上昇した分Na 2.8mEq/L低下し浸透圧が維持される。定期的なNa、血糖値の測定が必要である。

2．高Na血症

発熱や、利尿剤投与などの水分摂取不足の脱水に伴って生じることが多い。Naの測定が不可欠である。

② 高血糖

もっとも頻度が高い合併症である。感染症や外科治療など侵襲を伴う場合耐糖能が低下しているため、比較的少量の糖の投与でも高血糖となることがあり、TPN投与の時は容易に高血糖となる。輸液前に耐糖能の評価を行い、投与後は定期的に血糖測定を行い必要に応じインスリンを投与する。

③ 低血糖

低血糖は高血糖に比し致命的となる合併症である。TPN投与時は相対的高インスリン分泌状態にあり、この状態で急にTPNを中止すると惹起しやすくなる。また感染症などの侵襲による血糖コントロール不良に対しTPN内にインスリンを加えていた時に侵襲が改善するとインスリン過多の状態になり生じる。このことを十分理解し、中止する際は時間投与量を半量にしたり、血糖測定の頻度を細かくしてTPN内のインスリンを減量する対策が必要である。

④ アミノ酸代謝異常

肝不全患者に標準アミノ酸を投与すると分岐鎖アミノ酸（BCAA）／芳香族アミノ酸比（AAA）（Fischer比）が低下し血中アンモニアが増加し意識障害が悪化するように、肝障害や腎障

害などの基礎疾患を有する患者に不適切なアミノ酸投与を行うと高アミノ酸血症やアミノ酸インバランスを生じる。これを回避するには定期的な肝機能や腎機能の検査はもちろんアミノグラムも定期的に測定し必要に応じて BCAA の多い肝不全用アミノ酸や必須アミノ酸を中心に最低限の非必須アミノ酸を配合した腎不全用アミノ酸を用いる。

⑤ 必須脂肪酸欠乏症

絶食患者では 2 週間脂肪乳剤の投与がなければ、体内で合成されない必須脂肪酸が欠乏する。その症状としては、以下のものがあり、注意が必要である。

・皮膚の硬化、肥厚や落屑（カサカサ）など　　・脱毛
・成長障害　　・創傷治癒障害　　・貧血、血小板減少など

必須脂肪酸は生体膜を構成しているリン脂質に多く含まれているが、これが欠乏すると一価不飽和脂肪酸であるオレイン酸に由来するエイコサトリエン酸に置き換わる。したがって、脂肪酸分画測定を行うと必須脂肪酸欠乏では置き換わったエイコサトリエン酸と本来該当するリン脂質にあるべきエイコサテトラエン酸（アラキドン酸）との比率の上昇がみられる。

⑥ 乳酸アシドーシス

ビタミン B_1 が欠乏すると乳酸アシドーシスを発症することがある。ビタミン B_1 はピルビン酸代謝の重要な補酵素で、その欠乏はピルビン酸からアセチル CoA への代謝が抑制、乳酸への変換が促進され重炭酸ナトリウムでは補正できないアシドーシスを招く。この症状はいわゆる「脚気」であり、心肥大やウェルニッケ脳症をきたし死に至る場合もあるため注意が必要である。悪心、嘔吐、腹痛、下痢等の消化器症状がビタミン投与が欠落していた患者に生じたときは血液ガスの pH、乳酸値を測定し、ビタミン B_1 の静脈内投与を行う。

⑦ 高浸透圧高血糖症候群（Nonketotic hyperosmolar coma:NKHC）

耐糖能を超えた過剰のブドウ糖が注入されるとインスリンの分泌では対応できなくなり著しい高血糖、高浸透圧となり著明な細胞内脱水を生じ、ケトアシドーシスを伴わない昏睡におちいる。脱水のために舌、口腔粘膜の乾燥、頻脈、血圧の低下があり、高度な脱水から循環血漿量減少性ショックを来すこともある。ケトアシドーシスをきたさないため kussmaul（クスマウル）の大呼吸は生じない。脱水を示す BUN ／クレアチニン比の上昇がみられ Na の上昇が多く見られる。また横紋筋融解症を合併することもあることから CK、AST、LDH などの血中筋酵素の上昇や血中・尿中ミオグロビン値の上昇を見ないか確認が必要である。

⑧ 心不全

慢性心不全患者に大量に輸液すると血管内容量の増加により心拡大が生じ、心不全は急激に

第4章　栄養及び水分管理に係る薬剤投与関連　第1節　共通して学ぶべき事項

悪化する。定期的な胸部 X 線、BNP の測定を行っていれば予防可能である。

（3）経静脈栄養に平行して生じる長期絶食による合併症

腸管の絨毛上皮の萎縮による消化機能の低下、胆汁うっ滞による胆のう炎の発症、胆石症の発症、腸管由来免疫能の低下などが生じる。少量の GFO（グルタミン、ファイバー、オリゴ糖）の投与を行い腸管メンテナンスを行うことで回避できるといわれている。胆汁うっ滞の評価には胆道系酵素の定期的測定が、胆石症の同定には腹部 CT 検査や腹部エコー検査を行う。

7. 輸液療法の計画

はじめに

電解質輸液は 1832 年に塩化ナトリウムと炭酸水素ナトリウムを含む製剤がコレラ患者に投与されたのがヒトへの輸液の始まりである。リンゲル液は 1883 年に Ringer によって開発された。1920 年代に小児の下痢症に Marriott らが輸液を行い死亡率を 90%から 10%に低下させ輸液療法は注目を集めるようになった。日本でも今も汎用される 1 号液から 4 号液のシリーズが 1960 年代に発売されている。現代の医学ではなくてはならない存在であり、輸液が存在しない医療機関は見つからないほどである。輸液療法はこのように 150 年以上の歴史を持ち、日常的に確立された治療法となったにもかかわらず、いまだに輸液療法の誤りによって医原的な疾患を生じさせていることも多く見かける。これは輸液療法を行う際の正しい計画が欠如している場合にしばしばみられる。一方患者には「点滴をすれば元気になった。風邪が治った」などの輸液療法に対する幻想もあるが、行ってはいけない輸液や患者に不利益をもたらす輸液は断じて行うべきでなく、そのためには適切な輸液というものを理解し、それを患者に説明できる知識を有していなければならない。

1. 輸液療法の適応

繰り返しになるが輸液療法の目的は体液・電解質の異常を是正することと栄養状態の改善である。この目的に沿わない間に合わせ的な輸液はくれぐれも避けなければならない。本来これらの 2 つの目的は経口摂取によって行われている。経口的に摂取可能であれば、体液・電解質の特別な異常があって輸液を必要としない限りまず経口摂取を試みるべきであり、経腸からの摂取を考慮すべきである。なぜなら経口や経腸からの水分や栄養の摂取には消化、吸収という regulation がかかり、体内への過量な取り込みが抑えられるからである。輸液は経口摂取や経腸摂取では効

果が不十分と考えられるか、もしくは効果の発現が遅く早期の病状の改善が望めないと考えられる場合のみに選択されるべきである。「輸液でもしとこうか」ではなく「輸液をするしかないね」と言ってすべきものである。

2. 輸液療法の基礎知識

　輸液を進めるにあたって水分量にしても栄養量にしてもあるいは電解質量にしても通常の十分量は存在する。すなわちここまで投与すればヒトにとっては十分であり、別の言い方をすればそれ以上は過量であり危険であるという量である。輸液を進めるためには少なくともこの知識だけは知っておかなければならない。

（1）必要水分量

　健常時の水分平衡は飲食物による摂水量と代謝により生じる代謝水の 2 つが体内に加わる水分であり、体内から出ていく尿、便、不感蒸泄の総量とのバランスが取れている。発熱や嘔吐、下痢のような異常な病態がなければ、外部から摂取しなければならない水分量は、

水分量＝尿量＋便中水分量＋不感蒸泄量－代謝水 となる。

便中水分量を約 100mL/ 日、不感蒸泄量を約 800mL/ 日、代謝水を約 300mL/ 日と一定にすれば一日に摂取を必要とする水分量は尿量により規定されることがわかる。腎に十分な血流量が得られ、腎の濃縮力や希釈力を無理なく働かせて、老廃物を十分に排泄させるために必要な尿量は一般的に成人で約 900 ～ 1400mL/ 日 と言われている。したがって摂取を必要とする水分量は 1500 ～ 2000mL/ 日となる。これに過剰発汗、下痢、嘔吐などの水分喪失が認められる病態では基礎排泄量にこれらの予想排泄量を加えなければならない。

（2）ナトリウム平衡

　我々は平均的に食事から NaCl を 10g/ 日とっている。水分と同じように健康人では摂取量と排泄量の間に平衡がとれている。細胞外液の浸透圧を規定するのはほとんどがナトリウムであるため生体には強力なナトリウム保持能力があり、腎臓でのナトリウム再吸収の量によりその調整が行われている。通常輸液による NaCl の投与量は 6g 程度、Na として 70 ～ 120mEq/ 日程度あればナトリウムのバランスは保たれることになる。

（3）カリウム平衡

カリウムはナトリウムと異なり腎臓での保持能力は弱く容易に欠乏傾向におちいる。しかし健康時には摂取量と排泄量の間には平衡が保たれており平均的な食事からの摂取量は60mEq/日程度とされている。摂取量が0となっても尿中への喪失は続くため腎不全時のようにカリウム排泄不全がなければ40〜60mEq/日程度の補給を要する。

（4）体液補充を目的とした輸液時の熱量補給について

短時間（72時間未満）の飢餓の場合、生体はインスリン低下とグルカゴン・カテコラミン分泌増加により、グリコーゲンと脂肪分解により骨格筋、心筋、腎臓、肝臓のエネルギー源となる。脳と赤血球のエネルギー源であるグルコースは24時間以内はグリコーゲンの分解により賄われるがその後は糖新生によって賄われる。さらに長時間（72時間以上）になるとインスリン分泌はさらに低下し、筋タンパクの異化によるアミノ酸、脂肪分解によるグリセロール、筋における嫌気解糖による乳酸から糖新生（Cori cycle）が行われてグルコースを供給する。すなわち72時間以内であればこれらの異化亢進やケトーシスはグルコースの投与により防止可能であり、その量は体重1kgあたり1〜2gとされている。

（5）必要栄養量の計算

中心静脈栄養（TPN）で栄養投与を行うならば、まず総エネルギー投与量を計算してからタンパク質、脂肪、糖の投与量を計算する。

① 総エネルギー量

一般に総エネルギー量は、①間接熱量計（indirect calorimetry）で安静時エネルギー消費量（resting energy expenditure：REE）を実測し、あるいは② Harris-Benedict の式から基礎エネルギー量（basal energy expenditure :BEE）を計算しこれらに活動係数と障害係数を乗じて求めるか、③雑に体重あたり25〜35kcal/kg/日として計算する。という3つの方法で計算されている。米国では比較的簡単に REE を測定できるが日本では一般的ではない。②が日本では最も一般的であるが、Harris-Benedict の式は1919年に発表されたものであり欧米人のデータである。体組成を勘案していない、男性と女性の式が大きく異なる、エネルギー消費量を過剰評価する可能性があるなどの問題がある。特に日本人の高齢女性には適したものではなく実測の REE より多めに算出される。①や②では活動係数や障害係数の設定によって投与エネルギー量が大きく異なる。これらのことを考えると雑と

言った③の方法、体重あたり 25 ～ 35kcal/kg/ 日として計算する方法は簡便で使いやすいのかもしれない。この場合ストレスの程度を尿中尿素窒素排泄量から判断してエネルギー投与量を推定する方法も報告されている（表 23）。体重減少が高度で積極的な体重増加を目指すなら現在の体重を用いて計算し 300 ～ 500kcal を加える。体重が理想体重（ideal body weight：IBW）の 120％以上の肥満の場合には調整体重（adjusted body weight：ABW）＝[（BW－IBW）× 0.25]+IBW を用いて計算する方法が推奨されている。

表 23　ストレスに応じたエネルギー投与量の決定

ストレスレベル	尿中尿素窒素排泄量	エネルギー投与量
なし	0 ～ 5 g/day	28 kcal/kg/day
軽度	5 ～ 10 g/day	30 kcal/kg/day
中等度	10 ～ 15 g/day	35 kcal/kg/day
高度	>15 g/day	40 kcal/kg/day

② 炭水化物

TPN や PPN では炭水化物としてグルコースが使用されている。通常非タンパク質エネルギーの 60 ～ 70％を炭水化物で供給する。ケトーシス発生予防のためには 1 日 100g 以上を炭水化物で摂取することが望ましいとされている。また投与速度は侵襲が加わっていない成人で安全に投与できるグルコース量は 7g/kg/ 日とされている。これは 5mg/kg/min に相当しこれ以下で投与することが勧められている。侵襲が加わった場合は 4mg/kg/min に下げる。TPN 施行中に高血糖を認めた時にはインスリン強化療法（intensive insulin thrapy）により積極的な血糖管理を実施する。

③ 脂肪

一般的に推奨される脂肪の摂取量は 1g/kg/ 日である。しかし総エネルギー量の何％を脂肪で投与するかは一定の見解が未だ得られていない。特殊な病態でない限り総エネルギー量の 15 ～ 40％を脂肪で供給するという考え方が一般的である。脂肪乳剤の静脈内投与速度に関しては可能な限りゆっくり投与すべきであり加水分解能を考慮すると 0.1g/kg/hr 以下の速度で投与すべきといわれている。

④ タンパク質

まずは侵襲度に応じたタンパク量を算出し（表 24）次に非タンパク質熱量 / 窒素（non-proteincalorie/nitrogen：NPC/N）比を考慮して決定する。侵襲が加わらない状態では NPC/N 比は 150 ～ 200 になるように設定する。侵襲が大きくなるにつれてタンパク質が必要となるため NPC/N 比を低下させるように設定する。

TPN 製剤はキット化の製品が多く見られ、総エネルギー量の決定も「先に製剤ありき」となってきている。各栄養素もそれぞれ規定量が混入されており自由度は小さくなってきている。しかし本稿に記載していることを理解し、確認し投与するのと漠然とあるがままに投与するのとでは、まるで意味が違い、リスクマネジメント上も重要であることは明らかである。

表 24　タンパク質投与量決定の目安

ストレスレベル	タンパク質投与量
なし	0.6 ～ 1.0 g/kg/day
軽度	1.0 ～ 1.2g/kg/day
中等度	1.2 ～ 1.5g/kg/day
高度	1.5 ～ 2.0g/kg/day

3. 体液・電解質の欠乏量の考え方

体液・電解質の欠乏量をどのように判定するかは非常に重要な問題である。臨床検査の普及と進歩とともに病歴や身体所見などの診察所見の情報が軽視され、患者の顔を見ない治療が横行しつつあるが、少なくとも輸液療法についてはこのような情報は極めて重要である。例えば脱水症のほとんどは混合型であるが水分欠乏が有意か、ナトリウム欠乏が有意かは口渇、倦怠感、皮膚の緊張、浮腫、体重の変化、尿量などの症候によりある程度判別できる。しかしある程度具体的な指標は必要であり欠乏量を推定する計算式がいくつかある。ただ数種の計算式をもとに欠乏量を求めると相当の違いが出てくる。これは計算式の元となる平衡が崩れる以前の水分やナトリウムの基準値がいわゆる正常値で代用されているためである。このことから求めた値はあくまでも予測値として活用し、一気に付加するのではなく欠乏量の 1 / 2 ～ 1/3 という安全係数をかけた量を投与したのちこまめに検査を行いさらに投与を繰り返すことが重要である。

（1） 水分欠乏量の推定

① 症候からの求め方（Marriott）

軽　度：体重の 2%（1 ～ 2L）

中等度：体重の 6%（2 ～ 4L）

高　度：体重の 7 ～ 14%（4 ～ 8L）

② 体重の変化（短期間）（L）

健康時の体重（kg）－現在の体重（kg）

③ 純粋な水分欠乏時

水分欠乏量（L）＝ 健康時の体重（kg）× 0.6 ×（1－健康時の X/ 現在の X）

＊ X には血清 Na 濃度、ヘマトクリット、総タンパク量を代入するなどの方法がある

（2） 脱水時の水分とナトリウムの欠乏量の推定

① 等張性脱水の場合（図 8）

50kg の患者における 10%の等張性脱水に対する輸液計画を考えてみる。

● 欠乏量

水分欠乏量（L）＝ 50kg × 10/100 ＝ 5L… 式 a より

Na 欠乏量（mEq）＝ 140 × 5 ＝ 700mEq… 式 b より

● 維持量

維持水分量（mL）＝ 50mL × 50kg ＝ 2500mL

維持 Na 量（mEq）＝ 100mEq

（成人の必要水分量を 50 × BW（mL）、Na 必要量を 100mEq/ 日と規定）

● 投与量

投与水分量（mL）＝ 5000+2500 ＝ 7500mL

投与 Na 量（mEq）＝ 700+100 ＝ 800mEq

となる。輸液の Na 濃度は 800/7500 で 107mEq/L の輸液製剤、いわゆる「1 号液」に相当する。これはもちろん一気に補正をかけるための理論値であり、実際は欠乏量を何日かに分け維持量に上乗せすることにより投与する。

② 低張性脱水の場合（図 9）

低張性脱水は等張性の体液が（細胞外液）そうした状況下で自由水（細胞内液）が貯留し、相対的に Na が減少した状態である。よって Na の総欠乏量は等張性の体液中の欠乏 Na 量

（式 b）に加えて Edelman の提唱した式（図 10）から求められる自由水貯留による相対的 Na 欠乏量（式 c）を加える。

③ 高張性脱水の場合（図 11）

高張性脱水は等張性の体液（細胞外液）の減少に加え自由水（細胞内液）が欠乏している状態と考えれば理解しやすい。高 Na 血症ではあるが有効循環血液量が減少していれば等張輸液製剤による初期輸液を行う。

水分欠乏量は他の脱水と同様体重減少率から求められる（式 a）。等張性の体液の喪失量は水分欠乏量から自由水の喪失量（式 e）を差し引いたものである。したがって Na の欠乏量は等張液の体液の喪失量から求めなければならない（式 f）

具体的に体重 50kg で 15%脱水、血清 Na 濃度 170mEq/L の患者が受診し低血圧ショックに対し生理食塩水 1000mL の初期輸液を投与したのち、Na 濃度 3 日かけて 145mEq/L に補正することを目標とした輸液計画を考えてみる。

● 初期輸液

  投与水分量（mL）= 1000mL

  投与 Na 量（mEq）= 154 × 1.0 = 154mEq

  ＊生理食塩水の Na 濃度は 154mEq/L

● 欠乏量（図 11 より）

  水分欠乏量（L）= 50kg × 15/100 = 7.5L・・・式 a より

  自由水欠乏量（L）=（170 ／ 145 − 1）×（50 × 0.6 − 7.5 × 0.6）= 4.40L・・・式 e より

  Na 欠乏量（mEq）= 140 ×（7.5 − 4.4）= 434mEq ・・・式 f より

● 維持量

  維持水分量（mL）= 50ml × 50kg × 3 日間 = 7500mL

  維持 Na 量（mEq）= 100 × 3 日間 = 300mEq

以上より

● 投与量

  投与水分量（L）= 7.5+7.5 − 1 = 14.0L

  投与 Na 量（mEq）= 434+300 − 154 = 580mEq

したがって 3 日間おなじ Na 濃度の輸液を行くなら 41mEq/L の輸液（3 号液に相当する）を毎日 4.7L 投与すれば補正される。

実際に現場でこれほどの量の輸液を短期間で行うことはあまり実用的でなく、心不全などの副作用を生じない期間設定が必要になる。また上記のシミュレーションでは体重の60％を総体液量と定義したが、80才代の高齢者では40〜55％にまで低下するといったことも考慮に入れる必要がある。

4. 輸液療法の進め方

　維持輸液や栄養輸液では理学的所見や検査値を見る前に目的に応じたある程度画一的な治療を行っても大きな問題は生じない。しかし循環動態を維持できないような細胞外液を喪失した状態では検査値が判明する前から患者の病態を把握し、直ちに昇圧剤の併用を含めた緊急輸液療法を開始しなければならない。検査値が出て治療計画を作成するまでの開始輸液にはKを含まない開始液（1号液）が使用しやすい。なければ生理食塩水を5％ブドウ糖液を1：1で混合すれば同じである。開始輸液が行われている間に判明した検査結果に応じた輸液計画を行う。先に述べたように安全係数をかけた欠乏量の1/2〜1/3という量を投与する。輸液療法においては治療開始後の経過を細かくチェックすることが重要である。適宜検査結果を参考にして必要なら輸液の種類を変更し副作用防止に努めなければならない。

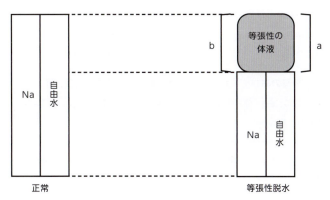

a. 水分欠乏量(L) ＝ 病前体重(kg)−現在の体重(kg)
　　　　　　　　＝病前体重(kg)×脱水の程度(%)／100

b. Na欠乏量(mEq) ＝ 140×欠乏水分量(L)

（中山書店：認定医・専門医のための輸液・電解質・酸塩基平衡より）

図8　等張性脱水

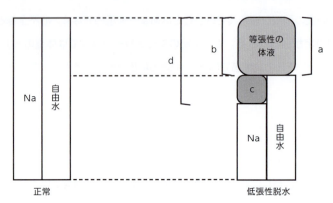

a. 水分欠乏量(L) ＝ 病前体重(kg)×脱水の程度(%)／100
b. 等張性体液中のNa欠乏量(mEq) ＝ 140×欠乏水分量(L)
c. 自由水貯留による相対的Na欠乏量(mEq)
　　＝ [目標血清Na濃度(mEq) －現在の血清Na濃度(mEq)]×体内水分量
d. 総欠乏Na量(mEq) ＝ b+c

（中山書店：認定医・専門医のための輸液・電解質・酸塩基平衡より）

図9　低張性脱水

- 血清Na濃度＝P_{Na}＝(総Na量＋総K量)／体内水分量‥‥‥Edelmanの式

低張性脱水において総K量と体内水分量の変化がないと仮定すると
- 欠乏Na量＝総Na前量－総Na後量＝($P_{Na前}$－$P_{Na後}$)×体内水分量

となり図9の式cが導き出される

高張性脱水において体内水分量のみが変化し、総Na量＋総K量が一定であると仮定すると
- 欠乏水分(自由水)量＝体内水分量$_{前}$－体内水分量$_{後}$＝($P_{Na後}$／$P_{Na前}$－1)×体内水分量$_{後}$

となり、図11の式eが導き出される

（中山書店：認定医・専門医のための輸液・電解質・酸塩基平衡より）

図10　Edelmanの式

第4章 栄養及び水分管理に係る薬剤投与関連　第1節 共通して学ぶべき事項

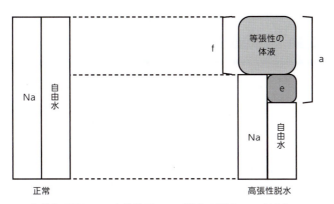

a. 水分欠乏量(L) ＝病前体重(kg)×脱水の程度(%)／100
e. 自由水欠乏量(L)
　＝[現在の血清Na濃度(mEq)／目標血清Na濃度(mEq)－1]
　　　×現在の体内水分量

f. 欠乏Na量(mEq) ＝ 140×(a－e)

（中山書店：認定医・専門医のための輸液・電解質・酸塩基平衡より）

図11　高張性脱水

持続点滴中の高カロリー輸液の投与量の調整

1. 低栄養状態に関する局所解剖

はじめに

我々は通常、食物を口から摂取し、咀嚼し、食物塊として咽頭に運び嚥下により食道に運ぶ。その後、胃、十二指腸、小腸（空腸・回腸）、大腸で栄養素を消化吸収し、残渣物を直腸から肛門に運び排泄する。低栄養状態はこの経路のどこかに障害があるか、吸収後に大半の栄養素の合成、分解、貯蔵を担う肝臓に障害を生じた時、もしくは摂食そのものを支配する中枢神経系支配に生じる。これら消化管の解剖を理解することは低栄養状態の大半の原因である摂食障害の原因を追究するうえで極めて重要である。

1. 口腔

口腔は口唇から始まり咽頭に至る消化管の最前端であり、通常食物を取り入れる部分である。口腔は天井を口蓋と呼び前方 2/3 が骨性の硬口蓋、後方 1/3 が筋性の軟口蓋から成る。軟口蓋は横紋筋で後縁中央に口蓋垂が存在する。口腔の底部は口腔底と呼ばれ舌が大部分を占める。口腔内は非角化重層扁平上皮で覆われている。この上皮の何よりの特徴は増殖速度が速いことでありかじったり咀嚼したり嚥下したりするたびに剥がれ落ちる上皮の再生に貢献している。舌はもっとも柔軟性にとんだ筋肉で、舌の下面以外は、舌乳頭と呼ばれる細かい突起が密集しており、細かい凸凹構造になっている。食べ物の味を感じる小さな器官である味蕾は舌や軟口蓋にあるが舌上の味蕾は乳頭上に存在する。舌の表面下には、舌腺などの小唾液腺が散在し、唾液を分泌している。舌には舌神経、舌下神経などの神経がつながりその機能を制御している。舌の触覚、痛覚などの感覚と味覚の情報が舌から舌神経に伝えられる。そのうち、触覚、痛覚などの感覚は、その後、三叉神経と舌咽神経を経由して脳に伝えられ、味覚は、顔面神経と舌咽神経を通って脳に伝えられる。舌下神経は、舌の筋を動かす運動性の脳神経である。左右のあごの奥歯に面する頬の粘膜に開口し、顎下腺は舌と歯肉の間の粘膜（口腔底）の正中、前方の対照的な位置に開口し唾液を分泌してる。分泌する唾液の性質で漿液腺、粘液腺、混合腺（漿液＋粘液）に分けられるが耳下腺は漿液腺，舌下腺と顎下腺は混合腺である（図 12、13）。

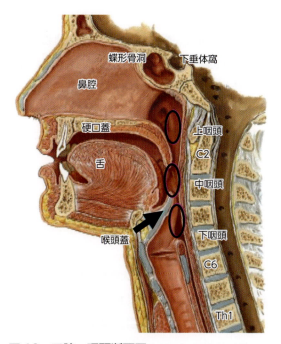

図12　口腔・咽頭断面図

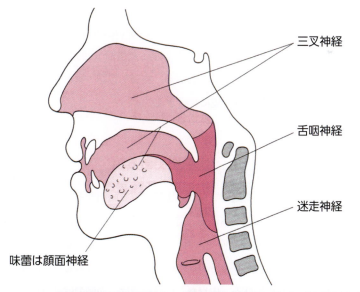

日本静脈経腸栄養学会　静脈経腸栄養ハンドブック　2011 より

図13　口腔・咽頭の神経支配

2. 咽頭

　咽頭は鼻腔と口腔の後方にある部分で、空気の通路（気道）であると同時に飲食物の通り道であり喉頭と食道の分岐点でもある。鼻腔の後ろは上咽頭と呼び、嚥下には関与しない。口腔の奥を中咽頭、喉頭の後方で中咽頭の下方を下咽頭と呼び、第6頸椎の高さで食道に続く。口腔と咽頭の境である口峡と咽頭を取り囲む位置には口蓋扁桃、舌扁桃、咽頭扁桃の3つの扁桃があり（ワルダイエルの咽頭輪）、口・鼻周辺の免疫を担っており、ここで産生されたリンパ球は口腔、頸部のリンパ管に送られる

　咽頭粘膜・上咽頭は多列線毛上皮であるが、中・下咽頭は口腔と同様重層扁平上皮で覆われている。嚥下は食物塊が舌の機能により口腔の奥へ押し込まれると随意運動として始まる。

3. 食道

　食道は咽頭から続く筋性の管で、長さ約25cm, 周囲には気管、大動脈などがある。食道には食道入口部（咽頭食道狭窄部）、気管分岐部（大動脈気管支狭窄部）、食道裂孔部（横隔膜狭窄部）の3か所の生理的狭窄部がある。どの狭窄部も筋肉の肥厚などの括約筋構造は見られないが、その機能から咽頭食道狭窄部と横隔膜狭窄部には括約筋作用があるとされそれぞれ上部食道括約筋（upper esophageal sphincter：UES）、下部食道括約筋（lower esophageal sphincter：LES）と呼ばれる。UESは呼吸時に食道への空気の流入を防ぎ食道咽頭逆流や気管内への逆流を防ぐ役割を果たしている。LESは胃内容物の食道への逆流を防ぐために通常は収縮し閉鎖している。食道の蠕動運動を形成する筋層は頸部食道では横紋筋（随意筋）、胸部食道ではこれに平滑筋が混じり下部食道では平滑筋（不随意筋）のみとなる。食道も口腔・頭と同様に扁平上皮で覆われているが食道胃接合部で胃の単層円柱上皮に移行する。

4. 胃・小腸

　胃は食道につながる嚢状の臓器で横隔膜の下に位置し、腹膜に包まれた腹腔内に突出する。食道につながる入口付近を噴門部、十二指腸につながる出口付近を幽門部と言い、いずれも逆流防止機能が備わっている。それ以外の部位を胃体部と言う。全体が左側に弧状に湾曲しており、噴門から幽門までが大きくふくらんでいる左側を大湾（だいわん）、ふくらみが小さく逆に反った形になっている右側を小湾（しょうわん）と呼ぶ。なお、胃底部と呼ばれるのは、胃の上部で噴門に近い部分である。食物は胃に貯留する。中身がない状態では、内側の壁はひだを作り縮み約50mL程度になるが食事時には1.5L以上の食物を貯留することができる。胃壁は漿膜、筋層、

粘膜下層、粘膜の4層からなる。粘膜には胃小窩と呼ばれる深いくぼみがありそこに胃腺が存在する。胃小窩の上部の粘膜細胞は粘液を分泌し、それが胃壁を覆い自己消化されないように胃壁を保護している。胃小窩のさらに奥には消化にかかわる細胞として胃酸を分泌する壁細胞の他に2種の消化酵素分泌細胞が存在する。これらの胃酸と消化酵素は食物を分解するのみならず有害な微生物を死滅させる役割も果たす。胃壁の平滑筋層はよく発達しており外層が縦走筋、中層が輪状筋、内層は斜走線維からなり、収縮運動により胃酸と食物を混ぜ合わせ粥状の塊にする。

胃は副交感神経である迷走神経と交感神経である内臓神経に支配されている。一般に胃酸分泌、胃の運動は迷走神経が促進的に働き、内臓神経は抑制的に働く。

5. 小腸（十二指腸・空腸・回腸）

小腸は十二指腸、空腸、回腸の3つに区分されている。

（1）十二指腸

十二指腸は胃の幽門に続くC字型の腸であり胃より背側に位置し後腹膜腔に存在する。したがって大部分が後腹膜に固定されており、可動性がない。胃の幽門口の続きで、右へ向かう部位である十二指腸球部(第一部)、球部に続いて、下へ向かい、ファーター乳頭（大十二指腸乳頭）、副膵管、小十二指腸乳頭が開口する十二指腸下行部（第二部）がある。十二指腸下行部の続きで、左へ向かう水平部（第三部）、十二指腸下部に続いて、上へ向かい、空腸へ移行する部で、トライツ靭帯（十二指腸提筋）で上方へ固定されている部位である上行部（第四部）の4つに分かれる。大十二指腸乳頭には肝臓からの胆汁を運ぶ総胆管、膵液を運ぶ膵管が合流して開口する。開口部にはオッディ (Oddi) 括約筋があり、消化液の胆管・膵管への逆流を防止している。十二指腸にはブルンナー腺と呼ばれる粘液腺が主に粘膜下層に分布しアルカリ性の粘液を分泌し胃酸を中和している。十二指腸はL2の高さでトライツ靭帯を超え腹腔内に入り空腸となる。

（2）空腸・回腸

十二指腸がL2の高さで十二指腸空腸曲と呼ばれる後腹壁から出てくるところから空腸といい、空腸（前2/5）、回腸（後3/5）の間には、明瞭な境界はない。回腸の終わりは回盲部で、腹腔内に存在し腸間膜がつく。

小腸壁を解剖学的にみると胃と同様、粘膜、粘膜下層、筋層、漿膜の 4 層からなる。粘膜層では輪状ひだと呼ばれる多数の粘膜ひだがリング状を形成して内腔に突出している。輪状ひだは絨毛と呼ばれる指状の小さな突起で覆われている。絨毛では一層の粘膜上皮（吸収上皮細胞）に覆われ、吸収上皮細胞もまた微絨毛と呼ばれる指状の突起を無数に持つ。絨毛内にはリンパ管に属する中心乳び管と毛細血管網があり、腸管で消化分解された栄養素が吸収上皮細胞を通過しリンパ管や血管に流れ込む。小腸壁に広がる輪状ひだと腸絨毛、および微絨毛を合わせると粘膜の表面積は平坦な壁の場合に比べ 500 倍にもなり栄養素の吸収効率を高めている。腸絨毛の基部は下方に落ち込み 腸腺（腸陰窩）を作り、ここから 1 日約 3L の腸液が分泌される。腸絨毛の上皮には杯細胞があり 粘液を分泌する。小腸の粘膜の下には平滑筋による層が 2 層ある。内側は管を周回する輪を成し、外側は管長方向に縦に走っている。これら筋肉の動きによって小腸は内容物を 3 ～ 6 時間かけて混ぜつつ肛門側に輸送する。小腸の筋肉は回腸よりも空腸の部分が発達しており、空腸は活発に動き内容物を早く結腸に送り込む。回腸の末端は大腸の中へ漏斗状に突出し、一種の弁を形成し（回盲弁 または Bauhin 弁）、食物残渣の逆流を防止している。

6. 大腸（結腸、直腸）

（1）結腸

　結腸は虫垂を含めて盲腸、上行結腸、横行結腸、下行結腸、S 状結腸に区分される。回腸は大腸に ┝ の形で結合し下の盲端部分が盲腸、結合部の上からを結腸と呼ぶ。S 状結腸は第 5 腰椎と仙骨の境目である岬角の高さで直腸 S 状部に移行する。結腸の長さは約 80 ～ 150cm で個人差がある。特に S 状結腸の長さには個人差が大きく通常は 20 ～ 40cm であるが短い場合は 13cm ほど、長い時には 90cm に達することもある。結腸の縦走筋は結腸壁の全周性に存在せず、3 か所に筋層が寄り集まり縦走筋の束を形成する（結腸ひも）。結腸ひもは結腸より短いため結腸壁は蛇腹のようなハウストラ（結腸膨起）と呼ばれるしわと膨らみを形成し、内面には半月ひだを形成する。

（2）直腸

　直腸は S 状結腸に続く約 12cm の腸管で肛門管に続く。S 状結腸は長い腸管膜を有するが岬角以下で腸管膜は急に短くなり第 2 仙骨下縁で消失する。正確に解剖学的に言うと腸管膜が消失したところからが直腸であるが、外科の臨床（大腸がん取り扱い規約など）では岬角以下を直腸と呼び、岬角から第 2 仙骨下縁までを直腸 S 状部、第 2 仙骨下縁から腹膜反

転部までを上部直腸、腹膜反転部から恥骨直腸筋付着部上縁までを下部直腸という。なお恥骨直腸筋付着部上縁から肛門縁までの長さ 3 〜 4cm の腸管を肛門管とよぶ。

　大腸も他の消化管と同様、粘膜、粘膜下層、筋層、漿膜の 4 層からなるが腹膜反転部以下の下部直腸は周囲の骨盤臓器と直接接触し漿膜は欠落している。小腸と違い輪状ヒダ、腸絨毛が存在しない。しかし大腸粘膜を形成する円柱上皮には粘液を出す杯細胞が多く存在し潤滑をよくしている。腸管の神経支配は交感神経と副交感神経により二重支配を受け互いに拮抗的に働く。

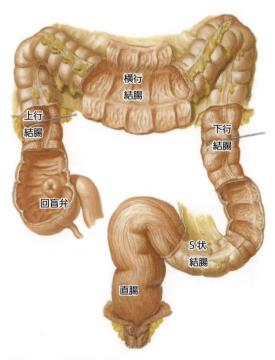

図 14　大腸の区分

7. 腸間膜

　空腸、回腸、横行結腸、S 状結腸はいずれも腹部の後方から腹膜の二重層すなわち腸間膜によって支えられている。これらの腸管部位への血管支配はこの腸間膜内を通る血管によって行われ、静脈血は門脈系に還流する。十二指腸、盲腸、上行結腸、下行結腸、直腸は腹腔後壁に固定され腸間膜を有しない。

8. 肝臓・胆のう・膵臓
（1）肝臓

　肝臓は人体最大の臓器で成人で 1.0 ～ 1.5kg、体重の 1.5 ～ 2.5％の重量がある。大部分は右横隔膜下に存在する。肝下面は肝臓に流入する脈管や流出する胆道系からなる肝門部が存在する。肝臓は他の臓器と異なり門脈と肝動脈の実質的な二重の血管支配を受ける（例えば肺は機能血管である肺動脈と栄養血管である気管支動脈の 2 種類の血管が分布するが基本的に合流しない）。肝血流の約 20 ～ 30％は肝動脈血から供給され、70 ～ 80％は門脈血より供給される。肝内に別々に入った動脈血と門脈血は肝の基本構造である肝小葉内の類洞で合流し終末肝静脈である中心静脈に流入する。顕微鏡レベルでは肝小葉と呼ばれる六角形ないし多角形の構造単位をなす。ヒトは約 100 万個の肝小葉を有する。肝小葉中心部には中心静脈が存在する。肝小葉の間には小葉間結合組織 (グリソン鞘) が存在し小葉間結合組織は小葉間動脈、小葉間静脈、小葉間胆管を有する（肝三つ組）。

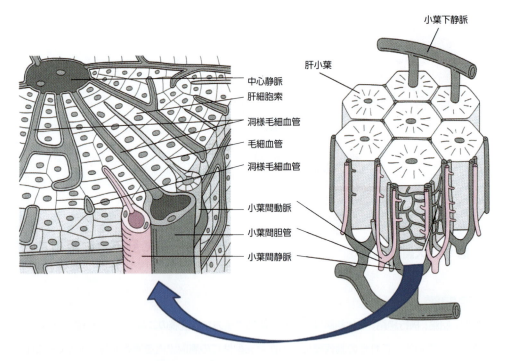

日本静脈経腸栄養学会静脈経腸栄養ハンドブック 2011 より改変

図 15　肝小葉の構造

（2）胆のう

胆汁は肝臓で生成され胆管を経て十二指腸に送られる。胆管の途中で胆のう管を分枝しこれに胆のうが連なる。胆のうは文字通り嚢状の袋で胆汁を貯蔵する。十二指腸に食物が入ると収縮する。胆管左右肝内の部分を左右肝管、合流したのち胆のう管分岐部までを総肝管、それより末梢を総胆管と呼ぶ。

（3）膵臓

膵臓は胃の後方、後腹膜の後ろに位置し、長さ約 15cm の消化腺で、中を膵液を運ぶ膵管が走る。膵管は、十二指腸側に近づくにつれて合流し、最後は太い 2 本（主膵管、副膵管）になって、十二指腸につながる。主膵管は、十二指腸につながる前に胆のうから胆汁が流れてくる総胆管と合流する。膵臓の十二指腸側を膵頭、中央を膵体、脾臓に近いところを膵尾という。膵臓は、膵液を十二指腸へ分泌する外分泌機能、インスリンやグルカゴンなどのホルモンを血中に分泌する内分泌機能を有する。顕微鏡でみると、外分泌機能はブドウの房状の腺房が担当し、内分泌機能は膵島（ランゲルハンス島：約 100 万個存在）が担当している。膵臓の体積の 95％以上は外分泌部が占める。残りがランゲルハンス島である。

2. 低栄養状態の原因と病態生理

はじめに

前項で低栄養にかかわると思われる各臓器とその解剖について解説した。低栄養状態は前述したごとくこれらの臓器のどこかに障害でも生じうるし、摂食そのものを支配する中枢神経系支配の障害でも生じる。またうつ病のような精神疾患でも生じる。さらに薬物による副作用としての食欲不振はあらゆる薬物について報告されている。本項では低栄養状態に陥る原因とそこに至る病態に生理学的なアプローチを加え解説する。

1. 低栄養の原因

低栄養状態とは健康的に生きるために必要な量のエネルギー及び栄養素が量的もしくは質的に摂取できていない状態のことである。ヒトは栄養を口から摂取し消化管で吸収、分解、合成、貯蓄し、老廃物を排泄している。これらのどこかが障害を受けると栄養バランスは負に傾く。また摂取量が同じでも消費量が増えればやはり負に傾く。したがって入口から考えていくと（1）摂

取量の不足、（2）吸収障害、（3）代謝障害、（4）排泄過多、（5）消費量の増加の 5 つに原因は集約される。

（1）摂取量の不足

代表的なのは拒食症を代表とする摂食障害であるがこれは難病指定にもなっている精神疾患であり専門的治療を継続する必要がある。精神的なものとしてはうつ病、認知症などがほかにあげられる。器質的・機能的な摂食障害としては脳卒中や神経・筋肉疾患による嚥下障害、呼吸器疾患、喉の腫瘍などがあげられる。また高齢者では嚥下能力の低下や、味覚障害や消化能力の低下によって摂食量が低下していることもある（表 25）。薬剤の影響は常に考えておかなければならない。ステロイドや非ステロイド性抗炎症薬（Non-Steroidal Anti-Inflammatory Drugs：NSAIDs）、抗菌薬などでは消化器障害による食欲低下を招く。麻薬や抗癌剤、鉄剤などは悪心、嘔吐、食欲不振を起こしやすいことで知られる。味覚障害の原因の一位が薬剤であることは認識しておかなければならない。特に亜鉛キレート能を持つ薬剤は亜鉛欠乏症症状である味覚障害をきたしやすい（表 26）。

表 25　食欲低下に関わる加齢変化

嚥下困難（パサパサする、飲み込みにくい）	咀嚼能力の低下（齲歯の存在も含む） 嚥下能力の低下 唾液分泌量の減少
感覚的食欲減退（美味しそうに見えない）	味覚、嗅覚の低下 視覚、色覚の低下 嗜好の変化
一回摂取量低下（多く食べられない）	消化液の分泌量の減少 腸蠕動運動の低下
その他	

表26　亜鉛キレート能をもつ薬剤

	薬剤名
降圧剤	カプトプリル、メチルドパ
冠血管拡張薬	塩酸ジルチアゼム
利尿薬	フロセミド、チアジド系、スピロノラクトン
抗パーキンソン薬	レボドパ、カルビドパ
解熱鎮痛薬	アスピリン
胃腸機能調節薬	メトクロプラミド
ホルモン製剤薬	糖質コルチコイド
抗甲状腺薬	チアマゾール
肝疾患治療薬	チオプロニン、グルタチオン
抗リウマチ薬	D‐ペニシラミン
抗菌薬	塩酸リンコマイシン、塩酸クリンダマイシン、テトラサイクリン
抗結核菌薬	パラアミノサリチル酸カルシウム、イソニアジド、塩酸エタンブトール
抗がん剤	フルロウラシル
糖尿病薬	ビグアナイド系

★嚥下障害

嚥下は認知期（先行期）、準備期、口腔期、咽頭期、食道期の5期に分かれる（図16）。
認知期にヒトは食物であることを認知するが認知症の場合すでにこれが欠如する場合もある。

準備期には咀嚼し飲み込みやすい大きさの食塊を形成するが高齢者では筋力低下により咀嚼能力が低下したり、唾液の分泌が少なく食塊を形成しにくい。

口腔期は嚥下第1期と呼ばれる。随意的にコントロールできるので随意相とも呼ばれる。食塊を舌が先端から口蓋に押し付けられ食塊が奥舌から咽頭の嚥下反射が誘発される部位へ送り込まれる時期。この時通常口唇は閉鎖され下顎は固定される。

咽頭期は嚥下第2期ともよばれる。食塊が咽頭に達すると嚥下反射が惹起され以下の動作が生じる。①口唇を閉じ軟口蓋が上後方へ移動し鼻咽腔を封鎖する。これで口腔内は完全に封鎖される。②舌は勢いよく口蓋に向かって押し上がり、口腔の内圧を一瞬にして高める。同時に喉頭拳上が起きる。③この時舌根は食塊が食道方向に移動しやすいように下がり、同時に喉頭蓋も下がって気道を閉鎖する。④さらに次の瞬間、反射運動として食道の入り口が

開き、喉頭蓋の上、あるいは左右の両脇を通過してきた食塊が食道に運ばれる。これらの一連の動作は正常では1秒以内に行われる。

食道期は嚥下第3期ともいう。食道壁の蠕動運動が誘発され、食塊が食道入口部から胃へと送り込まれる。輪状咽頭筋は収縮し、食塊が逆流しないように食道入口部が閉鎖される。舌骨、喉頭、喉頭蓋は安静時の状態に戻る。

これらの動きは三叉神経が開口、閉口、咀嚼などの下顎運動、顔面神経が口唇閉鎖、唾液の分泌、舌下神経が舌の運動、舌咽神経と迷走神経が嚥下反射をそれぞれ支配しておりこれらの神経のいずれか一つでも障害が生じると嚥下障害が発生する。特に橋部や延髄部にある運動神経核が障害された場合、これらの神経障害が一度に出るため高度な嚥下障害をきたしやすい（球麻痺）。球麻痺をきたす疾患としては脳梗塞や脳出血の他、筋萎縮性側索硬化症、ギランバレー症候群、多発性硬化症などがある。大脳皮質と下位運動脳神経核である舌咽（Ⅸ）・迷走（Ⅹ）・副（Ⅺ）・舌下（Ⅻ）神経核を結ぶ経路（皮質核路）が両側性に障害されると同様の構音障害と嚥下障害を生じる（仮性球麻痺）。仮性球麻痺をきたす疾患としては大脳出血、多発性脳血管障害（特に前頭葉ラクナ梗塞）、脳炎、脳腫瘍などに見られる

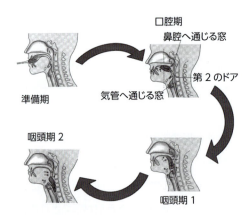

図16　正常の嚥下

（2）吸収障害

正常な状態では食べ物の消化と栄養素の血液への吸収は一連の流れの中で生じており、いずれかが障害を受けても結果的には吸収される栄養量の低下につながる。消化は自分の意志では調節できない自律機能であり、自律神経と消化管ホルモンにより調節される。消化の働き

を調節する自律神経系は交感神経と副交感神経である。胃および腸の運動や消化液の分泌は副交感神経により促進され、交感神経により抑制される。胃酸は交感神経により分泌促進され、例外的に唾液腺は両神経ともに分泌を促進する。消化機能は同時にホルモンによる調節を受ける。消化管ホルモンは一般的な内分泌腺で生成されるホルモンと異なり消化管の粘膜に存在する分泌細胞で生成される。代表的なものとしてガストリンとセクレチンがあり、それぞれ消化酵素の分泌や消化管運動の調整を担っている（表27）。消化酵素は消化管中で食物を分解し小腸壁で吸収可能なレベルにまで食物を分解するのに役立つ。唾液腺中にはアミラーゼが含まれデンプンをマルトースに分解する。胃液中にはペプシノーゲン、塩酸がある。ペプシノーゲンは塩酸により活性化されペプシンとなりタンパク質の消化を行う。膵液にはタンパク質分解酵素であるキモトリプシンやトリプシン、炭水化物の分解に働くアミラーゼ、脂質の分解に働くリパーゼなどが含まれて大雑把な分解に寄与する。小腸粘膜からは糖質分解酵素とタンパク質分解酵素が分泌され（表28）、糖やタンパク質を小腸壁から吸収可能なサイズまで分解する。急性膵炎などの膵疾患で膵液の分泌量が減少したり、総胆管結石で胆汁の分泌量の低下が生じると分解が不十分で吸収量が低下する。血流中への栄養素の吸収は、小腸の内側の粘膜を傷つけるような障害の影響をうける。細菌、ウイルス、寄生虫による感染症、ネオマイシンなどの薬やアルコール、ストレスなどによる胃酸過多は、いずれも小腸内膜を傷つける。セリアックスプルーやクローン病は粘膜面に小腸の広範囲に炎症性変化を生じ吸収障害を呈する。

表27　消化管ホルモン

ホルモン	分泌部位	主な作用
ガストリン	胃幽門部、十二指腸	胃の壁細胞からの胃酸分泌 胃の主細胞からのペプシノーゲンの分泌
セクレチン	十二指腸、空腸	膵臓から重炭酸塩分泌 胃酸分泌抑制
コレシストキニン （CCK）	十二指腸、空腸	膵消化酵素の分泌、胆のう収縮、セクレチンの分泌抑制、胃内容物排出の抑制
胃酸分泌抑制ポリペプチド （GIP）	十二指腸、空腸	胃酸およびペプシン、ガストリン分泌抑制、インスリン分泌刺激
血管作用性腸管ポリペプチド （VIP）	小腸	血管拡張作用、血流増加、内臓血管拡張
ソマトスタチン	胃、十二指腸、膵臓	胃酸分泌および膵液分泌、消化管運動の抑制
モチリン	十二指腸	腸管運動刺激

表 28　小腸の粘膜細胞から分泌される消化酵素

消化酵素	分解される物質 or 部分
糖質分解酵素	
グルコアミラーゼ	デキストリン
マルターゼ	マルトース
イソマルターゼ	イソマルトース
スクラーゼ	スクロース
ラクターゼ	ラクトース
タンパク質分解酵素	
アミノペプチターゼ	ペプチド鎖の末端
トリペプチターゼ	アミノ酸 3 分子の結合
ジペプチターゼ	アミノ酸 2 分子の結合

（3）代謝障害

　肝臓は三大栄養素、糖・タンパク・脂質代謝のすべてにおいて重要な働きを担っている。グリコーゲンを合成、貯蔵し必要に応じてグリコーゲンを分解し、糖新生（グルコースをアミノ酸等から作り出す）により中枢神経系をはじめとする他臓器にグルコースを供給する。アルブミン、α1-アンチトリプシン、トランスフェリンなど、γ-グロブリン以外の血清タンパクはほとんど肝臓で合成される（表 29）。また肝臓はコレステロール、リン脂質、トリグリセリドなどの脂質を合成するとともにこれら脂質の輸送担体であるアポタンパクを合成しリポタンパクの形で分泌、各組織に供給する。肝炎、肝硬変、バッドキアリ症候群などの門脈圧亢進症など広範囲の肝細胞に障害を生じると栄養素の合成・貯蔵ができなくなり低栄養を招く。

表 29　肝臓で合成される機能性タンパク質など

タンパク質	機能
アルブミン、グロブリン	膠質浸透圧維持
アポタンパク	脂質輸送担体
トランスサイレチン（プレアルブミン）	甲状腺ホルモン輸送担体
レチノール結合タンパク	レチノール輸送担体
トランスフェリン	鉄輸送担体
コリンエステラーゼ	アセチルコリン分解
プロトロンビン、フィブリノーゲン	血液凝固
急性相タンパク（CRP など）	創傷治癒
尿素	アンモニア処理、窒素排出

（4）排泄過多

　下痢の中には小腸での吸収不良に伴い、そのまま栄養素が十分吸収されないまま小腸を通過するために生じるものがある。この場合吸収障害を治療すれば同時に解決されることが多い。一般的な下痢では大腸での水分吸収が不十分なだけであるので直接低栄養につながることは少ない。

　タンパク漏出性胃腸症は血管から胃腸壁を通過してタンパク、特にアルブミンが胃腸管腔内に漏出する疾患で、低アルブミン血症を生じる。ネフローゼ症候群も同様に尿中にアルブミンが漏出するため低アルブミン血症を生じる。

（5）消費量の増加

　一般健康人の場合はエネルギー消費量の増加はほとんど運動量の増加に比例する。しかし入院患者や高齢者などではそれ以外の消費量の増加が頻繁にみられる。体温が1℃上昇すると、代謝は約13%増加する。例えば、40℃の高熱の場合、正常体温より50%程度増加する。多くの場合発熱は食欲低下を招くため摂取量の減少と消費量の増加が同時に生じ、特に高齢者では一気に低栄養が進行する。

　末期癌患者における癌悪質液は癌の存在によって惹起される全身性の炎症反応と理解され、インスリン抵抗性の増悪・脂質分解の亢進・タンパク代謝の亢進のために、体脂肪・筋肉の喪失による著明な体重減少が生じると考えられている。このような代謝の異常は、末期癌でなくても早期から生じている。正常細胞において酸化ストレスから細胞を守るために働いている転写因子 Nrf2 が癌細胞においては機能増強され、ストレス応答に加えブドウ糖やグルタミンの代謝に影響を及ぼし同化反応を大きく促進していることが最近判明した。すなわち癌細胞は正常細胞に比し多くのエネルギーを消費するために、食欲が以前と変わらなくても体重減少がみられ低栄養に移行する。

　呼吸運動に必要とするエネルギーは1日150kcal 程度であるが、呼吸数が2 倍になると必要エネルギーは4 倍（600kcal）、3 倍になると10 倍（1500kcal）にも達すると言われている。すなわち、慢性閉塞性肺疾患（COPD）では呼吸に伴うエネルギー消費量は健常者に比べ約10 倍上昇している場合もある。当然安静時から消費カロリーの増加があるため、健常人と同様の栄養投与では不足し、低栄養に進行する。

　甲状腺機能亢進症では甲状腺が分泌する甲状腺ホルモン（T3、T4）が増加する疾患である。甲状腺ホルモンは甲状腺ホルモン受容体タンパクを介してその細胞を活性化するが、甲状腺

第4章　栄養及び水分管理に係る薬剤投与関連　第2節　持続点滴中の高カロリー輸液の投与量の調整

ホルモン受容体は、全身のほとんどの細胞にあるため実質全身の各細胞では呼吸量、エネルギー産生量が増大することになる。経口摂取可能であれば食欲も増進するため多少痩せがみられても低栄養になることは少ないが、経腸栄養などの一日摂取カロリーが規定されている場合は低栄養になる。

3. 低栄養状態に関するフィジカルアセスメント

はじめに

フィジカルアセスメントとは医師が実際に患者を観察して、身体に触れることにより観察者の五感を使って、患者の症状を分析、判断することを言う。多くの検査機器が発達し、データや画像を見れば、もしくはデータや画像をコンピューターに解析させれば、容易に鑑別すべき疾患が出てくる現代では医師の世界でも軽視されがちである。しかし素早く適切で、しかも安全な医療を提供するためには極めて重要な技術であることが再認識され、最近では看護師や管理栄養士などの医師以外の職種もこの技術を習得し、医師からその実施と判断を任せられる場面も増えてきている。

一方栄養評価という点では栄養サポートチームによる栄養アセスメントが注目を集めてきている。栄養評価におけるフィジカルアセスメントはこの栄養アセスメントを行う上で重要な位置を占めると思われるが、個人によるばらつきが大きく、十分な定量化がされていないがために十分活用できていないのが現状である。しかしフィジカルアセスメントのスキルは栄養アセスメントを行う上で患者個人の経過を追えば、全身状態の改善や行っている栄養サポートの効果を把握するツールとして最も安価で効率的なツールであると考えられる。

本項ではフィジカルアセスメントの基本について説明した上で、低栄養状態での変化については部位別で解説する。

1. フィジカルアセスメントの基本技術

フィジカルアセスメントの技術法は概ね5種類に分けられる。問診、視診、触診、打診、聴診の5つである。

（1）問診

言葉で直接患者にたずね、その回答が観察項目となる。回答の仕方、言葉使いなど精神状況の把握も問診時の重要観察事項である

（2）視診

身体そのものを目で見て観察するだけではなく意識状態や精神状態、発育状態、体位や姿勢、活動性などを観察する

（3）聴診

聴診器を用い体の発する音を聞くことである。一般的な心音、呼吸音の他に腸が動く音である腸蠕動音や血流が流れる音である血管性雑音などがある。より正確に聴取するためにはできるだけ静かな環境での聴取が望ましい。集団検診のような場では軽度の心雑音は聴取できないものと考える必要がある。

（4）触診

手のひらや指先を用い観察者が患者の皮膚を触れた時の感覚を表現する。皮膚がカサカサしているなどの他に腫瘤の大きさや硬さ、表面の性状、可動性などを見ることも重要である。さらに腹水の有無の判断に用いられる波動の触知も触診の一つである。

（5）打診

指やハンマーを用いて身体の表面を直接的もしくは間接的に叩いて振動をおこし、音として聞き取る。主に①肝臓の位置、大きさの推定、②心臓の大きさの推定、③横隔膜の位置の推定、④腹部膨満の原因の推定に用いられるが、①は CT や腹部超音波検査で容易に確定できる。②③も胸部 X 線 にて簡単に確認できることから現在ではほとんど④の目的で使用される。

2. 食欲不振の原因

患者が低栄養を呈していた場合その原因の大半は食欲不振である。食欲を支配する因子のうち末梢的なものとして血糖の濃度および消化管の運動・緊張・分泌などがあるが後者は特に空腹感と密接な関係を有している。中枢的な因子としては大脳辺縁系が大きな影響を有し、視床下部には食欲を支配する中枢が存在する。これらの末梢性因子と中枢性因子の間には複雑な関係があり、

食欲はその総合的な結果として表現される。食欲不振はこのような食物に対する生理的欲求の低下ないし消失を言うがその原因はすこぶる多岐にわたりほとんどすべての疾患・病態で起こる可能性がある。フィジカルアセスメントを行う際にもこれらの鑑別を念頭に置いた評価をすることにより正しい診断・治療につながる（表30）。

表30　食欲不振を引き起こす疾患

消化器系	循環器系	内分泌系	呼吸器系	血液・免疫系	泌尿器系	精神神経系	その他
胃炎	亜急性心内膜炎	アジソン病	気管支喘息（重症）	悪性リンパ腫	腎不全	うつ病	亜鉛欠乏症
胃癌	うっ血性心不全	甲状腺機能低下症	肺結核	エイズ		神経症	アルコール依存症
十二指腸潰瘍		シーハン症候群 （下垂体性悪液質）	肺気腫	白血病		神経性食欲不振症	感染症
潰瘍性大腸炎		糖尿病（重症）				自律神経失調症	インフルエンザ
肝硬変		肥満症				髄膜炎	
急性胃炎						脳腫瘍	
急性肝炎						統合失調症	
下痢							
膵癌							
大腸癌							
胆のう炎							
胆のう癌							
便秘							
慢性胃炎							
慢性膵炎							

（1）感染症

食欲不振とともに発熱、発疹などがあればまず考える。基礎代謝量の増加もあることから食欲不振と相まって低栄養をきたしやすい。

（2）消化器疾患

胃疾患（胃炎、胃癌など）、肝疾患（肝炎、肝硬変、肝癌など）で多くは胸やけ、げっぷ、嘔気、嘔吐、上腹部膨満感、腹痛などの症状を伴う。

（3）心疾患、腎疾患

浮腫、呼吸困難、タンパク尿、高血圧などを症状として伴う。

（4）貧血、白血病などの血液疾患

微熱、貧血、舌炎、咽頭痛、出血傾向、肝腫大などを伴うときは念のため、これらの疾患も念頭に置く必要がある。

（5）内分泌疾患

著しいるいそう、腋毛、陰毛の脱落、低血圧、色素沈着などが見られればシーハン症候群やアジソン病も考慮に入れる。

（6）薬物

解熱鎮痛剤やステロイドなどは代表的だが、あらゆる薬剤に可能性があり、服薬記録の問診が重要である。

（7）アルコール

アルコールの多飲は肝障害、肝硬変を招き嘔気や全身の倦怠感が現れる。

（8）精神疾患

認知症、うつ病など大脳辺縁系から視床下部の食欲中枢を刺激する。

（9）神経性疾患

神経性食思不振症を代表とする。痩せが進行しているのもかかわらず食欲不振であるとは患者の口から出ないことが特徴である。

（10）妊娠

妊娠可能年齢の女性を診たときには忘れてはならない。妊娠初期に起こるつわりは妊婦の

50 ～ 80％が経験する。妊娠の可能性を問診で聞くことを怠ってはならない。

（１１）その他

加齢とともに運動能力が低下して、運動不足が慢性化しエネルギー消費量の減少に伴いそれ以上に摂取量が減少する。また義歯による噛みづらさや亜鉛の摂取不足による味覚障害など、これらの要因が食欲不振を増幅する。

3. 低栄養患者のフィジカルアセスメント

（１）全体像

全体像の観察は低栄養の場合極めて重要である。表情や、発言などからうつ症状や認知症の進行など原因に直結する症状をとらえることができる。問診をする時は同時に視診を行う。すなわち問いかけに対する回答を聞くのと同時に話し方、声量、視線なども見ておかなければならない。また既往歴や手術歴なども聞く必要がある。

（２）皮膚

一般的に低栄養となると皮膚が乾燥し、筋肉量の減少により弛んだように緊張が失われる。低タンパク血症や脱水が進行するとセロファン（パラフィン）様と言われる皮膚表面が透けたようになる。また筋肉や脂肪を消費するため骨の上に皮膚があるだけのような状態を示す。またこういう皮膚に心不全や腎不全、低 Na 血症が加わると浮腫を生じ、皮膚表面は透けたような状態で過緊張がみられる。

（３）爪

見逃しやすいが、爪は身体のもっとも末梢にある部分であるので栄養状態が悪化すると変化が生じやすい。上に反り返ったり (Spoon nail)、縦に筋が入ったり（爪甲横溝）、爪先に割れ目（爪甲層状分裂症）ができたり、白っぽくなったりする

（４）髪

低栄養に伴いもっとも生じる現象は脱毛の増加と白髪の増加であろう。入院して栄養状態が改善するとともに白髪の量が減り、根元から黒くなってくることは臨床上しばしば経験する。逆に黒髪であった患者が、根元が白くなってきていたら、一度低栄養を疑い血液検査などを

行わなければならない。

（5）口腔・舌

脱水が加わると口腔粘膜、舌表面ともに乾燥し傷がつきやすくなったり、舌苔がつきやすい。廃用や亜鉛欠乏により味蕾が減少するため味覚障害を生じ、問診で「何を食べてもおいしくない」という言葉が聞かれる。経口摂取量が少ないと唾液の分泌量が減少し、口腔内の自浄作用が働かず口臭が著しいといったことも見られる。食事の様子を観察することも重要である。齲歯や歯肉炎の存在を見出す場合もあれば、嘔気を見つけるかもしれない。

（6）腋窩

低栄養には水分不足が併発していることが多いため乾燥していることが多い

（7）腹部

胃や腸が空虚で、内臓脂肪もほとんどないため季肋部より下方が一気に凹んでいる。低タンパク血症により腹水が貯留すると腹部は隆起し、打診上波動を触れる。心窩部に圧痛がある場合は胃潰瘍や十二指腸潰瘍、胆のう炎などを疑い必要がある。

（8）下腿

高齢者では足が細く、歩行も不安定であることが多い。低栄養が合わさると運動量の低下や体重減少のための負荷量軽減により筋量がさらに減少する。

第4章　栄養及び水分管理に係る薬剤投与関連　第2節　持続点滴中の高カロリー輸液の投与量の調整

4. 低栄養状態に関する検査

はじめに

低栄養には、マラスムスとクワシオルコルと呼ばれる2つの典型的な病態がある。これらは発展途上国にみられることが多い栄養失調児として有名だが、現在の先進国においても慢性疾患や重症患者にも認められる（図17）。

マラスムス：タンパク質とエネルギーがともに欠乏した病態で、PEM：protein energy malnutrition とも呼ばれ、脂肪分解や体タンパクの異化亢進により著明なるいそうをみるが、浮腫や低タンパクはさほど認めない。

クワシオルコル：タンパク質の欠乏がエネルギー不足よりも著明な病態である。低タンパク血症からの浮腫・腹水をともなうので、やせた四肢と膨隆した腹部を呈するのが特徴である。

マラスムス−クワシオルコル型：実際の臨床現場では、両者の中間型が多い。タンパク質とエネルギーともに不足し、体脂肪と体タンパクの異化作用による補っている状態ということができる。

このような低栄養状態に陥ると、程度の違いはあれ、その結果、臨床検査でも種々の値が変動するので、この章ではそれらを中心に述べる。

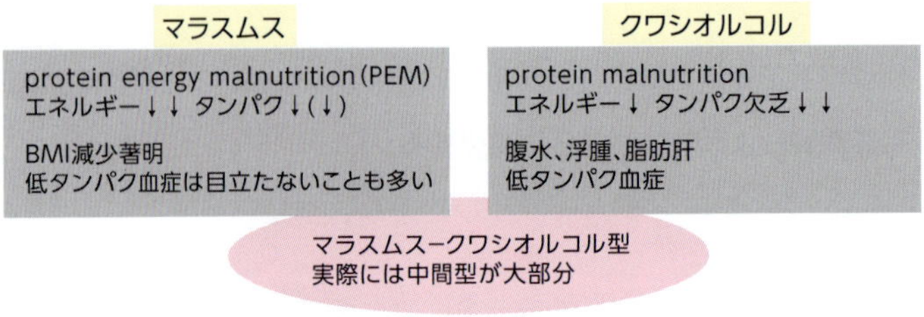

マラスムス	クワシオルコル
protein energy malnutrition (PEM) エネルギー↓↓ タンパク↓(↓) BMI減少著明 低タンパク血症は目立たないことも多い	protein malnutrition エネルギー↓ タンパク欠乏↓↓ 腹水、浮腫、脂肪肝 低タンパク血症

マラスムス−クワシオルコル型
実際には中間型が大部分

図17　低栄養状態の分類

1. 体重

　フィジカルアセスメントの一項目であろうが、やはり体重は栄養状態を判断する上で、非常に重要である。後述するが、低栄養状態ではるいそうが顕著にみられる病態と、浮腫が顕著になり、体重減少が軽度の病態もあるが、一般的には低栄養状態では体重は減少する。身長と体重が算定されるBMI（Body Mass Index）が、やはり重要な指標となろう（表31）。理想体重との比率や経時的に測定した場合には減少率をみることも、良い指標となる（表32、表33）。

第4章　栄養及び水分管理に係る薬剤投与関連　第2節　持続点滴中の高カロリー輸液の投与量の調整

表31　日本肥満学会とWHO（世界保健機関）による肥満の判定基準

	やせ	普通	肥満1	肥満2	肥満3	肥満4
BMI	18.5 未満	18.5以上 25.0 未満	25.0 以上 30.0 未満	30.0 以上 35.0 未満	35.0 以上 40.0 未満	40.0 以上
肥満度	−15%未満	−15%〜15%	15%以上			

表32　体重減少率の評価

期間	明らかな体重減少	重症の体重減少
1週間	1 〜 2%	>2%
1か月	5%	>5%
3か月	7.5%	>7.5%
6か月	10%	>10%

体重減少率 ＝(正常時体重−現在の体重)/100(%)

表33　%IBWの栄養障害の評価

%IBW	評価
90% 以上	正常
80 〜 90%	軽度の筋タンパクの消耗
75 〜 85%	中等度の筋タンパクの消耗
70% 以下	高度の筋タンパクの消耗

%IBW= 現在の体重 / 理想体重 ×100%

2. 血清学的検査

　最近は、栄養療法がひとつの治療法として確立されてきていることに応じて、その評価についても研究がなされるようになってきた。問診や簡単な身体所見から判断することを栄養評価のSGA：subjective global assessment（主観的包括的評価）と呼び、スクリーニング・ツールのひとつとして重要であるが、血清学的検査は客観的なデータを元にしているので、OGA：objective global assessment と呼ぶ。

　これらを併せて評価することが栄養評価であり、それを定期的に行い治療経過について考察し、次の方針に生かしていくことが肝要である。

①血清タンパク

血清中のタンパク濃度は、内臓タンパクの動態をよく反映し、栄養状態を評価する指標として重要である。しかし、血清タンパクはアルブミンとグロブリンに分けられ、グロブリンは感染症、肝機能障害、悪性腫瘍、自己免疫性疾患等の様々な病態で変動するので、注意が必要である。

②血清アルブミン

アルブミンは肝臓で合成されるタンパクで血漿タンパクの約60%を占める。血漿浸透圧の維持、各種物質（金属イオン、ビリルビン、脂肪酸など）の結合と運搬、生体内のアミノ酸供給などの機能がある。半減期は20日前後と長く、血管内（血清アルブミン）だけでなく、血管外にも多く存在するため、栄養状態のスクリーニングに用いられることが多いが、解析の難しい面がある。

副腎皮質ステロイド、インスリン、甲状腺ホルモン、脱水状態で上昇し、肝機能障害、腎機能障害、輸液過剰などで低下し、栄養状態以外も、その値に影響を与える。特に炎症や外傷などの侵襲下では、炎症性メディエーター合成が盛んになり、アルブミン合成は低下し、血管外への移動が起こるため、栄養状態が良好でも血清アルブミン値は低下する。短期的な栄養状態を把握するには適さないが、長期的な栄養管理や栄養障害のスクリーニングの指標として使うことに適している。（表34）

表34　アルブミンと急性相タンパク

	アルブミン	トランスサイレチン	レチノール結合タンパク	トランスフェリン
半減期	21日	2日	0.5日	7日
基準値	3.9〜4.9g/dL	男：23〜42mg/dL 女：22〜34mg/dL	男：3.6〜7.2mg/dL 女：2.2〜5.3mg/dL	男：190〜300mg/dL 女：200〜340mg/dL
役割	浸透圧の維持物質の運搬	サイロキシンの輸送	レチノール（ビタミンA）の輸送	鉄の輸送
増加	脱水、ステロイド、甲状腺ホルモンなど	甲状腺機能亢進、妊娠後期、など	腎不全、脂肪肝	鉄欠乏性貧血、妊娠中〜後期、タンパク同化ホルモン
減少	肝障害、ネフローゼ症候群、慢性炎症、輸液過剰時など	肝障害、ネフローゼ症候群など	ビタミンA欠乏症	肝障害、ネフローゼ症候群、慢性炎症など

*急性相タンパク（RTP：rapid turnover protein）

半減期が短いので、リアルタイムの栄養状態のアセスメントとして栄養療法のモニタリングやその効果判定に有用である。これらは敏感に栄養状態に反応するが、肝機能・腎機能・急性炎症などの影響を受けるため、その評価には注意が必要である。以下の3つがある。

③トランスサイレチン（TTR：transthyretin）

主に肝臓で合成される。タンパク電気泳動でアルブミンより陽極に泳動されるためにプレアルブミン（PA）とも呼ばれる。甲状腺ホルモン（T4 サイロキシン）と結合し輸送するので、トランスサイレチン（TTR）と命名された。必須アミノ酸のトリプトファンを多く含み、栄養状態の把握に有用。半減期は2日と短く、タンパク合成能を鋭敏に反映する。甲状腺機能亢進症や腎不全で増加し、肝障害や感染症で低下する。

④レチノール結合タンパク（RBP：retinol binding protein）

肝臓でつくられる低分子のタンパクで、レチノール（ビタミンA）を運搬する。半減期0.5日（16時間）と短いため、短期の栄養状態を感度よく表す。入院期間中、術前術後など短期の栄養状態の指標として優れている。尿細管で再吸収され腎機能の指標や肝胆道系疾患の指標ともなる。

腎不全や脂肪肝、高脂血症で高値を示し、ビタミンA 欠乏症、重症肝障害、閉塞性黄疸、甲状腺機能亢進症で低値を示す。

⑤トランスフェリン（Tf：transferin）

肝臓で産生される糖タンパクで、血中において鉄イオンを運搬する。主に貧血の検査に用いられる。著しい栄養障害では低値を示すが、半減期7日と長いことと血清鉄の影響を受けるので、栄養療法のモニタリングには注意が必要である。

鉄欠乏性貧血や妊娠などの真性多血症で上昇し、重症肝障害や感染症で低下する。

⑥コリンエステラーゼ（ChE）

肝臓で合成される酵素であり、慢性肝炎や肝硬変等で低値となり、低栄養状態でも低下する。過栄養、脂肪肝では高値を示すことが多い。

⑦窒素

アミノ酸は吸収・合成され、体タンパク質を構成するが、そのタンパク質は体内で分解（異化）分解と合成（同化）とが同時に起こり代謝回転している（図18）。栄養状態が安定していると平衡状態で保たれている。

タンパク質の代謝産物（尿素、尿酸、クレアチニン、アンモニアなど）には窒素が含まれており、その総和を総窒素という。ほとんどは尿中に排泄されるので、通常は尿中総窒素排泄量を生体の総窒素排泄量として扱って差し支えない。尿中の尿素窒素は尿中総窒素の約80％とされており、表35のように総排泄窒素量を推測することができる。投与した総窒素量（g／日）から総排泄窒素量（g／日）を引いたものを窒素出納（g／日）といい、タンパク質代謝の重要な指標である。窒素出納は通常の状態では±0で平衡状態であるが、低栄養状態になると、体タンパク質の分解（異化）が亢進し、負の方向に進む。

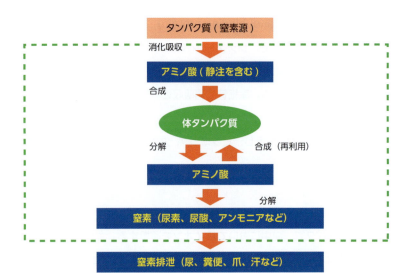

図18　窒素からみたタンパク質代謝

表35　総窒素量の推定

投与窒素量(g/日)＝摂取タンパク量またはアミノ酸量(g/日)／6.25
排泄窒素量(g/日)＝尿中尿素窒素(g/日)×1.25

⑧クレアチニン

クレアチニンはその前駆体であるクレアチンから産生される。全体のクレアチンの96～98%は筋肉に存在する。体内の総クレアチン量と尿中クレアチニン排泄量との間には強い相関があるので、尿中クレアチニン排泄量は全身の筋肉量を反映していると考えてよく、低栄養状態で筋肉量が減少した場合には、この数値は低下する（表36）。

表36　クレアチニン身長係数（creatinine height index：CHI）

$$CHI(\%) = \frac{24\ 時間尿中クレアチニン排泄量（実測値）}{24\ 時間尿中クレアチニン排泄量（理想体重）} \times 100$$

$$=$$

理想体重×クレアチニン係数（男性 23mg / kg、女性 18mg / kg）

CHI = 60～80% 中等度栄養障害
　　　< 60% 高度栄養障害

⑨ 3- メチルヒスチジン

3-Methis は、筋線維のアクチンとミオシンに含まれるアミノ酸で、筋肉に90%以上存在する。3-Methis は一旦分解されると再利用されずに尿中に95%排泄される。したがって、その排泄量は筋肉量や筋肉分解の指標として用いられる。筋肉量の多い男性や若年者は高く、女性や高齢者では低値となる。低栄養状態で異化亢進時には増加するが、低栄養状態が慢性化してくると筋肉量を反映し低値となってくる。

⑩脂質

脂質は体内で貯蔵されているが、エネルギー供給不足の際には重要なエネルギー源となる。低栄養状態が遷延すると、血清中性脂肪やコレステロールが低下する。

⑪ 免疫学的指標

低栄養状態では免疫能が低下し、感染に対する抵抗力が低下することは古くから認識されており、抗菌薬以前の感染症治療は、安静と栄養療法であった。低栄養が影響を与える免疫能検査としては各種存在し、特に総リンパ球数は末梢血で簡単に測定できる方法であり、有用である（表37）。

表 37

総リンパ球数（/mL）＝ 白血球数（/mL）× リンパ球割合（%）／100	
1200〜2000／mL	軽度栄養障害
800〜1199／mL	中等度栄養障害
<800／mL	高度栄養障害

5. 高カロリー輸液の種類と臨床薬理

はじめに

生体に必要な栄養素は、糖質（炭水化物）、タンパク質（アミノ酸）、脂質、ビタミン、ミネラル（電解質を含む）が5大栄養素と云われており、高カロリー輸液でも当然、これら5つの栄養素を含む多成分の輸液となる。主に医薬品（注射剤）という形で注射剤を組み合わせて用いることになる。すなわち、高カロリー基本液（高張糖・電解質液）とアミノ酸製剤を組み合わせ、ビタミン製剤、微量元素製剤を混注し一体化させて投与する。脂肪乳剤も忘れることなく、原則投与する。

1. 高カロリー輸液基本液

経口・経腸栄養が不能な症例へのエネルギー補給であり、高濃度の糖質が含まれている薬液である。糖質のほか、電解質のナトリウム、カリウム、クロール、マグネシウム、カルシウム、微量元素として亜鉛が含まれている。糖質の濃度は 15 〜 36％のものがあり、高カロリー輸液開始2 〜 3 日は低濃度の製剤を使用し、血糖値や尿量を確認しながら、高濃度の製剤へ変更し、維持量へ移行する。

ナトリウムとクロールを含まないハイカリック®や、グルコース以外のキシリトールやフルクトースが配合された血糖コントロールが容易なトリパレン®等の特殊な基本液もある。

ハイカリック RF® は腎不全用の基本液で、グルコース濃度が 50％と高濃度で、高カリウム血症、高リン血症に対応するため、カリウム、リンを含んでいない。水分制限をしつつ十分なエネルギーを補給したい症例にも有用である。

2. アミノ酸製剤

　アミノ酸はタンパク質合成の素材として必要で、不足すると筋タンパク質の異化（分解）が亢進する。濃度が 10 ～ 20%のアミノ酸製剤が市販されていて、病態に応じて選択するが、十分なエネルギーが投与されていないと、タンパク質合成には進まず、エネルギー源として消費されるだけとなる。非タンパクエネルギー／窒素（NPC ／ N）比を算出して、適切なエネルギー量を投与するように心掛ける。

　FAO ／ WHO 基準や TEO 基準があり、必須アミノ酸／非必須アミノ酸(E ／ N)比は 1 ～ 1.5、分枝鎖アミノ酸／総アミノ酸（BCAA ／ TAA）は 20 ～ 30%のものが一般的である。安定した状態や軽度の侵襲下では、総合アミノ酸製剤のモリアミン S®、モリプロン F® などが用いられる。

　術後などの侵襲時には、BCAA ／ TAA が 30%以上の分岐鎖アミノ酸が豊富な製品が好まれる。アミパレン®、アミゼット® はロイシンが多く、アミニック® にはバリンが豊富に含まれている。

　肝不全や腎不全症例で用いる病態別のアミノ酸製剤がある。

　アミノレバン® は肝不全用に開発されたアミノ酸製剤で、BCAA ／ TAA が 35.5%と分枝鎖アミノ酸が多く含まれ、加えて肝性脳症の原因とされる芳香族アミノ酸の含有量が少なく、Fischer 比が 28.4 ～ 40%と高いのが特徴である。

　ネオアミュー® とキドミン® は腎不全用で、E ／ N が 2.6 ～ 3.21 と必須アミノ酸が多く配合されており、窒素負荷を抑えるように設計されている。

3. 高カロリー輸液用キット製剤

　キット製剤とは、ひとつの医薬品と容器、また 2 つ以上の医薬品をひとつの製品（たとえば抗菌薬と生理食塩水など）として組み合わせた製剤である。

　従来、高カロリー基本液とアミノ酸輸液は、投与直前に混合して用いられてきた。しかし近年調合の手間を省き、調合の際の細菌汚染防止のために、高カロリー輸液基本液とアミノ酸製剤を一体型バッグにしたキット製剤（いわゆるダブルバッグ・ワンバッグ）が市販されるようになり、今では下のような組み合わせのキット製剤が使用可能である。

　・高カロリー基本液＋アミノ酸製剤
　・高カロリー基本液＋アミノ酸製剤＋脂肪乳剤
　・高カロリー基本液＋アミノ酸製剤＋総合ビタミン剤
　・高カロリー基本液＋アミノ酸製剤＋総合ビタミン剤＋微量元素製剤

　最大の利点は簡便さであるが、高カロリー輸液の際に、最も問題となるカテーテル感染への予

防として、無菌的な調合は大きな利点である。

　欠点は、手術後や多臓器不全、肝不全、腎不全などの特殊な病態の際には、適切に栄養素を補給し、電解質補正をするには、念入りな調節が必要である。不足分には補充することで対処できるが、過剰となる栄養素もあるので、注意が必要である。

4. 脂肪乳剤

　脂質はエネルギー源として重要であり、長期間（3 週間以上）の無脂肪静脈栄養管理では必須脂肪酸が欠乏するといわれており、高カロリー輸液の際にも、原則として脂肪乳剤を併用する。20%製剤 100mL を週に 3 回程度投与すると欠乏症を回避できる。わが国で発売されている脂肪乳剤の原料は大豆油が主成分で、n-6 系必須脂肪酸であるリノール酸が 50%以上を占める。

　脂質のエネルギー効率は 9kcal / g とタンパク質や糖質に比べて高く、代謝産物として二酸化炭素の産生を抑制するので、慢性閉塞性肺疾患（COPD：chronic obstructive pulmonary disease）や急性呼吸促迫症候群（ARDS：acute respiratory disease syndrome）の症例にも効果的で、糖質の過剰投与による高血糖や脂肪肝の防止にも役立つ。

　脂肪乳剤にはいくつかの欠点があり、使用には注意が必要である。

・粒子径が大きい

・凝集しやすい

・感染しやすい

　最大粒子径は 1.0μm 以下であるが、平均粒子径は 0.2 〜 0.4μm であり、通常のインラインフィルター（孔径 0.2μm）は通過せず、末梢静脈から投与するか、フィルターよりも患者側から投与する。

　脂肪乳剤は高カロリー輸液基本液と配合すると、凝集や、脂肪粒子が粗大化することがあり、脂肪塞栓を起こす危険も指摘されている。脂肪乳剤が体内で利用されるには、リポタンパクリパーゼによって脂肪酸に分解される必要があり、ゆっくりと投与するように心掛ける。投与速度は 0.1g / kg / 時以下とし、1 日 1.0g / kg 以上の投与は避ける。

　十分に分解されているかは、血中 TG（中性脂肪）をモニタリングすることが有効である。脂肪乳剤の中では微生物が増殖しやすいので、輸液ラインは 24 時間以内に交換すべきである。先の凝集の点からも側管から投与した後には、十分量の生理食塩水でのフラッシュが推奨される。

　このような欠点から、重篤な肝障害、血栓症、血液凝固障害、ケトーシスを伴った糖尿病、高脂血症の患者には禁忌とされている。

キット製剤のミキシッド®は、高カロリー基本液とアミノ酸製剤に加えて脂肪乳剤を含んだスリーインワンバッグ製剤で、脂肪投与に適した製剤だが、ビタミン剤、微量元素製剤以外の混注が禁止されており、配合や適応に制約が多く、注意が必要である。インラインフィルターの使用ができない。

5. ビタミン

高カロリー輸液時にはビタミン剤の投与が不可欠であり、市販されている高カロリー輸液用総合ビタミン剤を各 1 セット / 日の投与が推奨される。特に、ビタミン B_1 は 3g / 日以上投与して乳酸アシドーシスの防止に努めることが必要である。しかし、高カロリー基本液には抗酸化剤として亜硫酸塩が含まれており、この亜硫酸塩はビタミン B_1 を分解する。しかし、ビタミン投与の推奨量は現在もまだ確立したものはなく、疾患や病態に応じて必要量は変化する。

ビタミン A、B_2、C、K などは光に不安定なので、高カロリー基本液に配合した場合には遮光する必要がある。

またビタミン K は 2mg 含有されており、抗凝固剤のワルファリンと拮抗するので、服用中の患者では PT-INR でのモニタリングが必要である。

ビタミン製剤を高カロリー基本液に混注する場合には、プレフィルドシリンジタイプのものが感染予防には有用であり、最近ではセットにしたキット製剤も簡便さから汎用されるようになってきている。ただし、キット製剤の組み合わせも数種類市販されるようになっており、ビタミン剤が配合されているかどうかの確認も怠らないようにする。

6. 微量元素製剤

人体を構成する元素のなかで、極めて少量しか存在しないものを微量元素と呼び、鉄を含めて亜鉛、銅、マンガン、ヨウ素、コバルト、クロム、セレン、モリブデンの 9 種類がある。微量元素欠乏症では亜鉛欠乏が重要であり、皮疹・口内炎・舌炎・脱毛・下痢症状などを呈する。さらに味覚や創傷治癒にも大切な微量元素である。高カロリー基本液には亜鉛が含まれているが十分量とはいえず、これ以外の微量元素を投与するためにも微量元素製剤を添加すべきである。ただし、市販されている微量元素製剤は、鉄、亜鉛、銅、ヨウ素の 4 元素を含む製剤とマンガンを加えた 5 元素を含有する製剤のみである。この他のコバルト、クロム、セレン、モリブデンは含有されていないので、長期 TPN ではこれらの欠乏症（セレン欠乏が稀にあり）に注意し、必要に応じて経口投与を考慮する。

7. 配合による問題点

①メイラード反応

高カロリー輸液を行う際、糖質としてのグルコースとアミノ酸と混合することで、メイラード反応（アミノ－カルボニル反応）と呼ばれる褐色の変化を生じる。この変化はグルコースとアミノ酸含有量が多いほど、温度が高いほど早く出現するとされている。

混合した場合にすぐに用い、保存する場合は反応を遅らせるため、冷所保存にする必要がある。体内におけるメイラード反応は動脈硬化や血栓症などのさまざまな疾病で起きているとの報告があり、メイラード反応によって輸液バッグ内で生成された物質の生体内での作用は明確ではないが、好ましくない作用が生じている可能性がある。

このメイラード反応を抑えるために酸性に調整されているので、塩基性注射剤との配合で、酸・塩基反応から難溶性物質が析出してくることがあり、混注には注意が必要である。

②亜硫酸塩との反応

亜硫酸塩は抗酸化剤として多くの輸液製剤に添加されているが、この影響でガベキサートメシル酸塩（エフ・オー・ワイ®）、ナファモスタットメシル酸塩（フサン®）などは加水分解を受けるので混注は避ける

また、亜硫酸塩は、用量依存的にビタミン B_1 を分解させることが分かっている。ビタミン B_1 が配合されているキット製剤などでは、亜硫酸塩との配合変化を考慮した処方設計になっているが、高カロリー基本液・アミノ酸製剤・ビタミン製剤を組み合わせて調整する場合には、亜硫酸塩の含有量には注意が必要である。

③ビタミン製剤

総合ビタミン剤と微量元素製剤も、光や温度の影響で水酸化第二鉄や水酸化第二銅が沈殿することがあるので、各々のアンプルから同一のシリンジで吸うことは好ましくない。感染防止の点からもプレフィルドシリンジの使用が望ましい。

第4章　栄養及び水分管理に係る薬剤投与関連　第2節　持続点滴中の高カロリー輸液の投与量の調整

表38　高カロリー輸液の種類と臨床薬理

組成	製品名		トリパレン®		リハビックス-K®		ハイカリック®			ハイカリック® NC			ハイカリック® RF
			1号	2号	1号	2号	1号	2号	3号	L	N	H	
液量		mL	600		500		700			700			500
糖質	グルコース	g	79.8	100.2	85	105	120	175	250	120	175	250	250
	果糖	g	40.2	49.8	—	—	—	—	—	—	—	—	—
	キシリトール		19.8	25.2	—	—	—	—	—	—	—	—	—
	計	g	139.8	175.2	85	105	120	175	250	120	175	250	250
電解質	Na^+	mEq	3	35	5	—	—	—	—	50	50	50	25
	K^+		27	27	10	15	30	30	30	30	30	30	—
	Ca^{2+}		5	5	4	7.5	8.5	8.5	8.5	8.5	8.5	8.5	3
	Mg^{2+}		5	5	1	2.5	10	10	10	10	10	10	3
	Cl^-		9	44	—	—	—	—	—	49	49	49	15
	SO_4^{2-}		5	5	—	—	10	10	10	—	—	—	—
	$acetate^-$		6	—	1	2.5	25	25	22	11.9	11.9	11.9	—
	$gluconate^-$		5	5	—	—	8.5	8.5	0.5	8.5	8.5	8.5	3
	$citrate^{3-}$		12	11	—	—	—	—	—	—	—	—	—
	$L\text{-}lactate^-$		—	—	9	2.5	—	—	—	30	30	30	15
	Zn	μmol	10	10	10	10	10	10	20	20	20	20	10
	P	mmol	6	6	5	10	150*	150*	250*	250*	250*	250*	—
エネルギー量		kcal	560	700	340	420	480	700	1,000	480	700	1,000	1,000
pH			4.0〜5.0		4.8〜5.8		3.5〜4.5			4.0〜5.0			4.0〜5.0
浸透圧比			約6	約8	約4	約5	約4	約6	約8	約4	約6	約8	11
容量・容器		mL	600		500		700			700			250、500、1,000

※: mg

6. 高カロリー輸液の適応と使用方法

はじめに

高カロリー輸液とは中心静脈に留置したカテーテルを用いて、必要とされるエネルギー（糖質、アミノ酸、脂質）やビタミン、微量元素を投与して、長期的に経口摂取や経腸栄養をすることなく、生命維持を可能にする方法である。この方法では、機能的に経口摂取ができない患者や腸管機能が低下している症例にも、中心静脈へのアクセスが可能であれば、直ぐにでも開始でき、早期に十分な栄養補給を可能にするが、穿刺時の機械的合併症やカテーテル敗血症など重篤な合併症や、長期的には腸管の廃用萎縮を生じることもある。さらには、投与不可能な栄養素もあり、栄養法としても不完全な一面もあるので、高カロリー輸液の適応は厳格にすることが必要である。

ここでは、この高カロリー輸液の適応について考えたい。

1.ASPEN（米国静脈経腸栄養学会）のガイドライン

広く栄養療法のアルゴリズムであるが、高カロリー輸液を含めた静脈栄養や経腸栄養からの離脱の際の重要な指針になっているので、参考にされたい。

高カロリー輸液を含めた静脈栄養は医療には必要不可欠な治療法であり、今まで幾多の生命を救ってきた実績は揺るぎないものであるが、安易な施行は慎むべきである。

経口・経腸栄養が可能な限りは、消化管を機能させて、消化・吸収機能を維持させるべきで、消化管を使用しなければ腸管が萎縮し、bacterial translocation により免疫能が低下し、感染症の発生を高くする。静脈栄養よりは経腸栄養を、経腸栄養よりは経口栄養が、生体には理想であり、高カロリー輸液実施中にも、経口摂取や経腸的な栄養投与が不可能なのか常に検討しなければならないし、できる限り経口・経腸栄養を少量でも併用すべきである（図19）。

＊bacterial translocation

治療経過の中で絶食を余儀なくされた症例では、腸管運動障害から腸内細菌の異常増殖や腸管粘膜の防御力低下が起こるので、本来なら腸管内に留まる細菌が腸管粘膜上皮のバリアを越えて血液やリンパを介して体内に移行し、感染症を引き起こす現象である。

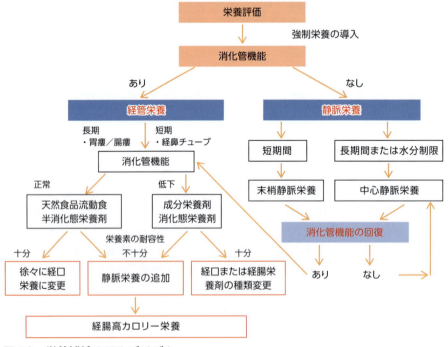

図19　栄養補給のアルゴリズム

2. 静脈栄養の適応

　静脈栄養は、腸管を安静にさせ、腸管機能に依存しない栄養法であり、短期間に目標とする栄養量を補充できる。さらに水・電解質の補正ができることが利点であり、これらに見合う症例が適応となる。

　必要エネルギー量の60%以下しか摂取できない状態が1週間程度続くことが予想される場合には、静脈栄養を考慮する。

3. 高カロリー輸液の適応

・静脈栄養の期間が2週間以上のとき

・急速に大量の栄養が必要なとき

・水分制限が必要なとき

・どうしても末梢経路が確保できないとき

・その有用性が危険性を上回ると思われるとき

などが高カロリー輸液の適応である。

　小腸切除後で十分な消化吸収機能がない短腸症候群や炎症性腸疾患、重症膵炎などは、長期の消化管安静が必要であり、高カロリー輸液の良い適応となる。

　食道癌・胃癌などの経口摂取不可能な術前患者において、術前の栄養状態は手術成績を左右するため、低栄養状態を改善することは重要である。目標量をすぐに投与できること、短期間での補充が可能であることなど、高カロリー輸液の利点が生かされる。または、癌化学療法の際でも、施行前の栄養状態の改善と、化学療法施行中に予想される嘔気・嘔吐から栄養状態が悪化することが予想される場合も良い適応となろう。

　大手術後、重症感染症、ショック、多臓器不全などの症例で、経口摂取機能や腸管機能が低下し、末梢静脈栄養では栄養・水分・電解質の補充が不十分な症例には、高カロリー輸液は十分量のエネルギー・アミノ酸等を投与でき、水分量の調整や電解質の補正も可能である。ただし、こうした症例では高血糖を招く可能性が高く、血糖値を厳重に管理し、必要ならインスリン療法を開始する。

　心不全や腎不全を合併しており、水分制限を行いつつ十分な栄養補給を目指したい場合にも高カロリー輸液の適応となる。ハイカリック RF® といった高濃度・高カロリーの基本液を使用する栄養アクセスラインとして、末梢経路が確保できない場合も消極的な適応となる。

4. 高カロリー輸液の方法

　末梢静脈は、高カロリー基本液のような高濃度の薬液に耐えられないため、高カロリー輸液を行う場合には、中心静脈へのカテーテル留置が必要である。

①アクセス

　中心静脈へのアクセスとしての代表的穿刺部位は、鎖骨下静脈、内頸静脈、大腿静脈があげられる。これらの部位への穿刺については、術者の好みや経験なども影響するが、一般的には長所・短所については表 39 のようになる。よく問題となるのは鎖骨下穿刺での気胸などの合併症で、この発生を怖れて、安全性を考えての大腿穿刺を優先させるケースもあるが、カテーテル敗血症や血栓性合併症のリスクが有意に高く、他に方法がない場合に限られる。機械的合併症への防止としては、エコーガイド下での穿刺法が有用である。ただし、エコーを使用しながら穿刺する手技にも修練が必要であり、インストラクター制度の導入や複数回の穿刺を禁止するなどの対策が講じられている。

＊ PICC：peripherally inserted central venous catheter

　日本語にすると末梢挿入式中心静脈カテーテルとなる。肘静脈などの末梢静脈から中心静脈へ留置する長いカテーテルで、穿刺部分は末梢静脈であり、穿刺での機械的合併症がほとんど発生しないのが大きな利点である。欧米では中心静脈カテーテル留置の第一選択としている施設も多い。気になる感染率でも鎖骨下静脈穿刺の場合と同様の発生率との報告もあり、他の方法と比べて欠点が少ない。欠点としては、留置時に肘を曲げることで、滴下が悪くなるといったこともあるが、エコーガイド下で上腕静脈から穿刺するといった方法を実施している施設もあり、非常に有用な方法である。

②カテーテル先端位置の確認

　最近、同複数の輸液や薬剤を投与できるように、複数のルーメンがあるカテーテルが頻用されている。配合禁忌の薬剤を同時に投与できる優れた面もあるが、感染率を増加させるという報告や、複数ルーメンのカテーテルを留置していても、実際には使用していないルーメンも多いとの報告もあり、出来ればルーメンが少ないカテーテルを選ぶ方が良い。カテーテル挿入後には静脈血の逆流を確認し、Ｘ線撮影で挿入したカテーテルが静脈内にあること、カテーテルの走向や先端の位置や気胸等の合併症の有無も必ず確認する。カテーテル先端が心

房や心室内に留置されると、内壁を刺激して不整脈を招く可能性がある。

大腿静脈からの穿刺の場合には、X線で腹部の撮影を行い、先端位置は腎静脈より中枢側に位置することが望ましい。腎静脈より末梢側に留置されると血流が少ない影響で、血栓形成のリスクが高くなると言われている。

③輸液ライン

輸液ラインは、基本的に末梢静脈用と同様で、導入針、点滴筒（ドリップチャンバー）、連結管、クランプから構成される。最近は、除菌用にインラインフィルターが組み込まれており、それらがあらかじめ組み込まれて閉鎖型 (クローズドシステム closed system) のものが多く、感染防止の観点から推奨される。

三方活栓を高カロリー輸液ラインに組み込み、多目的に使用するのは、感染機会を増やすことになるので控えた方が良い。

接続システムはニードルレスシステムが使用されるようになってきた。針刺しや血液曝露の防止には優れているが、感染予防には一定の見解がないようである。器具表面を厳重に消毒する心得が重要である。

④インラインフィルター

輸液の混注作業時や接続ラインの操作で、侵入した微生物を捕捉し、敗血症防止のためのフィルターであり、孔径は 0.22μm である。感染防止だけでなく、異物や配合変化により生じた沈殿物もトラップする。空気除去機能を有しているものも多く、空気塞栓を防止する効果もある。

使用については賛否が分かれているが、高カロリー輸液の調合を薬剤部で無菌的に実施できていない施設もあり、輸液への混注や側注する習慣がある日本では、できれば使用した方が良い。

脂肪乳剤や血液製剤は一般的にフィルターを通さないので、別の輸液ラインや、インラインフィルターより患者側から投与する。交換は週に1回以上は行う。

⑤輸液ポンプ

高カロリー輸液は高濃度の糖質輸液であり、突然開始すると高血糖になり、中断すると反応性に低血糖になるので、24 時間一定の時間で投与するのが原則である。自然滴下で輸液を

行ってもよいが、できれば輸液ポンプを使用して実施するのが望ましい。

⑥離脱について

高カロリー輸液を離脱する場合も、徐々に糖質濃度を増やした時期と同様、投与量を徐々に減量する。高濃度の糖質で慣らされて亢進していたインスリン分泌が中止後も続き、低血糖になることがあるためである。

末梢静脈栄養に移行することや、経口・経腸栄養を併用して中止し離脱する。

7. 高カロリー輸液の副作用と評価

はじめに

ここでは高カロリー輸液を実施することでの副作用や合併症についてまとめ、それらの合併症に対する心構えとしての日々の診療・看護で必要なモニタリングについて解説する。

1. 中心静脈路確保のための機械的合併症

高カロリー輸液を実施する準備段階のことであるが、やはり重篤な合併症もあるので、ここでも触れておく。まれであるが、心臓大血管への損傷で致命的な合併症となることもある。安全に留置できるように心掛けることが第一であるが、生じうる合併症を知識として頭に置き、異変を早期に発見できるように管理することも大切である。

留置直後に、カテーテル先端の位置確認や気胸等の合併症の有無の確認のために、胸部X線撮影を実施するのは鉄則だが、高カロリー輸液を実施中にも定期的に撮影し、カテーテル先端が移動していないかを確認する。

表39 中心静脈カテーテル留置の選択順位

	鎖骨下	内頸	大腿
穿刺時合併症	＋＋	＋	＋＋
感染性合併症	＋	＋＋	＋＋＋
血栓性静脈炎	＋	＋	＋＋
選択順位	1	2	3

2. 血糖管理

高カロリー輸液のエネルギーの大部分は糖質であり、糖尿病や耐糖能障害時だけでなく、血糖値には十分に注意すべきである。高血糖状態が遷延すると、感染症の合併や増悪を招くことになる。実際に高カロリー輸液を実施すべき症例では、侵襲やストレス下の状態にあることが多く、原疾患の影響で血糖値が高くなることも多い。更にこのような症例では、免疫・抵抗力が低下している重症例も多く、カテーテル敗血症などの感染症の発生率も高くなり、重篤化につながる。

血糖値が 200mg/dL を常に越えるようなら、インスリン療法が必要で、グルコース 10g あたり速効型インスリン 1 単位を基準に開始し、頻回に血糖値をモニタリングし 100 〜 200mg/dL の範囲を目標に管理を行う。

逆に、高カロリー輸液を突然中止した場合には、低血糖に陥るケースがあり、注意が必要である。高カロリー輸液実施中には高濃度の糖質が投与されていて、高インスリン血症になっている。この状態から突然輸液が中止されても、しばらくは高インスリン状態が続くため低血糖状態になることがある。カテーテルトラブルなどで高カロリー輸液を突然中止した場合には、特に注意が必要である。

高カロリー輸液を終了する場合には、投与量を徐々に減量することを心掛ける。

3. 水分バランス・電解質

基本的には水分バランスを毎日確認する。特に、経口・経腸からの摂取が困難な患者では、高カロリー輸液で設定したメニューのみが摂取量のすべてなので、水分バランスには一層の注意が必要である。また、定期的に体重測定をしてバランスを見直すことも大切である。

心不全や腎不全の患者では、不適切なバランス管理が数日続くだけで、状態が悪化することがあり、胸部 X 線撮影などでの評価も有用である。

水分バランスに併せて、電解質の変動にも注意する。嘔吐や下痢あるいはイレウス状態などで電解質の喪失が多い症例や、腎機能障害の患者、利尿剤を投与している場合には電解質のモニタリングは必須である。

4. 酸塩基平衡

高カロリー輸液での酸塩基異常としては、ビタミン B_1 欠乏による乳酸アシドーシスが有名である。ビタミン B_1 は糖質を代謝させる補酵素で、体内貯蔵量が少なく、欠乏状態となりやすい。欠乏すると解糖系が機能しなくなり、乳酸が蓄積し代謝性アシドーシスとなる。高カロリー輸液

の際には必ずビタミンB_1を含んだ総合ビタミン剤を投与することを忘れはならない。特に経口摂取が不十分な低栄養患者では、比較的短期間でビタミンB_1欠乏状態になるので注意が必要である。

ただし、酸塩基異常は、栄養療法の副作用として生じるよりも、基礎疾患の影響で起こることが多いので、まずは基礎疾患の評価を行う。

5. 肝障害

絶食状態での高カロリー輸液の際には、肝胆道系の障害が生じることがあるので、血液検査で定期的にモニタリングする。

胆汁うっ滞と脂肪蓄積が特徴的で、糖質の過剰投与が原因と考えられている。高カロリー輸液開始後、比較的早期に起きる場合は一過性のことがあり、持続する場合には、エネルギー投与量を減らすことや、脂肪乳剤を併用することで軽快する。

年単位で長期的に行っていると慢性胆汁うっ滞が生じることがあり、不可逆的となり肝不全に陥るケースもある。

6. 脂質

高カロリー輸液中では、必須脂肪酸の補給のために脂肪乳剤の投与が必要だが、高トリグリセリド血症に注意する。高度になると膵炎や肺機能障害をきたすことがあり、定期的なモニタリングが必要で、投与中の血清トリグリセリドは400mg/dL以下で管理する。また、急激な上昇を避けるため、投与は可能な限り低速度（0.1g/kg/時以下）で投与するように心掛ける。

逆に、必須脂肪酸の欠乏症状は、鱗屑状皮膚炎、脱毛、血小板減少がある。必須脂肪酸が欠乏すると、エイコサテトラエン酸からエイコサトリエン酸への変換がすすむので、トリエン／テトラエン比が上昇する。トリエン／テトラエン比が0.2以上で必須脂肪酸欠乏症と診断される。

7. 腎機能（タンパク質・アミノ酸）

低栄養患者ではタンパク質の異化亢進状態であり、十分なタンパク質・アミノ酸の投与が栄養状態の改善には必要である。しかし、必要以上の投与は尿素窒素（BUN）の上昇を招き、高齢者などでは腎機能障害に至ることもある。定期的に腎機能をモニタリングし、投与中のNPC／N比が適性であるかを、常に評価する。

また、BUNは水分バランスの影響も受けるので、その点も考慮し、適正な管理を行うように心掛ける。

8.refeeding syndrome

慢性的な低栄養状態の患者に、大量の糖質を投与した際に生じる合併症で、マラスムス患者で発生しやすい。長期低栄養状態では脂質代謝が続いており、そこに大量の糖質が投与されるとインスリン分泌が亢進し、細胞内へのカリウム、マグネシウムの取り込みが活発となる結果、低カリウム血症、低マグネシウム血症となり、不整脈を招く。また、糖質代謝からの ATP 産生が盛んになりリンが消費され、低リン血症となりけいれんや横紋筋融解、呼吸不全などが生じることがある。こうした一連の代謝異常を refeeding syndrome という。

高度な低栄養患者への初期投与は、少量のエネルギー量にとどめ、血糖値、電解質管理をより厳重に行い、可能ならマグネシウム、リン値もモニタリングする。

9. カテーテル敗血症

高カロリー輸液を受けている患者は中心静脈カテーテルを留置されており、それに関連した感染症（カテーテル関連血流感染症 CRBSI：catheter related blood stream infection）は最も注意すべき合併症である。発熱などの臨床症状や白血球数増加、核の左方移動、CRP 上昇等といった臨床検査値に注意する。（図 20）

CRBSI が疑われた場合には、カテーテルを抜去しなければならないが、再留置には合併症のリスクもあるため、カテーテルを抜去せずに CRBSI を診断する方法について検討されている。診断を確定するには、カテーテル抜去後の解熱の有無やカテーテル先端培養の結果が必要なので、抜去後の評価が不可欠である。

ガイドワイヤーを用いてカテーテルを新しいものに入れ換えて、抜去したカテーテルの先端培養結果や解熱の程度から CRBSI かどうかを診断する方法もある。カテーテル再留置に伴う合併症を回避でき、培養結果が陰性の場合には、CRBSI の可能性は低く、そのままカテーテルを使用でき、陽性の場合でも交換がそのまま治療となり得る場合もある。ただし、この方法はまだ確立された方法ではなく、今後の検討を待たれたい。

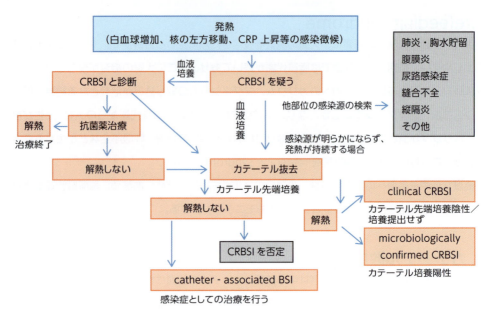

図20　CRBSIの診断フローシート

　CRBSIを引き起こす微生物の侵入経路は①カテーテル外表面を介する経路、②カテーテル内腔を介する経路、③血液を介する経路の3つに分類される。（図21）

① **カテーテル外表面を介する経路：カテーテル挿入部から微生物が侵入。**
　カテーテル挿入時の無菌的操作、穿刺部位の選択、カテーテル挿入部のドレッシングに注意が必要。

② **カテーテル内腔を介する経路：カテーテル内腔、つまり薬液に微生物が侵入。**
　輸液混注時、輸液ライン接続時、三方活栓からの側注時などに微生物が薬液に侵入する。輸液の無菌的調整や、輸液ラインは閉鎖式とし、できる限り側注は行わないなどのライン管理が必要で、CRBSI予防対策として最も重要である。

③ **他部位の感染巣から血液を介した経路**
　他部位の感染巣からの微生物が、血液を介してカテーテルに付着して感染が発生するケースである。原発の感染巣への治療が重要であるが、この経路は、カテーテル周囲に形成される血栓と関係があるとの指摘がある。カテーテル先端周囲にできた血栓に微生物が付着してコロニーを形成することにより、CRBSIが発生するとの説である。対策としては、抗血栓性の高いカテーテルを使用することが有効である。

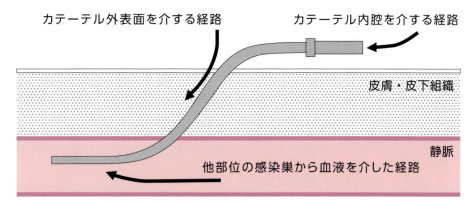

図 21　カテーテル関連血流感染症の原因経路

　わが国では栄養療法を行う際、中心静脈からの高カロリー輸液が優先的に選択されることが多い。中心静脈カテーテルを留置すると、CRBSI では避けがたい合併症である。生じたらカテーテルを抜去すれば、ほとんどの場合は解熱し解決できるが、高カロリー輸液の継続が必要な場合には、繰り返し穿刺をしなければならず、合併症のリスクが高まってゆく。高カロリー輸液実施中にも、開始前に行った全身評価を繰り返し行い、経口摂取・経腸栄養が可能であるかを常に評価することが、最も大切であり、腸管が使用可能な場合には経腸栄養法を選択するという考え方が、CRBSI 予防対策の大原則である。

表 40　中心静脈カテーテル留置の機械的合併症

・気胸、血胸	・皮下血腫、気腫	・動脈穿刺
・心臓、大血管損傷	・空気塞栓	・不整脈
・縦隔、胸腔内注入	・カテーテル先端異常	・リンパ管損傷
・神経損傷	・気管損傷	など

8. 高カロリー輸液の判断基準（ペーパーシミュレーションを含む）

はじめに

ここでは実際の病態下での栄養療法について考えたい。

1. ショック・多臓器不全など

原疾患の治療が優先されるが、できるだけ早期より栄養評価を行い、栄養療法を開始する。このような重症患者では、bacterial translocation から敗血症に陥るケースもあり、できるだけ早期より経腸栄養を少量ずつでも開始する。しかし、重篤な状態では、ほとんどの症例で経口摂取が不能であり、腸管機能も低下していることが多く、治療開始当初は中心静脈からの栄養となる。

多臓器不全をはじめとした高度侵襲患者では、必要エネルギーを算出する際のストレス係数も1.20 ～ 1.40 と高くなるので、十分量のエネルギーを補給する。中でもタンパク質の必要量が増加しているので、1.2 ～ 2.0g / kg と基準を高く設定した方が良い。異化が亢進している状態であり、バリン、ロイシン、イソロイシン等の分枝鎖アミノ酸製剤を中心に投与し、NPC ／ N 比は低くした方がタンパク合成に有効であり、100 程度を目標とする。

もちろん、糖質も投与するが、高度侵襲のストレス下なので高血糖の状態を招きやすく、インスリンでのコントロールが必要となることが多い。高血糖の状態が遷延すると、感染症の危険も高くなり、予後に影響してくるので、180mg / dL 以下を目標に厳格にコントロールを行う。

脂肪乳剤の有効性は、ショックや多臓器不全などの重症患者に対しては、明確にされていない。肝障害や TG（中性脂肪）値などに注意しながら、投与速度 0.1g / kg / 時以下、1 日投与量 1.0g/kg 以内を厳守することが必要である。

2. 周術期での高カロリー輸液

低栄養状態での手術は術後の合併症や死亡率を増加させると報告されている。有症状の悪性疾患への手術の場合、術前に低栄養状態に陥っている場合は多い。術前に栄養アセスメントを行い、中等度以上の栄養障害があれば、栄養状態を向上させて手術へ望みたいところである。

投与ルートは、経口摂取→経腸栄養→静脈栄養の順で推奨されており、静脈栄養の適応例には、

末梢静脈と中心静脈を使い分ける。軽度の栄養不良患者への術前高カロリー輸液は、術後合併症への有効性より、感染性合併症を増加させる可能性があるので、中心静脈へのアプローチは慎重に検討する。

術前に高カロリー輸液の適応となるのは、経口・経腸栄養が困難な症例である。具体的には、消化器系の悪性疾患で、食道切除再建術や膵頭十二指腸切除術、胃全摘術が予定されており、10%以上の体重減少や 3.5g/dL 以下の低アルブミン血症の患者が想定される。(表 41)

原疾患への進行も考慮し、術前の栄養療法は 2 週間程度を目安とするのが妥当であろう。目標投与量は患者の状態によるが、通常は安静時必要量を目安とする。エネルギー量は 20 ～ 35kcal／kg、タンパク質 0.8 ～ 1.2g／kg、脂肪投与量を 1.0 ～ 2.0g／kg 程度を基準とする。術後についても、可能な限り早期より経口摂取・経腸栄養を検討する。

しかし、術後 1 週間以上、経腸栄養が開始できない症例や、摂取エネルギーが不十分な症例には静脈栄養を行う。

術後の高カロリー輸液では感染性合併症が多いとの報告が続いた時期もあるが、血糖値を厳格にコントロールできれば末梢静脈栄養と差はないとされており、必要エネルギー量に応じて、投与法は検討すればよい。したがって、腸管が使用不可能な時期が続く場合には、高カロリー輸液とし、投与エネルギーは理想体重あたり 25kcal／kg、糖質と脂質を組み合わせて投与し、タンパクを強化し理想体重あたり 1.5g／kg(全投与エネルギーの 20%程度)の投与を推奨している。

表 41 周術期栄養療法の適応基準

BMI	<18.5 kg/m²
％標準体重	<80%
血清アルブミン	<3.0g/dL
血清トランスフェリン	<200mg/dL
総リンパ球数	<1000/mL
SGA	Grade C

＜胃がんの術前症例＞

70 才、女性、2 か月前から食欲低下し、最近は嘔気が強く、ほとんど経口摂取ができない。身長 160cm、体重 40kg、体温 37.3℃、脈拍 90／分・整、血圧 142／82mmHg、白血

9800、Hb 11.2、Alb3.6、BUN 32.4、Cr 0.62、血糖 92、肝障害なし、胸部 X 線：心
拡大なし

最近の食欲低下や体重減少の推移から、SGA の評価から中等度の栄養不良状態と考えられ
る。BMI 15.6kg/m^2 であり、％理想体重 71％、アルブミン値はある程度保たれているが、
脱水傾向を考慮すると、真の値はさらに低いことも想定され、術前の栄養療法の適応と判断
した。嘔気が強いため経口摂取が困難であり、手術までの短期間で十分なエネルギー供給が
望ましいと判断し、高カロリー輸液の適応と判断しメニューを作成した。

Harris-Benedict の式より、（表 42、43）

基礎必要エネルギー（BEE）：655.1+(9.6 ×体重)+(1.8 ×身長)－(4.7 ×年齢)＝ 998
kcal / 日

活動係数：1.3、ストレス係数：1.2 として、必要エネルギー：1557 kcal ／日 と算出した。

必要水分量：維持輸液量＝尿量（30 ～ 35mL / kg / 日）＋不感蒸泄（15mL / kg / 日）－
代謝水（5mL / kg / 日）＝ 1600mL ～ 1800mL

脱水の補正を行うため計 2000mL まで許容

タンパク質：必要量は 1.0g / kg として、40g / 日、160kcal / 日とした。

脂質：総エネルギーの 20％として、311kcal / 日とした。

糖質：タンパク質と脂質の必要エネルギーを引いた残り 1086 kcal/ 日とした。

算出したエネルギー量よりは多くなるが、低栄養状態であることや、発熱もあり、代謝が亢
進している印象もあり、1640 kcal/ 日の TPN キット製剤のエネルギー量でも許容範囲で
あると考え、簡便さ・感染防止の観点からキット製剤を使用。

開始当初は 1 号液 2000mL / 日、1120kcal / 日を 2 日間投与し、以降は 2 号液
2000mL / 日、1640kcal / 日の投与とし、10％脂肪乳剤 100mL を併用する。

術後も同様の TPN キット製剤 2 号液を続け、全身状態や経口摂取量に応じて、投与量を減らす。

表 42　エネルギー投与量の算出

● 基礎エネルギー消費量(BEE)の計算
Harris-Benedictの式 男性：66.5+(13.8x体重)+(5.0x身長)−(6.8x年齢) kcal/日 女性：655.1+(9.6x体重)+(1.8x身長)−(4.7x年齢) kcal/日 ＊単位体重：kg, 身長：cm, 年齢：歳
● 必要エネルギー量(kcal/日) ＝ BEE×活動係数×ストレス係数

表 43　活動係数とストレス係数

活動の程度	活動係数
歩行	1.2
労働作業	1.3 〜 1.8

ストレス要因	ストレス係数
術後 (合併症を伴わない場合)	1.0
癌	1.1 〜 1.3
腹膜炎、敗血症	1.1 〜 1.3
重篤な感染症、多発外傷	1.2 〜 1.4
多臓器不全	1.2 〜 1.4
手術	1.2 〜 1.5
熱傷	1.2 〜 2.0

3. 癌化学療法時

　癌化学療法では、嘔気・嘔吐の消化管症状の頻度が高く、栄養療法が必要なる。ただし、高カロリー輸液では中心静脈カテーテル留置が必要であり、感染の危険も生じるため、化学療法の成績を悪化させるとの意見もある一方、化学療法に静脈栄養を併用したことで、治療成績が向上したという報告もある。

　栄養療法の適応となるのは、化学療法前に中等度の低栄養が認められる症例、もしくは化学療法での消化管毒性のために栄養状態の悪化が予想される症例である。

　投与法については、経口・経腸療法→末梢静脈→中心静脈の順に検討する。経口・経腸摂取が困難な期間が長期（2 週間以上）に及ぶ場合には、高カロリー輸液の適応となる。好中球減少の場合には、厳重な感染防止対策が必要であり、血小板減少時には PICC の使用も良い方法である。

　必要エネルギー投与量については、基礎エネルギー予測値に活動係数とストレス係数を乗じて算出する。ストレス係数は 1.0 として良い。タンパク質は 1.0g / kg 程度で設定する。発熱等で代謝が亢進している場合には、それに応じてストレス係数を増加させる。簡略的には、必要量を 25 〜 30kcal / kg / 日を基準とし、活動性のある患者では 30 〜 35kcal / kg / 日、安静患者では 20 〜 25kcal / kg / 日と考慮して算出してもよい。

　投与前に低栄養がみられた場合には、化学療法施行前に栄養状態の改善を図る。タンパクの合成促進と骨格筋の可及的な維持・回復であり、エネルギー・タンパク投与量をそれぞれ 10 〜 20%程度上乗せして投与する。

　癌患者への糖質、タンパク質、脂質の栄養素の割合についても検討されているが、明確な結論

はでておらず、基本的に健常人と同様と考えて良い。

　消化管毒性の強い化学療法においては、下痢や嘔吐などの体液喪失が見られる場合には、水・電解質バランスの補正に注意する。

4. 腎不全症例

　腎不全、特に末期腎不全症例で透析患者では、水分や栄養管理は非常に大切で予後に直結してくる問題である。ただし、ほとんどの場合は経口摂取可能であり、高カロリー輸液が必要となるのは、全身状態が不良となり経口摂取・経腸栄養が不能な急性腎不全症例となろう。

　エネルギーは通常量よりも少し多めの 30 ～ 35kcal / kg / 日以上を総エネルギー量として設定する。

　腎不全状態では、タンパク質の異化が亢進する。筋タンパクから BCAA（バリン、ロイシン、イソロイシン）が利用されるので、これらを多く含んだアミノ酸製剤を用いる。キドミン®やネオアミュー®といった製剤がそれで、腎不全用アミノ酸製剤として開発された。従来、タンパク投与量は BUN 上昇をおさえるために少なくし、非タンパク熱量／窒素（NPC ／ N）を 300 ～ 500 程度を目標とされてきたが、最近では透析療法の開始を遅らせるためにはタンパク制限を行うべきではないとも言われており、通常の組成で良さそうである。糖質に関しては、腎不全ではインスリン抵抗性が高くなっていることがあり、血糖コントロールに配慮する。脂質投与は少ない水分量でカロリー量は高いため、急性期を過ぎてからのエネルギー源として重要である。

　腎不全では、エネルギー・栄養素と同じ程度に水・電解質についても注意が必要である。特に、乏尿・無尿状態、水分貯留のために十分なエネルギー投与ができないケースでは、持続的血液濾過透析（CHDF）をはじめとした血液浄化療法を併用し、水分・代謝産物の排泄を行い、必要エネルギーを投与するようにする。少ない水分量で投与エネルギーを多くする時には、腎不全用に開発された高カロリー基本液のハイカリック RF®があり、腎不全に注意が必要なカリウム、リンが含有されていない。

　　＜腎不全症例での高カロリー輸液メニュー例＞
　　　ハイカリック RF® 500mL ＋ キドミン® 400mL ＋ 20%イントラリポス® 100mL
　　　エネルギー：1315kcal / 日、水：1000mL
　　　糖質：1000kcal、タンパク質：115 kcal（NPC ／ N 250）、脂質：200 kcal
　　　＊このようにオーダーメイドで作成した際には、電解質の量も病態に応じて調節する必要があり、ビタミン製剤・微量元素製剤も必ず投与する。

5. 心臓・脳血管疾患

　心臓・脳血管疾患で高カロリー輸液の適応となる場合は、意識障害や呼吸不全などを伴った重篤なケースが考えられる。多くの場合は消化管機能に問題がないことが多いので、原則は経腸栄養である。

　それでも高カロリー輸液が必要な心疾患では、水分や電解質バランスが重要である。水分量を少なくし、十分なカロリーを投与するためには、この場合にも高濃度の高カロリー基本液のハイカリック RF® が利用できる。

6. 肝疾患

　慢性肝炎・肝硬変では、その疾患の性格から食思不振・吸収障害を来たす。さらに肝硬変患者では肝臓のグリコーゲン貯蔵量が減少しているので、飢餓状態に弱く、容易に低栄養状態に陥るので、エネルギー必要量は増加する。

　慢性肝炎・肝硬変では必要なタンパク質も増加しており、十分投与するように心掛ける。ただし、肝性脳症を伴う場合は、原因と考えられるアンモニアを増加させるためタンパク質の制限が必要であり、静脈栄養の場合には、肝不全用に開発されたアミノ酸製剤（アミノレバン®、モリヘパミン®）を使用する。これは BCAA が多く含まれており、芳香族アミノ酸を減らし、Fischer 比が高く設定されている製剤で、肝性脳症を伴った時期のみに有効である。肝性脳症の合併しない慢性肝炎・肝硬変の患者にとっては、アミノ酸バランスは悪く推奨されない。

7. 炎症性腸疾患

　クローン病と潰瘍性大腸炎があり、ともに重症例では腸管の安静と高エネルギーが必要であり、高カロリー輸液の適応となる。

　エネルギーは 30kcal/kg 以上を維持量とし、NPC ／ N は 150 〜 200 とし、アミノ酸は 12 〜 15%とし、BCAA を十分に含んだ製剤が良い。

　脂肪乳剤を併用し、エネルギーの 10 〜 30%程度を脂肪で補給する。

　消化吸収不良や難治性下痢の影響で、ビタミンや微量元素の欠乏症を招きやすいので、総合ビタミン製剤、微量元素製剤も高カロリー輸液開始時より投与を開始する。炎症性腸疾患では高カロリー輸液が長期にわたることもあり、微量元素製剤に含まれていないセレン欠乏症が報告されている。

8. 短腸症候群

短腸症候群とは、広範な腸管切除の結果、栄養素の吸収不良の状態をいう。原因疾患としては、上腸間膜動脈血栓症、クローン病、外傷などがあげられる。

空腸が切除されると膵液胆汁分泌の影響を受け、脂肪やタンパク質やカルシウム、マグネシウム、亜鉛の吸収が低下する。しかし、回腸が十分に残存すれば、その影響は代償される。一方、回腸が大量に切除されると、炭水化物、タンパク質、水、電解質のみでなく、胆汁酸、ビタミンB_{12}、脂溶性ビタミン（ビタミン A、D、E、K）の吸収が低下し、脂肪性下痢が発生しやすくなる。

臨床経過として 3 つの病期に分けられる。（表 44）

第 I 期は術直後期で、多量の下痢に伴う水分と電解質の喪失であり、高カロリー輸液が必須の時期である。エネルギーは 25 〜 35kcal / kg とアミノ酸は 1.0 〜 1.5g / kg、脂質は総エネルギー量 20 〜 30%程度を目安に投与する。水分と電解質の補正も重要な時期であり、適宜補正し、総合ビタミン剤や微量元素製剤も忘れないように投与する。第 II 期は吸収能の改善とともに下痢が改善してくる時期であり、経腸栄養が開始できる。第 III 期になると腸管機能は回復し、高カロリー輸液から離脱できる時期である。残存小腸長が 30 〜 35cm 以下の症例では、高カロリー輸液からの離脱が困難な場合が多く、在宅静脈栄養法に移行する。

表 44　短腸症候群の病期

病期	臨床経過分類	期間	病態
第I期	術直後期	術後1ヶ月	腸管の麻痺、頻回の下痢で水分と電解質の喪失。TPN 必須。
第II期	回復期	術後1〜3ヶ月	代償機能が働き始める。下痢が減少し、経口摂取の開始。
第III期	安定期	術後4〜12ヶ月	残存小腸の機能回復。TPN からの離脱。

9. 低栄養状態の判断と高カロリー輸液のリスク（有害事象とその対策等）

はじめに

「低栄養状態のフィジカルアセスメント」「低栄養状態の検査」で記載した内容を中心に栄養評価を行う。

1. 低栄養状態の判断

　問診や簡単な身体所見から得られる病歴、食欲、身長、体重などから、栄養スクリーニングを行う。栄養スクリーニングは、栄養アセスメントの一環であり、標準化されている項目はなく、各施設の事情に応じて作製したもので良いが、日本静脈経腸栄養学会は主観的包括的栄養管理（SGA：subjective global assessment）による栄養スクリーニングを推奨している（図22）。

　栄養スクリーニングを行い、栄養学的に問題がある患者を抽出し、栄養アセスメントを以下の項目などを中心に評価し実施する。

- ・病歴：現病歴、既往歴、手術歴、内服薬や、入院患者なら、それまでの治療経過。
- ・栄養：食欲、嗜好や食物アレルギー
- ・身体所見：身長、体重をはじめ、必要なら浮腫の有無など
- ・臨床検査値：アルブミンやトランスサイレチン等のRTP：rapid turnover protein
- ・必要栄養量：理想体重とHB式から算出
- ・現在の投与エネルギー：初診患者の場合には不可能だが、入院患者では現在の摂取エネルギー量を把握し、必要エネルギー量と比較し検討する。

　こうして得たアセスメントの結果をもとにして、症例に応じた栄養治療計画を立て、実施する。実施された治療の効果をいくつかのモニタリング項目で評価し、アセスメントを繰り返し、計画を修正・調整し、また実施する（図23）。

第4章 栄養及び水分管理に係る薬剤投与関連　第2節　持続点滴中の高カロリー輸液の投与量の調整

SGA of nutritional state（栄養状態の主観的包括的評価）

日本静脈経腸栄養学会 NST プロジェクト

患者氏名：_____ （F・M）____ 歳　評価者氏名：_____　評価年月日：__ 年 __ 月 __ 日

1：Rough Screening　→明らかに栄養不良なしと判定した場合、2：Detailed Screening 以下は不要

□明らかに栄養不良なし
□栄養不良の可能性あり

2：Detailed Screening

a) 病歴
1. 体重の変化
   - 通常の体重 ____ kg
   - 現在の体重 ____ kg
   - 増加・減少 ____ kg いつから（　　　）
2. 食物摂取量の変化（通常との比較）
   - 変化 □無
   - □有　いつから（　　　）
   - 現在食べられるもの（食べられない・水分のみ・流動食・おかゆ・並食）
3. 消化器症状
   - 症状 □無
   - □有 □嘔気 いつから（　　　）
   - □嘔吐 いつから（　　　）
   - □下痢 いつから（　　　）
4. 機能性
   - 機能障害 □無
   - □有 いつから（　　　）
   - 労働：（せいぜい身の回りのこと・家事程度・肉体労働）
   - 歩行：（1人・援助：杖・歩行器・いざり歩き）
   - 寝たきり：いつから（　　　）
   - 排尿：（トイレ・オムツ）排便：（トイレ・オムツ）
5. 夜間および疾患と栄養必要量の関係
   - 基礎疾患：_____
   - 既往歴：_____
   - 内服・治療薬：_____
   - 熱：___℃　呼吸：（整・頻）　尿：（整・頻）
   - 代謝動態：ストレス（無・軽度・中等度・高度）

b) 身体状態
- 体型　肥満・普通・るいそう（軽度・高度）
- 浮腫　□無
　　　　□有　部位（　　　　　　　　　　　　）
- 褥瘡　□無
　　　　□有　部位（　　　　　　　　　　　　）
- 腹水　□無
　　　　□有

3. Judgment

A：栄養状態良好　　　（栄養学的に問題ありません。）
B：軽度の栄養不良　　（現在のところ NST 対象症例ではありません。但し、今後摂取カロリーの減少や感染、手術などの侵襲が加わったり、臓器障害等合併する場合には C、D への移行が考えられますので注意が必要です。）
C：中等度の栄養不良　（NST 対象症例です。経過・病態に応じて栄養療法導入が必要です。D に移行するリスクあり要注意です。）
D：高度の栄養不良　　（NST 対象症例です。直ちに栄養療法が必要で、NST によるアセスメントが必要です。）

図 22　SGA：主観的包括的アセスメント

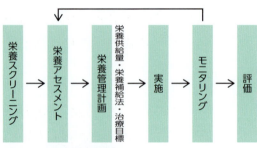

図 23　栄養管理手順

2. 高カロリー輸液のリスク（有害事象とその対策など）

　高カロリー輸液施行中の生理学的な変化や管理項目については、先に述べたので、この項では、医療安全の面からの高カロリー輸液でのリスク管理について考えたい。

①高カロリー輸液のライン管理

　高カロリー輸液を行うには中心静脈カテーテルが必要であり、末梢静脈ラインよりも慎重なライン管理が求められる

②穿刺について

　多くの施設で盲目的な直接穿刺法（カニューレ法）が行われている。誤穿刺による合併症には重篤なものもあり、救急の現場以外では用いないほうがリスクマネージメントの観点からは望ましい。より確実な方法としては、欧米のガイドラインでも推奨されている超音波装置をガイドに用いた穿刺法がある。これにガイドワイヤーを用いた Seldinger 法を組み合わせることにより、穿刺に伴う合併症を減らすことが期待できる。

　カテーテルが留置される部位により、起こりうる合併症にも違いがあり、CRBSI のリスクも左右する。大腿部からの留置では、血胸・気胸等の重大な合併症のリスクがないことに加え、穿刺が比較的容易なことから安易に施行される傾向があるが、大腿部では CRBSI の頻度は高く、更に深部静脈血栓症のリスクも高く、安静度も制限される。したがって、栄養輸液目的の大腿部穿刺は可能な限り避けるべきであり、特に感染性合併症予防の観点からは、鎖骨下穿刺が望ましい。ただし、鎖骨下穿刺の機械的合併症として、血胸・気胸、鎖骨下動脈穿刺、血栓症、空気塞栓などがあり、これらの合併症は致命的にもなるため注意が必要である。

　カテーテルの先端位置については、常に確認が必要である。穿刺し留置した直後はもちろん、カテーテルの留置固定が自然とゆるみ、徐々に抜けてくることもあり、定期的に X 線撮影を行い、確認することが必要である。

③留置部のバリアプレコーション

　穿刺の際には、高度バリアプレコーション（清潔手袋、長袖の滅菌ガウン、マスク、帽子、大きな清潔覆布）を行うことが推奨される。

　穿刺部の消毒は、0.5％クロルヘキシジンアルコール（ヒビテン®）または 10％ポビドンヨード（イソジン®）を用い、消毒後は 30 秒から 2 分間は待ち、消毒液の殺菌力が最大となっ

た時点で挿入するように心がける。

穿刺部の剃毛は感染のリスクを増やすので行うべきでなく、除毛が必要な場合には医療用電気バリカンなどを用いる。

④ライン管理

リスク管理として重要なのは誤接続の予防である。

中心静脈ラインのほかに、末梢静脈や経管・経腸栄養ラインなど複数のラインが存在する場合には、施注時には必ず患者側から輸液ラインをたどって、確実に中心静脈ラインであることを確認する。ラインにラベルを貼付することなども有用である。こうした注意をしていても生じるのがヒューマンエラーであり、他のラインとは接続が不可能なように中心静脈ラインは閉鎖式を用い、誤接続ができないようにしておくのが良い。

次にラインの感染予防である。三方活栓からの側注は微生物の侵入経路として重要であり、できるだけ三方活栓の使用は控える。仕方なく行う場合には、実施する毎に感染率が増えることを強く意識し、接続部をしっかりと消毒し、汚染に対する注意を怠らない。針刺し防止や血液への曝露防止のためにも、コスト高になるが、可能なかぎり閉鎖式システムにすることが推奨される。

輸液セットの交換はセット使用開始より 72 時間もしくはそれ以上の間隔で交換しても安全で、費用対効果もすぐれていることがわかり、1 〜 2 回／週の交換で問題はない。ただし、脂肪乳剤が混注される場合には 24 時間以内のセット交換が推奨されている。このほかのライントラブルとして、ラインが輸液ボトルから外れることや、ラインが引っ掛かり事故（自己）抜去につながるケースである。中心静脈カテーテルを留置された患者は、24 時間ラインに拘束されることになるので、ラインの長さにも気を配り、患者の活動にあわせて長さや固定についても考慮する。カテーテルに直接緊張がかからないように、ルートの一部を衣服にクリップ等で付けておく工夫も大切である。

インラインフィルターについては、米国の CDC ガイドラインでは必要性はないとされているが、わが国では輸液バッグへの混注や三方活栓を利用して側注する習慣が多く、無菌調整できていない施設も多く、使用すべきである。

⑤ドレッシング

カテーテル留置部のドレッシングは、週に 1 〜 2 回定期的に行う。消毒薬の殺菌効果を弱

めるので、まずアセトンかアルコールで皮脂を取り除いてから、イソジン®かヒビテン®で消毒し、乾燥してからドレッシング材を貼付する。留置部位によってはドレッシング材がはがれ易くなる場合もあり、固定を工夫する心掛けも必要である。中央部にガーゼがついたパッド型と透明なフィルム型があるが、感染に対しては差がなく、用途に応じて使い分けてよい。ただし、フィルム型は穿刺部位の異常の早期発見に役立つ。

刺入部の発赤や出血だけでなく、カテーテルの固定糸や挿入時の長さに変わりがないかも確認する。

⑥輸液の調合

高カロリー輸液の調整はクリーンベンチを用いて無菌調整されるべきであるが、多くの施設では、病棟で調整されているのが現状なので、感染症に影響を与えうる操作であることを十分に意識して、できる限り清潔操作を行い、感染防止に努める。高カロリー輸液とアミノ酸製剤などが一体化されたキット製剤を使うのも一法である。ビタミン剤や微量元素等を混注する際には、針を刺す部分を酒精綿ではなく、消毒用エタノールでの消毒が推奨される。

⑦輸液内容

高カロリー輸液の際には、高濃度の糖質が投与されるので、血糖値は適宜測定しなければならない。同じ内容の輸液メニューであっても、患者の病態の変動とともに血糖値も変化することも多い。高血糖をきたす場合には、インスリンを用いてコントロールする必要があるので、低血糖への注意も怠らない。

血糖値だけでなく、安定した経過であっても血液検査を定期的に行い、投与エネルギー量・水分量・糖質・アミノ酸・脂質の割合、電解質の過不足を評価し、輸液内容を調整するように心掛ける。

脂肪乳剤は、投与ルート・速度・投与間隔には十分に気をつける。原則的には、単剤で末梢ルートから投与することが望ましいことや、微生物が繁殖しやいので投与後には十分なフラッシュが必要なこと、投与速度が速いと凝集や肥大化が生じ、脂肪塞栓や血栓症を招く危険があること、週に2〜3回の投与計画が多いことなどを念頭に置き、投与処置にあたる。

ビタミンの中には、光によって分解されるものもあり、輸液バッグは遮光する必要がある。ビタミンや微量元素は欠乏していても、気づかれないことも多い。最近ではキット製剤が多く、ビタミン製剤・微量元素製剤も一体化されたキットもあるので、うまく活用する。逆に、

含まれていないキット製剤もあるので、投与開始の際だけでなく、定期的に確認する。

高カロリー基本液では、メイラード反応（アミノ基を有するアミノ酸とカルボニル基を有する糖との配合変化）を抑えるため酸性化されているので、塩基性注射剤との混注で難溶性物質が析出してくるので、混注には注意が必要である（表45）。

ビタミン剤と微量元素製剤を同一シリンジで使用すると、沈殿を生じるので、プレフィルドシリンジの使用を勧める。

⑧生活援助

カテーテルに拘束されるだけでなく、輸液スタンドを使用しながらの生活なので、夜間の排泄時だけでなく、日中でも転倒のリスクがある。特にADLが低下している患者では、常に監視下におき、ポータブルトイレやベッドサイドでの尿器の使用も検討する。とはいえ、床上安静が長くなると、下肢筋力が低下し、更に転倒のリスクを上げることになる。運動や散歩を勧め、臥床状態の患者にも早期にリハビリテーションを介入し、できる限り身体を動かすように心掛ける。

表45　高カロリー輸液時の配合変化に注意すべき主な注射薬

薬剤名（製品名）	規格 pH
アレビアチン注®	約12
イソゾール®	10.5〜11.5
ソル・コーテフ®	7.0〜8.0
ソルダクトン®	9〜10
ソル・メドロール®	7.0〜8.0
ファンギゾン®	7.2〜8.0
ラシックス®	8.6〜9.6
ラステット®	3.5〜4.5
ラボナール®	10.2〜11.2

10. 高カロリー輸液に関する栄養学

1. 高カロリー輸液の歴史

　高カロリー輸液療法は、1968 年アメリカの外科医スタンリー・ダドリック（Stanley J.Dudrick）博士によって開発された方法である。それまで多くの患者が原疾患ではなく、栄養状態が悪化して死亡しているとの認識から、普段は点滴で使用しない中心静脈路から高濃度の輸液を行うことで、経口摂取ができない患者にも十分量のエネルギーを投与できるようになり、治療成績が向上した。従来までの末梢静脈路へのエネルギー量よりは、過剰な栄養量が投与できる方法だったので、IVH：IntraVenous Hyperalimentation（直訳：静脈内への過剰な栄養）という用語で一気に広まった。

　その結果、経口摂取ができない症例には、「中心静脈路からの IVH」という考えが浸透し、IVH ＝中心静脈路という言葉の感覚も生じた。

　1990 年代後半より徐々に栄養管理が見直されるようになり、日本でも 1998 年に日本静脈経腸栄養学会が発足し、病院内でも医師、栄養士、看護師、薬剤師などの多職種がチームとして栄養管理を行う栄養サポートチーム（NST：nutrition support team）が活動するようになった。こうして、入院患者が適切に栄養管理されているかをチームで評価し、治療に実践するようになった。

2. 高カロリー輸液の用語

　今では高カロリー輸液療法は、略号として TPN とされる。TPN とは、Total Parenteral Nutrition の略号で、直訳すれば完全静脈栄養となるが、「完全」の意味が明確ではない。たとえば、中心静脈路から高カロリー輸液を受けながら、少しだけ経口摂取している患者がいる。患者の栄養補給の内訳は、中心静脈栄養で全エネルギーの 80％を占め、残り 20％を経口から摂取している場合、完全（＝ 100％）静脈栄養とは言えないからである。

　今では、静脈栄養法を投与経路から、末梢静脈の場合には PPN：peripheral parenteral nutrition と、中心静脈からの投与を TPN と分類し、中心静脈から TPN されている患者でも、経口・経腸栄養を併用している場合、TPN が総投与エネルギー量の 60％未満で設定されている時には、補完的中心静脈栄養 SPN：supplemental parenteral nutrition という用語をもちいることとなった。つまり、総カロリーの 60％以上が中心静脈路から補給されているケースが、TPN 症例である（表 46）。

表46　静脈栄養法の用語

静脈栄養	PN：parenteral nutrition	アミノ酸を含む輸液を末梢静脈または中心静脈経路で投与すること。
高カロリー輸液療法 （中心静脈栄養法）	TPN：total parenteral nutrition	中心静脈経路で高カロリー輸液を投与すること。原則として脂肪乳剤を栄養する輸液法。総エネルギーの60%以上を栄養輸液として中心静脈から投与している場合。
補完的中心静脈栄養	SPN：supplemental parenteral nutrition	投与エネルギー量の60%未満を中心静脈で補っている場合。
末梢静脈栄養法	PPN：peripheral parenteral nutrition	末梢静脈路から行う静脈栄養法。

3. 高カロリー輸液の内容

① 総エネルギー投与量

エネルギー投与量を算出するためには、エネルギー消費量を測定する必要がある。投与量が、消費量より少なければ栄養障害に向かうし、過剰栄養（overfeeding）になると脂肪肝や感染症などの合併症を生じることもある。

エネルギー消費量は、患者の原疾患や状態により随時変化するので、厳密には、熱量計を用いた間接熱量測定を行う。摂取された糖質・タンパク質・脂質が、酸素と反応し、二酸化炭素と水になる際に、エネルギーを産生するので、その反応で消費される酸素と産生される二酸化炭素を測定してエネルギー消費量を算出する方法である。

実際の臨床の現場で、この方法で算出するのは困難であり、通常はHarris-Benedict式などを用いて基礎エネルギー消費量を予測する方が一般的であり、それに活動係数、ストレス係数を乗じて必要エネルギー量を算出する。

さらに現実的には、体重あたり25〜30kcalを基準として、ストレスの程度に応じて調整する。

②水分投与量

水分の必要量は、排泄量と同じで、尿と便が大部分を占め、不感蒸泄が加わる。標準的に、水分投与量は30〜40mL / kg / 日を基準とする方法や、必要エネルギー量を算定し、1kcalあたり1mLを必要水分量とする考えもある。どちらにせよ、病態に応じて調節することが重要で、発熱・嘔吐・下痢などの症状や尿量、臨床検査値、X線での心胸比などから、修正が必要である。

1日の体重変化が0.5kg以上の場合は、水バランスの変化が強く影響していると考えて良

いので、こまめに体重測定を行うことも有用である。

③タンパク質（アミノ酸）の投与量

エネルギーの比率としては、タンパク質は 10 ～ 20％程度であり、高カロリー輸液では、タンパク質はアミノ酸製剤として投与することになる。アミノ酸は体内でのタンパク質合成の基質であり、不足すると生体内で筋タンパクでの異化（分解）が進行するので、ストレスや侵襲度に応じて投与量を調整する（表 47）。

高カロリー輸液でのアミノ酸製剤投与量を検討する際、NPC ／ N ＝ non-protein calorie ／ nitrogen（非タンパク熱量・窒素比）が重要で、アミノ酸以外のエネルギー投与量が不十分な場合、投与されたアミノ酸はタンパク合成に使用されず、エネルギー消費に使用されるだけとなる。窒素 1g あたりの非タンパク熱量、つまり糖質と脂肪の熱量の比率が 150 ～ 200 が標準的とされている。

アミノ酸製剤は、総アミノ酸量として 10 ～ 12％含有されている。8 種類の必須アミノ酸（E：essential）および非必須アミノ酸（N：non-essential）を含有しており、E ／ N は 1 ～ 1.5 のものが多い。アミノ酸の分子構造から分岐鎖アミノ酸（BCAA：branched chain amino acid）と呼ばれるバリン・ロイシン・イソロイシンは、必須アミノ酸に含まれているが、これらは手術後や熱傷などの侵襲度が高い時に重要である。分岐鎖アミノ酸／総アミノ酸（BCAA ／ TAA）は 20 ～ 30％のアミノ酸製剤が一般的だが、侵襲が強い際には、BCAA ／ TAA が 30％以上のアミニック®やアミパレン®が有用である。

肝不全用アミノ酸製剤のアミノレバン®・モリヘパミン®は、芳香族アミノ酸を抑え、Fischer 比が高く作られている。肝性脳症の防止のためには有効であるが、脳症のない慢性肝炎や肝硬変に使い続けるのは推奨されない。

腎不全用アミノ酸製剤は BCAA が 40％以上と非常に多く含まれている。腎不全では活発になっているタンパクの異化（分解）に対して開発された。従来、腎不全の栄養療法では、低タンパク高カロリーが推奨されてきたが、最近ではタンパク制限は否定的であり、NPC ／ N 比も通常通りの割合で良い。

表 47　タンパク質（アミノ酸）投与量の目安

ストレスレベル	タンパク質投与量（g/kg/ 日）
なし	0.6 〜 1.0
軽度	1.0 〜 1.2
中等度	1.2 〜 1.5
高度	1.5 〜 2.0

④糖質（炭水化物）

高カロリー輸液での炭水化物はグルコースとして投与される。総エネルギー量の 50 〜 60％と最も多く必要で、不足するとケトーシスを発生するので、1 日 100g 以上は必要とされている。糖尿病をはじめ、感染症や侵襲時には高血糖になりやすいので、血糖コントロールを適切に行わないと、高血糖を助長し、創傷治癒の遅延や感染症が悪化するリスクが高くなる。一般に、グルコースの投与速度は 5mg / kg / 分以下とし、侵襲が加わった際には 4mg / kg / 分を越えないようにする。

⑤脂質

脂質の供給量は、総エネルギーの 10 〜 40％の投与量を推奨されているが、その幅は広い。病態や様々な報告もあり一定の基準はあまりないのが実情である。ただし、3 週間以上の無投与で必須脂肪酸は欠乏すると言われており、高カロリー輸液中には必ず投与すべきである。必須脂肪酸は生体内で合成できない脂肪酸で、リノール酸に代表される n-6 系脂肪酸と α －リノレン酸に代表される n-3 系脂肪酸がある。脂肪乳剤には、リノール酸が約 50 〜 55％、リノレン酸が 6 〜 8％含まれている。

1g が 9kcal とエネルギー効率は、糖質やタンパク質に比べて高く、利用価値は高い。特に、糖質に比べて二酸化炭素の産生が少ないので、高炭酸ガス血症を招くような肺疾患などでは有効である。

注意すべきは投与速度であり、0.1g / kg / 時以下の速度で緩徐に投与しなければならない。早く投与すると分解が追いつかず、凝集し脂肪塞栓などの重篤な合併症の怖れがあるためである。

⑥ビタミン

ビタミンは生体内で合成できないものであり、高カロリー輸液時には必ず投与する必要がある。ただし、ビタミン投与の推奨量は現在もまだ確立したものはなく、疾患や病態に応じて必要量は変化する。

ビタミン B_1 は重要で、糖代謝の補酵素として働き、欠乏すると乳酸が蓄積しアシドーシスになる。高カロリー時には糖質が大量に投与されるので、ビタミン B_1 欠乏になりやすいと考えられており、1 日 3mg 以上の投与が推奨されている。高カロリー輸液用総合ビタミン剤の 1 セットには 3mg 含有されているが、欧米では 1 日 6mg が推奨されており、3mg を投与していても、病態により欠乏症を生じる可能性があることを認識しておく。

ビタミン A、B_2、C、K などは光に不安定なので、高カロリー基本液に配合した場合には遮光する必要がある。

本邦で発売されている高カロリー用ビタミン製剤には、ビタミン K は 2mg 含有されており、抗凝固剤のワルファリンと拮抗する量であり、服用中の患者では PT-INR でのモニタリングが必要である。

⑦微量元素

高カロリー輸液用の微量元素製剤は、成人における 1 日必要量として設定されており、高カロリー輸液の際には必ず投与する。

セレンはこの製剤には含まれていないので、長期の高カロリー輸液患者の場合には注意を要する。

表 48　ビタミンとミネラルの欠乏症状

ビタミン	欠乏症状	ミネラル	欠乏症状
ビタミン A	夜盲症	Ca	くる病、骨粗鬆症
ビタミン D	くる病、骨粗鬆症	K	脱力、不整脈
ビタミン E	溶血性貧血	Mg	心機能障害
ビタミン K	出血傾向	Fe	貧血
ビタミン B_1	脚気、乳酸アシドーシス、ウェルニッケ脳症	Mn	成長障害
ビタミン B_2	口角炎、創傷治癒遅延	Cu	鉄の代謝異常、毛髪の色素脱失
ナイアシン	ペラグラ（皮膚炎、下痢、認知症）	I	甲状腺腫
ビタミン B_6	皮膚炎、末梢神経炎	Zn	皮疹、味覚障害、脱毛
葉酸	巨赤芽球性貧血	Se	筋肉痛、心筋症
ビタミン B_{12}	悪性貧血		
ビタミン C	壊血病		

脱水症状に対する輸液による補正

1. 脱水症状に関する局所解剖

はじめに

体内水分量は、水の摂取量と排泄量のバランスによって調節されている。水の摂取量は飲水行動によって規定され、排泄量は主に尿量により規定され、他には発汗や不感蒸泄、便中への排泄といった形で失われる。特に腎では 1 日に 140L もの水が糸球体より濾過されるが、実際の尿量は 1000 〜 1400mL/ 日程度で、その 99％は尿細管より再吸収されている。また、細胞環境を保持するため血漿浸透圧は約 280mOsm/L となるよう厳密に調節されている。血漿浸透圧 =2 × Na ＋血糖値 /18 ＋ BUN/2.8 と表わされる。通常は、血糖値や BUN の影響は Na 値に比べて小さく、血漿浸透圧 ≒ 2 × Na と表わされる。つまり血清 Na 値によって血漿浸透圧はほぼ決定される。浸透圧を規定する Na は 25000mEq 程度、糸球体で濾過されるが、99％は再吸収され、排泄されるのはわずかに 100 〜 120mEq 程度である。このように生体では、体内水分量や血漿浸透圧をできる限り一定にするようにさまざまな調節機構が働いている。脱水とは体内水分量が通常より減少し、このバランスが破綻した状態を意味する。本稿では水・電解質バランスの調節がどのように行われているか、局所解剖に基づいて解説する。

1. 細胞内外での水・電解質バランス調節

　細胞内液と細胞外液で Na、K イオン濃度は逆転している。また H イオン濃度に大きな差が生じている。そのままでは分子が細胞膜を通過して、細胞内外の濃度が同じになるはずだが、ATP 依存性（つまりエネルギーを消費して）3Na-2K イオン交換ポンプによって細胞内に入ってきた Na イオンを細胞外に取り出し、細胞外に出た K イオンを細胞内に取り入れている。これが、あらゆる細胞の基本になる（図 24）。Na 濃度は、細胞外液で 140mEq/L、細胞内液では約 20 〜 30 mEq/L となっている。細胞内外で Na 濃度勾配、つまり浸透圧差が生じている。電解質に由来する浸透圧を晶質浸透圧（血漿浸透圧）と呼ぶ。細胞膜は半透膜であり、細胞内液と細胞外液の水の移動を血漿浸透圧が規定する。アシドーシスの状態になると（すなわち細胞外液に H イオンが増加すると）、Na-H イオン交換ポンプが作動し、濃度勾配に逆らって H イオンが細胞内に入り、Na イオンが細胞外に出る。これにより細胞内がアシドーシスに傾くと、ATP 依存性 3Na-2K イオン交換ポンプが抑制される。つまり、アシドーシスでは細胞外液の K イオンが細胞内に移動できなくなるため、細胞外液の K イオンが増加することになる。細胞内では Na イオンが増加するため、浸透圧は高くなり、細胞の膨張が起こる。別のメカニズムとして、細胞外液が

アシドーシスになると、HCO_3^- が細胞内から細胞外に放出され、細胞外液のアシドーシスが緩衝される。このことによって細胞内がアシドーシスに傾き ATP 依存性 3Na-2K イオン交換ポンプが抑制される。このように、生体では細胞外液の恒常性を保つように、細胞レベルでの調節機構が働いている。

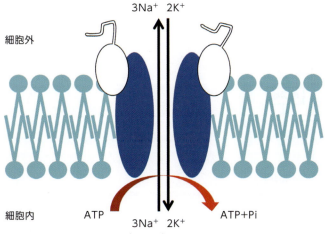

図24 ATP 依存性 $3Na^+$-$2K^+$ 交換ポンプ

2. 水・電解質（主に Na）バランス調節の効果器

　体内の水・電解質バランスを調節できる効果器は唯一、尿細管だけである（図25）。尿細管の主要な機能は濾液から有用な物質を再吸収し、不要な（過剰な）物質、例えばタンパク質・核酸代謝産物、K^+、H^+ などを尿中に分泌することである。不足する物質を限界まで再吸収し、体に補給されるのを待つのである。尿細管上皮の再吸収と分泌の経路は①経細胞路、②細胞間隙路に区分される。①では細胞膜に発現するイオンチャネルを介して行われる。②ではイオンチャネルは存在せず、細胞間の構造物（より糸構造）が通過するイオン種と量を決定する。

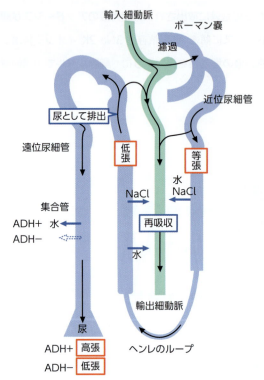

図 25 尿細管の各部位における水、Na の調節

・近位尿細管は糸球体で濾過された水と Na を約 70％再吸収する。血管側には 3Na-2K イオン交換ポンプ（能動輸送：エネルギーを使って移動させている。濃度勾配に逆らう移動）があり、Na イオンを血管内へ、K イオンを尿細管細胞内に移動させている。尿細管腔側には Na-H イオンチャネルが存在する。尿細管細胞内から出た H イオンは尿細管腔内で $H^+ + HCO_3^- \rightarrow H_2CO_3 \rightarrow H_2O + CO_2$ となり、CO_2 は尿細管膜を容易に通過して $H_2O + CO_2 \rightarrow H_2CO_3 \rightarrow H^+ + HCO_3^-$ の反応をすすめる。HCO_3^- は Na-HCO_3^- チャネルにより、血管内に再吸収される。糸球体で濾過された 1 日あたり 3600mEq の HCO_3^- のうち、約 3000mEq もの HCO_3^- が近位尿細管で再吸収される。（図 26）

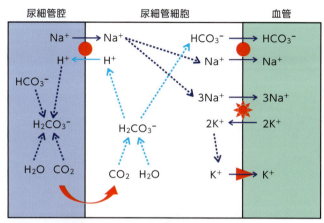

図 26 近位尿細管でのイオン調節

・ヘンレのループは<u>さらに水と Na を約 20％再吸収する</u>。Na-K-Cl イオンチャネルにより、尿細管細胞内に Na、K、Cl イオンが増加する。Na は 3Na-2K イオン交換ポンプで血管内に再吸収される。細胞内の K 濃度が上昇し、K チャネルが尿細管側に開き、尿細管腔に排泄される。細胞内に蓄積した Cl イオンは Cl チャネルにより、血管側に再吸収される（図 27）。

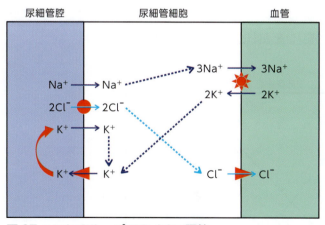

図 27 ヘンレのループでのイオン調節

・**遠位尿細管**では尿細管側に Na-Cl チャネルがあり、Na、Cl がいっしょに再吸収される。3Na-2K イオン交換ポンプにより Na を血管内に、K を尿細管細胞内に取り入れる。Cl は K-Cl チャネルにより血管内に再吸収される。また 3Na-2Ca チャネルがあり、Na を尿細管細胞内に、Ca

を血管内に再吸収する（図28）。

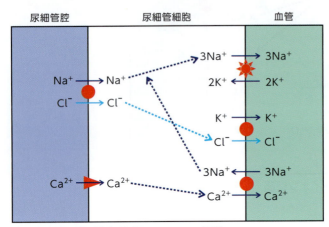

図28 遠位尿細管起始部でのイオン調節

・集合管では $H_2O + CO_2 \rightarrow H_2CO_3 \rightarrow H^+ + HCO_3^-$ で生成された H^+ を、ATP 依存性 H^+ ポンプを使って、尿細管腔に排泄する。HCO_3^- は血管側の HCO_3^-–Cl チャネルによって再吸収される。3Na-2K イオン交換ポンプによって流入してきた K は、K チャネルで尿細管腔に排泄される。集合管には抗利尿ホルモンであるバソプレシン（ADH）の受容体を持った細胞があり、ADH がこの受容体に結合するとアクアポリンを活性化し、水の再吸収を行う（図29）。

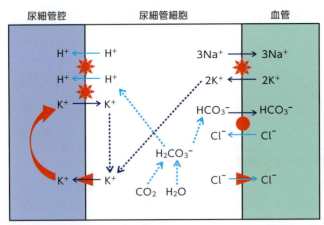

図29 集合管でのイオン調節

以上、水、Na の調節部位をまとめると表 49 のようになる。

表 49 水、Na の調節部位

糸球体	血漿から原尿をつくる
近位尿細管	70%の水、NaClを浸透圧を変化させずに再吸収する
ヘンレのループ	20%の NaCl を再吸収する。水も再吸収するが、Na よりも少ないため、尿細管腔は低張になる（薄まる）
遠位尿細管	少量のNaClが再吸収される
集合管	主細胞が NaCl を再吸収し、抗利尿ホルモンの存在下に水が水チャネルを通して再吸収される

3. 水・電解質バランスの調節機構

水・電解質（Na）バランスには浸透圧調節と体液量調節の 2 つの調節機構が働いている。

（1）浸透圧調節

センサーである浸透圧受容器（osmoreceptor）は視床下部にある。これは血漿浸透圧の 1 ～ 2％というわずかな変化に対応する鋭敏なセンサーである。通常、血漿浸透圧は 280mOsm/L 前後に保たれている。血漿浸透圧が 280mOsm/L を超えると、浸透圧受容器がこれを感知し、視床下部でバソプレシン（ADH）が合成され、下垂体後葉から分泌される。ADH が分泌されると集合管に作用し、水チャネルが活性化して水の再吸収が増加する。これにより、Na が希釈され、血漿浸透圧の上昇が抑制される。逆に、血漿浸透圧が 270 未満になると ADH は原則的に分泌されなくなる（図 30）。

① ADH の分泌 =0.38 ×（血漿浸透圧− 280）と推定されている。

血漿浸透圧がさらに上昇し、290mOsm/L を超えると、口渇中枢が刺激され、飲水行動が起こる。外部から水分を補給することで、Na 濃度は低下し血漿浸透圧は 280mOsm/L 前後に保たれる。痛みやストレス、嘔吐などは ADH 分泌の強力な刺激となり、また多くの薬剤に ADH 分泌を促進する作用がある。

脱水になると尿が濃くなるのは、ADH が分泌され水が再吸収されている事実を意味している。尿に放出されるウロクローム（尿色のもと）の量は 1 日量 75mg と一定している

ため、溶媒である水分が減ると尿の色が濃くなるのである。尿細管は最大で尿浸透圧を1200mOsm/Lまで濃縮させることができる。尿浸透圧と血漿浸透圧の比はADH分泌量を現わすことから、次の関係が成り立つことがわかっている。

② ADH分泌の予測値＝1.7×尿浸透圧／血漿浸透圧と推測される。

ただし、尿細管障害があると濃縮力が損なわれ、この推測式は当てはまらない。

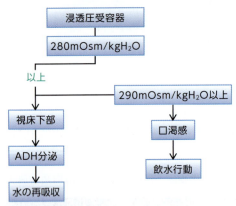

図30 浸透圧刺激によるADH分泌

（2）体液量調節

循環血液量が大きく変動しないためのセンサーとして圧受容器（baro receptor）が左心房や肺静脈および大動脈弓、頸動脈洞にある。通常はADH分泌に対して抑制をかけているが、脱水時には分泌が刺激され、水の再吸収を促す。この圧受容器を介したADH分泌刺激は、循環血液量が5～10％以上減少しなければ感知しない。しかし、反応の大きさは浸透圧上昇による刺激よりも大きい。細胞外液が大幅に減少した高度の脱水状態では、とりあえず浸透圧効果のない水でもよいから吸収して、体液量を増やそうとする生命反応が働く。体重が5％減少するとADH濃度は2.5pg/mL、15％減少では7.5pg/mL、20％減少で15pg/mLと体重減少（体液量減少）に伴いADH分泌は上昇する。逆に循環血液量が増加すると、視床下部からCRH（ACTH放出ホルモン）が分泌され、脳下垂体前葉が刺激されて副腎皮質刺激ホルモン（ACTH）が分泌される。ACTHは副腎皮質からステロイドホルモンを分泌させ、糸球体での糸球体濾過の促進や水の再吸収の減少により、循環血液量を保持するように働く（図31）。

また、体液量の減少をきたすと交感神経刺激やマクラデンサを介し、輸入細動脈の傍糸球体装置からレニンが分泌される。体液量の減少を感じるメカニズムとして①腎血流量の低下、②遠位尿細管への塩分喪失（特にCl濃度）が刺激になる。レニンは肝でつくられたアンジオテンシノゲンをアンジオテンシンIに変換させる。アンジオテンシンIは血管内皮などにあるアンジオテンシン変換酵素（ACE）によって活性型のアンジオテンシンIIへと変換する。アンジオテンシンIIは血管収縮作用を有するほか、副腎皮質に作用しアルドステロンを分泌させる。アルドステロンは遠位尿細管の3Na-2Kイオン交換ポンプを活性化し、Naを再吸収し、Kを排泄させる。すなわち、塩分の喪失を補うために、糸球体からのシグナルが全身を駆け巡って、最終的に遠位尿細管でのNa再吸収をコントロールするのである。さらに、アンジオテンシンIIは強力な口渇の刺激作用をもっている（レニン-アンジオテンシン-アルドステロンRAA系）。反対に、RAA系と拮抗して働くのがNa利尿ペプチド（atrial/brain natriuretic peptide ANP/BNP）である。水分負荷などにより循環血液量が増加し、心房・心室が伸展すると、強力な降圧利尿ホルモンであるNa利尿ペプチドの分泌が亢進する。Na利尿ペプチドは糸球体濾過量を上昇させ、また集合管でのNa再吸収を抑制する。

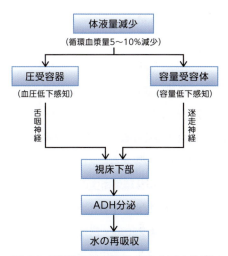

図31 非浸透圧刺激によるADH分泌

2. 脱水症状の原因と病態生理

はじめに

成人における水分喪失量（mL/kg/日）は、腎から 10 ～ 40、皮膚から 10 ～ 20、便から 3 ～ 5 程度と見込まれる。総喪失量は 23 ～ 65 mL/kg/日であり、体重 60kg の人では 1380 ～ 3900mL である。脱水は水分喪失量に対して水分摂取量が不足することによって生じる。水分の摂取が不足する状態、あるいは水分の喪失が過剰になる状態の 2 つが考えられる。実際には水分の摂取が不足すると同時に喪失も亢進することが珍しくない。病的な水分喪失源として最も大きなものは消化管であり、その他の喪失源は腎、皮膚、サード・スペースなどへの喪失が挙げられる。小児や高齢者はその生理学的特徴から、とくに脱水症の悪影響を受けやすい。小児は、基礎代謝が高く水分要求量が多いこと、体表面積/体積比が高く不感蒸泄による喪失が多いこと、高齢者は成人に比べ体内水分量が少ないこと、加齢により尿濃縮力が低下していること、また両者ともに渇きを伝えられなかったり、水を求められなかったりすることに起因する。本稿では脱水に至る原因とその病態生理について解説する。

1. 主な水分喪失源と過剰喪失の原因

（1）消化器（下痢・嘔吐）

感染性胃腸炎などの消化器症状としてしばしばみられる。嘔吐により水分の摂取が低下するとともに、下痢により大量の水分が喪失する。原因としては、乳幼児では 80 ～ 90％がウイルス性であり、年齢が上がるにつれて細菌性の割合が多くなる。ウイルス性胃腸炎は乳幼児期にはロタウイルスが多いが、年齢とともにその割合は減少する。ノロウイルスは全年齢層を通じて 30 ～ 40％程度の割合を占める。細菌性胃腸炎は環境衛生の整ったわが国ではコレラ菌によるものは極めてまれであり、病原性大腸菌、サルモネラ、カンピロバクターなどが原因となっている。正常では便中に排泄される水分は 250mL/日未満であるが、胃腸炎罹患時には消化管での再吸収を超える腸液の分泌が起こる。一般に胃液は半等張、胃液以外の消化液（胆汁、膵液、腸液）は等張で、水分のみでなく、多くの電解質を含んでいる。胃酸の主体は塩酸（HCl）で pH1.0 ～ 1.5 の強酸性である。胃酸を 1L 喪失すると、Na は 60mEq、Cl は 10 mEq、K は 10 mEq 喪失し、血清 Na 値は 5 mEq/L、血清 Cl 値は 10 mEq/L 程度低下することになる。大量に嘔吐すると、①体液量の減少、②低 Cl 血症、③代

謝性アルカローシス、④低 K 血症の状態に至る。代謝性アルカローシスの状態では、細胞内の H イオンと引き換えに、細胞外の K イオンが細胞内へ移動するため、喪失分に加えてさらに低下する。

便の Na 濃度は 20 ～ 40mEq/L、K 濃度は 35 ～ 60mEq/L、Cl 濃度は 20 ～ 40mEq/L であり、また多くの HCO_3^- が含まれているため、pH はアルカリを示す。そのため大量の下痢をすると、①体液の大幅な減少、②体液減少に対する ADH（抗利尿ホルモン）の過剰分泌による低 Na 血症、③便からの K 喪失による低 K 血症、④便からの HCO_3^- 喪失による高 Cl 性代謝性アシドーシスが起こる。便中 Na 濃度はコレラ感染では約 90mEq/L、病原性大腸菌では約 50mEq/L、ロタウイルス感染では約 40mEq/L である。消化液中の電解質濃度は表の通りである。（表 50）

表 50 消化液中の電解質濃度

	Na^+	K^+	Cl^-	HCO_3^-
	(mEq/L)			
唾液	20～80	10～20	20～40	20～60
胃液	20～100	5～10	120～160	―
胆汁	150～250	5～10	40～160	20～40
膵液	120	5～10	10～60	80～120
小腸液	140	5	可変	可変

（小松康宏. 小児内科 1997；29：888-92 より）

（2）皮膚

汗腺でつくられた汗のもととなる一次分泌液の Na 濃度は血液とほぼ同じ 140mEq/L であるが、これが導管で再吸収され、皮膚に汗として分泌されるときには、汗中 Na 濃度は 20 ～ 80mEq/L 程度となる。発汗速度が上がると、導管での再吸収が十分に行えないため、Na 再吸収量が減少し、汗中 Na 濃度は上昇する。成人の汗中 Na 濃度に比し、小児では低く、男児よりも女児のほうが低い。

不感蒸泄は通常 15mL/kg/ 日程度とされているが、気温が 30℃以上では気温 1℃上昇ごとに 15％増加し、体温 1℃上昇で 15 ～ 20％増加する。

発熱時には発汗を伴うことが多く、発汗の亢進や呼吸数の増加による不感蒸泄の亢進が長く

続けば脱水となる。発熱に伴い、全身倦怠感が強くなると水分摂取も減少し、さらに脱水を助長する。また高温の環境下での重作業や激しい運動により、発汗や不感蒸泄は亢進し、水分摂取が十分でなければ容易に脱水となる。

（3）腎

腎から排泄される溶質（電解質）は 1 日約 10mOsm/kg とされ、体重 60kg の成人では約 600 mOsm である。健常成人における腎の対応可能な幅は広く、例えば、宴会で暴飲暴食をしたからといって、極端にむくんだり、肺水腫になったりはしない。成人の平均的な溶質摂取量と腎の許容範囲を示す（表 51）。健常成人の腎の最大濃縮力は約 1200mOsm/L であるから、これだけの溶質を排泄するのに最低限の尿量は 600 ÷ 1200 ＝ 0.5L である。これ以下の尿量では溶質が体内に蓄積されてしまうため、この尿量を乏尿（oliguria）と定義している。尿量は最低で 500mL が生理的な限界であると言えるが、実際には病的状況では腎濃縮力も低下している可能性が高いので、尿量を 1000mL 以上くらいは保つ必要がある。尿量が病的に増加することが、①何らかの溶質の蓄積による浸透圧利尿を認めるとき、②尿細管による水の再吸収に障害をきたしたとき、などに認められる。

①糖尿病性ケトアシドーシスでは、著しい高血糖による浸透圧利尿のため、水分および電解質の過剰喪失をきたす。尿中へのケトン体排泄は Na および K をさらに喪失させる。血清 Na 値はナトリウム利尿により低下するか、または大量の水の排泄によって上昇することもある。K も大量に失われ、ときには 300mEq/ 日を上回ることもある。

②中枢性尿崩症は、抗利尿ホルモンであるバソプレシン（ADH）の分泌不全により発症し、視床下部や下垂体手術後、頭蓋底骨折などの外傷、脳血管病変、脳腫瘍、脳炎や髄膜炎、サルコイドーシスや結核などが原因として挙げられる。

腎性尿崩症は遺伝性のもの（性染色体劣性遺伝で男性に見られる）、薬剤性、多発性嚢胞腎などでみられ、腎臓が ADH に反応しなくなり発症する。いずれも集合管での水の再吸収抑制により過剰な水分が喪失する。また急性腎不全の多尿期など、尿細管傷害による水分の再吸収障害によっても水分の過剰喪失が起こる。

表51 腎臓の許容範囲と平均的摂取量（1日あたり）

	腎臓が対応可能な範囲	平均的摂取量
水分	0.5〜30L	2〜3L
NaCl	8.5〜680mEq（0.5〜40g）	200mEq
K	10〜500mEq	50〜60mEq
H	0〜200mEq	50〜60mEq

（4）サードスペース

　　手術や外傷など出血、熱傷、敗血症などによりサード・スペースが形成（浮腫、胸水や腹水など）され、体液の喪失が起こる。サードスペースとは非機能的細胞外液とも呼ばれ、細胞内液を「ファーストスペース」、細胞外液を「セカンドスペース」、このいずれにも該当しない体液が「サードスペース」である。

　　大きな侵襲が加わると、サイトカインが過剰に分泌されるために血管透過性が亢進する。またエピネフリン、ノルエピネフリンが大量に分泌され、血管の収縮が起こる。このとき細胞外液の一部は侵襲部位、またはその他の部位に間質の膠質（タンパク質）とともに血管外へ移動する。そのため浮腫が生じ、循環血液量が減少する。

2. 脱水症の病態生理

　　生命は海から生まれ、陸上で生活できるように進化してきた。進化の途上で、それまでの環境を保持しながら新しい環境に適応していくために、古い環境を内部に隔絶させる必要が出てきたのである。これが細胞外液であり、人は皮膚によって外界との境界を構築し、細胞外液という「原始の海」を体の中に持ち、その中で生きている。それゆえに人は生きていくために、この細胞外液の恒常性を保っていかなければならないのである。

　　すべての脱水症で細胞外液の減少がみられるが、脱水は単なる水の不足ではなく、電解質が同時に失われた状態である。この細胞外液の異常により細胞内液の環境パターンが左右される。つまり、水と電解質（Na に着目）のどちらがより多く失われるかで3つのタイプに分けられる。

（1）低張性脱水

　　Na が水よりも多く失われる場合で、細胞外液の血漿浸透圧は減少する。その結果、細胞内

に水が移行し、細胞外液はさらに減少するため末梢循環不全（血圧低下、顔面蒼白、四肢冷感など）を起こしやすい。体外に喪失する体液は低張〜等張であるため、このタイプの脱水は少ない。原因は過度の発汗に水分のみを取り続けた場合や下痢・嘔吐などの体液喪失に対し、電解質の補給が適切でなかった場合に起こる医原性のものがほとんどである。急激に細胞内溢水が進行すると、肺や脳の浮腫を来たし危険な状態に至る。細胞内溢水のため、口渇を訴えることは少ない。しかし、体液喪失が顕著になると口渇感が生じてくる。体液の血漿浸透圧（Na 濃度）よりも体液量保持の優先順位が高いため、ADH 分泌により集合管での水の再吸収が亢進し、血清 Na 値はますます低下する。また、電解質不足を身体は感覚として認知しないため、Na 不足が重症であるにもかかわらず、水のみを摂取してしまうことが起こりうる。

（2）等張性脱水

細胞外液の浸透圧と等しい体液（等張液）の喪失による脱水。血漿浸透圧は変化しない。細胞内から外への水の移動は起こらないため、循環血液量の減少による血圧低下が顕著にみられる。出血、下痢・嘔吐、熱傷など大量の細胞外液が急速に失われる場合にみられる。口渇感のため水分のみを摂取すると、低張性脱水に移行する。

（3）高張性脱水

Na 喪失より水分喪失が多く、もっぱら水分が不足した状態である。血漿浸透圧は上昇する。その結果、浸透圧勾配により細胞内から細胞外液へと水が移動して、細胞外液の欠乏を補う。循環血液量はある程度補正されるため、等張性脱水や低張性脱水に比べて末梢循環不全の症状は出現しにくい。細胞内脱水は高度なため、他の脱水に比べ口渇感が強い。持続的な発汗の亢進や水分摂取の極端な低下などにより起こり、意識が正常であれば、飲水行動に出るため、等張性脱水と比べると出現頻度は少ない。高熱患者、腎濃縮力が低下している乳幼児、高齢者、自分で水分摂取ができない意識障害患者、口渇中枢が障害されている患者などに見られることが多い。

3. 脱水症状に関するフィジカルアセスメント

はじめに

体液に含まれる水分と電解質は、生命の維持に不可欠な働きをしている。その体液が脱水で失われると身体にさまざまなトラブルが生じる。脱水症の症状は、水分が減ることによるものと、電解質が減ることによるものの2つが複合したものととらえることができる。本稿では脱水に関するフィジカルアセスメントについて、脱水の症状とその重症度から解説する。

1. 脱水の症状

（1）体液量の減少による

- ・循環虚脱による血圧低下
- ・肝・腎への血流減少による合成能の低下や老廃物の代謝、排泄能の低下
- ・消化器への血流減少による食欲不振
- ・脳への血流減少による集中力の低下

（2）血漿浸透圧の上昇

- ・口渇、濃縮尿、精神症状

（3）血漿浸透圧の低下

- ・頭痛、嘔吐、けいれん、意識障害

（4）細胞間質液の減少

- ・皮膚、粘膜の乾燥

（5）電解質の喪失によるもの（K、Ca の喪失）

- ・神経・筋の症状（脚のつりやしびれ、脱力）

2. 脱水の重症度

体重の減少率が脱水の重症度の一番良い指標である。体重減少が1～2%にとどまっていれば脱水症はないか、軽度の脱水症である。見た目にはわからない脱水症で、のどが渇いたり、尿量が少なくなったりする。いわゆる「かくれ脱水」である。臨床の現場では脱水症の前段階である"かくれ脱水"（pre-dehydration）状態が多く存在し、「体液喪失を疑わせる自覚症状や他覚所見は

認められないにもかかわらず、血清浸透圧値が基準値上限を超えた 292mOsm/kg H_2O 以上の状態」と定義されている。体重減少が 3 〜 9%であれば、中等度の脱水症である。中等度以上の脱水症になると、倦怠感、頭痛、嘔吐、めまいなどが起こる。喀痰の排出が困難になったり、血圧低下や臓器血流の低下による症状が出てくる。体重減少が 10%を超えると、高度の脱水症で意識障害などの重篤な症状を示す。病前体重は不明なことが多いため、体重減少による評価は臨床の現場では困難なことが多く、総合判断が必要になる。症状は脱水の種類、程度によって異なるが、脱水が進行するといずれの場合も重篤となる（表 52）。

表 52 脱水の重症度分類

臨床症状・所見	軽度 （<3%の体重減少）	中等度 （3 〜 9%の体重減少）	高度 （>9%の体重減少）
精神状態	元気；正常	正常、疲れ、いらだつ	無関心、脱力感、無意識
口渇感	普通に飲む； 液状のものを断る可能性あり	中等度；飲む気あり	飲むことがうまくいかない； 飲むことができない
心拍数	正常	正常〜上昇	頻脈、 重症の場合は徐脈を伴う
脈	正常	正常か低下	弱く、触れにくい
呼 吸	正常	正常；早い	深い
目のまわり	正常	少し窪んでいる	深く窪んでいる
涙	出る	出が少ない	出ない
口や舌	濡れている	乾燥	カラカラに乾燥
皮膚の緊張度	すぐ	2 秒以下	2 秒以上
毛細血管の再充満	正常	長い	長い；少ない
四肢体温	暖かい	ひんやり	冷たい； 斑点状（青・紫っぽい cyanotic）
尿量	正常か低下	低下	少ない

（1）高張性脱水

　　血漿浸透圧の上昇によって、細胞内液が細胞外へ移動し、細胞内脱水の状態に至っている。その症状として、口渇感、唾液・涙の減少、濃縮尿などが見られ、次いで高 Na 血症に伴う

体温上昇などが起こる。やがて、精神状態の異常が認められるようになる。興奮や幻覚など
を生じ、昏睡となる。重症度から見ると、軽度では細胞内液が細胞外液を補うため、循環血
液量は維持されるのでバイタルサインは正常に保たれる。症状としては、口渇感とそれによ
る飲水行動、尿量減少がある。中等度になると、高度の口渇感や乏尿、舌の乾燥や粘膜の乾
燥、眼球の陥没などが見られるようになる。高度になると、循環血液量の低下により、ショッ
ク状態となる危険性がある。錯乱、嗜眠などの精神症状の出現や発熱、腎不全や心不全症状
が起こる。

（2）低張性脱水

血漿浸透圧の低下によって細胞外液が細胞内へ移動し、細胞内溢水の状態になると、頭痛、
悪心、嘔吐、食思不振、けいれんなどが起こる。細胞外液の細胞内への移動は循環血液量を
減少させ、その症状として血圧低下や眩暈、立ちくらみ、倦怠感、体温の下降および皮膚の
乾燥などを起こす。精神症状としては、嗜眠や昏睡がある。重症度から見ると、軽度（Na
欠乏は 0.5g/kg 以下）では全身倦怠感、頭痛、起立性低血圧、食思不振があり、口渇感はない。
中等度（Na 欠乏は 0.5 ～ 0.75g/kg）になると、血液が濃縮し、循環血漿量が減少する。
症状としては、血圧低下、頻脈、尿量の減少が見られる。高度（Na 欠乏は 0.75g/kg 以上）
になると、腎不全や心不全症状が出現し、昏迷から昏睡になり、やがては死に至る。

3. 脱水のフィジカルアセスメント

身体所見に加えて、検査所見や脱水症を招きやすい病態の有無や（表 53）、環境の変化（表
54）、内服薬の有無などにも留意する必要がある。

脱水の評価に用いられる代表的な身体所見としては、体重減少、低血圧、頻脈、発熱、末梢冷感、
濃縮尿などの他、下記のものがある。

（1）口腔の乾燥や眼球の陥没

舌や粘膜の湿潤は脱水の否定的所見となるが、高齢者では口腔の乾燥や眼球陥没などの徴候
が元から存在し、診断が難しい。

（2）腋窩の乾燥

腋窩は多少湿っているのが普通であるが、脱水症ではその湿り気がなくなる。

（3）皮膚ツルゴールの低下

被験者のへその高さの側腹部の皮膚を、検者の第１指と第２指でつまみ、それを離すと正常では速やかに元に戻るが、脱水症患者では手を離したときにテント状のまま戻りにくくなる。高齢者では前胸部の皮膚が指標になる。

（4）毛細血管再充満時間（capillary refill time;CRT）の遷延

被験者の手を心臓の高さに保ち、中指爪の背側を５秒間圧迫し、圧迫を解除した後の同部の色調が元に戻るまでの時間を測定する。

再充満時間が遷延している場合は脱水が疑われる。

・小児、成人男性：２秒

・成人女性：３秒

・高齢者：４秒

（5）体位に伴うバイタルサインの変動（Tilt test）

被験者を２分間臥位にし、血圧と脈拍を測定する。その後１分間立位とし、血圧と脈拍を測定する。

以下の徴候がある場合は脱水が疑われる。

・臥位時の頻脈：脈拍 100/min 以上

・臥位時の低血圧：収縮期血圧 95mmHg 以下

・起立に伴う脈拍数の増加：＞ 30/min

・起立に伴う激しい眩暈（起立保持が困難）

成人では体位変動に伴う脈拍数 30/min 以上の上昇と眩暈の出現が診断に有用である。

（6）呼吸パターンの異常

小児では脱水症になると呼吸が浅く、速くなる。脱水による代謝性アシドーシスに対して呼吸性代償が働くことによる。成人では腎での調節が働くため、脱水症の診断に有用でない。

近年、小児と高齢者の脱水診断における身体所見の有用性についての報告があり、小児の脱水では①毛細血管再充満時間（CRT）が２秒以上、②皮膚ツルゴールの異常、③呼吸パターンの異常がいずれも診断に有用であった。一方、高齢者においては、Tilt test で心拍数が 30/ 分以上

の増加、もしくは起立時に立位保持が困難な眩暈の自覚があると脱水が存在する可能性が高い。また、腋窩の乾燥は脱水を示唆する一方、舌や粘膜の湿潤はその存在の否定に有用とされる。毛細血管再充満時間（CRT）や皮膚のツルゴールは、成人においては脱水の評価に役に立たないことが示された。

表 53 脱水症を招きやすい症状、病態の有無

・食事摂取の低下	・重症熱傷などの皮膚損失疾患
・嚥下障害	・外傷
・発熱	・重症急性膵炎
・重度の下痢	・消化管瘻
・嘔吐	・敗血症
・高血糖	・中毒性巨大結腸症
・出血	・尿崩症
・短腸症候群	・イレウス

（谷口英喜；Sobotka L，et al；Royal College of Nursing より）

表 54 環境の変化と内服薬の確認

■環境の変化
・気温、湿度が上昇したとき
・入浴をしたとき
・リハビリテーションなどで運動をしたとき
・暖房を使用し乾燥しているとき
■内服薬の確認
・利尿剤の使用
・下剤の使用
・血糖コントロール薬の使用
・服薬コンプライアンスが悪い

（谷口英喜；Sobotka L，et al；Royal College of Nursing より）

4. 脱水症状に関する検査

はじめに

病歴や身体所見から脱水を疑った場合には、臨床検査により脱水の有無を評価することが推奨される。喪失される水分は様々な濃度の電解質を含んでいるため、水分喪失は必ず電解質の喪失を伴う。水・電解質の恒常性が破綻し、内部環境が破壊すると生体は危険にさらされる。故に、これらを是正する必要性も同時に評価すべきである。脱水の治療においては、脱水であるかどうかの診断だけでなく、その重症度や付随する電解質異常を正確に把握しなければならない。本稿では脱水の評価のための検査方法やその所見について解説する。

1. 臨床検査における異常所見

脱水では下記の臨床検査において異常所見を認めることがある。

（1）血清電解質

高張性脱水では血清 Na 値は 150mEq/L 以上に上昇する。口渇中枢が正常であれば、水分摂取により高 Na 血症は補正されることが多く、水欠乏による高 Na 血症は水分補給ができないような状況下で発症する。Na 喪失に比して水分喪失が大きいと考えられ、高 Na 血症を見たら、腎性喪失と腎外性喪失に分けて考える。腎性喪失では浸透圧利尿が生じている状態で、尿は等張あるいは低張であり、尿中 Na 値は 20mEq/L 以下となる（図 32）。

低張性脱水では血清 Na 値は 130mEq/L 以下になる。低 Na 血症を認めたら、まず浸透圧を評価することが重要である。ヒトは浸透圧を一定に保つように調節されているため、異常タンパクや脂質異常症、高血糖など別の浸透圧物質の存在で見かけ上、低 Na 血症を呈している場合がある。体液量減少を伴う真の低 Na 血症は、腎性（利尿薬や尿細管障害）や腎外性（大量下痢など）により、大量の水分を喪失することにより起こる（図 33）。低 Na 血症はその程度、進行の速度、加齢などにより症状が大きく異なる。軽度であれば食思不振、嘔気、嘔吐などの消化器症状、中等度から高度になれば錯乱や傾眠、けいれんなどの中枢神経症状をきたす。高齢で緩やかな経過の低 Na 血症は Na 値が 115mEq/L でも、ほとんど症状を伴わないことが多いが、歩行の不安定性や注意力の低下が生じ、転倒リスクの増加や認知機能の低下などをきたす。

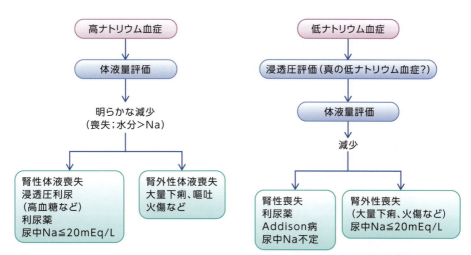

図32 高ナトリウム血症の鑑別　　図33 低ナトリウム血症の鑑別

血清K値の低下は脱水症の診療の場で遭遇することが多い。成人の1日におけるK摂取量は約50〜100mEqであるが、正常ではその90％以上が尿中に排泄される。K喪失の原因は①細胞内への移動②K摂取の低下③腎外性喪失（大量下痢や多量の発汗、頻回の胸水や腹水のドレナージ）④腎性喪失（尿細管性アシドーシスやケトアシドーシスなどの代謝性アシドーシス、代謝性アルカローシス）が挙げられる。血清K濃度が2mEq/L以下になると、骨格筋異常（筋力低下やけいれん、筋肉の収縮、横紋筋融解）や消化管平滑筋異常（便秘、麻痺性イレウス）、麻痺症状を生じるほか、心電図異常をきたし不整脈発生の閾値を下げる。アシドーシスではKは細胞内から細胞外へ、アルカローシスでは細胞外から細胞内へ、インスリン投与時には細胞外から細胞内への取り込みが促進される。

脱水症で低Mg血症を認めることがある。原因は腎性（飢餓、糖尿病など）と腎外性（摂取不足、嘔吐、重症下痢など）に分けられる。症状は血清Mg値が1mg/dL以下で生じやすい。精神、神経筋症状として性格変化、抑うつ、せん妄、テタニー、振戦、けいれん、筋力低下、運動失調、嚥下障害などが生じる。他に心血管症状（頻脈性不整脈、虚血性心疾患）や消化器症状（悪心、嘔吐、腹痛、下痢、便秘など）なども認められる。

大量の嘔吐により低Cl血症を生じることがある。胃酸の排泄による、Hイオン、Clイオンの喪失のため、体液中へのHCO_3^-蓄積をきたし、代謝性アルカローシスが出現する。有効循環血漿量が低下するとアルドステロンの分泌が亢進し、代謝性アルカローシスが維持されることになる。

大量の下痢などにより HCO_3^- を豊富に含む腸液を喪失すると、アニオンギャップ（AG）正常の代謝性アシドーシスをきたす。アニオンギャップとは測定されない陰イオンのことで、アニオンギャップ＝ Na －（Cl ＋ HCO_3^-）で求められる。AG の増加は余分な陰イオンの蓄積を意味し、ほとんどが有機酸陰イオンである（正常値は 12 ± 2）（図 34）。

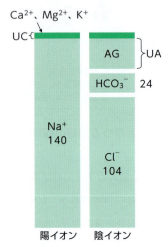

図 34 アニオンギャップ（AG）

（2）相対的多血症

水分喪失により血液が濃縮するために Hb や Ht は上昇する。血清総タンパクやアルブミンも上昇する。加齢による造血能の低下や栄養不良状態、慢性感染症の関与などのため高齢者では Hb、Ht や血清総タンパクやアルブミンが元々低下していることがある。このため高齢者では脱水があるにもかかわらず、Hb、Ht、総タンパクやアルブミンが見かけ上、正常値を示すことがあり、脱水に対して輸液補正を行うことにより、急速に低値を示すことがあるので注意が必要である。

（3）BUN/Cr 比

BUN は糸球体で濾過され、尿細管で再吸収される。Cr は糸球体で濾過されるが、尿細管でほとんど再吸収されないので、この比を調べることで脱水の有無を把握できる。通常は 10 ～ 15 だが脱水では 20 以上となる。脱水により糸球体濾過量が減少すれば BUN 値は上昇し、細胞外液量の減少がこれを助長する。また抗利尿状態における BUN の排泄量は糸球体

濾過量の 50％程度だが、利尿状態におけるそれは濾過量の 60％以上になり、脱水状態では BUN の再吸収が上昇することが分かっている。

（4）尿検査

尿比重が 1.030 以上の場合には脱水症が考えられる。脱水症以外に、腎不全の乏尿期、ネフローゼ症候群、糖尿病、心不全などの可能性がある。ケトン体はエネルギー代謝における脂肪酸の代謝産物であり、通常は尿中には検出されないが（2.5mg/dL 以下）、脱水により尿量が減少し、尿比重が上がると検出されるようになる。また脱水状態では糖が不足し、代替エネルギーとして脂肪酸が利用された結果、尿中ケトン体が排泄されるようになる。

尿中の電解質濃度は、尿濃縮の程度と腎機能障害が関係するので評価が難しい。電解質の欠乏がある場合、腎臓での再吸収が増加するため、尿中の排泄量は減少する。正常腎では Na 欠乏すると、尿細管における再吸収が上昇し、尿中 Na の排泄が低下し、尿中 Na 濃度＜ 10mEq/L となる。K 欠乏時、尿中 K 濃度は 10 〜 20mEq/L まで低下する。もし、1 日尿が蓄尿してあれば濃度に尿量を乗ずることにより 1 日排泄量を計算できる。これは 1 日の腸管からの吸収量に等しく、バランスを考慮するうえで重要である。各電解質のクリアランスを糸球体濾過量（GFR）と比較し、**排泄率（fraction excretion FE）**と定義する。FE とは、ある物質 a が糸球体を濾過された後、尿細管を通過して尿として排泄されるまでにどのような再吸収や分泌を受けたかを示す概念である。排泄率は尿細管での再吸収、分泌の変化を判断するうえで極めて重要である。すなわち、ある物質の排泄率が上昇していれば、それは尿への排泄が増していることを示唆し、再吸収の減少か分泌の亢進を表している。物質 a の FE は以下の式で表す。

FE（%）＝Ua × Pcr ／ Pa × Ucr

Ua：物質 a の尿中濃度

Pa：物質 a の血中濃度

Ucr：尿中クレアチニン

Pcr：血中クレアチニン

FE の一般的な解釈の仕方と正常値を（表 55）に示す。

表 55 ＦＥの正常値と一般的な解釈

Na	1 ～ 2
K	10 ～ 20
Ca	2 ～ 4
Mg	2 ～ 3
P	10 ～ 20
BUN	40 ～ 60
UA	7 ～ 14

(%)

血中濃度	FE	解釈
↑	↑	摂取過剰
↑	↓	腎からの排泄低下
↓	↑	腎からの排泄亢進
↓	↓	欠乏

（5）バランスシート

水分、Na、K について、in と out のバランスを一覧表にしておくと病態を把握しやすい。これら重要な電解質の血清値は必要に応じてこまめにチェックすべきである。通常では in は経口摂取のみであり、out は尿中排泄がほとんどである。経口摂取して腸管から吸収される量は、恒常状態では尿中排泄量と全く同等である。さもなければ、体内の量は欠乏状態あるいは過剰状態に至るからである。この単純な原則を理解することが電解質代謝を考えるうえで最も重要なことである。in の量を測定することは困難であるが、out である尿中排泄量は比較的簡単に求められる。そして、この尿中排泄量と腸管での吸収率を勘案すれば、摂取量も推定することが可能になる。

（6）その他

血清 ADH 濃度（正常：0.3 ～ 4.2pg/mL）は、血漿浸透圧の上昇や体液量の減少に伴い上昇する。血漿浸透圧と ADH 値は比例し、ADH 推定値＝ 0.38 ×（血漿浸透圧－ 280）と表されることは第 4 章 2 節で述べた。体重が 5％減少すると ADH 値は 2.5pg/mL、15％減少すると7.5pg/mL、20％減少すると 15pg/mL 程度と体液量の減少に反応して上昇する。ただし ADH の分泌が抑制されない抗利尿ホルモン不適合分泌症候群（SIADH）や、下垂体以外に ADH 分泌腫瘍ができている場合にも ADH 値は高くなる。また腎性尿崩症でも、それを正常な状態に戻そうと ADH が過剰に分泌される。

2. 血管内容量の推定

　各種病態において、水分が経時的にどのように動いているかを把握するために、画像診断が有効なことがある。侵襲、炎症などによって血管内水分は血管外へ漏出をきたす。この時期には短時間でリットル単位の輸液をしても、浮腫を認めてもなお、血管内脱水の状態が持続することがある。その後、侵襲、炎症が消褪すると、血管外に漏れ出していた水分が血管内に戻ってくる。この時期には尿量が増え、見かけ上、負のバランスとなるが、これを補正しようと輸液量を増やすと心不全に至ってしまう。このような場合、画像診断を用いて、経時的に血管内容量を把握することが有効である。しかし、一つだけの指標の動きに固執すると治療方針を誤ることもあり、複数の指標に目配りしつつ、病状についての大局観をもつことが重要である。

（1）X 線関連指標

　①心胸比

　②血管脚幅（vascular pedicle width：VPW）

　　上大静脈右縁が右主気管支上縁と交わる点と、左鎖骨下動脈から下方に伸ばした線との水平方向の距離。正常では 5cm 以下で、体内水分量とよく比例する。

（2）超音波関連指標

　①下大静脈径

　　心窩部縦走査で肝静脈流入部の径と呼吸性変動を測定する。下大静脈径が 21mm 以下で吸気時の虚脱が 50％以上であれば、推定右房圧は 0 〜 5 mmHg と判断される。

　②左房径

　　M モードで大動脈弁を含む長軸ないしは短軸で測定する。吸気時左房径＜大動脈径で水分不足を示す。下大静脈径に比べ、さらに再現性に乏しいので、単独での血管内容量評価は難しい。

（3）観血的圧モニター関連指標

　①中心静脈圧

　　正常は 4 〜 13 mmHg で水分不足では 4mmHg 以下となる（$1.3cmH_2O = 1.0mmHg$）。

　②肺動脈楔入圧

　　左房圧を表し、正常は 4 〜 13 mmHg である。

5. 脱水症状に対する輸液による補正に必要な輸液の種類と臨床薬理

はじめに

体内水分量は成人では体重の約60％で、その分布は細胞内40％、細胞外20％である。加齢とともに細胞内液の比率が低下し、高齢者では体内水分量は約55％と少なくなる。（図35）細胞外液は間質液・リンパ液・脳脊髄液などの組織間液と、血管内水分である循環血漿量に区別される。細胞外液のうち血管内には体重の5％、間質には体重の15％が存在する。細胞内液と細胞外液では体液の組成が大きく異なる。細胞膜は半透膜であり、分子の大きさにより自由に行き来することはできない。NaやK、ブドウ糖は自由に移動することはなく、浸透圧に関与して水分が移動し、細胞内外が同じ浸透圧になるように調整している。毛細血管壁は血管内皮細胞から成り、半透膜と同じ作用を持つが、血管壁の間隙から水分と低分子溶質の移動は可能である。電解質や水分の移動は容易だが、血球やタンパク質などの高分子溶質は自由に行き来できない。体液量不足は付随した水分の変動や電解質などの喪失を原因とし、体液組成や体液分布がくずれている。輸液療法の基本は、体液のどの部分の不足を補うのかを考えて輸液製剤を用いることにある。本稿ではそのための基礎知識として、輸液製剤の種類とその臨床薬理について解説する。

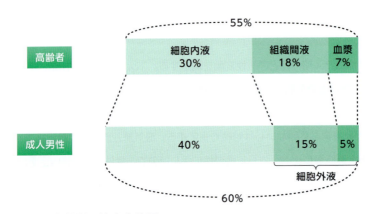

図35 高齢者の体内水分量

1. 輸液製剤の種類（4種類に大別される）

（1）水分補給製剤

5％ブドウ糖に代表され、水分補給と部分的な熱量補給を目的に使用されることが多い。水分は細胞膜を自由に通過し、細胞内外に均等に分布する。

（2）電解質輸液製剤

①単純電解質輸液製剤

単一の電解質のみで構成されている製剤で、NaCl 液や KCl 液など不足する電解質を補充するための輸液製剤である。水分欠乏性の脱水（高張性脱水）の際に使用される。

②複合電解質輸液製剤

i) 等張性電解質輸液

細胞外液補充液といわれるもので、電解質濃度が血漿成分とほぼ等しい輸液である。出血や低張性脱水、感染、外傷など、細胞外液が減少したときに、それを補う目的で使われる。ただし、血管内には 1/4 ～ 1/3 程度しかとどまらず、残りは間質に移行する。よって、細胞外液補充液の過剰な輸液は浮腫の原因になるので注意を要する。

ii) 低張性電解質輸液

電解質濃度が血漿成分より低い輸液製剤で、1 号液（開始液）や 3 号液（維持液）などがある。

（3）栄養輸液製剤

糖質、アミノ酸、脂質、ビタミンなどを補うため、様々な輸液製剤がある。一般に高栄養のものは浸透圧が高くなり、血管炎を起こしやすい。ブドウ糖液にして 10％程度までが末梢からの点滴に使える。脂質は親水性になるように脂肪乳剤に加工されている。

（4）特殊輸液製剤

①血漿増量製剤

出血やショックの時に循環血漿量を補給する目的で使用される。膠質液の１つであり、血漿製剤やデキストランなどの高分子化合物から成りたっている。分子量が大きく、血管壁を通過しないため、輸液した容量がそのまま循環血漿量の増加になる。

②その他

浸透圧利尿などを目的とする浸透圧輸液製剤や抗菌薬などは特殊輸液製剤に分類される。

2. 浸透圧からみた輸液製剤の特徴と臨床薬理

（1）等張液

浸透圧が血漿浸透圧とほぼ等しくなるように調整された輸液製剤で、生理食塩水（0.9％食塩水）や 5％ブドウ糖液、乳酸リンゲル液などがある（表 56）。血漿浸透圧と浸透圧が等し

いので、細胞内への水の移動はない。つまり血管内に投与すると血管内や細胞外液としてとどまり、循環血液量を増やすことになる。しかし、代謝される過程で発生する水分は血漿浸透圧が低いため細胞内への移動が起こる。生理食塩水には血漿浸透圧と等張にするために Na^+ が77mEq（1g の NaCl は17mEq で0.9% NaCl ＝ 9g/1L ＝ 4.5g/500mL ＝ 77mEq/500mL）含まれている。生理食塩水は細胞外液補充液であるため細胞内には分布しないが、血管内だけではなく、細胞外液である間質には分布する。生理食塩水を500mL 輸液すると細胞外液に均等に分布するため、体液分布から考えると、血管内には500mL × 5/（5 ＋ 15）＝ 125mL、間質には375mL 分布することになる。大量に輸液を行うと、間質の水分量は多くなり浮腫を引き起こすことになる。5％ブドウ糖液には電解質は含まれていないが、浸透圧を等張にするためにブドウ糖が25g 含まれている。5％ブドウ糖液に含まれるグルコースは体内に投与されると速やかに代謝され、水と二酸化炭素に分解され、水だけが残る。5％ブドウ糖液を500mL 輸液すると、総体内水分量全体に均等に分布するため体液分布から考えると、500mL × 5/60 ＝約40mL しか血管内には残らず、間質に125mL、細胞内に340mL 分布することになる。生理食塩水と5％ブドウ糖液は血漿浸透圧との関連から考えると同じ等張液に分類されるが、輸液製剤の種類から考えると電解質輸液製剤と水分補給製剤ということになる。生理食塩水と5％ブドウ糖液の違いは、浸透圧を調整している成分が異なることと、投与後の水分分布が異なることである。多くの輸液製剤は、水と NaCl とブドウ糖の混ぜ方が違うだけで、そこに K やアルキル化剤などが追加されているだけである。

（2）低張液

低張液は浸透圧が血漿浸透圧より低い輸液製剤で、蒸留水などがこれに当たる。投与後は細胞内への水の移動が起こる。点滴すると水分が細胞内へ流入することになる。臨床では通常、蒸留水を単独で大量に点滴することはない。細胞膜を通過して大量に水分が細胞内に流入して、細胞が破壊される可能性があるためである。

（3）高張液

高張液は浸透圧が血漿浸透圧より高い輸液製剤で、10％ブドウ糖液や50％ブドウ糖液、アルブミン製剤などがこれに当たる。投与後は細胞内から水分が流出する。つまり、点滴を行うと血管内に水分を引っ張ってくることになる。

このように、輸液製剤は電解質成分の違いや浸透圧の違いにより分類され、輸液の種類によって投与したときの体内での水分分布が異なる。

表56 各輸液の成分濃度

	Na$^+$ (mEq/L)	K$^+$ (mEq/L)	Ca^{2+} (mEq/L)	Cl$^-$ (mEq/L)	乳酸 (mEq/L)	ブドウ糖 (%)
生理食塩水	154	0	0	154	0	0
5％ブドウ糖液	0	0	0	0	0	5
1号液 (ソリタ® -T1号輸液)	90	0	0	70	20	2.6
3号液 (ソリタ® -T3号輸液)	35	20	0	35	20	4.3
乳酸リンゲル液 (ラクテック® 注)	130	4	3	109	28	0

3. 脱水に対する輸液製剤の使い方と臨床薬理

脱水に対する体液管理は、体内水分量の不足および電解質異常の補正を目的に行われ、補充輸液と維持輸液に大別される。

（1）補充輸液

補充輸液には、広義の初期輸液も含まれる。補充輸液は、体液分布に異常がある場合に水分や電解質の不足を補うために実施する。したがって、初期輸液に適している輸液製剤は、投与後速やかに血管内容量を増やすことができる細胞外液補充液であり、生理食塩水や乳酸・酢酸リンゲルなどがそれに当たる。補充輸液は個々の患者の病態に合わせて輸液製剤を選択する必要がある。細胞外液の不足は、等張性電解質輸液である生理食塩水などで補うのが最も効率的であり、細胞内液の補充には低張液である5％ブドウ糖液などを用いるのが適している。その他、使い分けで考慮する点は、Na と Cl の比率、Na 濃度、K 濃度、Ca 濃度などである。患者の疾患や喪失している体液組成を評価して輸液製剤を選ぶ必要がある。急速輸液や大量輸液を行う場合、投与による効果判定をすることが必要である。例えば、生理食塩水の大量投与では、細胞外液に含まれる陽イオン、陰イオンのバランスを Na と Cl で補い、浸透圧を調整するため、生理食塩水が細胞外液に比べて Cl が多く、HCO$_3^-$ が存在しないことが問題となり、高 Cl 性代謝性アシドーシスを招く危険があるので注意を要する。輸液量

が過剰になったり、心疾患や腎機能低下がある場合、高齢者などでは肺水腫や心不全を引き起こす恐れがあり、注意深い観察が必要である。

（2）維持輸液

維持輸液は、現在の体液バランスを保持するために行う。喪失する体液と同等の水分・電解質などを補うため、細胞外液を補充する際の Na 濃度を抑えたいときに低張性電解質輸液製剤を使用する。この輸液製剤は生理食塩水と 5％ブドウ糖液を基本にして電解質の割合を変えて調整されたものである。これに乳酸や酢酸や他の電解質やアミノ酸を加えたものがある。電解質濃度が細胞外液補充液より低く、電解質の含有量によって 1 号液、2 号液、3 号液、4 号液に分類される。電解質濃度が低く、血漿浸透圧が低張になっているため、糖質を配合して等張を保っている。低張性電解質輸液製剤は、細胞外にもある程度水分がとどまる生理食塩水の性質と、細胞内に水分が流入する 5％ブドウ糖液の性質を併せ持った輸液ということになる（表 57）。

① 1 号液（開始液）

1 号液は開始液と呼ばれるもので、電解質濃度が生理食塩水の 1/2 以下となっている。大きな特徴は K が含まれないことであり、そのため安全域が広い。病態が分からない脱水症や腎不全症例や小児の初期輸液などに用いられる。脱水が改善されたら漫然と使用せず、維持輸液に移行する。

② 2 号液

2 号液は脱水補給液と呼ばれるもので、Na 濃度は 1 号液とほぼ一緒で、K と P を加えたものである。

③ 3 号液（維持液）

3 号液は維持液と呼ばれるもので、電解質として Na、K、Cl の含有量が 2 号液よりも低く調整されている。乳酸も含まれており、乳酸リンゲルを 1/3 程度に薄めた形になっている。水分や電解質の喪失量から考えると、3 号液を 2000mL 輸液すると、1 日あたりの水分や電解質を補うことができるため、最も多く使用される輸液の 1 つである。ある程度の水分や電解質は補うことができるが、カロリーやビタミン、ミネラル、アミノ酸などの補給には限界があるため、2 週間を超えるような長期の投与には向いていない。また、K の含有量が多いため腎機能障害などがある場合には注意が必要である。

④ 4 号液

4 号液は術後回復液と呼ばれるもので、4 種類の中ですべての電解質が最も低い輸液製剤である。電解質の補正を必要としない水分補給を目的とした輸液である。

表 57 1号液〜4号液の成分

分類	品名	Na$^+$ (mEq/L)	K$^+$ (mEq/L)	Cl$^-$ (mEq/L)	乳酸 (mEq/L)	ブドウ糖 (%)	その他
1号液	ソリタ®-T1 ソルデム®1	90	0	70	20	2.6	
2号液	ソリタ®-T2	84	20	66	20	3.2	P10mmol/L
3号液	ソリタ®-T3 ソルデム®3A	35	20	35	20	4.3	
4号液	ソリタ®-T4	30	0	20	10	4.3	

　上記のソリタ方式は、もともと東京大学医学部の小児科で生まれた輸液製剤である。まず、脱水患者に 1 号液を尿量が 30mL/ 時間以上になるまで継続する。その後、低張性脱水なら 2 号液、高張性脱水なら 3 号液に変更する。しかし、このソリタ方式は、現在必ずしも正しいわけではない。

　現状に即したものとしては

・1 号輸液は開始輸液として使うことがある。

・3 号輸液は維持輸液としてよく使われる。

・2 号液と 4 号液は使わない。

と考えてよい。

輸液製剤には覚えきれないほど種類があるが、本当に覚えて使う輸液は 5 つで何とかなる（表 56）。

覚えておく輸液製剤は基本製剤 2 つ

・生理食塩水

・5%ブドウ糖液

汎用製剤 3 つ

・ソリタ®-T1 号輸液（1 号液）

・ソリタ®-T3 号輸液（3 号液）

・ラクテック®注（乳酸リンゲル液）

である。この2+3を覚えておけば、他の製剤はすべてそれらを少しだけ応用したものであることがわかり、マインドマップのように考えることができる（図36）。

例えば、乳酸リンゲル液のラクテック®注はアルキル化剤として乳酸を使っているが、乳酸の代わりに重炭酸を使っているものがビカーボン®輸液であるし、乳酸の代わりに酢酸を使っているのがソルアセト®輸液である。アルキル化剤として乳酸、重炭酸、酢酸のどれがよいかを使い分ける必要はない（というか、明確なエビデンスがない）ので、とりあえず基本になる乳酸リンゲル液としてラクテック®注を覚えておけばよい。

また、ソリタ®-T3号輸液はブドウ糖が4.3％入っている。ブドウ糖濃度を7.5％まで上げたものが、ソリタ®-T3号G輸液である。ソリタ®-T3号輸液はアルキル化剤に乳酸を使っている。それを酢酸にしたものがヴィーン®3G注である。

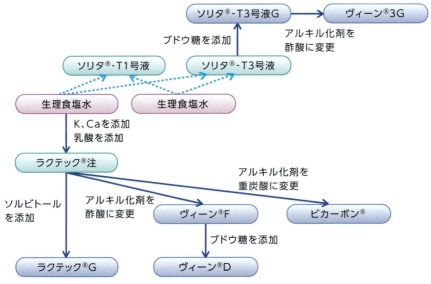

図36 輸液製剤のマインドマップ

第4章 栄養及び水分管理に係る薬剤投与関連 第3節 脱水症状に対する輸液による補正

6. 脱水症状に対する輸液による補正の適応と使用方法

はじめに

脱水に対して補液が必要かどうか、どんな輸液製剤を、どれくらいの量を、どれくらいのスピードで使うかを決定するためには、病歴や内服薬の有無、身体所見、検査所見などを総合的に判断し、重症度はどうか、何が欠乏しているのかを適切に判断しなければならない。漠然とした輸液は医原性の病態を作り出しかねない。脱水の原因となる水分喪失は種々の原因で起こり第4章3節2項脱水の原因と病態生理、その各々において水分喪失の程度や付随する電解質異常の状態が異なるので、体内水分や電解質を調節にするには、点滴内容、投与法を病態に応じて工夫する必要がある。本稿では、種々の脱水症の病態に対する補液による補正の適応と使用法について解説する。

1. 補液による補正の適応

輸液の必要な状況は

①循環動態（血圧、循環血液量）の維持

② Na 濃度異常の是正

③経口摂取の不足あるいは体液の持続的喪失への対応

④栄養補給

の４つである。

これらのうち、④の栄養補給については他稿に譲ることにする。

輸液による循環動態の維持は、基本的に循環血漿量を保つことによる。血漿は細胞外液であり、これは細胞外液の保持にほかならない。Na は細胞外液の主要な浸透圧物質であり、細胞外液量の維持には Na の補充が重要である。Na 濃度の変化は細胞外の浸透圧（張度）の変化に繋がるので、細胞内外の水の移動を引き起こし、細胞内液量を変化させる。つまり、Na 濃度の異常は細胞内液量の異常に直結する。まとめると、循環動態の維持目的の輸液は細胞外液量の是正であり、Na 濃度異常（高 Na 血症）に対する輸液は細胞内液量の是正にほかならない。英語では前者を volume depletion、後者を dehydration として区別する。これら２つの適応はいわゆる是正輸液（欠乏量輸液あるいは補充輸液）という範疇に入る。

一方、不感蒸泄や発汗、腸管、呼気などからの水分喪失に対する輸液は、今後、摂食や飲水な

どによって水分がとれない場合に必要となるものであり、生理的喪失以外にも下痢、嘔吐などの病的喪失も含まれる。これら、将来にわたる現在進行形の体液喪失（ongoing fluid loss）に対する輸液が維持輸液である。

2. 輸液による補正の方法

欠乏量輸液（是正輸液）

まず、脱水により水・電解質の不足があれば、それを是正する欠乏量輸液を開始する。このような状況下では患者は経口摂取が低下していることが多く、同時に維持輸液が必要となる。欠乏量輸液は循環動態の安定、高 Na 血症の改善など、細胞外液・内液の補正がほぼ得られたと判断した時点で中止し、この時点で経口摂取の改善が不十分であれば、維持輸液のみを継続することになる。さらに、経口摂取がほぼ改善した時点で輸液は終了となる。

細胞外液量減少に対する欠乏量輸液には、その分布から考えて、等張液が適応になることが多い。また、細胞内液の減少を示唆する高 Na 血症の治療に対しては、同様に 5％ブドウ糖液が適応である。細胞外液量減少の判断には身体所見、バイタルサイン、検査所見が有用である（表58）。重要なのはどれ一つをとっても、それだけで体液量減少を診断するのには不十分であり、実際には合わせ技で判断することが必要である。

脱水の治療における輸液「量」にはなかなか正解がない。たくさんの推定式が教科書に載っているが、所詮それらは推算式であって、患者の個々の状況すべてに対応できるものではない。大事なのはフィードバックである。投与量をしっかり計算したとしても、投与量は推定に基づくものなので、誤差も積もれば大きな問題になる。患者の状態、データをみて再調整していくことが実践的で、このことを念頭において治療に当たるべきである。

欠乏量の推定は体重や検査値からの推定法など種々のものが報告されている。

表 58 臨床所見と欠乏量

重症度	臨床所見	欠乏量
軽症	なし	1.5 ～ 2L
中等症	粘膜の乾燥のみ	2 ～ 4L
重症	皮膚のツルゴールの低下	4 ～ 6L
最重症	起立性低血圧、ショック	6L 以上

①体重から

　水分欠乏量（L）=0.6 ×〔体重（kg）－現在の体重（kg）〕

②Ht または TP から

　水分欠乏量＝体重× 0.6 ×（1 －健常時の Ht または TP/ 現在の Ht または TP）

③血清 Na 値から

　水分欠乏量＝体重（kg）× 0.6 ×〔現在の血清 Na 値（mEq）／ 140 － 1〕

　欠乏量輸液は欠乏分を 1 日で補わずに、安全係数 1/3 ～ 1/2 をかけることが多い。

　細胞外液量の減少を判断したら、次はその程度に従って等張液の投与スピードを加減していく。ショックまではいかない場合でも、細胞外液量の減少を疑う所見があれば、状態に応じて等張液を投与する。そのスピードは決まったものはなく、あくまでも経験的かつ試行錯誤的であるが、患者の心機能や投与後の循環動態の変化をこまめにモニターして、溢水にならない程度、かつ循環動態の悪化のない投与速度を試行錯誤で決めていくしかない。この場合、心機能低下例などで、細胞外液量の急速な増加に問題があると思われる場合は、同時に投与する維持輸液の細胞外液分布量も考慮しなければならない。

　一方、欠乏量輸液を中止できるタイミングは循環動態の安定した時点であるが、この「循環動態の安定」の指標には決まったものはない。

　①元々の血圧や脈拍への復帰（1 割減くらいまでは許容範囲）

　②病前から減少した体重の 6 割（体液分に相当）の復帰

　③尿量が 20mL/kg 体重 / 日以上の維持

　④ CVP が 10cmH$_2$O（8mmHg）以上

　などが目安となり、これらの指標を複合的に評価する。体液喪失の病態が完全に治癒していない状況では、欠乏量輸液を中止した後で再び循環動態が不安定になることがあるので、中止後は十分な循環のモニタリングをするか、段階的に中止するようにする。

維持輸液

　患者の経口摂取が不十分な場合には維持輸液が必要となる。これは急性期においても、欠乏量輸液が中止できた慢性期においても同じである。

維持輸液の量としては、1500 〜 2000mL 程度、あるいは

輸液量＝ 2000mL ＋（体重− 60kg）× 25mL（体重 50kg なら 1750mL、80kg なら 2500mL）

あるいは、体内から失われる水分量の合計から

＝尿量（25mL/kg/ 日）＋不感蒸泄（15mL/kg/ 日）＋便中水分（2mL/kg/ 日）−代謝水（5mL/kg/ 日）

程度と見積もることもできる。経口摂取が少ないながらもある場合は、その何割引きかの量を投与することになる。（大雑把に、摂取量が半分であれば、輸液量を 1000mL 弱程度に抑えるなど）

維持輸液の組成としては 3 号液に代表されるような低張液が適当である。腎機能が明らかでない場合や低下している場合は、K を含有していない 1 号液や 4 号液などが検討される。しかし、循環動態が不安定な場合や周術期や感染などの高度のストレス下では、ADH 過剰状態が存在するため、維持輸液の組成も等張液かそれに近い張度の組成が適切になると思われる。この ADH 過剰状態を予測するヒントとして、尿中電解質から Na 濃度と K 濃度の和を求めることが役に立つ。尿（Na 濃度＋ K 濃度）が半等張（75mEq/L）以上であれば、ADH が亢進している可能性が高い。よって、このような場合には等張液に近い維持輸液の組成を心がけるべきである。他にも低 Na 血症の存在は相対的あるいは絶対的な ADH 過剰が存在する可能性が高い。（低 Na 血症の患者に低張輸液してはならない！）

維持輸液開始当初の組成は欠乏量輸液との混合となる。欠乏量輸液の投与量やスピードにもよるが、欠乏量輸液は等張液、維持輸液はストレスの少ない（ADH 分泌刺激の少ない）状況下では低張、ストレス下では等張となるので、ストレスの少ない状況下では当初の輸液組成は等張液と低張液（3 号液程度）の中間の組成（浸透圧あるいは張度）で、かつ K 非含有の 1 号液が適当と考えられる。ストレス下では等張液が適当と思われる。

維持輸液の中止の基準は、経口摂取あるいは経管栄養の十分な回復である。摂取量の程度に応じて、段階的に減らしていくのが現実的と思われる。

3. 脱水症の代表的な病態への応用

喪失体液が不感蒸泄や便だけでない場合、その喪失体液の量と質を維持輸液に反映させる必要がある。汗や胃酸は低張であるが、胆汁・膵液を筆頭に他の消化液は等張に近い組成を持ち、また HCO_3^- もかなり含有している。

嘔吐、下痢では体液喪失に伴い、著しい脱水、電解質異常、酸塩基平衡異常をきたす。経腸的な体液の補正は困難であることから、適切な輸液療法が必要になる。

嘔吐では

①胃液喪失による脱水

②胃酸喪失および Cl の喪失に伴う HCO_3^- 上昇による低 Cl 性代謝性アルカローシス

③低 K 血症

などの病態が認められる。水分の欠乏量を推定し（軽症で 1 ～ 2L、中等症では 2 ～ 4L）、まずその 1/3 ～ 1/2 量を（欠乏量輸液＋維持輸液）として（500 ～ 1000mL/ 時間）投与する。バイタルサインを見ながら、残りを 24 時間かけて投与する。乳酸などのアルキル化剤が含まれた細胞外液よりも生理食塩水で補正する方が安全である。代謝性アルカローシスに対しては Cl 投与、循環血漿量の補正により改善してくるため酸性化剤の投与は不要であるが、重篤な場合はアミノ酸液を用いると、生理食塩水に比べ Cl が多く含まれているためアルカローシスの是正に有効である。

下痢では体液とほぼ等張の消化液と Na、Cl、HCO_3^-、K を大量に喪失する。

①大量の水分喪失による脱水

② HCO_3^- 喪失による代謝性アシドーシス

③ K 喪失による低 K 血症

大量の輸液が必要になる場合が多い。乳酸などのアルキル化剤が含まれた細胞外液を中心に推定欠乏量の 1/2 を（欠乏量輸液＋維持輸液）として投与（500 ～ 1000mL/ 時間）し、バイタルサインを見ながら補正を続けていく。腸閉塞の場合も大量に腸液が失われるため、これに準じた輸液療法が適正である。

絶食・飢餓状態、発汗などにより、もっぱら水分が不足した状態では高張性脱水となる。浸透圧勾配により、細胞内は高度の水欠乏となっている。経口および経腸での水分摂取ができない重症例では欠乏量輸液として 5％ブドウ糖液など水分補給製剤を用いる。細胞内はすでに浸透圧物質が蓄積しているため、是正を急ぐと細胞の浮腫を招きかねない。そのため、重症例では Na 濃度が 50mEq/L 未満の 3 号輸液や 4 号輸液は開始時には用いてはならない。治療開始 1 日目は血清 Na 値にして、1 時間あたり 1mEq/L 以下（1 日あたり 12mEq/L 以下）のペースで低下させる程度の輸液速度が望ましい。慢性の高 Na 血症の場合は、さらにこの半分の量で補正する。

今まで述べてきた輸液の量や組成はあくまでも理論から推測されたものであり、実際の患者ではうまくいかないことも多いかもしれない。しかし、それは理論的な思考が無駄なのではなく、

重要なのは常に輸液中にモニタリングし、量や組成の不都合を早期に発見し、是正していくことである。

具体的には、体重や尿量のチェック、血圧や脈拍の測定を詳細に行い、胸部 X 線で心拡大がないことを確認したり、電解質検査結果などを確認し、輸液の量や質を毎日調整していくことが肝要である。例えば、細胞外液量過多の所見が出れば、輸液の量や総 Na 量を減らし、低 Na 血症が顕在化すれば、低張液を避けるといった具合にである。

輸液は開始したら、それでおしまいというものではなく、常にモニタリングした結果をフィードバックして輸液処方を修正することが一番大事である。

7. 脱水症状に対する輸液による補正の副作用

はじめに

適切に計画された輸液療法の効果は絶大である反面、不適切な病態の把握や誤った輸液療法は治療効果が劣るばかりか、病態を増悪させ、生命の危機を生じるほどの医原的な病状を招きかねない。本稿では、脱水に対する水・電解質異常の是正のための補液を行う際の副作用について解説する。

1. 一般的な輸液療法の注意事項と副作用

輸液療法は直接血管内に輸液製剤を投与する治療法であるため、種々の副作用が出現する可能性がある。患者の状態や必要に応じ、輸液量や電解質量が決定し投与されるが、輸液製剤や投与量、投与速度、選択した静脈路によって副作用が引き起こされたり、輸液の手技や器具による合併症も少なくない。

（1）輸液製剤の問題

輸液に伴う発熱や感染症はごく一般的なものであり、穿刺時の皮膚消毒の不十分、バイアルから輸液パックへの非衛生的な手技による混合は、清潔操作やテクニックの習熟などで防止できる。

同一部位への穿刺や高濃度液の注入による局所的な静脈炎などによる感染症がみられる。局所感染症から全身的な感染症、敗血症へと進展する可能性がある。輸液製剤を、末梢静脈あ

るいは中心静脈のどちらを用いるかの選択は、輸液製剤の浸透圧比と滴定酸度を基準にする。浸透圧比は生理食塩液を基準としており、生理食塩液の浸透圧比は 1 である。末梢静脈投与の浸透圧比の限界は 3 とされており、それ以上の浸透圧比では血管痛や静脈炎を起こすとされている。適定酸度とは、投与している輸液製剤の pH を体液と同程度の pH7.4 まで中和するために必要なアルカリの量を示す。滴定酸度が高値になるほど血管障害は強くなる。また、酸度やアルカリ度の強い薬剤を注入すると、血管内膜の損傷が起こりやすくなる。血液の pH の正常値は 7.35 〜 7.45 であり、pH4 以下または pH8 以上の輸液製剤では静脈炎の発生リスクが上昇する。輸液製剤の浸透圧は、ナトリウム濃度とブドウ糖の濃度によって決まる。電解質補正液は可及的大量のエネルギーを補給する意図が強くなり、ブドウ糖濃度を濃くしているため高張液となっている。大部分の輸液製剤は浸透圧比 > 1.10 である。高張液が静脈内に入ると、血液の方が低張浸透圧であるため血液から高張液への水分移動が生じる。著しい高浸透圧輸液の場合は、血管内の血液だけでなく血管内皮を覆う内皮細胞からも水分移動が生じ、さらに内皮細胞と結合組織にずれを生じて内皮細胞が剥離し、静脈炎を発症する。浸透圧比が 2 以上の輸液製剤は内膜損傷のリスクが高くなる。穿刺部位は出来る限り同一部位とはせず、太い静脈を選ぶことが静脈炎の発生の防止策になる。

局所の静脈炎や末梢から高濃度の輸液製剤を投与した場合、カテーテルが血管壁に接した部から血栓形成が生じやすくなる。血栓が移動すると肺動脈塞栓症の合併症が起こる危険性がある。血栓は発熱や感染症の悪循環を招き、疑われる場合にはカテーテルの抜去や先端部の培養検査が望まれる。輸液が停止すると血栓ができやすいため、静脈ライン確保を行ったら 3 滴 / 分は最低必要である。血栓を防ぐためには輸液セットからの輸血や採血を行うべきではない。血流速度が速い大静脈への留置が予防になる。日頃より一定期間でのカテーテル交換を習慣づけ、異常時の早期発見に努める。

①発熱物質

最近ではほとんどないが、1960 年代では輸液によって 10％の患者で発熱、悪寒戦慄が起こった。無菌的に調整し、同一容器・同一セットで長時間輸液を行わない限り問題にはならない。ただし、院内で独自に輸液製剤を調整する場合には使用する水の処理（逆浸透、フィルター、イオン交換、活性炭）に注意が必要である。

②異物の混入

製薬メーカーの管理が行き届いているのでほとんど問題にならないが、ときに虫の混入や異物の混入などが報告されている。混注の際に異物が入ることもあるので、なるべく避けることが望ましい。

③アレルギー反応

輸液製剤に含まれる薬物、消毒薬、あるいは回路のプラスチックからの溶解物質などによってアレルギー反応が起こる場合がある。末梢血中の好酸球数が参考になる。

（2）輸液法・手技上の問題

投与量や投与速度による誤りは医原的な副作用であり、極力避けなければならない。これは輸液製剤や患者の病態を考慮して決められるものであり、医学的な知識を必要とする。腎不全や心不全あるいは高齢者に対しては投与量や投与速度を慎重にしないと、肺水腫や心不全の増悪を招くことになる。

①投与量

欠乏量を計算し投与するが、欠乏量すべてを1日で投与することは心血管系に負担がかかるため避ける。安全係数の1/2を掛けた値を初日に投与する。欠乏量の半分と維持輸液量を加えて1日の投与量とし、12～24時間かけて緩徐に投与すると副作用を軽減できる。水分欠乏量は、体重から推定する方法、Htや総タンパク、血清Na濃度を用いる方法がある。もちろん投与量はこの欠乏量に安全係数の1/2を掛けた値である。

②輸液速度

個々の患者の原因疾患や病態を考慮して決定する必要があり、輸液内容の違いによっても速度は異なる。規定する条件と因子は、輸液の目的、基礎疾患、病態、心機能・腎機能の程度、輸液内容、輸液の経路である。輸液速度の決め方として、2のべき乗の法則がある。この法則が全ての患者に当てはまるわけではなく、総合的に判断して決定する必要がある。

電解質の最大投与速度は、Na、HCO_3^-が100mEq/時間で、K、Ca、Mg、NH_4は20mEq/時間である。補正用の電解質液（塩化カリウム液など）は、20mEq/20mL（1アンプル）になっているため、必ず輸液に混合（希釈）して投与する。

脱水時には体液量欠乏を補正するために急速輸液を行うが、尿量が30mL/時間以上になれば投与速度を落とす。急速投与は500～1000mL/時間である。

表59 2のべき乗の法則

名称	輸液速度	mL/分	滴数/分	mL/時	適用
第0度	Very slow	1	20	60	小児・高張液など
第1度	slow	2	40	120	維持輸液
第2度	moderate	4	80	250	維持輸液と補充輸液
第3度	rapid	8	160	500	補充輸液
第4度	Very rapid	16	320	1000	緊急輸液
第5度	Extremely	32	640	2000	緊急輸液

2. 輸液製剤自体による副作用

（1）電解質輸液剤

①等張性輸液剤

いわゆる細胞外液と等しい浸透圧を有しており、日常臨床においてよく使用される輸液製剤の一つである。これらの輸液製剤を単独に長時間使用すると、自由水の供給がないことから高ナトリウム血症、高クロール血症を示す。ハルトマン液は細胞外液に最も類似した組成を有しているが、本剤 500mL 中には約 3.8g の NaCl を含有している。生理食塩水 500mL 中には約 4.5g の NaCl を含有する。Na を補給するうえでは効果的であるが、過剰投与は Na 負荷になり、心不全や腎不全、肝硬変などの浮腫性疾患においては注意する必要がある。生理食塩水にはアルキル化剤は含まれておらず、Cl 濃度は非生理的である。胃液喪失時の適応になるが、アシドーシスのある場合には問題となる。これに対して、ハルトマン液では乳酸が 27mEq/L 含有されており、体内代謝によりアルカリ化作用を示すが、肝不全や末梢循環障害、高度の低酸素血症など、乳酸の代謝が障害されている場合には乳酸性アシドーシスの原因となる。

②低張性複合電解質輸液剤

開始液や維持液と名称のつけられた総電解質濃度が低張性（215mOsm/kg H_2O）の輸液剤である。これらの製剤につけられている名称は一般的な軽度脱水症の治療には便利であるが、名称にとらわれて使用法を制限してしまっている場合、あるいは誤って使用してしまう場合などがある。維持液と称される輸液製剤も単独で使用（2000mL）するのであれば問題はないが、熱量の点を考えて糖液を併用してしまうと、血清ナトリウム濃度は低下し、途端に維持液としての働きをなくしてしまうことになる。これらの輸液製剤は本来小児用として開発されたものであり、成人に長期間単独投与を継続すると低ナトリウム血症の原因となる。

③単純電解質輸液製剤

Na、K、Ca、アルキル化剤および酸性化剤の種類がある。いずれも高張性であり、単独投与は不可であり、他の輸液製剤と混合して使用する。とくにカリウム、カルシウム剤は希釈して使用しなければ生命の危険がある。また、カルシウム剤と重曹剤との混合は禁忌である点に注意しなければならない。

i) Na 輸液剤

Na 欠乏、水中毒、低塩症候群などが適応である。急速かつ、過剰な投与は循環器系への負荷になり、浮腫や高血圧、心不全、肺水腫を引き起こすことになる。このため、バイタルサインのチェックや CVP の定期的測定を行い、慎重に観察することが大切である。

ii) K 輸液剤

K 欠乏、維持輸液療法の K 調整、ジギタリス中毒などに使用される。K は急激な血清濃度上昇によって心室性不整脈を起こし心停止に至る。投与にあたっては、尿量（＞ 30mL/分）のあること、投与速度（＜ 20mEq/ 時）、投与量（＜ 100mEq/ 日）、投与濃度（＜ 40mEq/L）に注意して使用し、高カリウム血症の発生を招かないようにする。血管痛や心電図、血清濃度の測定などのチェックが必要である。K 製剤には、KCl 剤と有機酸 K 剤の区別があるが、大量に投与する時は患者の酸塩基平衡の状態にも注意して用いる。アシドーシスには有機酸 K 剤、アルカローシスには KCl 剤がよい。

iii) Ca 輸液剤

低カルシウム血症、テタニー、K 中毒、維持輸液療法における補給などが適応である。急速投与は心臓の調律異常を招く恐れがある。また、血管外に漏れると壊死の危険がある。

iv) アルキル化剤

重曹（NaHCO_3）が一般的に用いられる。アシドーシスに適応があるが、急速大量投与は Na 過剰、過度のアルカローシス、テタニー誘発、低カリウム血症、換気の抑制を招く。

v) その他の単純電解脂質

リン酸二カリウム液と塩化アンモニウム剤がある。前者は高熱量輸液時にしばしば出現する

低リン血症に対して使用される。リン負荷と同時に K 負荷になるため、K 輸液剤の使用における注意事項に従って用いなければならない。後者の使用頻度はほとんどないが、高度のアルカローシスが適応であり、腎不全や肝障害時にはアンモニア中毒の危険があるので禁忌である。

（2）血漿増量剤

①膠質輸液剤

低分子デキストラン製剤は、乏尿時には尿細管閉塞、腎機能障害に注意が必要である。Na 含有量も多く、肺水腫や心不全の原因になったり、ときには出血傾向の出現がある。

②浸透圧輸液剤

本来の目的が浸透圧利尿にあるので、脱水症、低ナトリウム血症や低カリウム血症などを出現させる。利尿がつけばよいが、利尿反応がない時には循環血漿量の増大を招き、心不全の危険がある。

　患者が重症になればなるほど、多種多様な輸液療法が行われる。輸液が実施されると、その効果判定と同時に適切な輸液治療が継続されているか、あるいは副作用などの異常所見がないかをチェックしていく必要がある。これは、症状や身体所見および検査成績などにより総合的に評価し、経過観察していく必要がある。輸液療法の効果を最大限に引き出すために、一つひとつの輸液が、何を目的にどのくらいの量でいつから行われているのかを把握し、薬剤の知識と起こり得る合併症を念頭におくことが合併症を防止するには必要である。

8. 脱水症状に対する輸液による補正の判断基準（ペーパーシミュレーションを含む）

はじめに

人口の高齢化に伴い、入院患者の60%近くを70歳以上の高齢者が占めている。加齢とともに細胞内液の貯蔵庫である筋肉量が減少し、体内水分量は低下する。体内水分量の低下は脱水に対する予備能の低下につながり、潜在的な脱水症を有する患者は増える一方である。このため輸液を受ける患者も増え、その期間も長期にわたる場合が少なくない。このような高齢患者に不適切な輸液をすると、容易に脱水・水過剰、電解質異常をきたし、基礎疾患をも悪化する恐れがある。例えば、足背や側腹部に浮腫を認めるからと、浮腫に目を奪われて体内の実質的脱水の状況を看過してはならない。安易に利尿剤を投与すると、脱水状態が助長され、最悪の結果に終わる恐れもある。本稿では脱水症をその病歴や身体所見、検査所見に基づいて分析、診断し、的確な補液を行えるように実際の症例をあげて解説する（表60）。

表60 体液量減少（volume depletion）の身体・検査所見

	脱水の指標
身体の所見	体重減少、腋窩乾燥、毛細血管再充満時間（中指）（>4秒）皮膚ツルゴール（前胸部）の低下、口腔粘膜乾燥、舌乾燥、眼球陥没
バイタルサイン	起立性低血圧（ΔHR>30/分↑, ΔDBP>15mmHg↓）頻脈（>100/分）血圧低下（SBP<80mmHg）
循環モニタリング	CVP<5cmH$_2$O、IVC径呼吸性変動あり collapse 動脈圧モニターにて呼気時の動脈圧のベースから5mmHg以上の低下
検査所見	尿Cl低下（<20mEq/L）、FENa<1%、FEBUN<35% 相対的な血液Ht/Alb/BUN/浸透圧の増加、BUN/Cr>20、尿Osm>500mOsm/L、尿比重>1.020

『体液電解質異常は直接の死因となることは少ないが、数々の合併症の誘因となり得る。特に、病状が重く、心肺腎機能が低下している場合は重要である。適切な輸液療法は基礎疾患を患者が克服できる環境を整える意味で、例えば肺炎の治療の一環として、排痰をよくしたり、換気を補助したりすることと何ら変わりがない。』との言葉がある。

輸液は本当に必要な場合にのみ、必要な量だけ行われるべきである。漫然とした輸液・ルーチン化した輸液は医療資源の無駄であるばかりか、患者の状態によっては多くの合併症（体液量過

剰、低 Na 血症など）をもたらし、患者の ADL や QOL を低下させる重要な原因となっている。

　以下に症例を挙げ、脱水症の診断やその程度の判断の手順から、輸液療法の進め方を理論的に解説していくので、参考にして頂きたい。

＜提示症例1＞

　72 歳の男性、心疾患の既往なし。肺炎にて入院となった。入院時の血圧は 105/60mmHg（外来血圧は 130 〜 140/70）であった。頸静脈はやや虚脱していた。体重は元々 53kg だったが、入院時は 50kg に減っていた。入院時の食事摂取は 3 割程度であまり食欲はないとのことであった。尿量は不明で肺炎のため、炎症所見は強く、血清 Na 濃度は 132 mEq/L であった。

　本症例における思考プロセス（第 4 章第 3 節 1 項、6 項 を参考にして）

　本例ではまず、体重減少、相対的な血圧低下、頸静脈の虚脱を認めることより、細胞外液を中心とする体液量の減少があり、これに対する欠乏量輸液が必要である。欠乏量輸液の組成の基本は生理食塩水であるが、乳酸リンゲル液などでも大きな間違いはない。水分欠乏量 = 0.6 ×（病前体重－現在の体重）= 0.6 ×（53 － 50）= 1.8（L）で、この 1/3 〜 1/2 を 1 日で補うとすると、600 〜 900mL となる。現在、経口摂取が十分でない状態であり、これに必要な維持輸液を加えたものが開始輸液となる。維持輸液の量としては、輸液量 = 2000mL ＋（体重－ 60kg）× 25mL と考えると、体重 50kg なら 1750mL と推定され、3 割程度の食事摂取があるとのことであり、半分程度の 800 〜 900mL 程度でよいであろう。ショックはないので、開始輸液量は 1400 〜 1800mL となり、輸液開始速度としては 60 〜 75mL/ 時間で開始し、適宜増減すれば良いと思われる。このうち、維持輸液の細胞外液分布分はとりあえずは差し引いて投与して、心不全の問題が少なそうであれば、徐々に輸液量を上げていけばよい。もし、若い人で心機能の心配がなければ、この分を差し引くことは考えなくてもまず問題ない。組成はかなり患者のストレスが高い場合（中等症〜高度）や低 Na 血症例、尿（Na+K）高値の場合などは ADH 過剰状態が存在するため、維持輸液の組成も等張液かそれに近い張度の組成が適切になると思われる。3 号液レベルの低張液は避け、等張液か最低でも 1 号液とすべきである。軽症例では、3 号液程度でよいが、尿量がわからない場合や腎機能低下が疑われれば、K 非含有とすべきであろう。この処方はあくまでも理論的な推定で行っており、常にバイタルサイン、体重、身体所見、血液尿検査でモニタリングをして、処方の修正が必要であることは言うまでもない。

　血圧が元の血圧の 1 割減くらいまで上昇（収縮期圧で外来レベル± 10 程度）し、尿量が

1000mL（20mL/kg）程度まで回復し、病前から減少した体重の6割分（体液分に相当）の体重増加（1.8kg）、CVP が 10cmH$_2$O（8mmHg）以上が得られれば、「循環動態の安定」が得られたと判断し、欠乏量輸液を中止する。維持輸液は食事摂取が8割程度可能となった時点で中止する。

＜提示症例2＞

　85歳の女性、変形性膝関節症のため ADL は低下し、室内で生活していた。3日前から微熱と咳があり、食欲低下がみられた。今朝から集中力散漫で呼びかけに対する反応が低下していると、家族に付き添われて救急搬送された。頭痛、嘔気、嘔吐、下痢はなく、明らかな麻痺も認めなかった。体重 50kg、血圧 120/68mmHg、脈拍 80/分、体温 37.8℃、口腔内の乾燥あり。外頸静脈は虚脱していた。皮膚のツルゴール低下はなし。毛細血管再充満時間の延長あり。尿検査は比重 1.015、尿浸透圧 534mOsm/kg H$_2$O、尿タンパク（－）、尿潜血（－）で、血液検査は Na 153mEq/L、K 3.2mEq/L、Cl 116mEq/L、BUN 35.2mg/dL、クレアチニン 1.3mg/dL、血糖 180mg/dL、血漿浸透圧 324 mOsm/kg H$_2$O であった。

　本症例における思考プロセス（第4章第3節1項、6項 を参考にして）

　本症例では口腔内が乾燥し、外頸静脈が虚脱し、毛細血管再充満時間が延長していることから体液量は減少している。身体所見上、脱水状態であると判断できるため、欠乏量輸液が必要である。高齢者では皮膚のツルゴールはあまり当てにならない。

・血漿浸透圧は 324 mOsm/kg H$_2$O であり、これは実測した血清の Na、血糖値、BUN から計算した推測式から求められる値 ＝2 × Na+ 血糖 /18+BUN/2.8=306+10+12.6=328.6 とほぼ等しい。

・BUN/Cr 比 =35.2/1.3=27.0（＞ 25）、血清 Na 値は 153 mEq/L であり、Na 上昇に伴う高張性脱水と判断できる。

　血漿浸透圧が上昇しているため、水は細胞内から細胞外へと移動する。そのため、細胞内脱水が生じていると考えられる。高齢者では、精神的要因、食事の影響、舌咽反射の異常などが関与し、口渇中枢の閾値が高値にシフトしているため、血漿浸透圧が上昇しても口渇感が増強せず、飲水行動が遅れるので、高 Na 血症になりやすい状況がある。

・本症例において第4章第3節1項より血漿浸透圧から抗利尿ホルモンであるバソプレシン（ADH）分泌量を推定すると、

ADH 推定分泌量 =0.38 ×（血症浸透圧− 280）= 0.38 ×（324 − 280）= 16.72pg/mL ----- ①となる。

実際の血症浸透圧と尿浸透圧から分泌された ADH 濃度を予測すると、

ADH 分泌量の予測式 =1.7 ×尿浸透圧／血症浸透圧 =1.7 × 534/324=2.80pg/mL----- ②と①、②に大きな隔たりがあり、下垂体からの ADH 分泌不全があると考えられる。

　水代謝に関与する ADH の分泌調節において、容量受容体を介する ADH の分泌感度は加齢とともに低下する。よって、口渇中枢の刺激による飲水行動も低下していく。他方、レニン - アンジオテンシン - アルドステロン系の分泌も加齢とともに減弱するので、腎を介する Na 再吸収や K、H^+ の排泄は低下していく。これらにより、本症例を含めて高齢者では水代謝異常、血清 Na 異常が生じやすい状況にある。したがって、高齢者は閉め切った室内で暑さを感じず、皮膚や舌もからからなのに口渇感を感じず、知らない間に脱水が進行しているということが往々にしてあるのである。

・加えて本症例では咳に伴う微熱が 3 日前から続いたことが、発汗の亢進、不感蒸泄の増加を招き水分喪失が大きくなったものと思われる。ゆっくりとした慢性の発汗では電解質の喪失は比較的少ないことを第4章第3節2項 で述べた。不感蒸泄は、通常 15mL/kg/ 日であるが、体温が 1℃上がると不感蒸泄は 15%増加するとされる。50kg の人が、38℃になると約 30%増加していると仮定すると、本症例での不感蒸泄による水分喪失 =15 × 50 × 1.3=975mL/ 日となる。大きな水分喪失と相対的に少ない電解質喪失が、高張性脱水を助長したものと推測される。

　治療としては高 Na 血症による高張性脱水の治療である。循環血漿量は比較的保たれ、血圧も安定しているが、水の移動は細胞内から細胞外へと起こり、細胞内脱水が著明であると予想される。高 Na 血症は中等度で、循環動態は安定しており、細胞内外の水分の移動により緩衝され、細胞外液の減少は軽度であると予想されるので、欠乏量輸液として 5%ブドウ糖液を主体にした水分補給製剤が基本となる。細胞内はすでに浸透圧物質が蓄積しているため、是正を急ぐと細胞の浮腫を招きかねない。重症例では Na 濃度が 50mEq/L 未満の 3 号輸液や 4 号輸液は開始時には用いてはならない。治療開始 1 日目は血清 Na 値を 1 時間あたり 1mEq/L 以下のペースで下げることを目標にする。欠乏水分量を血清 Na 値から予測すると、

水分欠乏量 = 体重（kg）× 0.6 ×〔現在の血清 Na 値（mEq）／ 140 − 1〕

= 50 × 0.6 ×（153/140 − 1）=2.8（L）

これに安全係数 1/3 〜 1/2 をかけると、欠乏量輸液は 900 〜 1400mL/ 日（40 〜 60mL/ 時間）程度が必要となる。維持輸液量を推定式から予測すると、

維持輸液量 = 2000mL ＋（体重 − 60kg）× 25mL = 2000 ＋（50 − 60）× 25 = 1750mL となる。

本症例では衰弱が激しく、経口摂取は期待できないため、維持輸液量はそのまま投与するものとする。よって欠乏量輸液＋維持輸液量として、5％ブドウ糖液（あるいは維持輸液として生理食塩水を用い、5％ブドウ糖液＋生理食塩水として）で 110 〜 130mL/ 時間程度で開始輸液を行う。欠乏量輸液を中止するタイミングは循環動態の安定した時点であるが、本症例では病前の体重や血圧、心拍数が不明であり、①尿量が 20mL/kg 体重 / 日以上が維持されるか、② CVP が 10cmH$_2$O（8mmHg）以上に保たれた時点を中止の目安とする。

血清 Na 値が補正され、欠乏量輸液を終了した後、維持輸液の組成としては低張液が適当である。腎機能は軽度低下しているが K は低値のため、尿量を見ながら 3 号液などが検討される。しかし、本症例も高度のストレス下にあると考えられ、ADH 過剰状態が存在するため、維持輸液の組成も等張液かそれに近い張度の組成が適切になると思われる。経口摂取が可能になれば、摂取量の程度に応じて、段階的に維持輸液量を減らしていく。

これらの思考プロセスによる投与量は推定に基づくものなので、誤差が生じている可能性は大いに考えられる。また、病態は刻々と変化するものであり、患者の状態、データをモニタリングし、再調整していくことは当然である。

9. 脱水症状の程度の判断と輸液による補正のリスク（有害事象とその対策等）

はじめに

脱水の輸液治療は欠乏している体液電解質を補充し、正常な状態に戻すための欠乏量輸液（是正輸液）と生理的体液喪失や継続する病的喪失を補う維持輸液に分けられる。輸液治療にあたって、病歴、身体所見、検査所見などから①何が欠乏しているか、②どれくらい欠乏しているかを適切に評価すべきであり、漠然とした輸液は医原性の病態を作り出しかねない。また、治療を開始した後も、正しい速度で治療が正しい方向にむかっているかどうかを確かめ、経時的に病態を評価し続けていくことが重要である。本稿では脱水に対する輸液治療にまつわる補正の際に起こり得るリスクについて解説する。

脱水の治療として、補液を行う場合に問題になるのは補液の

・種類

・投与量

・投与速度

である。補液の種類、投与量に関しては、各種の病態において 4 章 2 節 6 項 で詳しく述べた。脱水の補正で起こりうる有害事象には、同時に電解質異常、特に血清 Na 値の補正に関わるものが多い。血清 Na 値、もしくは血漿浸透圧を補正する際の正常化のスピード、期間もしくは総投与量が問題になる。

1. 低張性脱水（低 Na 血症）の急速な補正

低 Na 血症が存在すると血漿浸透圧も低下し、血清 Na 値が 120 mEq/L 以下になると何らかの神経症状が出現すると言われているが、必ずしも血清 Na 濃度によって神経症状の重症度が決まるものではない。その絶対値よりも低下の速度に左右される。ゆっくり起こった低 Na 血症では、徐々に水が細胞内に移動し神経細胞内液、外液での水バランスは調整されているので、神経症状も軽微なことや無症状のこともある。しかし、急激に低 Na 血症が生じた場合は、一気に水が細胞内に移動するため神経症状が重症化しやすい。

（1）急速発症型（48 時間以内）

急速発症型では神経症状が強い場合もあり、補正の目標 Na 値は 130mEq/L 前後においてもよい。1 時間当たり Na 値の上昇速度は 1 ～ 2mEq/L とするが、1 日での Na 上昇値は 10mEq/L までにしておく。

（2）慢性発症型（72 時間以上）

慢性発症型では、当初の目標 Na 値を 120mEq/L におく。血清 Na 値 120 mEq/L まで補正されると、意識レベルは落ち着くからである。1 時間当たり Na 値の上昇速度は 1mEq/L とする。1 日での Na 上昇値は 8mEq/L までにしておく。血清 Na 値が低いことに驚いて急速に補正したり、140 mEq/L を目標値にすると過剰治療になり、神経細胞内から細胞外に水が急速に移動するため、細胞が脱水に至り、死亡する。特に橋中心髄鞘崩壊症 central pontine myelinolysis が生じると致命的になる。補正によって、一時的に意識レベルは回復するが、その後、脳橋に脱髄を生じ、意識低下、嚥下障害、運動障害、けいれんなどを起こす。発症時期が不明な低 Na 血症は、慢性型として取り扱った方が間違いが少ない。

2. 高張性脱水（高血糖など）の急激な補正

高血糖に伴う以下の病態では生理食塩水が基本になる。

①糖尿病性ケトアシドーシス

②糖尿病性高浸透圧脳症

①、②両者の鑑別は、尿ケトン体の検出、血液ガス分析でアニオンギャップ増大を伴う代謝性アシドーシスが存在すれば、糖尿病性ケトアシドーシスと診断可能である。以上の2つに異常がなければ、高浸透圧脳症と診断できる（神経細胞内の脱水）。高血糖による浸透圧利尿が水分の排泄を増加させ、血液が濃縮され血清 Na 値が上昇する。血液濃縮により、さらに血漿浸透圧が上昇し、細胞内の水分が血管内に移動する。再度浸透圧利尿によって尿中への水分排泄が増えるという悪循環に陥っている。

脱水状態に対しては生理食塩水を1時間で1L 投与し、その後血圧を測定しながら 200～300mL/ 時間で持続投与する。補正当初は高浸透圧状態であり、生理食塩水でも十分薄めることができる。生理食塩水と5％ブドウ糖液を交互に投与するなら、1 号維持液でも代用できる。高血糖の治療としてのインスリン投与が必要であるが、ほとんどの場合、脱水を補正できれば、血糖値は速やかに降下し始める。インスリンを投与すると細胞内にブドウ糖が移動するに伴い、K も細胞内に移動するため、低 K 血症が容易に生じる。低 K 血症は不整脈の原因となるため、積極的に補う必要がある。アシドーシスに対して、重炭酸（メイロン）の投与はケトン体の産生を増やすことがわかっており投与すべきでない。高 Na 血症を伴う高張性脱水の補正は5％ブドウ糖液が基本になる。

細胞内にはすでに浸透圧物質が蓄積しているため、大量輸液や急速点滴で血清 Na 値を急激に下げたり、大量のインスリンを用いて急激に血糖値を下げ、是正を急ぐと細胞の浮腫を招きかねない（脳細胞浮腫によるけいれんの原因となる）。治療開始当初は血清 Na 値にして、時間1mEq/L 以下のペースで低下させる程度の輸液速度が望ましい。

3. 医原性の低 Na 血症

Na 摂取量が低下した時に、腎臓が Na を尿中に排泄しないようにする能力は優秀なので、通常では維持輸液における Na 投与量は 60mEq / 日程度で十分である。しかし、等張性脱水が顕著な症例では、体内水分量とともに体内 Na 総量が大きく減少しており、ここに3号維持液などの低張液を大量投与または長期にわたり投与すると、循環血液量が満たされるとともに血液が薄められ、医原性の低 Na 血症をきたす。高齢者をはじめ腎機能が低下している患者に、尿よりも

低張な輸液を投与すると、摂取量に見合った量の低張尿（希釈尿）を作らなければならない。希釈尿の生成には、抗利尿ホルモン（ADH）が適切に抑制されることが必要だが、入院患者は侵襲によるストレス、薬剤の曝露によって、ADH はむしろ過剰に分泌されやすい傾向にある。入院中に高頻度で見られる低 Na 血症の多くが、維持輸液といわれる低張液の漫然投与によるものである可能性が問題視されている。症状のない低 Na 血症でも、高齢者では歩行が不安定になったり、認知機能が低下し、転倒の危険因子になることが分かっている。また、低 Na 血症によって、入院期間が延びるとの報告もある。

4. 鑑別が難しい特異的な低 Na 血症の存在

　高齢者の低 Na 血症の病態として、抗利尿ホルモン分泌異常症候群（syndrome of inappropriate secretion of ADH; SIADH）の他に、その類似疾患として鉱質コルチコイド反応性低 Na 血症(mineralocorticoid responsive hyponatremin of the elderly; MRHE)がある。MRHE は salt-wasting 症候群で、SIADH とは基本的に病態が異なる。MRHE は体液量の増減が 10％以内である点で、ADH の過剰分泌による SIADH とは異なっている。SIADH は体液量の増加から水分制限が必要となるのに対し、MRHE では逆に軽度の脱水を伴うため水分制限は脱水を悪化させ、脳梗塞を引き起こす可能性があり危険である。鉱質コルチコイド（フルドロコルチゾン）の投与により、血清 Na 濃度は改善する。MRHE と SIADH は治療上、相反した管理となるため、鑑別が必要である。体液量の違いの他は、低 Na 血症、低浸透圧血症、尿中 Na 排泄増加などは、ほぼ同じ動態を示すことから、実際のところ鑑別は困難を極める（表 61）。石川らは高齢者の低 Na 血症（130mEq/L）の約 1/4 を MRHE が占め、SIADH は従来考えられていたほど多くないと報告している。

表 61 SIADH と MRHE の類似点と相違点

	SIADH	MRHE
類似点	低ナトリウム血症、低浸透圧血症、高張尿、腎機能正常、副腎機能正常、血漿 AVP 上昇、浮腫なし、低尿酸血症	
相違点	脱水なし	軽度体液量減少所見あり
	血漿レニン活性低下	血漿レニン活性抑制
		低血圧傾向、血清 K 正常上限
		循環血液量低下
		フルドロコルチゾン反応性

5. 浮腫のある患者への等張液の大量投与

うっ血性心不全、非代償性肝硬変、ネフローゼ症候群などの患者では有効循環血液量が低下するが、細胞外液全体は過剰な状態にある。これらの患者に低 Na 血症を認めるからといって、等張液を大量に投与すると細胞外液をさらに増大させて病態を悪化させる危険性がある。

6. 輸液が先か？排尿が先か？

例えば、脱水による腎機能障害や尿量低下を認めて、バランスシートを用いて輸液計画を立てて輸液治療を行っている場合には、輸液治療に反応して尿量が増えるはずである。その結果から次の輸液計画を立案して、治療を継続することになるが、まれに、尿を多量に認めるために大量の輸液が必要なのか、輸液を大量に投与しているために多量の排尿を認めているのか判断に難渋することがある。そのような場合には、多尿の鑑別が必要になったり、輸液量を段階的に減じて尿量の反応をみることが必要になる。

7. キット製剤の注意点

完全静脈栄養患者、つまり水分および栄養を点滴でのみ補給している患者、特に高齢者では、高血糖、代謝性アシドーシス、高 K 血症などに注意する。これらのキット製剤は、管理の都合上、1 日 1 バッグとして投与される機会が散見される。このような投与法では、体重当たりの投与量が一定しないばかりか、1 日 1 バッグでは投与量が少なすぎたり、低体重の高齢者や心機能や腎機能障害者には過剰投与になる危険性がある。

重篤な状態の脱水患者、特に高齢者への輸液療法は、本来は詳細な病態評価と綿密な治療計画が治療の成否の鍵になるが、病態いかんではその余裕がないままに初期輸液の開始となる機会も多い。当初の輸液の選択や投与量が正しいに越したことはないが、病態は刻々と変化し、必要な輸液の質と量も変化していくなかで、最初の輸液の適否だけでなく、開始後に起こり得る変化をいち早く察知し、適切に軌道修正できることのほうがはるかに重要である。

【参考文献】

1）木村時久 . 高ナトリウム血症 . 井村裕夫 , 他編 . 最新内科学体系 12, 間脳・下垂体疾患 - 内分泌疾患（1）. 中山書店；1993

2）Schrier RW、et al. Osmotic and nonosmotic control of vasopressin release. Am J Physiol 1979;236:F321-32

3）Rennke HG, Denker BM, Renal Pathophysiology:The Essentials, 2nd ED. 水・ナトリウムの調節 . 黒川 清監訳 . 体液異常と腎臓の病態生理、第 2 版 . メデイカル・サイエンス・インターナショナル ;2007.pp30-60

4）十河 剛ら；小児の感染性疾患にともなう脱水症の病態と治療 . 臨床栄養；Vol.125 No.3 2014 9:267-274

5）Molla AM. Rahman M, Sarker SA, et al.Stool electrolyte content and purging rates in diarrhea caused by rotavirus, enterotoxigenic E coli, and V. cholera in children.J Pediatr 1981;98:835-8)

6）Meyer F,Ba-O-O,MacDougall D,et al. Sweat electrolyte loss during exercise in the heat : effect of gender and maturation. Med Sci Sports Exerc 1992;24:776-81)

7）谷口英喜：ここが知りたい" かくれ脱水"（pre-dehydration）の概念と発見法；臨床栄養：Vol.125;No.3 2014. 9;308-309

8）Sinert R, Spector M, :Evidence-based emergency medicine/rational clinical examination Abstract. Clinical assessment of hypovolemia. Ann. Emerg Med. 2005;45:327-329)

9）Steiner M.J, DeWalt D.A, Byerley J.S,:Is this child ehydrated? JAMA 2004;291:2746-2754)

10）McGee S, Abernethy WB 3rd, Simel DL. The rational clinical examination. Is this patient hypovolemic? JAMA 1999;281（11）;1022-9

11）Small Ruminant Reseach 37;243, 2000

12）下澤達雄、有馬秀二：輸液・電解質・酸塩基平衡 . 病態のとらえ方とトラブルシューティング 50 症例 2013 74-84

13）北岡建樹：輸液療法の知識 147-153

14）柴垣有吾：輸液処方の基本：レジデントノート Vol.9 No.10;2008 1441-1455

１５）松浦厚子「投与速度・量・濃度・補正輸液・合併症」『呼吸器・循環器急性期ケア』日総研出版、2013

１６）石井はるみ「輸液の合併症の種類とその予防・対処のポイントは？」（道又元裕編『超急性期の輸液管理 Q&A』）日総研出版、2011

１７）飯野靖彦著『一目でわかる輸液 第 2 版』メディカル・サイエンス・インターナショナル、2005

１８）日本静脈経腸栄養学会、NST プロジェクト実行委員会編『やさしく学ぶための輸液・栄養の第一歩』大塚製薬株式会社、2001

１９）越川昭三著『輸液』中外医学社

２０）北岡建樹著『チャートで学ぶ輸液療法の知識』南山堂

２１）今井祐一：酸塩基平衡、水・電解質が好きになる. 羊土社 2015 10 版

２２）柴垣有吾：輸液処方の基本：レジデントノート Vol.9 No.10;2008 1441-1455

２３）Ishikawa Se, et al. Close association of urinary excretion aquaporin-2 with appropriate and inappropriate arginine vasopressin-dependent antidiuresis in hyponatremia in elderly subjects. J Cli Endocrinol Metab 2001;86:1665-71

第5章

感染に係る
薬剤投与関連

共通して学ぶべき事項

1. 感染症の病態生理

　医療を提供する上で留意すべき事は、処置（手術や透析など）や使用する感染リスクの高い器具（中心静脈カテーテル、尿路カテーテル、人工呼吸器など）などの医療行為が原因となって引き起こされる医療関連感染を防止することにある。慢性期医療の対象の多くは高齢者であることから、慢性基礎疾患を複数抱えているため、感染症のリスクが高く、加えて症状が非特異的で診断が難しい。このことが診断の遅れ、治療の遅れ、予後の増悪につながる。また、高度医療を受けた患者や在宅系からの入院患者は過去の入院歴から、耐性菌や細菌に感染している上に、継続的な医療処置を受けるケースが多い。慢性期医療における感染症のあり方は、急性期医療の感染症とは異なる部分が多く存在するため、その特性を理解し、急性期との差異を認識することが重要となる。

　感染とは、自然界あるいは動物やヒトの体表面などに存在している病原体となる微生物が、生理的開口部（気道・消化管・生殖器など）や創傷部位から宿主の体内に侵入し、増殖することをいう。また、それが原因で臨床症状が現れた場合に、感染症とよぶ。

　感染が起こるためには①病原体に十分な毒力がある②感染症を引き起こすための十分な毒素量がある③侵入した微生物が宿主内で増殖できる④感染経路がある⑤病原体の侵入口が開かれている⑥宿主側に感受性がある、などこれら6つの条件が全て揃った時に感染が成立する。

　ヒトに病原性を示す微生物には、細菌・ウイルス・クラミジア・リケッチア・マイコプラズマ・真菌・原虫などがあり、それらの病原性機序は様々であるが、宿主に感染症を引き起こすかどうかは、微生物の病原性の強さと宿主側の抵抗力に影響される。自然界には多くの微生物が存在するが、ヒトには生体防御機構（免疫応答）があるため、大半の微生物が体内に侵入しても定着・増殖することができない。しかし、なんらかの病的状態に陥り、抵抗力が減弱している場合、重篤な感染症を引き起こす。また、感染し発症に至る場合を顕性感染、感染しても症状を呈さない場合を不顕性感染（キャリア・保菌者）と区別される。病原体が体外に排除された状態が治癒であり、治療後宿主はその病原体に対する特異的な免疫を獲得する。これを獲得免疫と呼ぶ。また、症状がないまま感染（保菌）が継続することを持続感染（潜伏感染）という。

　細菌やウイルスに感染すると、感染防御反応の現象として炎症が起こる。炎症の4徴候には、発赤・熱感・腫脹・疼痛があり、その流れは以下の2点である。

　①何らかの刺激により血管が一時的に収縮した後拡張し血管透過性が高まり、血漿などの液体成分が漿液として滲出し炎症性水腫となる。

　②①に続き血管反応が起こり、好中球・リンパ球の順に血管内皮に付着し血管外へ流れ出て、

感染症の原因微生物を標的とし病巣へ移動する（遊走）。病巣では微生物を貪食し感染防御がおこなわれる。

発熱を例にとると、その機序は、マクロファージ、好中球などの白血球が反応し、サイトカインという物質（IL[インターロイキン]-1、IL-6、TNF[腫瘍懐死因子]-α、MIP[マクロファージ炎症タンパク]-1 など）を産生する。サイトカインが血流を介して脳に達すると、脳内メディエーターである PG（プロスタグランジン）E_2 の産生を促し、PGE_2 が視床下部にある体温調節中枢に作用して発熱する。かぜの原因となるウイルスは熱に弱く、発熱により増殖が抑制される。また発熱により白血球の働きが活発化し、貪食能が増し免疫応答も活発化される。発熱は生体防御機構であることから、安易に解熱させないほうが感染の抵抗に有利と考えられている。

感染症を疑う症状や所見として、一般にみられる炎症反応所見と感染臓器ごとの特徴的な症状・所見がある。炎症反応所見としては、全身症状（発熱や全身倦怠感など）、血液所見（CRP、赤沈亢進など炎症マーカー、白血球異常など）があり、細菌や寄生虫感染では好中球が増え、ウイルス感染ではリンパ球が増える。一方、感染臓器ごとの特徴的な症状・所見では、中枢神経（髄膜刺激症状、頭痛）、呼吸器（咳、喀痰、胸痛、湿性ラ音など）、消化器（嘔吐、下痢、消化不良）などがある。1 種類の病原体が感染経路や感染臓器の違いによって複数の感染症の原因となる。また、病原体の種類は異なっても、病原体由来の物質が免疫系を刺激し全身性炎症反応を引き起こした状態を敗血症といい、心内膜炎や留置カテーテルが原因病巣となることが多く、さらに循環不全を伴うときは敗血症性ショックとなる。

感染症が原因の発熱の多くは尿路感染か肺炎であるが、最も多いのは尿路感染であり、予後が最も悪いのは肺炎である。発熱は感染症以外に、褥瘡感染、カテーテル感染、自己免疫疾患、悪性腫瘍、内分泌系、中枢神経系、化学物質など原因は多くある。感染症治療は感染臓器を確定することと、その原因となる微生物、病態生理を考慮することが重要となる。発熱患者・感染症を疑う患者への基本的アプローチとして①問題の臓器は何か②原因微生物は何か③感染症治療薬は①と②の整理に基づいているか④感染症の悪化・改善の判定は臓器特異的であるか（体温・白血球数・CRP のみを判断材料としていないか）の 4 つの柱を各論的に整理する。発熱の治療に抗菌薬を投与する、CRP が上昇している、白血球が増加しているから感染症を疑い抗菌薬を投与することは問題である。

原因を整理する上では患者背景も重要となる。年齢や基礎疾患、治療内容、周囲の感染状況、予防接種歴、食事内容などの背景からおおよその原因病原体が推測されその後の検査、治療に役立つ。

感染は感染した場所や背景により市中感染と院内感染に分類され、更に微生物が体外から侵入した場合を外因性感染、体内にいた微生物によるものは内因性感染と呼ばれる。免疫機能が極度に低下すると体内にいる常在微生物（平素無害菌）によって感染症を引き起こす。これを日和見感染と呼ぶ。

感染症に関わる領域は大きく、微生物学、臨床感染症学、病院疫学の 3 つの分野に分けられる。微生物学は、微生物を人体の外で研究する。臨床感染症学は、微生物と人体の相互作用について研究、診療する。病院疫学は、患者や病院空間をグループとして疫学的に研究、観察することであり、感染症を正しく理解するためにはこの 3 つの分野の相関関係の理解が重要となる。感染症の原因となる微生物の種類は多く、環境や宿主との関係は同一でないことが多い。感染症はいち患者の問題には留まらないため、細心の洞察力を持ち、感染の発見促進を感染症治療に役立てることが重要となる。

2. 感染症の主要症候と主要疾患

入院患者または施設利用者に咳や痰などの呼吸器症状が出現し、熱が上昇し、意識もはっきりしない。臨床検査や X 線の設備がある環境であれば、肺炎を疑い血液検査で CRP や白血球数、胸部 X 線写真をオーダーする。しかし、ここまで得られた徴候や検査結果のひとつひとつはいずれも肺炎の診断に対し、きわめて特異度が低く、常に感染症以外の原因による炎症、その他の病態を思い浮かべ鑑別の対象にあげる必要がある。ベッドサイドでいかに感染症をとらえるかという視点で主要な徴候について以下に記述する。

（1）発熱

発熱は炎症の指標となり、同時に食欲低下、易疲労感、筋痛、頭痛その他の全身症状を伴うことが多い。また、炎症部位には疼痛、圧痛、発赤、腫脹を伴う。感染症においても最も一般的な症状であり、その機序は細菌やウイルスなどの病原体が外因性発熱物質となり炎症細胞（好中球、マクロファージ等）や血管内皮細胞が TNF-α、IL-1、IL-6、IFN-γ などの内因性発熱物質を産生することに始まる。

熱型と代表疾患

稽留熱：日差が 1℃以内の高熱が持続する

（例）大葉性肺炎、未治療の腸チフス（32 例、国内感染 5 例）など

弛張熱：日差が 1℃以上で最低体温が正常体温まで下がらない

（例）敗血症、化膿性疾患、薬物アレルギー、血液疾患など

間欠熱：日差が 1℃以上で発作時に急激に発熱し、短時間で正常体温まで下がる

（例）敗血症、粟粒結核、悪性リンパ腫など

波状熱：無熱期と発熱期とが繰り返す

（例）胆道感染症、マラリア（73 例、国外のみ、男性 60 例）

※（）内は、感染症発生動向調査による年間報告数（2010 年）

「細菌感染による発熱」

グラム陰性桿菌が有する菌体成分（おもにリポポリサッカロイド：LPS）が免疫系に異物として認識される。また、菌体成分自体が毒素としてショックを引き起こす（エンドトキシンショック）。一方、グラム陽性菌では細胞膜の成分であるペプチドグリカンや、菌が産生する毒素が刺激（外因性刺激物質）となる。

グラム陰性桿菌

・腸内細菌科の菌種

大腸菌、クレブシエラ、プロテウス、エンテロバクター、セラチアなど

・ブドウ糖非発酵グラム陰性桿菌

緑膿菌、ステノトロフォモナス・マルトフィリア、アルカリゲネスなど

グラム陽性球菌

・ブドウ球菌、肺炎球菌

「発熱の原因疾患」

感染症（30 〜 40％）、悪性腫瘍（20 〜 30％）、膠原病・自己免疫疾患（10 〜 20％）、薬剤、内分泌疾患

「感染症以外の原因による発熱」

悪性腫瘍

感染による発熱との鑑別がむずかしく、癌患者にみられる発熱でもっとも多いのが感染でもある。

膠原病・自己免疫性疾患

自己の組織を異物として免疫反応が亢進した状態。

薬物

アレルギー反応（薬剤そのものや、その代謝産物が異物となる）、甲状腺ホルモン（代謝亢進）、エピネフリン（中枢神経系作用）

表1 高熱の原因（入院中）

1	感染症	48%
2	血液疾患	20%
3	悪性腫瘍	13%
4	膠原病	8%
5	その他	10%
	計	100%

表2 微熱の原因（入院中）

1	原因不明	49.1%
2	感染症	41.6%
3	悪性腫瘍	4.9%
4	膠原病	1.8%
5	甲状腺機能亢進症	1.3%
6	薬物アレルギー	1.3%
	計	100%

（2）咳嗽、喀痰

咳と痰は、随伴することが多いが痰が伴わない（空咳、乾性咳）場合もある。重症な心不全による肺水腫（呼吸困難）や肺動脈血栓塞栓症（血痰、胸痛と呼吸困難）などの心臓血管系疾患もあるが、多くは呼吸器疾患でみられる。

咳の起こり方

急性咳嗽

「感染症による咳嗽」

肺炎、胸膜炎、肺結核などの胸部X線で異常をとらえやすい疾患と、胸部X線で異常を認めない場合がある。感染性疾患としては、上気道症状と発熱（−〜＋）を伴う咳が最も高頻度にみられ、その大半は普通感冒である。種々のウイルス、マイコプラズマ、クラミジア、百日咳などの細菌感染による急性咽頭炎、急性喉頭炎、急性気管支炎による。炎症が進むことで痰を伴う咳へと移行（2、3日）する。他に、急性副鼻腔炎、慢性気道疾患急性増悪がある。成人においては、以下のいずれかの所見が当てはまれば感染性咳嗽を疑う（咳嗽のガイドライン、日本呼吸器学会 2012）

・感冒様症状が先行している

・咳嗽が自然軽快傾向である

・周囲に同様の症状の人がいる

・経過中に性状の変化する膿性痰がみられる

※ 3 週間以上続く場合は、遷延性慢性咳嗽を疑う。

（注）膿性痰は、気道の炎症によって産生されるもので、細菌感染症を直接意味するものではない。

「感染症以外の原因による咳嗽」

・胸部 X 線で異常を認める重要な疾患として、心臓血管系疾患、悪性腫瘍、各種の間質性肺疾患（免疫学的機序による）

・持続性・慢性咳嗽の初発期として、気管支喘息、咳喘息、アトピー咳嗽、副鼻腔炎、胃食道逆流、ACE 阻害薬

・誤嚥、気管内異物

「随伴する症状からみた咳嗽の鑑別」

① 胸痛を伴う咳

急な発症で胸痛を伴う空咳は、結核性胸膜炎（発熱あり）、自然気胸（胸部圧迫感、呼吸困難を伴う）を疑う。

② 血痰を伴う咳

血痰を伴う咳を初発症状とする急性発症の疾患は、肺血栓塞栓症と特発性気管支出血（まれな病態）である。肺血栓塞栓症では同時に胸痛と呼吸不全が診断の手がかりとなる。

③ 粘液性痰と喘鳴を伴う咳

痰は粘性で生卵の白身様で、気管支喘息に特徴的である。夜明け、早朝に好発、春秋に多発する。

④ 呼吸困難と泡沫性痰を伴う咳

肺水腫を疑う。泡沫性痰は肺循環のうっ血に起因する濾出液で、鮮紅色血性を呈する。聴診上、両側肺部の小水疱性ラ音を確認する。

⑤ 発熱、呼吸促進を伴う咳

初期の段階では肺炎とかぜ症候群との鑑別は困難であるが、肺炎の発症は急激で、悪寒、全身倦怠感などが現れる。

⑥ 発熱と膿性痰を伴う咳

膿性痰は炎症（細菌感染やアレルギーなど）を伴う病態でみられ、慢性気道感染症の急性増悪時や慢性肺疾患の気道感染症で多くみられる。

痰は上記①から④のように感染症以外でもみられるが、呼吸器感染症の診断においては特に有用であることから、第 5 章 第 1 節 3. 感染症の診断方法において別に取り上げる。

(3) 悪心・嘔吐

消化器疾患の主要な症状であるが、悪心・嘔吐は全身の種々の疾患によって生じる。

＜診断に有用な随伴症状＞

・自律神経系症状　　　心悸亢進、顔面蒼白、発汗、唾液分泌亢進など

・消化器症状　　　　　下痢、便秘

・その他　　　　　　　頭痛、めまい、腹痛、腹満感

「嘔吐を伴う感染性疾患」

髄膜炎（一般細菌、結核菌、ウイルス）、感染性急性胃腸炎（食中毒起因細菌・ウイルス・原虫）、急性胆嚢炎・胆管炎（細菌感染）、急性肝炎（肝炎ウイルス）、腹膜炎（主に消化管の常在菌）、急性腎盂腎炎

「合併症状からみた嘔吐の鑑別」

・頭蓋内圧亢進、腹痛、意識障害を合併症状とし、悪心を伴わないことが多い

感　染　症：髄膜炎、脳炎

感染症以外：脳出血、脳梗塞、くも膜下出血、脳外傷

・腹痛、圧痛、グル音、筋性防御、腫瘤（食事と関連があり、嘔吐で症状が減弱する）

感　染　症：細菌性急性胆嚢炎・胆管炎、急性肝炎

感染症以外：急性胃炎、急性胃腸炎、胃・十二指腸潰瘍、胃がん

McBurney（マックバーニー）点圧痛：虫垂炎、イレウス

・腹痛のみ（疾患により圧痛、食事と関連がなく、嘔吐でも症状が続く）

感染症以外：急性膵炎、尿管結石、子宮外妊娠、卵巣嚢腫茎捻転、卵巣炎

・Blumberg（ブルンベルグ）徴候：腹膜炎

・全身疾患

感染症以外：糖尿病性昏睡、尿毒症、肝不全、うっ血性心不全、心筋梗塞

（4）下痢

　下痢、腹痛はよくみられる症状であるが、一過性で軽症なものから命に関わる重大な疾患まで広範囲にわたる。原因疾患を診断するためには、下痢の状態、随伴症状の有無、発生状況（集団、家族内、食事との関連）、海外旅行、使用薬物、ペットの有無などを把握する。身体所見としては、脱水の有無、貧血、腹部所見（圧痛点）、腹膜刺激症状、腹部腫瘤、発熱、悪心・嘔吐の有無を調べる。

＜下痢の仕組み＞

　下痢のメカニズムを以下に示すが、実際にはいくつかの機序が複合しておこることがある。感染性の下痢を診断するためには、非感染性の下痢を除外することが重要である。

吸収障害：消化不良（膵疾患、乳糖不耐症など）、吸収されにくい物質摂取（マグネシウム、ソルビトール）

分泌亢進：分泌促進物質（細菌性毒素、プロスタグランジン、胆汁酸、ガストリン）

運動亢進：ストレス、腸粘膜の病変（細菌性腸炎、炎症性腸疾患、胃切除、過敏性腸症候群）

急性の下痢の原因疾患

「感染性の下痢」

結核性腸炎や赤痢、ポリオなどによる慢性腸感染症を除くと通常、急性下痢を呈する。

・腸管感染症の病原体による分類

① 細菌　細胞内進入型　　：細菌性赤痢（235 例、国内 71 例）、サルモネラ、細胞侵入性大腸菌、腸チフス（53 例、国内 7 例）、カンピロバクター、エルシニア（ペストは報告なし）

　　　　腸管内毒素産生型：コレラ（11 例、国内 2 例）、腸炎ビブリオ、毒素原性大腸菌、腸管出血性大腸菌（4,134 例、国内 4,093 例）

　　　　毒素型　　　　　：ブドウ球菌、ウェルシュ菌、ボツリヌス菌、クロストリジウム・ディフィシル

　　　　慢性細菌感染　　：腸結核

② ウイルス　ロタウイルス、ノロウイルス、アデノウイルスなど

③ 原虫　　　赤痢アメーバ（843 例、国内 684 例）、ランブル鞭毛虫（ジアルジア症、77 例、国内 47 例）

・腸管外感染症

　尿路感染、肺炎、インフルエンザ、リケッチア症による下痢がみられる。

・抗菌薬投与後の下痢

　　クロストリジウム・ディフィシル腸炎

　　※ 芽胞を形成する嫌気性グラム陽性桿菌が産生する毒素に起因する。芽胞はアルコール
　　　消毒に耐性であり、長期間外界に生存することから院内感染の原因となる。発症に先
　　　行した抗菌薬の投与が関連する。

「非感染性下痢」

・機能性下痢

　　暴飲、暴食や不消化物の摂取、アレルギー、心因性

・中毒性

　　薬物中毒、毒素性中毒、重金属中毒

・刺激性

　　腹部の冷え、過労、放射線性腸炎

・器質的下痢

　　上部消化管出血（胃・十二指腸潰瘍）、急性膵臓炎、虫垂炎、婦人科系疾患、大腸疾患（癌、
　　潰瘍、憩室、ポリープ、痔疾）

・慢性下痢の急性増悪

慢性の下痢の原因疾患

・胃疾患

　　無酸症、胃手術（胃切除、迷走神経切断、ダンピング症候群）

・腸疾患

　　感染性炎症（結核性腸炎、赤痢・ポリオなどによる慢性腸感染症、寄生虫、性病）

　　非感染性炎症（Crohn（クローン）病、潰瘍性大腸炎、非特異性小腸潰瘍）

　　低栄養、機能性腸疾患、器質的腸疾患など

・膵臓疾患

　　慢性膵臓炎、WDHA（waterly diarrhea-hypokalemia-achlorhydria）症候群

・肝炎

・全身性疾患

　　アレルギー性疾患、甲状腺機能亢進症、糖尿病、Addison（アジソン）病、膠原病

・心因性疾患（過敏性腸症候群、神経性下痢）

（5）腹痛

腹痛のメカニズム

・内臓痛

消化管の急激な拡張、けいれん、化学的刺激、臓器の虚血、被膜の伸展により内臓神経を介して起こる。部位が明確でなく周期的な鈍い痛みを起こすことが多い。悪心・嘔吐、顔面蒼白などの自律神経反射を伴うことがある。

・体性痛

壁側腹膜、腸間膜、小網、横隔膜には知覚神経（体性神経）が分布することから、皮膚や筋肉と同様のメカニズムで痛みが起こる。限局性、痛みは鋭く持続性であることが多い。腹膜刺激症状あり。体動により痛みが増強。

・関連痛

内臓神経と脊髄神経との間で刺激が伝達することで皮膚や深部組織に起こる周期的な鈍痛。自律神経反射あり。

緊急手術を要するか保存的治療かの早急な判断を要するほどの突発的な腹部の激痛を主症状とする疾患を急性腹症という。急性腹症は感染症が係わる疾患が多い重要な疾患である。

「感染症と関連した急性腹症」

・感染性腸炎（最も多い）

・イレウス（閉塞性、絞扼性）

・急性虫垂炎

・汎発性腹膜炎

・急性胆嚢炎、胆管炎

・急性膵炎による感染性膵壊死、膿瘍

・肝膿瘍

・膀胱炎、腎盂炎

・卵巣炎

・大腸憩室炎

・胃蜂窩織炎（レンサ球菌等による化膿性炎症性疾患）

「感染以外の急性腹症」

・急性心筋梗塞

- 大動脈解離、腹部大動脈瘤破裂

- 腹腔内出血

- 子宮外妊娠

- 消化管穿孔・出血

- 重症急性膵炎

- 絞扼性イレウス

- 急性腸間膜虚血症

(6) 尿症状

「感染症による尿症状」

尿路感染症の症状は多彩であり、前立腺炎、性病なども考慮にいれる必要がある。

- 下部尿路感染症　　排尿障害、排尿痛、頻尿など尿路の限定した症状が多い。
- 上部尿路感染症　　高熱、悪心・嘔吐、腹部・側腹部痛などの消化器症状を示す。
- 慢性の尿路感染症　急性症状であったり、無症状であったりする。
- 前立腺炎　　　　　発熱、全身倦怠感、筋痛、排尿困難、骨盤内・会陰部痛、混濁尿

　　　　　　　　　　ときに、局所症状を欠き感冒様症状のみを訴えることがある。

排尿痛を伴う排尿障害

　感染症　膀胱炎、尿道炎、前立腺炎、尿路結核

非感染性疾患

排尿痛を伴う排尿障害	膀胱結石・異物・癌、間質性膀胱炎
尿の排出困難が主徴	前立腺肥大症、尿道狭窄、神経因性膀胱
頻尿、尿意切迫感、尿失禁が主徴	多尿、夜間頻尿、神経因性膀胱

血尿

感染症	膀胱炎、腎盂腎炎
非感染性疾患	腫瘍、結石（腎、尿管、膀胱、尿道）、囊胞腎、外傷、腎動静脈ろう、特発性腎出血、IgA 腎症、腎炎、腎動脈硬化症、薬剤（ワーファリン、小児用バファリン）

混濁尿

感染症	膿尿（顕微鏡により白血球と細菌が確認される）
	無菌性の膿尿（クラミジア、ウレアプラズマ感染など）
	乳び尿（腸管から吸収された脂肪が乳化したもので乳白色を呈する。フィラリア、エキノコックス、マラリアなど）
非感染性疾患	乳び尿（胸管の圧迫、閉塞、外傷）
	塩類尿（尿を静置することで沈殿しやすい。尿酸塩、燐酸塩など）

(7) 皮疹、発疹、掻痒

皮疹の原因となる疾患は多数あるが、発熱を伴う場合は感染症によるものを疑う必要がある。

「感染症による皮疹」

ウイルス感染症

ヘルペスウイルス（単純ヘルペス、水痘、帯状疱疹、伝染性単核症）

パルボウイルス（伝染性紅斑）

ピコルナウイルス（手足口病）

※麻疹：2008 年の流行以降、激減しており 2014 年は 463 例の発生が報告された。国内からの排除を目標に対策が実施され、全数報告対象疾患となっている。2015 年は 15 週時点で 11 例である。

※デング熱：2014 年の発生報告数は 340 例（国内 162 例）であった。国外感染では、インドネシア、フィリピンが多く、国内感染による発生はウイルスを媒介するネッタイシマカの発生時期と重なる。発熱が全例にみられ、発疹、頭痛も高頻度に認めるが、重症化例（デング出血熱）は見られなかった。

細菌感染症

グラム陽性球菌

黄色ブドウ球菌：毛包炎、せつ、よう、水疱性伝染性膿痂疹（とびひ）、ブドウ球菌性熱傷様皮膚症候群（SSSS）、毒素性ショック症候群

化膿レンサ球菌（A 群溶血レンサ球菌）：丹毒、猩紅熱、壊死性筋膜炎、toxic shock like syndrome（TSLS）

放線菌（グラム陽性桿菌）

アクチノマイセス：慢性化膿性肉芽腫性変化（頭頸部、腹部、肺部型）では皮膚ろう孔形成がみられる。培養には嫌気性培養が必要。

ノカルジア：下肢の皮膚に硬結、腫脹、膿瘍、ろう孔形成をみる（足菌腫）。好気性菌であるが、培養に長期間要するため細菌検査室に情報提供が必要。

放線菌症は、慢性閉塞性肺疾患、気管支拡張症などの呼吸器疾患や糖尿病、後天性免疫不全症候群などの免疫不全宿主に感染症をおこす。

グラム陰性桿菌（大腸菌、肺炎桿菌、エンテロバクターが敗血症の上位検出菌種）

敗血症疹：種々の菌により生じる、数ミリ〜 10 ミリの赤斑、血疱、結節。

疥癬

ヒゼンダニ（体長 0.4 ミリ）の寄生によるかゆみを伴う皮膚の赤い丘疹、結節を症状とする。顔、頭を除く全身に寄生するが、手・手首が多い（70％以上）。角化型（ノルウェー型）疥癬では感染力が高く、徹底した感染対策がもとめられる。

(8) 頭痛

頭痛の発生メカニズムは、神経性（三叉神経痛など）、血管性（片頭痛、低酸素症、高血圧）、牽引性（脳腫瘍など）、炎症性、心因性に分類される。感染症以外にも緊急を要する疾患がある。

「神経系の感染症」

髄膜炎、脳炎、脳膿瘍がある。

- ・髄膜炎　発熱、頭痛、項部硬直を 3 主徴とする。細菌性、ウイルス性では急性、真菌（クリプトコッカスが多い）や結核性では亜急性の経過をとることが多いが、高齢者、免疫不全者では感冒による頭痛との鑑別が困難なこともある。

「感染症以外の原因による頭痛」

緊急性を要するもの

くも膜下出血、脳出血、脳梗塞、頭部外傷（硬膜外出血等）、緑内障、側頭動脈炎、慢性硬膜下出血、脳腫瘍、一酸化炭素中毒、低血糖

緊急性のないもの

片頭痛、群発頭痛、筋収縮性頭痛、耳・鼻・歯疾患による頭痛、神経痛、心因性頭痛

(9) 非特異的症状

疾患特異性はなく、ほとんどの疾患でみられる症状に全身倦怠感、食欲不振がある。また、関節痛も関節炎などの局所疾患以外の全身性疾患の部分症状としてみられることが多い。高齢者や免疫不全者または予防接種を受けた健常者のインフルエンザ感染などでは典型的な症状を示さな

いことが知られている。入院患者や施設入所者においては普段の様子、反応と違う（笑顔がみられないなど）などの詳細な観察が感染症などの病態を早期に発見する手がかりとなり得る。

3. 感染症の診断方法

感染症を含む多くの疾患に有用な基本的な検査と、推定した感染症診断の根拠となる有用な情報（日本呼吸器学会、日本感染症学会、日本化学療法学会作成ガイドラインより）、細菌検査及び、感染症迅速診断キットについて記述する。

1. 基本的な検査
（1）尿検査
① 尿定性検査

尿の色調、混濁は目視で判定することができる。pH、比重、蛋白、糖、潜血、ケトン体の項目は目的に応じて組み合わされた尿試験紙が販売されている。検査の判定時間は項目により、試験紙を尿につけた直後から 120 秒の短時間で判定することができる。感染症診断に有用な項目としては、白血球反応と亜硝酸塩がある。

・混濁尿　細菌感染では、尿中に出現した白血球と細菌によって混濁がみられることがある。細菌の量や種類によっては特有の臭気を発する。

（注）塩類の出現による混濁もしばしばみられることから、鑑別が必要となる。

・白血球反応と亜硝酸塩

両者を用いることで、敏感度は 91.3％、特異度 67.4％、陽性の時の細菌尿予測値 49.8％、陰性の時の非細菌尿予測値 95.6％との報告があり、両者が陰性である時の非細菌尿である確率は極めて高い。

（注）尿の放置によって各種検査項目が影響をうける。検査後すみやかに検査を実施するか、冷蔵にて保存する。

② 尿沈渣

尿路感染症の診断に有用な情報として、尿中の白血球を顕微鏡で確認することができる。また、細菌の有無と形態（球菌、桿菌の区別もある程度可能）の情報も得ることができる。酵母様真菌（多くはカンジダ）やトリコモナス原虫の判定も可能。さらに正確な情報を得るには、グラム染色（細菌検査）が有用である。

遠心分離機と顕微鏡（100、400 倍）が必要であるため、臨床検査室に検査依頼する必要がある。

(2) 血液検査

・血算と白血球分画

血液中のヘモグロビン量・赤血球・白血球・血小板の数を知ることができる。感染症では白血球高値となる。手術後や心筋梗塞などの非感染性疾患でも高値となる。白血球は分画検査によって好中球、好酸球、リンパ球、単球に分類することができる。細菌感染では好中球が増加するが、重症例では減少することもある。ウイルス感染ではリンパ球が増加し、異型リンパ球が出現することがある。

（注）通常、白血球分画は自動分析装置で検査されるが、異型リンパ球や幼若な血球の判定にはギムザ染色標本を作製して顕微鏡検査を実施する必要があるため、必要があれば臨床検査室に依頼する。

(3) 生化学検査と炎症反応

① 総タンパク（TP）

アルブミンとグロブリン分画に含まれる 100 種類以上のタンパク質が含まれる。免疫グロブリン、CRP などがグロブリン分画に含まれる。慢性の感染症、慢性炎症性疾患では高値となる。

② アルブミン（ALB）

急性感染症では、異化亢進により低値を示す。

③ アルカリフォスファターゼ（ALP）

AST、ALP、γ-GTP などの酵素と組み合わせて検査が行われるが、特に胆道疾患で高値となる。胆道系の細菌感染があれば高値を示すが、胆道系の癌、胆道結石や肝炎による胆汁うっ滞など多くの疾患との鑑別が必要である。

④ アミラーゼ（AMY）

膵臓と唾液腺から分泌される酵素である。膵炎や唾液腺炎（ムンプスウイルス感染、化膿性炎）で高値となる。

⑤ C 反応性タンパク（CRP）

肺炎球菌の細胞壁に存在する C 多糖体と反応を示すことから命名された血清タンパク質で、炎症や組織破壊で上昇する急性相反応物質の一種である。本来は免疫学的検査に分類される

が、自動分析装置では前述の生化学検査項目と一連の項目として分析される。

細菌感染と一部の真菌感染症（アスペルギルス）で高値となるが、ウイルス性疾患では上昇しない。

(4) 胸部 X 線

・胸部 X 線写真で異常を認める重要な疾患として肺炎、胸膜炎、肺結核がある。肺炎については CT のみで陰影が確認されるケースもある。一方、胸部 X 線で異常を認めない感染性疾患としては、上気道症状と発熱（－～＋）を伴う咳が最も高頻度にみられ、その大半は普通感冒である。種々のウイルス、マイコプラズマ、クラミジア、百日咳などの細菌感染による急性咽頭炎、急性喉頭炎、急性気管支炎による。炎症が進むことで痰を伴う咳へと移行（2、3 日）する。他に、急性副鼻腔炎、慢性気道疾患急性増悪がある。

・経過観察中では、胸部 X 線写真での陰影改善は臨床的な改善よりも遅れることが多い。とくに、肺炎球菌肺炎、レジオネラ肺炎、高齢者で多葉に広がる肺炎で遅れる。

① 細菌性肺炎 炎症の広がり方により大葉性肺炎と気管支肺炎とに分類される。

・大葉性肺炎

肺区域に従って均等に広がるが、細気管支の炎症が軽度のため浸潤影の中に気管支が透けて見える（気管支透亮像、air bronchogram）。

肺炎球菌　区域性、または数葉に広がる浸潤影を示す。典型例は敗血症や健常な若年者にみられる。

肺炎桿菌（クレブシエラ）　右上葉に多く、容積の増大により緊満性で葉間を越えて広がる傾向が強く、葉間を圧迫する像を呈する。

レジオネラ　大葉性肺炎像以外にも気管支肺炎像、びまん性間質性陰影を呈する。

・気管支肺炎

気管支を通じて、とびとびに広がっていく為、炎症がある部分と正常な部分とが混在し斑状影となる。炎症が広がると浸潤影が重なることで濃淡のある不均一な浸潤影となる。気管支透亮像は見られない。

ブドウ球菌　区域性の広がりをもつ斑状影が融合し、数区域にまたがって存在し時に両側性で、空洞を形成しやすい。

インフルエンザ桿菌　区域性または大葉性で、下葉に多い。

緑膿菌　早期に両側性に均等に斑状陰影が出現し広範な浸潤影を示し胸水を伴うことが多い。また、空洞を形成し肺化膿症や膿胸へと進展することもある。

② 非定型肺炎（異型肺炎）

マイコプラズマ、クラミジア・ニューモニエなどを原因菌とする。細胞内寄生菌であり、間質性肺炎に分類される。典型例では、スリガラス状陰影を呈する。

③ 肺化膿症（肺膿瘍）

膿瘍内部に壊死を生じ空洞を形成し、空洞の中に膿が貯留することでニボーと呼ばれる水平（鏡面）形成像がみられる。誤嚥性肺炎の原因菌が引き起こすことが多く、右側にみられることが多い（口腔内嫌気性菌、ブドウ球菌、大腸菌など）。歯科治療後や他臓器の膿瘍からの血行性の場合は、末梢肺野優位の多発性結節状陰影となる。肺炎の重症化によっても起こる。

④ 肺結核

上肺野に好発し、浸潤影や結節影などの陰影をしめす。活動性のものでは、空洞を形成することがある。高齢者や免疫能の低下した患者においては、非典型的な画像所見を示す場合も多い為、どのような病態や画像所見であっても常に考慮する必要がある。

⑤ 肺真菌症

・侵襲性肺アスペルギルス症（invasive pulmonary aspergillosis：IPA）
　全身の免疫状態が極めて不良な宿主に発症する。広域抗菌薬無効の発熱、咳嗽、呼吸困難、喀痰、血痰・喀血などの症状がみられる。胸部 X 線写真で浸潤影（典型的には胸膜を底辺とする楔状影）を認める。

・慢性進行性肺アスペルギルス症（chronic progressive pulmonary aspergillosis：CPPA）
　肺、気管支に空洞や嚢胞性疾患など器質的疾患を有する宿主に発症する。発熱、喀痰、血痰・喀血、呼吸困難などの症状がみられる。胸部 X 線写真で浸潤影、空洞の拡大、空洞壁・胸膜の肥厚像、空洞内部の鏡面像などを呈する。

・肺アスペルギローマ
　陳旧性肺結核、肺嚢胞、気管支拡張症など、既存の空洞を有する宿主に発症する。胸部 X

線写真で空洞と内部の真菌球、空洞壁や胸膜の肥厚像などを呈する。

・原発性肺クリプトコッカス症

　胸部 X 線写真で単発もしくは多発する結節影、浸潤影を認める。内部に空洞を伴うことも多い。

⑥ ニューモシスチス（*Pneumocystis jiroveci*）肺炎（PCP）

　ステロイドや免疫抑制薬を長期間使用中の患者や、AIDS 患者に日和見感染症として発症する。発熱、乾性咳嗽、呼吸困難を 3 主徴とする。胸部 X 線写真で肺門を中心に両側に拡がるびまん性スリガラス陰影が典型的である。その他、多発性結節、多発性嚢胞など多彩な陰影を呈する。喀痰のギムザ染色標本による鑑別が可能であるが、熟練を要する。

⑦ サイトメガロウイルス（cytomegalovirus：CMV）肺炎

　移植後や AIDS 患者など、細胞性免疫不全状態で発症し重症化する。発熱、全身倦怠感、乾性咳嗽、呼吸困難、頻呼吸などの症状を呈する。ウイルス性肺炎では肺胞間質の炎症が首座であり、胸部 X 線写真で肺門を中心に両側に拡がる淡いスリガラス陰影を呈する。初期には約 1/3 の症例で胸部 X 線写真上、異常陰影を呈さないので注意が必要である。

2. 呼吸器感染症の診断

　肺炎診療においては、発症の場による疫学、重症度の判定、細菌性肺炎と非定型肺炎との鑑別、さらには地域や季節による流行状況などの情報を駆使して診断がなされ、エンピリックに抗菌薬の投与が決定される。ここでは、発症の場として市中肺炎（community-acquired pneumonia：CAP）、院内肺炎（hospital-acquired pneumonia：HAP）、医療・介護関連肺炎（nursing and healthcare - associated pneumonia：NHCAP）の 3 つの概念を用いる。誤嚥性肺炎については、高齢化が進むわが国では、市中肺炎においても入院肺炎の 60％を占めるとの報告があり、積極的に診断する必要がある。最後に、もっとも身近な呼吸器感染症として、下気道感染症をとりあげる。

（1）呼吸器感染症関連のガイドライン

　市中肺炎ガイドライン（2007 年改訂）、院内肺炎診療ガイドライン（2008 年改訂）、医療・介護関連肺炎ガイドライン（2011 年）、小児呼吸器感染症診療ガイドライン（2011 年改訂）、JAID/JSC 感染症治療ガイドライン（2014 年）などの優れたガイドラインが作成され、診療の

場で用いられている。診療ガイドラインに取り上げられている鑑別、分類システム、エビデンスにもとづく多くの示唆は、起炎菌推定と抗菌薬の選択に有用である。

推奨度グレード、文献のエビデンスレベルに関する記載を以下の要領で記載する。

推奨度		エビデンスレベル	
A	強く推奨する	Ⅰ	ランダム化比較試験
B	一般的な推奨	Ⅱ	非ランダム化比較試験
C	主治医による総合的判断	Ⅲ	症例報告
		Ⅳ	専門家の意見

1）市中肺炎（community-acquired pneumonia：CAP）

Empiric therapy

【市中肺炎の定義】

入院後 48 時間以上経過した後に発症する院内肺炎や高齢者・高度医療の結果生じる医療・介護関連肺炎以外の、一般に社会生活を営む健常人に発症する肺炎である。

【原因となる微生物】表 3 参照

細菌性肺炎では、*Streptococcus pneumoniae*、*Haemophilus influenzae*、*Moraxella catarrhalis* が主な原因微生物となる（Ⅱ）。複数の菌種が検出されることもある。

● *Streptococcus pneumoniae*（肺炎球菌）

S. pneumoniae による重症肺炎で PCG 低感受性（MIC：0.12 ～ 4μg/mL、PISP、PRSP）と PCG 感受性との治療予後に差がないことが示されている（Ⅱ）。マクロライド耐性が極めて高頻度にみられる。 レスピラトリーキノロンは優れた抗肺炎球菌活性を有している（Ⅲ）が、本邦ではキノロン耐性株が数％検出されている。

● *Haemophilus influenzae*（インフルエンザ桿菌）

本菌の ABPC 耐性機序には、①β-lactamase（BL）産生および、② PBP の変異、がある。従来は BL 産生が主体であったが、近年は PBP 変異による BL 非産生 ABPC 耐性（BLNAR）が増加傾向にある。①および②両者を有する耐性株は BL 産生 CVA/ABPC 耐性（BLPACR）と分類される。*H. influenzae* 全体に占める BLNAR は 49/123（39.8％）、BL 産生株は 7/123（5.7％）である（全国調査）。

<薬剤感受性株>

BLNAS（BL 非産生 ABPC 感受性株）

ABPC で治療可能である。

＜薬剤耐性株＞

BLPAR（BL 産生 ABPC 耐性株）

SBT/ABPC による治療が必要である。

BLNAR（BL 非産生 ABPC 耐性株）

第 1・第 2 世代セフェム系薬にも耐性である。 PIPC は抗菌力を示す。CTRX あるいは
ニューキノロン系薬の投与が必要である。

BLPACR（BL 産生 AMPC/CVA 耐性株）

PIPC も無効である。CTRX あるいはニューキノロン系薬の投与が必要である。

● *Moraxella catarrhalis*（モラクセラ - カタラーリス菌）

現在は殆どが β - ラクタマーゼ産生株で、ペニシリン系薬を分解する。マクロライド系およ
びキノロン系薬に対する耐性化は認められていない。

上記の 3 大起炎菌以外の微生物について

● 腸内細菌科菌種（*Klebsiella* spp., *Escherichia coli*, *Proteus* spp. など、グラム陰性桿菌）
Extended spectrum β -lactamase（ESBL）産生菌の比率が増加傾向にあり、呼吸器検体
由来 *Klebsiella* spp. のうち、ESBL の割合は 1.8 ～ 3.4 ％である（全国調査）。 ESBL 産生
株の多くはキノロン耐性を同時に有していることが多く、薬剤感受性まで確認して薬剤を選
択する。カルバペネマーゼ産生株（CRE）は 2014 年 9 月から全数届け出対象となり監視
体制にあるが、本邦では極めて稀である。

● *Mycoplasma pneumoniae*

小児科領域においてマクロライド耐性 *M. pneumoniae* の著しい増加が認められており、
成人においてもマクロライド耐性の増加が予測される。テトラサイクリン系薬、レスピラト
リーキノロンは *M.pneumoniae* に対して高い活性を有する。

● *Legionella* spp.

L. pneumophila SG1 以外の *Legionella* spp. による肺炎はレジオネラ尿中抗原検査で診
断できないことに留意する。また、迅速検査で検出できるまでに肺炎症状出現後、3 日以降
と言われている（「BinaxNow®レジオネラ」＝レジオネラ血清型抗原検出キットの添付文書）。
β - ラクタム系薬およびアミノ配糖体は細胞内で増殖する *Legionella* spp. に対して抗菌活
性を有していないため、全く臨床的に無効である。 *Legionella* spp. に対する臨床効果は

キノロン系薬、マクロライド系薬、テトラサイクリン系薬において確認されており、LVFX、AZM の優越性を示す報告が多い。

培養には専用の培地が必要となることから、通常の細菌培養検査では検出されない。細菌検査室に情報提供をする必要がある。

● *Chlamydophila pneumoniae*

Mycoplasma pneumoniae 、*Legionella* spp. と同様、細胞培養による診断が困難（*Chlamydophila* は不可）な微生物である。さらに *Mycoplasma pneumoniae* や *Legionella* spp. の検出に利用されているような迅速抗原キットの開発もなく、血清中の抗体「クラミジア・ニューモニエ抗体 IgM」または「クラミジア・ニューモニエ抗体 IgA&G」の抗体価（EIA 法 Index）と感染の既往とを考慮して、感染の判断をする必要がある。マクロライド系、テトラサイクリン系、キノロン系の有効性が期待される。

● *Staphylococcus aureus*（黄色ブドウ球菌、グラム陽性球菌）

市中においてもメチシリン耐性黄色ブドウ球菌（MRSA）の増加が認められる。特に近年 Panton-Valentine-Leucocidine（PVL）を有する市中発症型 MRSA（CA-MRSA）が検出され問題となっている。MSSA 感染（菌血症）の場合には CEZ の方が VCM よりも臨床効果が高い。MRSA では経口抗菌薬の感受性について分離株間の差が認められるので、薬剤感受性を確認して薬剤を選択すべきである。

● *Streptococcus* spp.

レンサ球菌の中では *Streptococcus anginosus* group が検出されることが多く、膿瘍形成性が強いのが特徴である。*Streptococcus pyogenes*（A 群溶血レンサ球菌）および *Streptococcus agalactiae*（B 群溶血レンサ球菌、GBS）も肺炎の原因微生物となりうる。前者は極めて重篤な肺感染をもたらす可能性がある。

● Anaerobes（嫌気性菌）

肺炎の原因微生物となる嫌気性菌の多くは口腔内常在しており、*Peptostreptococcus* spp., *Prevotella* spp., *Fusobacterium* spp. などが関与している。微好気性レンサ球菌等との混合感染も少なくない。嫌気性菌感染の多くは誤嚥と関連するものと推定される。殆どの口腔内嫌気性菌（*Prevotella* spp., *Fusobacterium* spp., *Porphyromonas* spp. 等）はペニシリンと β-ラクタマーゼ阻害薬の合剤、CLDM、MNZ に対する感受性を有する。

● *Pseudomonas aeruginosa*（緑膿菌、ブドウ糖非発酵グラム陰性桿菌）

慢性気道感染を有する患者において気道定着が認められ、市中肺炎の原因微生物となりうる。

第5章　感染に係る薬剤投与関連　第1節　共通して学ぶべき事項

抗菌薬の感受性について分離株間の差が認められるので、薬剤感受性を確認して薬剤を選択すべきである。

表3　我が国における市中肺炎サーベイランス

	Ishida（n=552）	Saito（n=232）	Miyashita（n=200）
Streptococcus pneumoniae	25.4（%）	24.6（%）	20.5（%）
Haemophilus influenzae	6.9	18.5	11.0
Mycoplasma pneumoniae	6.7	5.2	9.5
Chlamydophila pneumoniae	6.2	6.5	7.5
S.milleri group	3.6	2.2	2.0
Anaerobes	3.1	3.9	4.0
Klebsiella pneumoniae	2.9	1.3	2.5
Staphylococcus aureus	2.7	3.4	5.0
Pseudomonas aeruginosa	2.5	0.4	2.0
Moraxella catarrhalis	2.0	2.2	3.0
Chlamydophila psittaci	2.0	2.2	1.0
Mycobacterium tuberculosis	1.3	-	-
Other streptococci	1.3	0.4	-
Escherichia coli	1.1	-	-
Legionella spp.	0.7	3.9	1.0
Other GNRs	0.7	-	-
Virus	2.0	15.9	3.0
Other	-	2.6	0.5
Unknown	36.1	26.7	41.5

> 肺炎球菌が最も多い。
> 次いで、インフルエンザ桿菌・マイコプラズマ・クラミジアの3種が同数程度みられる。
> 半数近くは、起炎菌が不明。

【自他覚症状、検査等】

・咳嗽、喀痰、胸痛、呼吸困難などの局所症状があり、その他、発熱や全身倦怠感などの全身症状で急性に発症する。

・高齢者の市中肺炎の特徴

　症状が顕著でない場合がある。また、誤嚥性肺炎であることが多い。腎機能障害時には抗菌薬の選択と投与量に注意が必要である（AⅡ）。

・検査①グラム染色と培養：原因微生物の同定とその後の治療方針決定に使用する（AⅡ）。

　　　②迅速診断キット：尿や鼻腔拭い液を用いた検査を補助診断に使用する（AⅡ）。

　　　　尿中抗原検査（*S. pneumoniae, L. pneumophila*）の感度は60%程度であるため、これらが病初期に陰性であっても、除外診断してはいけない（Ⅱ）。

401

③血液検査：白血球増多、CRP 上昇などの炎症所見があり、病勢の一定の評価が可能である。

④胸部画像検査にてコンソリデーションやスリガラス様陰影を認める（Ⅱ）。

⑤免疫抑制状態にある場合は日和見感染の可能性を考え、その原因微生物検査を行う（A）。

【非定型肺炎との鑑別】

成人の市中肺炎において、治療薬選択上の理由から細菌性肺炎と非定型肺炎とを鑑別する必要がある。

非定型肺炎では、喀痰は少ないなどの特徴があり鑑別が可能である（表 4、表 5）。

非定型肺炎の主な原因微生物は、*Mycoplasma pneumoniae*、*Chlamydophila pneumoniae*、*Legionella pneumophila* であるが、表 4、5 の鑑別には *Legionella pneumophila* は含まれない。

細菌性肺炎か非定型肺炎かが明らかでない場合は、細菌性肺炎と非定型肺炎の両者をカバーするために、高用量ペニシリン系内服薬＋マクロライド系薬またはテトラサイクリン系薬の併用治療を第一とする（BⅡ）。

また、レスピラトリーキノロンは単剤で両者をカバーできる。

表 4 細菌性肺炎と非定型肺炎との鑑別

1. 年齢 60 歳未満
2. 基礎疾患がない。あるいは、軽微
3. 頑固な咳がある
4. 胸部聴診上所見が乏しい
5. 痰が無い。あるいは、迅速診断法で原因菌が証明されない
6. 末梢血白血球が 1,000 /μL 未満である

表 5 鑑別基準

上記 6 項目を使用した場合
6 項目中 4 項目以上合致した場合　　非定型肺炎疑い
6 項目中 3 項目以下の場合　　　　　細菌性肺炎疑い
この場合の非定型肺炎の感度は 77.9%、特異度は 93.0%

Definitive Therapy

　良質の喀痰検査（グラム染色と培養）および血液培養検査、尿中抗原検査等による原因微生物同定および薬剤感受性成績に基づき原因微生物が確定された場合には、可能な限りdefinitive therapy を行う（BⅢ）。

【重症度に応じて治療の場および薬剤を決定する】（AⅡ）

表6 日本呼吸器学会 成人市中肺炎診療ガイドラインにおける重症度分類（A-DROP 分類）
　　 – 身体所見、年齢による肺炎の重症度分類 –

使用する指標
A（Age）：男性 70 歳以上、女性 75 歳以上
D（Dehydration）：BUN 21 mg/dL 以上、または脱水あり
R（Respiration）：SpO$_2$ 90%（≒ PaO$_2$ 60Torr）以下
O（Orientation）：意識障害あり
P（Blood Pressure）：血圧（収縮期）90 mmHg 以下
重症度分類と治療の場の関係
軽　症：上記 5 つの項目のいずれも満足しないもの　→外来治療
中等症：上記項目の 1 つまたは 2 つを有するもの　→外来または入院治療
重　症：上記項目の 3 つを有するもの　　　　　　→入院治療
超重症：上記項目の 4 つまたは 5 つを有するもの　→ ICU 入院
ただし、ショックがあれば 1 項目のみでも超重症とする

表 7 重症度判定の指標

肺炎重症度分類（PSI）と推奨される治療の場、危険度算出システム

特性		ポイント
背景	年齢：男性	年齢数
	女性	年齢数－ 10
	ナーシングホーム居住者	＋ 10
合併症	悪性腫瘍	＋ 30
	肝疾患	＋ 20
	うっ血性心不全	＋ 10
	脳血管疾患	＋ 10
	腎疾患	＋ 10
身体所見	意識レベルの変化	＋ 20
	呼吸数 30/ 分以上	＋ 20
	収縮期血圧 90 mmHg 未満	＋ 20
	体温 35℃未満 又は 40℃以上	＋ 15
	脈拍数 125/ 分以上	＋ 10
検査値	動脈血 pH 7.35 未満（必須としない）	＋ 30
	BUN 30 mg/dL 以上	＋ 20
	Na 130 mEq/L 未満	＋ 20
	随時血糖 250 mg/dL 以上	＋ 10
	Ht 30% 未満	＋ 10
	PaO_2 60 Torr 未満（SpO_2 90% 未満）	＋ 10
	胸水の存在	＋ 10

合計点	危険度	研究結果		推奨される治療場所
		患者数	死亡率	
点数なし	Ⅰ ＊	3,034	0.1%	外来
≦ 70 点	Ⅱ	5,778	0.6%	外来
71 － 90 点	Ⅲ	6,790	2.8%	入院（短期）
91 － 130 点	Ⅳ	13,104	8.2%	入院
＞ 130 点	Ⅴ	9,333	29.2%	入院

＊：50 歳以下であり、かつ上記項目の合併症、身体所見がない

【抗菌薬の投与期間】

症状および検査所見の改善に応じて決定する。5 ～ 7 日間が目安となる（BⅢ）。

L. pneumophila や *C. pneumoniae* の場合には約 14 日間を目安とする（BⅣ）。

2）院内肺炎（hospital-acquired pneumonia：HAP）

Empiric therapy

第5章　感染に係る薬剤投与関連　第1節　共通して学ぶべき事項

【院内肺炎の定義】

「入院48時間以降に新しく出現した肺炎」と定義づけられる。基礎疾患をもち、免疫能や全身状態などの条件が悪い患者に発症することが多く、治療がきわめて困難になることが多い。

胸部異常陰影の出現に加えて、発熱、白血球数異常、膿性分泌物のうち2項目を満たす症例を院内肺炎と診断するが、肺陰影の出現が必ずしも肺炎の存在を示すものではなく、多様な病態を反映する。発熱も主たる感染徴候の一つであるが、入院患者の発熱の原因は多岐にわたることから院内肺炎の臨床診断は必ずしも容易ではない（表8、9、10）。

・グラム染色によって有用な情報を得ることが出来ることから、抗菌薬投与前に良質な気道検体の採取が推奨されるが、そのために治療開始を遅延させるべきではなく（BⅡ）、治療の原則は適切な抗菌薬の早期投与である。院内肺炎を疑った時点で直ちに十分量の抗菌薬の投与を開始する（AⅡ）。

・原因微生物が同定され感受性が判明した時点もしくは治療反応性を評価した後に de-escalation が可能か検討する。喀痰では十分な原因微生物の推定、同定は困難であるが、品質のよい痰である場合、分離培養されない細菌は原因微生物である可能性は低い。

(1) 人工呼吸器関連肺炎（ventilator-associated pneumonia：VAP）

気管挿管・人工呼吸器開始後48時間以降に新たに発生した肺炎である。気管挿管後4〜5日以内の発症を早期型、それ以降の発症を晩期型と分類する。

(2) VAP 以外の院内肺炎

・免疫不全状態、たとえば抗癌薬治療中の好中球減少状態、ステロイドや免疫抑制薬投与による細胞性免疫不全状態

・不顕性誤嚥も含む誤嚥性肺炎

405

第5章　感染に係る薬剤投与関連　第1節　共通して学ぶべき事項

表 8 肺炎と鑑別を要する胸部 X 線異常の原因

無気肺
心不全、肺水腫
ARDS
非感染性胃液誤嚥
肺塞栓
薬剤性肺炎
原疾患の増悪（間質性肺炎など）
放射性肺炎
肺胞上皮癌

表 9 肺炎と鑑別を要する発熱の原因

手術
外傷・火傷
深部静脈血栓症
肺塞栓、肺梗塞
薬剤
副腎不全
感染症　カテーテル関連血流感染
　　　　副鼻腔炎
　　　　偽膜性腸炎
　　　　敗血症
　　　　眼内炎 他

表 10 臨床肺感染スコア（Clinical pulmonary infection score：CPIS）

項目	1 ポイント	2 ポイント
体温（℃）	38.5-38.9（℃）	39℃以上か 36℃以下
白血球数	4,000 未満 11,000 以上	4,000 未満か 11,000 以上、桿状球が 50％以上
気道分泌物	膿性ではない	膿性
PaO$_2$/F$_i$O$_2$ 比		240 以下で ARDS ではない
浸潤影（胸部 X 線）	びまん性	限局性

VAP 臨床診断法として開発され、6 ポイント以上で肺炎と診断される。

【原因となる微生物】

耐性菌のリスクがない場合

● *Streptococcus pneumoniae*、*Haemophilus influenzae*、*Klebsiella* spp. などを標的として抗菌薬を選択（BⅢ）。喀痰培養で MRSA、*Pseudomonas aeruginosa* などの耐性菌が検出されず、かつ臨床症状の悪化がなければ初期治療薬を継続する（BⅢ）。

●口腔内嫌気性菌

誤嚥のエピソードが明らかな患者、口腔衛生が保たれていない患者、あるいは意識障害の
ある患者においては、嫌気性菌の関与を考慮して抗嫌気性菌活性のある薬剤を選択する
（BⅢ）。

【抗菌薬の投与期間】

適正な抗菌薬が投与されれば、*P. aeruginosa* や MRSA などを除き、治療期間は 7 ～ 10
日である（BⅡ）。

多剤耐性菌のリスクがある場合（表 11）

● *P. aeruginosa*

多剤耐性菌をカバーするため抗緑膿菌活性をもつ広域の抗菌薬を選択する（AⅢ）。品質
のよい喀痰などの培養で *P. aeruginosa* 等が分離されない場合は「耐性菌のリスクがな
い場合」の薬剤へ de-escalation する（AⅡ）。

● ESBL 産生菌

施設における ESBL の頻度も勘案し、*Klebsiella* spp. や *Escherichia coli* を含めた腸内
細菌属が疑われる場合でもカルバペネム系薬の選択を考慮する（BⅣ）。

● MRSA

保菌リスクがある場合は抗 MRSA 薬の併用も考慮する（表 12）。

【抗菌薬の投与期間】

改善例における原因微生物別の抗菌薬投与期間からみると平均では 10 日程度であったが、
P. aeruginosa，MRSA 等の耐性菌では 12 日程度であった（BⅡ）。

表 11 多剤耐性菌のリスク因子（一部改）

1. 過去 90 日以内の抗菌薬使用の既往
2. 現在、入院後 5 日以上経過
3. 耐性菌の多い地域や施設からの入院
4. 免疫抑制状態もしくは治療

表 12 MRSA 保菌リスク

以下の MRSA 保菌リスクがあれば、グラム染色の所見を鑑みて、抗 MRSA 薬の併用
を積極的に考慮する。
1. 2 週間以上の広域抗菌薬投与歴
2. 長期入院の既往
3. MRSA 感染や定着の既往

【重症例】
- 不適切な治療を受けた群の予後が有意に不良であるとされている（BⅡ）が、細菌学的な原因検索が十分なされた症例であっても、ICU で管理された薬剤耐性菌感染が疑われる患者では、推奨された薬剤の選択を遵守した群の予後が非遵守群よりも有意に悪いことが報告された（BⅡ）。このことから耐性菌が原因であってもそれをカバーする適切な抗菌薬の投与が予後を改善するとは限らないことに留意する必要がある。

注意
- HCAP※・VAP の場合、喀痰培養で複数の菌が分離されることが多いが、必ずしも検出された菌が原因微生物であるかは不明であり、抗菌薬選択の際に留意する。
  ※ HCAP（healthcare-associated pneumonia：医療ケア関連肺炎）
  　2005 年にアメリカで提唱された概念で、従来の CAP と HAP の 2 分法では当てはまらない、その中間に位置する肺炎群である。わが国特有の状況を示す概念である NHCAP は「日本版 HCAP」と考えられる。
- 各施設で問題となっている菌とその感受性パターンを考慮して薬剤を選択すべきである。
- 原因微生物が同定され感受性が判明した時点で de-escalation が可能か検討することが必要である。

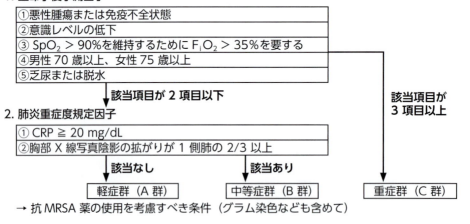

図 1 日本呼吸器学会 成人院内肺炎診療ガイドラインにおける重症度分類（I-ROAD 分類）
− 生命予後予測因子による肺炎の重症度分類 −

3）医療・介護関連肺炎（nursing and healthcare-associated pneumonia：NHCAP）

Empiric therapy

【医療・介護関連肺炎の定義】

　NHCAP は、医療事情などを考慮して我が国で独自に定義されたカテゴリーである（表13）。NHCAP における死亡率や耐性菌の頻度は、市中肺炎（community-acquired pneumonia：CAP）と院内肺炎（hospital-acquired pneumonia：HAP）の中間を示すが、主に高齢者肺炎と同様と考えることができる。

表 13 医療・介護関連肺炎（NHCAP）の定義

1. 長期療養型病床群もしくは介護施設に入所している（精神病床も含む）
2. 90 日以内に病院を退院した
3. 介護*を必要とする高齢者、身障者
4. 通院にて継続的に血管内治療（透析、抗菌薬、化学療法、免疫抑制薬等による治療）を受けている

　*介護の基準

　　PS3（Performance Status 3）：限られた自分の身の回りのことしかできない。

　　　　　　　　　　　　　　　　　日中の 50% 以上をベッドか椅子で過ごす。

　　　　　　　　　　　　　　　　　以上を目安とする。

【原因となる微生物】

　耐性菌のリスク因子を 2 項目に絞り、標的とする原因微生物を想定し、初期治療選択薬を推奨している（C Ⅳ）（表 14、15）。

・重症度に応じて耐性菌の分離頻度が増すという事実はない。

・誤嚥の関与を背景として、起炎菌不明例が約半数の症例を占める。

・NHCAP の原因微生物に関しては、その多様性から CAP で多いとされる *Streptococcus pneumoniae* や *Haemophilus influenzae* および HAP で多いとされる MRSA や *P. aeruginosa*、グラム陰性桿菌などそれぞれの頻度は、国や地域、施設ごとで分布と頻度が報告によって異なる（Ⅲ）。

・CAP と異なり耐性菌が多い傾向にある。

表14 NHCAP における原因菌

●耐性菌のリスクがない場合
- *Streptococcus pneumoniae*
- MSSA
- 腸内細菌科菌種（*Klebsiella* spp. , *Escherichia coli* などのグラム陰性桿菌）
- *Haemophilus influenzae*
- 口腔内レンサ球菌
- 非定型病原体（とくに *Chlamydophila* spp.）

●耐性菌のリスクがある場合（上記の菌種に加え，下記の菌を考慮する）
- *Pseudomonas aeruginosa*（緑膿菌）
- MRSA
- *Acinetobacter* spp.
- ESBL 産生腸内細菌（*Klebsiella* spp. , *Escherichi coli*）
- *Stenotrophomonas maltophilia*

表15 NHCAP における耐性菌のリスク因子

- 過去 90 日以内に 2 日以上の抗菌薬使用歴がある
- 経管栄養をしている

- MRSA が分離されている既往がある場合は、MRSA 感染のリスクありと判断する。
- これらのリスク因子による耐性菌検出の予測については、感度・陰性的中率は高いが、特異度・陽性的中率が低いことに留意する。
- 経管栄養は、緑膿菌感染のリスク。

【疾患の特徴と治療分類】

多様で不均一な集団に起こる肺炎という特徴から、重症度分類を単純に規定することが困難である。そこで、種々の条件を勘案して、患者を最もよく知る担当医の判断を尊重し、高齢者医療の倫理的側面をも含んだ A ～ D 群の「治療区分」という考え方が導入された。

- 耐性菌の比率が増え、不適切な抗菌薬が選択される率が高いと同時に、CAP に比し高い死亡率も示されており、両者が関連する可能性を示唆している。
- 肺炎が重症でなくても、宿主の ADL や基礎疾患・免疫能低下によって予後が不良となる場合も少なくない。
- 高齢、中枢神経疾患、誤嚥、ADL 低下、経管栄養管理などが、わが国の NHCAP の基礎病態、併存疾患として頻度が高い。またその要素は、誤嚥性肺炎そのもの、あるいはそのリスクでもあり、日本の NHCAP は誤嚥性肺炎とオーバーラップすると考えられる。

「治療区分 A 群」耐性菌のリスクがなく、外来治療をする場合

・わが国の NHCAP の原因微生物判明例のうち、*Chlamydophila* spp., *Mycoplasma pneumoniae* がそれぞれ 34.7%、9.3%に認められたという報告があり、*Chlamydophila* spp. は CAP 同様、治療の標的にあることを示唆していたため、A 群において β-ラクタム系薬とマクロライド系薬の併用やレスピラトリーキノロン単剤が推奨される（BⅡ）。

・誤嚥性肺炎を疑う場合には、LVFX は嫌気性菌に対する効果が弱いため、GRNX や MFLX を選択するほうが望ましい。腎機能に影響されず、用量調節を必要としない MFLX が有用であるとする報告がある。

・1 回投与量が高用量で、単回で治療が完結するため服薬コンプライアンスが良く、細菌と非定型病原体を同時にカバーできる AZM や、嫌気性菌には良好な MIC 値を示す STFX なども推奨して良い薬剤と考える。

「治療区分 B 群」耐性菌のリスクがなく入院治療をする場合

・直近の抗菌薬使用がない初回入院例が該当しやすい B 群では、CAP 同様の β-ラクタマーゼ阻害薬配合ペニシリン系薬を基本とした抗菌薬で良いが、誤嚥性肺炎が疑われた場合は、CTRX、LVFX の選択は避けるべきである（BⅣ）。

・腸内細菌であれば、PAPM/BP の選択でも良い。実際、通常の CAP や Non ICU での HAP は *P. aeruginosa* まで考慮する必要はなく、PAPM/BP 同様 *P. aeruginosa* には効果を示さないエルタペネムが優れているとの報告がある。入退院を繰り返している誤嚥リスクの高い高齢者では *Klebsiella* の関与がある場合も多く、TAZ/PIPC の方が有用との報告がある（BⅡ）。

「治療区分 C 群」耐性菌のリスクがあり入院治療をする場合

・標的となる微生物は、頻度の高い呼吸器感染原因微生物に加えて、*P. aeruginosa*、MRSA、*Acinetobacter* spp. などが加わる。

・推奨される抗菌薬は、*P. aeruginosa* に抗菌活性を有する TAZ/PIPC、第 4 世代セフェム系薬、カルバペネム系薬、およびキノロン系薬（CPFX、PZFX）である。TAZ/PIPC は、医療・介護関連肺炎において IPM/CS や MEPM と同等の効果を示す（BⅡ）。

・*S. pneumoniae*：PZFX は 1 日 2g の高用量で使用すれば有効である。

・*Chlamydophila* spp. などの非定型病原体による肺炎が考えられる場合にはキノロン系抗菌薬を選択する。

第5章　感染に係る薬剤投与関連　第1節　共通して学ぶべき事項

・嫌気性菌：第4世代セフェム系薬とキノロン系薬は嫌気性菌に抗菌活性が弱いため、MNZ、CLDM もしくは SBT/ABPC と併用で用いる。
・MRSA のリスク：VCM や TEIC、LZD を併用する。膿瘍形成が無ければ ABK も有効である。

「治療区分 D 群」集中治療を要する重症症例と判断された場合
・C 群の抗菌薬に加え、原因微生物としては稀な頻度ながら重症化の可能性のある *Legionella pneumophila* や非定型病原体をカバーするために、CPFX、PZFX または AZM 注射薬を併用する（BI）。
・重症肺炎についての β‐ラクタム系薬とマクロライド系注射薬併用の有用性については、エビデンスが集積されはじめている。
・敗血症を伴うような、あるいは ICU 管理が必要な重症市中肺炎では、β‐ラクタム系抗菌薬にマクロライド系抗菌薬を併用する方が、キノロン系抗菌薬を併用する群より予後が良好とする報告（I）もあり、その機序としてマクロライドの抗炎症作用が関与している可能性が指摘されている。
・MRSA が考えられる場合は MRSA 肺炎に準ずる抗菌薬を加える。

【抗菌薬の投与期間】
　日常的に最も多くの症例に投与されている7〜10日間程度の投与期間が妥当である（BⅣ）。それ以上投与する場合には、同等のスペクトルの抗菌薬を選択するか、抗菌薬の de-escalation を行う。この場合、発熱や CRP、白血球数などを治療効果の指標として用いることが多い。抗菌薬が有効な場合でも治療中に再度誤嚥するような誤嚥性肺炎の場合、抗菌薬の効果が得られないのか、再発であるのかを判断する必要がある。

Definitive Therapy
　判明した原因微生物に対して、「院内肺炎」の項に準じて、抗菌薬を選択する。

4）誤嚥性肺炎

Empiric Therapy

【疾患の特徴と分類】
　ADL や全身機能の低下、特に脳血管障害を有する場合に認められやすい嚥下機能障害を背

景に起きる肺炎で、高齢者の食事摂取に関連して発症する。

表 16 嚥下機能障害を来しやすい病態（一部改変）

陳旧性および急性の脳血管障害
変性神経疾患と神経筋疾患、パーキンソン病
意識障害、認知症
胃食道逆流、胃切除後（特に胃全摘）、アカラシア、強皮症
寝たきり状態
喉頭・咽頭腫瘍
口腔の異常（歯の噛み合わせ障害、義歯不適合、口内乾燥など）
気管切開、経鼻胃管（経管栄養）
鎮静薬・睡眠薬・抗コリン薬など口内乾燥をきたす薬剤

・高齢化が進むわが国での入院肺炎症例の多施設共同研究で、CAP による入院肺炎の60.1％が誤嚥性肺炎であるとする報告があり、CAP でも誤嚥の関与は無視できないといえる。また同報告では、70 歳以上の市中・院内肺炎両方の高齢者肺炎では 86.7％が誤嚥の関与ありとしている。

・NHCAP は CAP よりも ADL の障害度の大きい高齢者肺炎という側面が強く、誤嚥性肺炎を積極的に診断し、CAP と異なる治療戦略を採る意義はあると考える。

・HAP に関しては、免疫機能低下が背景にあり耐性菌リスクの高い肺炎と中枢神経疾患を背景とする誤嚥が関与した肺炎の二面性を併せ持つ。

・日本呼吸器学会の成人院内肺炎ガイドラインでは、メンデルソン症候群と VAP を一群として扱い、肺炎所見に乏しいびまん性嚥下性細気管支炎も含めた 3 つの分類を提唱し、診断フローチャートを示している（図 2）。

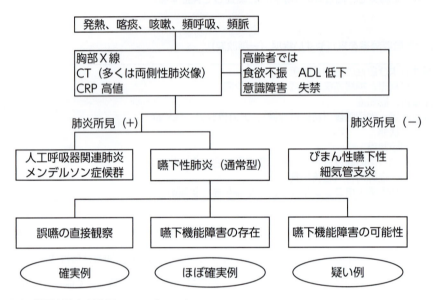

図 2 嚥下性肺疾患診断フローチャート

【原因微生物の種類と頻度】

- *Streptococcus pneumoniae*、*Staphylococcus aureus*、腸内細菌科などの報告が多い。*Klebsiella pneumoniae* が多いとの報告もある。
- *Streptococcus anginosus* spp. や嫌気性菌など口腔内常在菌の関与が指摘されている。
- *Escherichia coli*、*Klebsiella* spp.、*Proteus* spp. に関して、ESBL 産生株の今後の増加が懸念されている。

日本の呼吸器感染症における喀痰培養菌での ESBL 産生菌の割合は 5% 以下であるが、ESBL 産生菌は増加傾向にある。*K. pneumoniae* の場合、ESBL 産生菌ではなくても TAZ/PIPC の方が SBT/ABPC に比べて優れた臨床効果を示したとの報告もあり注意を要する。

【抗菌薬療法の原則】

誤嚥の関与する肺炎を積極的に診断し、適切な抗菌薬治療を選択しないと、不十分な治療になって致死的状態に陥ったり、過剰な治療で耐性菌を増やしたりなど負の効果をもたらすことになる。重症が多い VAP 症例と治療開始に余裕が持てるびまん性嚥下性細気管支炎の病態の例では、おのずから empiric therapy の選択に差がつけられる。一方で、誤嚥をして

も肺炎にならないようにしたり、誤嚥しにくくしたりするアプローチが重要で、口腔ケアや頭部挙上、栄養状態の改善や不必要に睡眠薬・鎮静薬を使いすぎないこと等を心がける（BⅡ）（表17）

表17 人工呼吸器関連肺炎予防の bundle

①上体の挙上
頭部を30〜45度挙上する
②鎮静薬の中止
毎日1回は鎮静薬を休止し、抜管可能か評価する。
③消化管出血の予防
④ DVT（深部静脈血栓）予防

・誤嚥性肺炎予防として上記以外に、口腔ケア、ACE阻害薬やシロスタゾールなど嚥下機能を改善させる薬物、栄養状態の改善、摂食・嚥下リハビリテーション、肺炎球菌ワクチン接種などが挙げられる。

・通常型の誤嚥性肺炎に対して最もよい抗菌薬の選択は、好気性菌・嫌気性菌の双方に抗菌力のある抗菌薬である。SBT/ABPC、TAZ/PIPC は、呼吸器系で多く分離される *Fusobacterium* spp.、*Prevotella* spp.、*Peptostreptococcus* spp. 等の嫌気性菌に対して有効とされている。

・先行抗菌薬投与と ADL が腸内細菌科や *P. aeruginosa* による肺炎の頻度と相関したとする報告や90例の誤嚥性肺炎のレトロスペクティブスタディによる評価で、*Klebsiella pneumoniae* による頻度が25％と多かったとする報告から、一般病棟あるいは内科病棟入院の場合は、抗菌化学療法薬の投与歴により選択薬剤を変えるべきである。

・院内肺炎で重症誤嚥性肺炎や VAP の場合には、広域スペクトラムの薬剤を選択する（BⅡ）。

・重症人工呼吸器関連肺炎（ventilator-associated pneumonia：VAP）の場合、広域抗菌薬の選択や併用を躊躇すべきでない（AⅠ）。

・ESBL 産生グラム陰性桿菌が増加しており、抗菌薬の選択に注意する。

（1）耐性菌リスクなし

口腔内嫌気性菌に対して、優れた抗菌力をもつ薬剤とされているものを列挙した。いずれも腸内細菌叢を乱すため、抗菌薬関連下痢症の発現が懸念される。症状の改善が遅いときは、

いたずらに外来治療を延ばすべきでなく、すみやかに入院のうえ点滴治療を行う。

a) 外来治療

第一選択　CVA/AMPC 、SBTPC

第二選択　MFLX、STFX、GRNX

b) 入院治療

・誤嚥性肺炎と診断された場合、本邦では SBT/ABPC が最も頻用されている。

・原因微生物の可能性が高い口腔内嫌気性菌である *Peptostreptococcus* spp.、*Prevotella* spp.、*Fusobacterium* spp. は SBT/ABPC に対して TAZ/PIPC と並んで 100%の感受性を示した。

・誤嚥性肺炎や肺膿瘍に対して、CLDM は SBT/ABPC と同等の効果を示す（BⅠ）。

・誤嚥性肺炎に対して SBT/ABPC および CLDM は、それぞれ 67.5%および 63.5%と同等の効果と忍容性を示した。

・口腔内嫌気性菌は、CLDM に対する感受性が保たれており、セフェム系薬よりも優れているとの RCT（ランダム化比較試験）もある。

第一選択　SBT/ABPC

第二選択　CLDM

（2）耐性菌リスクあり、または重症の場合

「耐性菌リスクあり、または重症」の場合は、NHCAP の「C 群」の選択に準じた。経管栄養は誤嚥の危険因子であると同時に、耐性菌のリスク因子でもある。*K. pneumoniae* や *E. coli* など腸内細菌科の関与が考えられる場合は、「耐性菌リスクあり」に準じて empiric therapy を選択する。

VAP の治療

・死亡率は高く、原因微生物を当初よりカバーできていなければ患者の死亡率は高くなる。従って、重症の誤嚥性肺炎ととらえて治療薬を決定すべきである。

・アミノグリコシド系薬とのコンビネーションの薬剤として、TAZ/PIPC を選んだ群が CAZ の群よりも死亡率が低かったとの報告がある。特に *P.aeruginosa* が原因微生物の場合には IPM/CS より優れた臨床効果を示したとの報告もある（BⅡ）。

・耐性菌のリスクがあれば、少なくとも empiric therapy には広域抗菌薬を使わざるを得ない。

人工呼吸器関連気管支炎 （ventilator-associated tracheobronchitis：VAT）

最近では、VAT の概念が提唱されている。ICU で発症した VAT 症例を 2 群に分け、抗菌薬を投与する群としない群に分けて比較した結果、VAT に対して治療を行った群では VAP の発生率が有意に低く、mechanical ventilation-free days が有意に長く、ICU 死亡率が有意に低い結果が示された。

第一選択

TAZ/PIPC、IPM/CS、MEPM、DRPM 、BIPM

第二選択

CFPM、CPR

＋以下のいずれか

CLDM、MNZ

または、

LVFX、CPFX、PZFX

＋以下のいずれか

CLDM、MNZ、SBT/ABPC

※ MRSA が考えられる場合は上記に加えて MRSA 肺炎の項に準ずる抗菌薬を加える。

【抗菌薬の投与期間】

院内肺炎の治療期間は 7 〜 10 日間が推奨されているが、*P. aeruginosa* などのブドウ糖非発酵菌の場合には 14 日ほどが推奨されている （B Ⅱ）。

Definitive Therapy

判明した原因微生物に対して、「院内肺炎」の項に準じて、抗菌薬を選択する。MRSA が考えられる場合は MRSA 肺炎の項に準ずる。

5）下気道感染症（成人）急性気管支炎

風邪症候群は年に複数回罹患するほど身近な疾患で、原因となるウイルスは 200 種類にも及ぶ。炎症が下気道（喉頭から肺胞まで）に及ぶと急性気管支炎となる。

第5章　感染に係る薬剤投与関連　第1節　共通して学ぶべき事項

【症状と検査】

・咳嗽

5日間以上続く咳嗽が特徴であり、多くは1〜3週間持続するが、通常は自然に軽快する。

・喀痰

伴う場合と伴わない場合とがあり、喀痰の性状はウイルス感染が原因であっても膿性となり得る。

・画像診断

肺炎と異なり、胸部X線写真やCTで新たな異常陰影の出現を認めない。

【原因微生物】

●ウイルスが原因微生物の大部分を占める。ウイルスの種類によって流行を起こす時期が異なる疫学を示すが、近年は流行時期の狂いが生じている。

・インフルエンザA型・B型ウイルス、ライノウイルス、コロナウイルス、アデノウイルス、RSウイルス、ヒトメタニューモウイルス、パラインフルエンザウイルスなどのウイルスが約90%を占める。

●約10%においては *Bordetella pertussis*（百日咳菌）や、*M. pneumoniae, C. pneumoniae* も原因微生物となる。

●本邦での経気管吸引法を用いた検討では、細菌性の急性気管支炎と診断された、基礎に慢性下気道感染症がない症例において、*Haemophilus influenzae*、*Streptococcus pneumoniae*、*Moraxella catarrhalis* が主に分離されている。

・呼吸器感染症のウイルス（流行疫学）

RSウイルス	10月以降の冬季（インフルエンザ流行の前から）
コロナウイルス	冬季
パラインフルエンザウイルス	冬季もしくは、その直前（10月）頃〜長期間みられる
インフルエンザウイルス	11月〜3月
ヒトメタニューモウイルス	3月〜6月
アデノウイルス	夏、最近では冬にもみられる
ライノウイルス	初夏と初冬（3月〜5月、9月〜11月）、流行の長期化がみられている。
エンテロウイルス	初夏から冬季（ライノウイルスについで多い）

●ウイルス

ウイルス性の急性気管支炎においては、慢性呼吸器疾患などの基礎疾患、合併症がなければルーチンの抗菌薬投与は推奨されない（ＡＩ）。

●百日咳

咳が特に長期間持続し、発作性の咳き込みや吸気性笛声、咳込み後の嘔吐などを伴いやすい。周囲への感染を防止する目的でマクロライド系抗菌薬を投与する。

● *M. pneumoniae*

長く続く強い咳を呈する。

●インフルエンザ

高熱となり、頭痛・全身倦怠感・関節痛などを伴う。インフルエンザ流行期において、インフルエンザ様症状をきたす患者の迅速診断結果が陰性であっても、インフルエンザを有意に否定しないので、臨床診断によって直ちに（発症後 48 時間以内）抗インフルエンザ療法を開始する（ＡＩ）。抗インフルエンザ療法により生存率は有意に改善されるだけではなく、重症化率も有意に抑制する（ＡＩ）。

●基礎に慢性呼吸器病変などがある患者、高齢者では、ウイルスによる急性気管支炎を契機として細菌性の急性増悪をきたすことがあり、発熱や白血球増多、膿性痰の増加や喀痰のグラム染色で原因微生物の存在を示唆する所見を認めることがある。

6）慢性呼吸器疾患（COPD、気管支拡張症、陳旧性肺結核等）の気道感染症

【臨床症状】

慢性呼吸器疾患の気道感染症は、COPD、気管支拡張症、陳旧性肺結核などの基礎疾患の慢性安定期の状態から、細菌感染に伴い咳、膿性痰の増加ならびに膿性度の増強といった呼吸器症状に加え、発熱ならびに息切れなどの感染症状が新たに出現（感染性増悪）することをいう。

【検査】

・白血球や CRP などの炎症反応が亢進し、血液ガス分析でしばしば PaO_2 が低下する。

・肺炎との鑑別をするために画像所見が必要であり、陰影が認められないことを確認する。肺気腫や気管支拡張症などの基礎疾患を評価するために CT も施行することが望ましい。

第5章　感染に係る薬剤投与関連　第1節　共通して学ぶべき事項

【原因微生物の推定とグラム染色】

喀痰が採取できる症例が多く、グラム染色は原因微生物の推定や持続感染との鑑別に有用である。

　　喀痰の採取：抗菌薬投与前に採取されるべきであり、早朝起床時に採取されたものが理想的である。

　　喀痰の色調：膿性度よりも病原微生物の存在を示唆するとの報告もあり、肉眼的観察も必要である。

　　痰の膿性度：Miller & Jones 分類が用いられる。P2 以上の検体であればグラム染色で原因微生物を推定できる可能性が高い。膿性痰は、必ずしも、細菌感染を意味しない。

【原因微生物】

● *H. influenzae, Pseudomonas aeruginosa, M. catarrhalis, S. pneumoniae* の頻度が高い。

● 他には、*Staphylococcus aureus* や *Klebsiella pneumoniae* などを考慮する。

● *C. pneumoniae* などの非定型病原体の関与やウイルスと細菌の混合感染も考慮する。

● *P. aeruginosa* は持続感染している場合が多く、臨床症状や検査成績などから急性増悪と区別する必要がある。持続感染時は、咳や痰の排出が継続し、血液検査でも軽度の炎症反応がみられることがあるが、このような場合は、原則として抗菌薬を投与すべきではない。

【治療法】

　治療の目的は、臨床症状の改善、再発の予防、次回の増悪までの期間の延長ならびに肺組織へのダメージの抑止である。適切な抗菌薬投与は臨床症状を消失させるだけでなく、呼吸機能の保持にも貢献できることが示されている。一方、不適切な抗菌薬は、予後の悪化に加え再発もさせやすい。

・抗菌薬の選択：レスピラトリーキノロンは原因微生物全てに優れた抗菌活性を有し、臨床効果も高いことから第一選択である（AI）。β-ラクタム系やマクロライド系薬の使用は症例毎に考慮する。

【抗菌薬の投与期間】

　5 〜 7 日間程度で十分とされている（BⅡ）。

第5章　感染に係る薬剤投与関連　第1節　共通して学ぶべき事項

(2) 細菌検査

はじめに

細菌の種類は、2008 年時点で 6,500 種（1,300 属）の記載がある。このうち、人に病原性を示す細菌は、1,200 種ほどである。さらに、数 100 万種は、未発見であるという。

細菌の命名法

門、綱、目、科、属、種（命名規約によるランク）

Micrococcaceas（ミクロコッカス科）

　　Staphylococcus aureus（和名：黄色ブドウ球菌）

　　Staphylococcus epidermidis（和名：表皮ブドウ球菌）

　　Staphylococcus saprophyticus（和名：腐生ブドウ球菌）

Micrococcus species

表 18 腸内細菌科（*Enterobacteriaceae*）

30 数種類の属（genus）、80 数種の種（species）

属	代表的な菌種名（和名）
Escherichia	*E. coli*（大腸菌）
Enterobacter	*E. aerogenes*、*E.cloacae*、*E.sakazakii*
Citrobacter	*C. freundii*
Klebsiella	*K. pneumoniae*（肺炎桿菌）、*K.oxytoca*
Proteus	*P. mirabilis*、*P. vulgaris*
Providencia	*P. rettgeri*
Morganella	*M. morganii*
Serratia	*S. marcescens*、*S.liquifaciens*
Salmonella	*S. enterica*（チフス菌）
Shigella	*S. sonnei*（赤痢菌）
Yersinia	*Y. pestis*（ペスト菌）

　呼吸器感染症を主に、特別な機材を用いることなく、検査材料の観察とグラム染色から多くの有用な情報を得ることができる。感染部位や検査材料による違いはあるが、ここでは呼吸器材料（喀痰）を例に記載する。

1）痰の肉眼的観察

　Miller & Jones の分類が良く使用されている。膿性痰は炎症を意味するもので、必ずしも細

菌感染を示唆するものではない。色調のほうが、より病原微生物の存在を示唆するとの報告もある。

痰の膿性度 Miller & Jones の分類
M1：唾液、完全な粘液痰
M2：粘液痰の中に少量の膿性痰を含む
P1：膿性部分が 1/3 以下の痰
P2：膿性部分が 1/3 〜 2/3 の痰
P3：膿性部分が 2/3 以上の痰

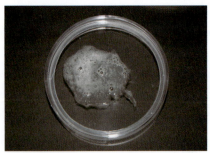
P2（膿性部が 1/3 〜 2/3）

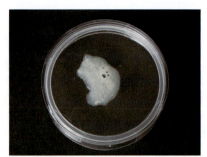
P3（膿性部が 2/3 以上）

図3 痰の膿性度

2）グラム染色塗抹標本の作成

膿性部を選択して塗抹標本を作製、乾燥後に固定操作、次いでグラム染色を実施する。

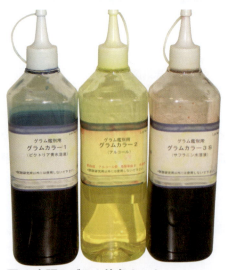

図4 市販のグラム染色キット

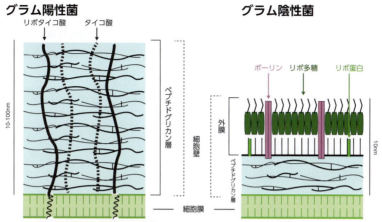

図5 グラム染色の原理（細胞壁の構造の違いによる）

形態 \ グラム染色性	グラム陽性 Gram positive	グラム陰性 Gram negative
球菌 Coccus 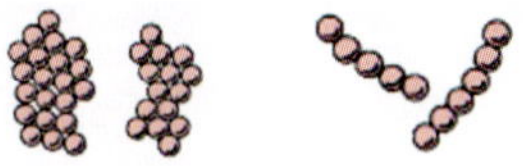 (Cluster / Chain)	GPC ブドウ球菌 レンサ球菌 腸球菌	GNC ナイセリア モラクセラ
桿菌 Rods 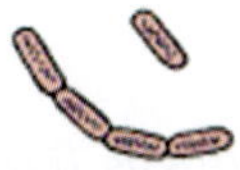	GPR クロストリジウム バチルス コリネバクテリウム	GNR 大腸菌 緑膿菌 アシネトバクター

図6 グラム染色と形態による細菌の分類

3）鏡検

最初に、低倍率（対物レンズ10倍）で白血球の出現量、扁平上皮細胞の出現量（混入または誤嚥）を確認する。好中球が多数みられる部位を強拡大（対物レンズ100倍）で観察する。

①菌種の推定と出現量

検体の採取部位により検出される菌種は絞られるため、グラム染色によりある程度菌種を推定することが可能である。グラム染色での検出感度は10^3/mL～10^4/mL程度であり、上限は10^7/mLまでの菌量を、ルーチン検査では通常1+～4+の区分けで記載する。単独で出現している場合や菌量の多い場合に起炎菌の可能性が高まる。

グラム陽性球菌

- ブドウの房状　*Staphylococcus* spp.（黄色ブドウ球菌、表皮ブドウ球菌に代表される CNS）

- 連鎖状　*Streptococcus* spp.（レンサ球菌群）、*Enterococcus* spp.（腸球菌）

- ろうそくの炎状の双球菌　*Streptococcus pneumoniae*（肺炎球菌）

グラム陽性桿菌

- 松葉状、Ｖ字状　*Corynebacterium* spp.

- 大型、太くて直線状　*Bacillus* spp. *Clostridium* spp.

- 細く不定形　*Actinomyces*（嫌気性菌）、*Nocardia*（好気性放線菌）

グラム陰性球菌

- 双球菌状　*Moraxella catarrhalis*、*Neisseria gonorhoeae*、*Neisseria meningtidis*

- 口腔内常在　*Neisseria* spp.

グラム陰性桿菌

- 大型、太い　　　　*E.coli* などの腸内細菌群

- 中型、細い　　　　*P.aeruginosa*、*Proteus* spp. などの腸内細菌

- 細長く染色性悪い　口腔内嫌気性菌、*Bacteroides* spp.

- 短く小さい　　　　*Haemophilus influenza*、*Bordetella pertussis*（百日咳菌）

　　　　　　　　　　Pasteurella multocida（犬、猫の唾液中に 100％存在）

　　　　　　　　　　Campylobacter spp.（※市中感染下痢症の起炎菌）

②出現する細胞と背景

好中球、組織球及び、その新鮮度、変性度合、貪食像

好酸球も見られる（鑑別困難な場合はギムザ染色で確認）

扁平上皮細胞、繊毛上皮細胞

細胞の変性、壊死物質やフィブリンの析出

(3) 迅速診断キット

① 尿、便、鼻腔拭い液等を用いた検査（表 19）

	細菌	検体	ウイルス	検体
呼吸器系	A 群溶血レンサ球菌	咽頭拭い液	インフルエンザウイルス	鼻腔拭い液
	肺炎球菌	尿	RS ウイルス	鼻腔拭い液
	レジオネラ菌	尿	アデノウイルス	咽頭拭い液
	マイコプラズマ	咽頭拭い液	ヒトメタニューモウイルス	鼻腔拭い液

	細菌	検体	ウイルス	検体
消化器系	*C.difficile*（抗原、毒素）	便	ノロウイルス	便
	大腸菌 O-157	便	ロタウイルス	便
			アデノウイルス	便

② 血清を用いた検査

HBs 抗原、HCV 抗体、HIV 抗原・抗体、梅毒、マイコプラズマ抗体

プロカルシトニン（細菌感染症、敗血症）

4. 主要感染症の診断方法

　発熱・頻脈の他、発疹・頭痛・胸痛・腹痛・排尿痛等を認める患者で、白血球増多を認める場合、感染症を疑う。感染症の診断は、病歴・理学的所見・血液検査・尿検査等からなされるが、いかなる感染症なのかは、細菌の同定やウイルス抗体価の結果が必要である。

　感染症では、感染していると思われる組織や検体にグラム染色を施行すれば、迅速な推定診断ができ、どの抗菌薬を選択すれば良いか判ることが多い。通常、感染症では、培養は正確な診断の為に必須であり、感受性試験の為にも必要である。

　細菌検査では、検体採取の際は常在菌の混入を避けると共に、原因菌が多く含まれていると思われる材料を採取する。血液培養では、抗菌薬が培養の妨げとなる為、抗菌薬の投与前の採血が必要である。しかし、既に抗菌薬が投与されている場合、投与中断 24 時間後、少なくとも数時間後の血液を採取する。中断が困難な時は、抗菌薬の投与終了後に採血をしたり、抗菌薬の濃度を低下させる為に培養液に添加する血液量を減量したりする。血液・髄液から検出された細菌は起炎菌と考えられるが、喀痰・胆汁・膿・尿・便・胃液等から検出された細菌は常在菌の混入が考えられ、培養された細菌が必ずしも起炎菌とは断定できないが、2〜3 回連続して検出された時は起炎菌と考えて良い。なお、検体を放置しておくと、肺炎球菌・淋菌等は死滅する。

第5章　感染に係る薬剤投与関連　第1節　共通して学ぶべき事項

例えばポリメラーゼ連鎖反応（ＰＣＲ）と抗原検査なども、感染の原因微生物を早期に確証するのに役立つ。なお、抗原検査が可能なものとして、真菌・肺炎球菌・Ａ群レンサ球菌・インフルエンザ桿菌・淋菌・レジオネラ等がある。

ウイルス・クラミジア・マイコプラズマ感染症の診断には、抗体価が用いられる。急性期および回復期（２～３週間後）におけるペア血清での抗体価の上昇、急性期の抗体価の正常上限以上の上昇で、診断される。

ウイルス疾患の中には発疹を伴い、発疹の形態・出現部位・出現状況・消退状況等により、疾患を特定し得ることが多い為、全身を詳細に検索する。

免疫不全等がある日和見感染症の易感染患者は真菌感染を念頭に、検査をする必要がある。

感染症は白血球増多を来すが、細菌感染以外にも白血球増多を来す疾患がある。細菌感染症は、成熟および幼若な循環好中球数を増加させることから、白血球分画で好中球増多・核の左方移動を確認する必要がある。逆に、腸チフス・ブルセラ症等一部の細菌感染症は、好中球減少を引き起こし、極めて重度の感染症では、著明な好中球減少がしばしば予後不良の徴候となる。また、ウイルス感染では、白血球が不変もしくは減少し、相対的なリンパ球増多を認める。なお、敗血症患者における好中球の特徴的な形態的変化として、デーレ小体、中毒性顆粒、空胞形成がある。

感染症において、貧血は組織の鉄貯蔵が十分であっても発現する可能性があり、慢性感染症では血清鉄および総鉄結合能の低下が考えられる。

重篤な感染では、播種性血管内凝固症候群（ＤＩＣ）を引き起こす可能性が有り、血小板が減少する。

なお、抗菌薬は、

　　菌の同定（原因菌の種類をつきとめる）

　　感受性試験（その菌にはどのような抗菌薬が有効であるかを判定）

したうえで投与するのが原則である。よって、診断が大事である。しかし、菌の同定、感受性試験の結果が判明するには少なくとも 24 時間以上を要する。その為、感染症の存在が明らかで患者が苦痛を訴えている場合、これらの検査の結果を待つこと無く、有効と思われる薬剤を選択して投与することがある。

中枢神経

発熱と項部硬直・神経学的所見がある患者では、全ての患者で中枢神経系感染症を考慮し、別の感染症や頭部外傷が存在する場合は、特に髄膜炎の存在に注意しなければならない。髄

膜炎の診断は、腰椎穿刺が有用であるが、脳膿瘍では禁忌となる。脳膿瘍の診断は、ＣＴ・ＭＲＩが有用である。

心血管

急性細菌性心内膜炎と医療関連心内膜炎（静脈カテーテル・侵襲的な手技に関連したもの）の頻度が増加している。急性細菌性心内膜炎は、感染の始まりから３〜 10 日以内に重症な疾患を呈する。亜急性細菌性心内膜炎は、感染の始まりから数週間〜数ヵ月かけて全身症状（発熱・倦怠感・食欲不振）・免疫複合体病（腎炎・関節痛・Osler（オスラー）結節）・塞栓現象（腎臓・脾臓・脳・点状出血・Janeway（ジェーンウェー）発疹）を呈する。人工弁心内膜炎は、心臓弁手術後に持続する菌血症を呈する全ての患者で考慮しなければならない。経胸壁心エコーで疣贅を認める感染性心内膜炎の患者は、塞栓・心不全・弁破壊のリスクが高く、経食道心エコーを行うことにより、Duke 基準の感度が上がる。なお、経胸壁心エコーで感染性心内膜炎が陰性であっても、感染性心内膜炎を除外することはできない。

心臓が炎症過程に巻き込まれる時、その原因は感染であることが多く、心筋炎は、ウイルス・リケッチア・細菌・真菌が多いが、特にウイルスが多い。ウイルス感染を検出する為に、鼻咽頭のスワブ検査結成学的検査を施行する。また、病理組織検査・ウイルスポリメラーゼ連鎖反応検査の為、心内膜心筋生検も有用である。

上気道（鼻腔・咽頭・気管・気管支）

咽頭炎の殆どは、ウイルス感染である。

溶血レンサ球菌による咽頭炎患者に接した者には、迅速抗原検出検査によるＡ群 β 溶血レンサ球菌の診断が必要となる。Ａ群 β 溶血レンサ球菌の感染が確認されれば、化膿性合併症とリウマチ熱を予防する為の治療が必要である。なお、迅速抗原検出検査が陰性でも、Ａ群 β 溶血レンサ球菌の感染は除外できず、その場合は咽頭培養が必要となる。伝染性単核球症を疑う時には、異好性凝集素反応かモノスポットテスト等の EB（Epstein-Barr）ウイルスの血清検査と異型リンパ球を検出する為の末梢血塗抹検査を行う。

副鼻腔炎の診断は、鼻鏡検査・鼻の内視鏡検査・副鼻腔ＣＴによる粘膜疾患の客観的証拠による。

インフルエンザウイルス感染症の診断は、インフルエンザの季節に臨床的になされることが最も一般的であり、鼻咽頭スワブの迅速抗原検査・ウイルスポリメラーゼ連鎖反応検査・直

接蛍光抗体検査・培養検査により確定する。

下気道（肺）

下気道感染は、感冒が引き金になることが多い。

診断は、血液検査でのＣＲＰの上昇・白血球増多・核の左方移動・急性相反応タンパクの上昇や胸部Ｘ線写真で行う。末梢血での白血球増多・核の左方移動は細菌感染が、白血球減少・リンパ球増多・異型リンパ球の出現はウイルス感染が疑われる。しかし、病原体の同定には喀痰検査が必要であり、膿性の強い喀痰は細菌性感染が疑われる。

気管内挿管チューブからの検出菌は、起炎菌の可能性が高いが、しばしば喀出喀痰では常在菌が混入する為、数回の慎重な検査の上で起炎菌を判定する必要がある。

ウイルス・マイコプラズマ・クラミジア・真菌等では、抗原抗体検査が必要である。

一般に、気管支拡張症・慢性気管支炎等の慢性気道感染症では、一旦感染が治癒しても、容易に再感染を来す。初期ないし急性の増悪期での治療は、比較的容易であるが、炎症の繰り返しによる菌交代では、緑膿菌等のグラム陰性悍菌感染が発生し、治療が困難となる。また、日和見感染では、弱毒菌である緑膿菌・セラチア・エンテロバクター等のグラム陰性悍菌やＭＲＳＡ・真菌が関与することが多く、宿主防衛能の低下もあり、治療が困難となることが多い。

肺炎では、抗菌薬治療の前の痰のグラム染色・培養（含：血液培養）が必要である。非定型の原因菌が疑われる場合、尿のレジオネラ抗原を検査する。その他の非定型菌やウイルス感染では、酵素免疫測定・免疫蛍光・ウイルスポリメラーゼ連鎖反応検査の施行を目的とする呼吸器検体の提出が行われる。気管支鏡は、特に免疫不全患者において比較的稀な原因菌を検出するのに役立つ。肺炎に関連する解剖学的な病変の同定・病理検査の為の組織生検・定量的な培養検査にも有用である。

肺膿瘍は、口腔内細菌叢の誤嚥から生じるのが一般的で、口腔内の嫌気性菌・腸内グラム陰性悍菌・黄色ブドウ球菌が原因菌に含まれ、歯周疾患・患者が口腔咽頭の内容物を誤嚥し易い状態が危険因子となる。診断には、胸部Ｘ線写真・胸部ＣＴが有用である。

結核は、患者の殆どは以前の感染が再活性化したものである。リスクの高い患者として、ＨＩＶ感染・珪肺症・糖尿病・慢性腎不全・悪性腫瘍・栄養不良・免疫抑制状態（含：抗ＴＮＦ製剤治療）がある。診断には、胸部Ｘ線写真が有用で、局所の浸潤影・結節・空洞病変・粟粒病変・胸水・肺門部リンパ節腫脹がみられる。初感染では中葉と下葉に浸潤影が多く、再活性化による発症では上葉の浸潤影が典型的である。活動性結核の暫定的診断は、蛍光色

素・好酸菌染色による喀痰塗抹陽性でなされる。しかしこの検査法では、非結核性抗酸菌といくつかのノカルジア属菌でも陽性になることがある。また、結核菌の培養には数週間かかる。放射性物質を用いた培養システムと種特異的ＤＮＡプローブを用いた方法は、従来の方法よりも早く結果を出す。なお、薬物感受性試験は、最初の分離株全てに施行しなければならず、標準的な治療に反応しない患者からの経過観察時に得られた株についても同様である。

消化器

細菌性腹膜炎は、腹水を伴う肝硬変の患者で良く起こる合併症であり、腹水と発熱、あるいはその他の非代償性臨床症状（脳症・腎不全・消化管出血等）がある全ての患者で除外が必要である。二次性腹膜炎は、消化管・尿生殖器の穿孔から細菌が播種して起こり、通常、外科的急性腹症となり、混合感染が殆どである。

診断は、腹部Ｘ線写真・超音波・ＣＴ・消化管造影等により、比較的容易に診断が可能である。また、腹水の培養・細胞数・分画も有用である。

特発性細菌性腹膜炎は、症状と徴候が無いことがある。よって、肝硬変と腹水がある患者や、消化管出血・脳症・肝腎機能障害が進行している患者では、細菌性腹膜炎を念頭に置く必要があり、診断的腹腔穿刺を検討する。

二次性腹膜炎の診断は、臨床的になされ、血液培養（陽性率 20 ～ 30％）・遊離ガス像（穿孔）・他の感染源を評価する為の画像も診断の助けとなる。

憩室炎の診断は、臨床的になされることが多いが、ＣＴは腸管周囲の膿瘍を除外することに役立つ。

虫垂炎の診断は、臨床的になされることが多い。

肝臓・胆嚢・膵臓

肝膿瘍は、血行性感染が多いが、胆管炎の波及や血栓・梗塞によるものもある。時に、膵臓や脾臓に膿瘍を形成する。肝膿瘍の診断は、超音波で肝内の均一もしくは不規則な低エコー域・ＣＴで境界鮮明な低吸収域で行われる。穿刺液が悪臭のない茶褐色であれば、アメーバ性が多い。

急性胆嚢炎・急性胆管炎といった胆道感染の診断は、超音波・ＣＴといった画像でなされることが多く、結石像・胆嚢壁の肥厚・胆管の拡張を認める。内視鏡的逆行性胆管膵管造影（ＥＲＣＰ）は、総胆管閉塞の診断だけで無く、治療にも使用される。なお、胆道感染の肝機能

検査は、重度の異常であることが多い。

急性胆嚢炎は、胆石による胆嚢疝痛が先行するのが普通である。

上行性胆管炎は、総胆管の閉塞の合併症であり、劇症感染症となることがあり、膵炎・胆嚢炎に引き続いて起こることが多い。

膵膿瘍は、急性膵炎に続発することが多い。膵膿瘍の診断は、ＣＴにて低吸収・超音波にて低エコー域である。

泌尿器

尿路感染症の特徴は、膿尿と細菌尿である。尿路感染症の診断は、新鮮な遠心沈殿をしていない清潔に採取された尿において、顕微鏡検査によって膿尿・細菌尿があることであり、抗菌薬の選択に尿のグラム染色が有用である。

カテーテル関連の細菌尿は、入院患者におけるグラム陰性桿菌の菌血症の原因として良く認められ、多数の菌による混合感染であることが多い。

腎盂腎炎は、下部尿路からの上行感染によるものである。腎盂腎炎の診断は、著しい細菌尿・膿尿・赤血球円柱や白血球円柱である。全ての患者に尿培養を行うべきであり、菌血症が15 〜 20％で認められる為、血液培養を行う。

骨

骨髄炎の診断は、Ｘ線写真・ＣＴ・ＭＲＩといった画像でなされることが多い。

関節炎の診断は、関節液の採取やＸ線写真・ＣＴ・ＭＲＩといった画像が有用である。

男性生殖器

急性前立腺炎の診断は、身体所見と尿のグラム染色と培養であり、前立腺マッサージは急性前立腺の診断に必要が無く、勧められない。慢性前立腺炎は、細菌は存在しないことが多く、診断には前立腺マッサージ前後の定量的尿培養が必要である。

女性生殖器

子宮頸管炎の診断は、子宮頸管内膜や膣から得られた検体か尿検体で、核酸増幅検査を施行することが勧められ、Cusco（クスコ）膣鏡による子宮頸部の観察が有用である。

感覚器

急性中耳炎の診断は、症状と鼓膜の観察で可能である。

中耳炎の診断には、ＣＴ・ＭＲＩといった画像が有用である。

5. 主要疾患のフィジカルアセスメント

感染症の患者の多くは、急性症状（発熱・発疹・頭痛・胸痛・腹痛・排尿痛等）を呈する。症状は、蜂巣炎・膿瘍のように局所性のこともあれば、全身性のこともあり、多臓器系にみられる可能性がある。重症の全身感染は、生命を脅かす症状を発現する可能性がある。また、破傷風・ガス壊疽等軟部組織感染が重篤な全身感染は、全身症状を来すこともある為、局所の色調・波動・圧痛・熱感・臭い・腫脹・所属リンパ節腫脹等を丁寧に検索する。なお、殆どの症状は、基礎にある感染の治療に成功することにより、改善する。

殆どの感染症では発熱をするが、体温上昇の程度から感染の可能性および原因を予測することはできない。発熱を来す疾患の多くは感染症であるが、悪性腫瘍・膠原病・薬物アレルギーのこともある。持続的不明熱では、海外渡航歴・動物との接触歴等にも注意が必要である。また、原因不明の持続する発熱では結核感染を念頭に、検査をする必要がある。感染症における発熱は、間欠熱（連日のスパイク後に正常体温に回復）・弛張熱（原因が消失するまで正常体温に回復しない）がある。感染症における外因性発熱物質は、グラム陰性菌のリポ多糖体（エンドトキシン）のように、微生物またはその産生物である。外因性発熱物質は、内因性発熱物質（IL-1・IL-6・腫瘍壊死因子・インターフェロンγ）の放出を誘導することにより、発熱を引き起こす。内因性発熱物質は、宿主細胞によって産生されるポリペプチドで、視床下部の体温設定値を上昇させる。発熱は、少数の小児において熱性けいれんのリスクになり、認知症患者の精神状態を悪化させるリスクになる。また、発熱が $37℃$ を超えて $1℃$ 上昇する毎に O_2 需要が 13% 増大し、心不全や肺不全の基礎疾患を有する成人において問題となる。なお、熱産生能力の無い患者が、重度の感染症に罹患した場合、正常体温や低体温を示すこともある。

殆どの感染症は、脈拍数が増加する。しかし、腸チフス・野兎病・ブルセラ症・デング熱等の感染症では、発熱の程度に見合う脈拍数の上昇が見られないことがある。

低血圧は循環血液量減少または敗血症性ショックの結果である。

よく見られる感染症として、

①髄膜炎

②上気道炎・気管支炎・肺炎

③感染性腸炎

④虫垂炎

⑤胆嚢炎・胆管炎

⑥腎盂腎炎・膀胱炎・尿道炎

⑦中耳炎

等がある。

中枢神経

髄膜炎・脳炎・膿瘍がある。悪心・嘔吐等に先立ち、咽頭痛・呼吸器症状等が目立つ場合もある。典型的な症状は、髄膜刺激症状（頭痛・項部硬直）・発熱・けいれん・意識障害であるが、これらの症状は感染症の特異的症状で無い為、脳血管障害や代謝性病変との鑑別が必要となる。重度の感染症では、中枢神経系感染の有無にかかわらず脳障害（意識変化）が起こる可能性がある。脳障害は、高齢者において最もよくみられる重篤な症状で、不安・錯乱・せん妄・昏迷・昏睡が発現する。

心血管

心内膜炎は、古典的には発熱・新しい心雑音・血液培養陽性が３徴である。いわゆる全身症状で表現されることが多く、これらには全身倦怠感・易疲労性・持続する微熱・寝汗・体重減少等があり、関節痛・関節炎・筋肉痛・腰痛等もよく認められる。

上気道

上気道感染の症状は、咽頭痛・発熱・咳嗽・嚥下痛・頸部リンパ節腫脹・扁桃滲出物である。発熱患者で、咽頭痛・嚥下痛・流涎・嚥下困難・弱く小さな声があるのに咽頭に殆ど所見が認められない場合、急性喉頭蓋炎を考慮する。片側の強い痛み・弱く小さな声・開口障害・嚥下痛がある患者は、扁桃周囲膿瘍や咽後膿瘍等の化膿性合併症を考えなくてはならない。急性副鼻腔炎の症状は、膿性の鼻漏・鼻閉・副鼻腔の圧痛・嗅覚低下があり、熱を伴う時と伴わない時がある。慢性副鼻腔炎の症状は、膿性粘液の漏出・鼻閉・顔面痛（または圧迫感）・炎症徴候を伴う嗅覚鈍麻である。

インフルエンザウイルス感染症の症状は、頭痛・筋肉痛・咳嗽・全身倦怠感である。

肺炎の症状は、発熱と呼吸器症状（痰を伴う咳嗽・呼吸困難・胸膜痛・頻呼吸等）であり、断続性呼吸副雑音を聴取する。

肺膿瘍の症状は、潜行性であり、肺結核を思わせるような所見であり、呼吸困難・発熱・悪寒・寝汗・体重減少・腐敗臭や血が混じった痰を伴う咳嗽等が、数週間続く。

結核の症状は、潜行性であり、咳・血痰・呼吸困難・発熱・寝汗・体重減少・全身倦怠感等がある。

下気道

下気道感染の症状は、発熱・咳嗽・喀痰・喘鳴である。

消化器

腹部・消化器感染症の症状は、腹痛・発熱・下痢等であり、腹部所見として、圧痛・筋性防御・反跳痛等を認める。

憩室炎の症状は、発熱・左下腹部痛であり、頑固な便秘もよく認められる。

虫垂炎の症状は、漠然とした腹痛であり、その後に腹痛は右下腹部に局在化する。

食中毒・赤痢・腸チフス・コレラ等の腸管感染症の症状は、発熱・下痢である。発熱の持続はチフス性疾患・サルモネラを、血便は細菌性赤痢・アメーバ性赤痢・サルモネラ・腸炎ビブリオ等を、大量の水溶性下痢はコレラ・サルモネラ・ＭＲＳＡ・毒素性大腸菌等が疑われる。消化器以外の典型的症状を呈するものとしてはボツリヌス中毒があり、眼症状・球麻痺症状を来す。

肝臓・胆嚢・膵臓

肝・胆道系感染症の症状は、Charcot（シャルコー）徴候（発熱・右上腹部痛・黄疸）が典型的である。更に、昏迷と低血圧（Reynolds（レイノルズ）5徴候）が認められる時は、緊急処置が必要となる。また、圧痛・右上腹部の筋性防御もよく認められる症状である。

肝膿瘍の症状は、悪寒・発熱・上腹部鈍痛である。

急性胆嚢炎の症状は、発熱・Murphy（マーフィー）徴候を伴う右上腹部の圧痛・嘔吐である。

胆汁うっ滞性黄疸（しばしば予後不良の徴候）または肝細胞機能不全などの肝機能不全は、感染が肝臓に限局しない場合でも多くの感染症で発現する。ストレスに起因する上部消化管出血は敗血症において発現しうる。

泌尿器

尿路感染症の症状は、排尿痛・尿意切迫・頻尿であり、発熱は腎盂腎炎が存在しなければ通常認められない。性活動が活発な患者で、膿尿の無い排尿痛は、膣炎・尿道炎といった性感染症を考慮しなければならない。

腎盂腎炎の症状は、発熱・側腹部痛・排尿痛・尿意切迫・頻尿である。

骨

骨髄炎の症状は、局所の疼痛・発赤・膿等である。

関節炎の症状は、関節における発赤・腫脹・疼痛・可動域の減少である。

男性生殖器

急性前立腺炎の症状は、発熱・悪寒・排尿痛・頻尿・触診でブヨブヨした圧痛のある前立腺である。慢性前立腺炎の症状は、漠然としており、下背部痛・会陰部や精巣や陰茎の不快感・排尿痛・射精痛であり、血精液症がみられることもある。

精巣上体炎は、腫脹と圧痛のある精巣上体があり、片側の陰嚢痛が認められる。

女性生殖器

子宮頸管炎の症状は、膿性粘液の膣分泌物・性交疼痛症・排尿痛であるが、無症状なことも多い。

皮膚

いわゆる「おでき」で、症状は、発熱・発赤・腫脹・圧痛・創部からの滲出液・膿である。基礎疾患（糖尿病・好中球減少症・血管障害による循環不全等）を有する患者では、非典型的なことが多い。

感覚器

結膜感染症の症状は、充血であり、多少の違和感・不快感はあっても良いが、視力は基本的に障害されない。

角膜感染症は、重大な眼科エマージェンシー疾患であり、症状は疼痛・視力の低下・落涙・羞明・眼瞼けいれん等であり、潰瘍から穿孔・眼内炎を介して視力障害・失明の可能性がある。

ぶどう膜炎の症状は、急性に発症し眼痛・光線過敏症等で、慢性的な視力障害として表現されることもある。

眼内炎の症状は、眼の疼痛（25％では痛みが無い）・不快感・結膜充血・角膜浮腫・硝子体の炎症である。

急性中耳炎の症状は、耳痛・耳漏（鼓膜穿孔）・難聴・発熱であり、小児では嘔吐・下痢等の消化器症状が認められる。鼓膜では、発赤・膨隆（光錐の変形・消失）が認められる。外耳炎とは異なり、耳介を押したり引っ張ったりしても痛みは変化をしない。

滲出性中耳炎では、鼓膜が凹み、光錐の移動を認める。

外耳道炎の症状は、外耳道の痒み・閉塞感を訴え、所見上は外耳道の発赤・滲出液・浮腫を認め、耳介を引くと痛みが強くなる。

感染徴候がある者に対する薬剤の臨時の投与

1. 抗菌薬の種類と臨床薬理

抗菌薬を投与するにもメリット・デメリットがある。ただ「菌がいるから抗菌薬を使う」というだけでは、抗菌薬の適正使用にはならない。例えばレジオネラ感染症のうちポンティアック熱と言われる軽症の病態は自然治癒することが知られており、急性副鼻腔炎でも軽症例においては抗菌薬の投与は必ずしも必要ではない。しかし重症の細菌性肺炎や感染性心内膜炎などでは抗菌薬を用いた治療は必須であり、生命予後にも大きく関係している。また逆に、抗菌薬の投与が疾患の悪化を招く場合もありえる。抗菌薬を投与した場合・しなかった場合に、目の前の患者にどのようなメリット・デメリットがあるのか、文献やガイドラインに基づいてしっかりとアセスメントを行う事が抗菌薬適正使用の第一歩である。

抗菌薬の投与を開始した後は、抗菌薬の効果が出ているのかどうか効果判定を行う必要がある。効果が無いにもかかわらず漫然と1週間・2週間と投与を続けるだけでは、耐性菌の出現を助長してしまう事にもつながる。抗菌薬の効果が得られていない場合、菌種と薬剤が適合していない・用量が十分ではない・薬剤が感染部位に到達していない等様々な理由が考えられる。

投与期間にも注意が必要である。一般的には発熱やCRPなどの「炎症性マーカー」の推移を参照し、これらの値が鎮静化してくれば「感染症がおさまった」として投与を終了する場合が多い。しかし複数の感染源がある場合や他の炎症を併発している場合など、実際にはマーカーだけで判断するのは危険な場合も多い。心内膜炎などの場合には抗菌薬の投与期間が1か月近くになる場合が多いが、CRPや白血球数などの値は早期に沈静化することが知られている。また慢性髄膜炎などでは投与期間が数か月に及ぶこともある。個々の症例に応じて、投与を継続すべきか終了すべきかの判断をする必要がある。

（1）β-ラクタム系抗菌薬

薬剤骨格にβ-ラクタム環構造を有する薬剤をβ-ラクタム系と称する。β-ラクタム系にはペニシリン系・セフェム系・カルバペネム系・モノバクタム系の4種類がある。β-ラクタム系抗菌薬は、細菌の持つ細胞壁の蛋白質に結合し細胞壁を破壊することで、殺菌的に作用する。

① ペニシリン系抗菌薬

ペニシリン系はβ-ラクタム系の中では古い系統である。β-ラクタム環を分解する「β-ラクタマーゼ」という物質を産生する耐性菌が存在する。

② セフェム系抗菌薬

β-ラクタム系の中では、最も種類が豊富である。ペニシリン系に比べて抗菌スペクトルも広く毒性も低いため、臨床では頻用されている。またβ-ラクタマーゼに対する安定性が高く、一部の耐性菌にも有効である。第1世代から第5世代まで存在し、世代が進むにしたがってグラム陰性菌に対する作用が強くなる。第5世代のセフェム系抗菌薬は日本では未発売。

③ カルバペネム系およびモノバクタム系抗菌薬

カルバペネム系はセフェム系に比べさらに抗菌スペクトルが広く、抗菌活性も短時間で強い抗菌力を表す。そのため重症感染症や難治性の感染症に使用されることが多い。「切り札」として使用すべきであり、頻用は控える。モノバクタム系は日本では1種類しか発売されておらず、グラム陰性菌にのみ抗菌作用を有している。

（2）キノロン系抗菌薬

キノロン系抗菌薬は、細菌のDNA合成を阻害することで殺菌的に抗菌作用を示す。抗菌スペクトルは非常に広い。内服における吸収率が非常に良いため、主に外来診療などで頻用されている。

（3）アミノ配糖体系抗菌薬

アミノ配糖体は、アミノ糖とアミノシクリトールが結合した大きな分子であり、プラスに帯電している。このプラスの電気を利用して菌に結合する。細胞内に入り込むと、DNAからタンパク質を生成する過程を阻害し、殺菌的な作用を発揮する。濃度依存的に強い殺菌力を発揮し、β-ラクタム系抗菌薬に比べて耐性菌が生じにくい。

（4）ST合剤およびテトラサイクリン系抗菌薬、メトロニダゾール

① ST合剤

ST合剤とは、スルファメトキサゾールとトリメトプリムを配合した合成抗菌薬の事である。それぞれの薬剤が微生物の葉酸合成系に作用し、阻害する。その結果、微生物は細胞内でDNAの原料であるプリン体を合成することが出来なくなる。動物細胞にはこの経路は存在しないため、微生物にのみ効果を発揮する。

② テトラサイクリン系抗菌薬

テトラサイクリン系薬は単純拡散と能動輸送の2通りの方法で微生物の細胞質内に入り、

30S リボゾーマルサブユニットに結合する。結合する部位が mRNA −リボゾーム複合体の aminoacyl-tRNA 結合部位に相当するためタンパク合成を阻害する。真核生物の 80S リボゾームには結合性が非常に弱く、これが選択毒性を示す理由と考えられている。

③ メトロニダゾール

MNZ は分子量が小さく、拡散により細胞内に入り、フリーラジカルを生ずることにより効果を発揮する。そのもの自体に抗菌活性はなく一種のプロドラッグとして作用する。効果は殺菌性であり、濃度依存性である。

（5）マクロライド系抗菌薬

微生物の細胞内でリボソームと結合し、タンパク質合成を阻害することで効果を発揮する。β − ラクタムに比較すると効果は比較的ゆっくりと表れるが、作用は強力である。殺菌的に働き、濃度依存的である。耐性菌の出現が問題化している。

（6）リンコマイシン系抗菌薬

マクロライド系抗菌薬と作用が似ている。微生物のタンパク合成を阻害することによって抗菌作用を発揮する。嫌気性菌によく用いられ、主に他の抗菌薬との併用で使用される。

（7）グリコペプチド系およびオキサゾリジノン系抗菌薬、ダプトマイシン

① バンコマイシン

VCM はグリコペプチド系薬で、細菌の細胞壁合成酵素の基質であるムレインモノマーの末端の D-alanyl-D-alanine に結合して細胞壁合成を阻害し、菌の増殖を阻止する。β − ラクタム系薬の作用機序も同様に細胞壁合成阻害であるが、作用点が細胞壁合成酵素であるペニシリン結合タンパク（penicillin binding protein:PBP）であり、VCM とは作用部位が異なるため、併用による拮抗作用はみられない。

② テイコプラニン

VCM と同様にグリコペプチド系薬で、細菌細胞壁を構成するペプチドグリカン前駆体ムレインモノマーの D-alanyl-D-alanine 部位に結合し、物理的にムレインモノマーの架橋形成を阻害することにより、細胞壁合成を阻害する。

③ リネゾリド

オキサゾリジノン系である LZD は、細菌のタンパク合成過程の開始段階に作用する。リボ

ソーム 50S サブユニットに結合し、ペプチド合成における開始複合体（70S 開始複合体）の形成を阻害するため、従来のタンパク合成阻害薬とは異なる作用機序を有する。

④ ダプトマイシン

既存の抗菌薬とまったく異なる作用メカニズムをもつ環状リポペプチドである DAP は、グラム陽性菌に対して広域な抗菌スペクトルを有する。多くの抗菌薬は細胞が盛んに分裂、増殖している際に抗菌活性を発揮するが、DAP はカルシウムイオン存在下で細菌の細胞膜のカリウムイオンを流出させるとともに、脱分極させて殺菌的に作用を発揮する。

（8）その他

① クロラムフェニコール

タンパク合成阻害で、静菌的に作用する。

② ホスホマイシン

ホスホマイシンの作用機序は、極めてユニークである。すなわち、細胞質膜の能動輸送系によってホスホマイシンが効率的に菌体内に取込まれ、細胞ペプチドグリカンの生合成を初期段階で阻害することにより抗菌作用を示す。

（9）抗真菌薬

真菌は人体と同じ真核生物であり、細菌に比べて細胞膜やタンパク合成経路などがヒト細胞と類似しているため、抗真菌薬は抗菌薬よりもターゲットへの選択毒性が低く、種類も抗菌薬に比べると非常に少ない。現時点で主な作用標的となっているのは、ヒト細胞と真菌細胞の二つの大きな違い、①細胞膜のステロールがエルゴステロールであること（標的：エルゴステロール分子、またはエルゴステロール合成酵素）、②細胞壁をもつ（標的：細胞壁の構成分子であるグルカン合成酵素）、である。構成分子（エルゴステロール分子種や、酵素タンパク質）の真菌属・種間差が存在することがターゲットと薬剤の親和性ないし作用強度の差となり、抗真菌スペクトラムの違いに現れる。

① ポリエン系薬

細胞膜のエルゴステロールに結合し、膜電位や流動性を変化させて細胞膜機能を傷害する。

② トリアゾール系薬

酵母様真菌にのみ活性のあるフルコナゾール（FLCZ）とアスペルギルスに対する活性を有するイトラコナゾール（ITCZ）とボリコナゾール（VRCZ）の 3 者が含まれ、いずれも真

菌細胞膜のエルゴステロール合成を阻害する。

③ キャンディン系薬

真菌細胞壁の構成成分である β-D グルカンの合成阻害を阻害する。

（１０）抗ウイルス薬

① dGTP アナログ：アシクロビル、ガンシクロビル、バラシクロビル、バルガンシクロビル

ウイルスのチミジンキナーゼにより１リン酸化され、宿主細胞内の酵素により３リン酸化され、活性型となる。活性型薬剤は DNA ポリメラーゼの基質として DNA 内に取り込まれ、OH 基をもたないことよりそれ以上 DNA の複製を伸長することができなくなり、結果的に DNA 合成阻害を起こす（Chain termination）

② DNA ポリメラーゼ阻害：ビダラビン、ホスカルネット

DNA ポリメラーゼのピロリン酸結合部位に直接結合し、ウィルス DNA の伸長を阻害する。

2. 各種抗菌薬の適応と使用方法

（１）β‐ラクタム系抗菌薬

β‐ラクタム環を有する抗菌薬である。動物細胞にはない細胞壁の合成を阻害するため選択毒性が高く安全性も高い。作用は殺菌的であるため、臨床で最も使用される薬剤である。

① ペニシリン系

ペニシリン系全般の特徴

安全域が広く、大量投与が可能である。時間依存性で半減期が短いため、頻回の投与が望ましい。レンサ球菌系に対する活性が高く、髄液移行性は良好。但し、アレルギーの頻度は他の薬剤に比べて高い。

ⅰ）ペニシリン G（PCG）

レンサ球菌系に活性が高い。肺炎球菌、腸球菌に有効であるが耐性菌もいる。グラム陽性桿菌であるリステリアやグラム陰性球菌である髄膜炎菌に対しては有効である。

＜PCG の適応＞

レンサ球菌感染症（心内膜炎、軟部組織感染症、急性咽頭炎など）、多くの肺炎球菌性肺炎やペニシリン感受性肺炎球菌（PSSP）による髄膜炎など。また進行梅毒も有効である。

ⅱ）アンピシリン（ABPC）

リステリア、腸球菌、その他グラム陽性球菌に対し活性が高い。β－ラクタマーゼによりレンサ球菌系に活性は高いがブドウ球菌には無効。インフルエンザ菌もその傾向にある。

＜ABPC の適応＞

リステリアの治療。特にリステリアのリスクがある人の髄膜炎の経験的治療に使用する。腸球菌にも PCG よりも若干活性が高い。ただし静菌的なので重症例は GM を併用する。

ⅲ）アンピシリン / スルバクタム（ABPC/SBT）

ABPC とβ－ラクタマーゼ阻害剤である SBT の合剤。β－ラクタマーゼ産生によって ABPC に耐性獲得している菌に対して有効である。 グラム陽性球菌では黄色ブドウ球菌（MRSA を除く）、陰性球菌では淋菌、モラクセラ、陰性桿菌ではインフルエンザ菌、耐性度の低い腸内細菌（大腸菌、クレブシエラなど）に有効である。但し、耐性度の高い腸内細菌（エンテロバクター、セラチアなど）には無効である。

＜ABPC/SBT の適応＞

グラム陽性球菌、市中感染症で起炎菌のグラム陰性桿菌、嫌気性菌に使用できる。 特にレンサ球菌系や黄色ブドウ球菌や一部のグラム陰性桿菌や嫌気性菌との混合感染が考えられる時に有効である。また、市中の腹腔内感染症（胆嚢炎、虫垂炎、憩室炎など）や咬傷による感染も複数菌が起炎菌になることが多く有効である。但し、市中の *E. coli* には耐性菌が存在するので、尿路感染症に対する単剤使用は推奨しない。

ⅳ）ピペラシリン（PIPC）

抗緑膿菌作用のあるペニシリン系抗菌薬である。 グラム陰性桿菌に対する抗菌スペクトラムは ABPC よりも拡大し、ABPC が全く効かない腸内細菌やブドウ糖非発酵菌に対しても抗菌活性があるが、β－ラクタマーゼには分解されやすく、腸管内の嫌気性菌にも同様に効かないことが多い。

＜PIPC の適応＞

緑膿菌感染と判明し、感受性があると確認されている場合。院内感染症の Empiric therapy では耐性菌の頻度を考えると単剤では危険である。 使用する場合は十分量で使用する（特に重症の緑膿菌感染症の場合）。

ⅴ）ピペラシリン / タゾバクタム（PIPC/TAZ）

PIPC とβ－ラクタマーゼ阻害剤 TAZ の合剤である。PIPC のスペクトラムに加えてβ－ラクタマーゼ産生によって PIPC に耐性獲得している菌に対しても有効。 ほとんどのグラム陽

性球菌、腸内細菌、ブドウ糖非発酵菌、嫌気性菌に対して有効でカルバペネムと同程度のスペクトラムを有する。ESBL 産生菌やメタロβ-ラクタマーゼ産生菌などの耐性菌には十分な活性を有さない。

＜ PIPC/TAZ の適応＞

緑膿菌感染の関与が疑われる感染症の Empiric therapy、あるいは緑膿菌の関与する複数菌感染症（嫌気性菌や腸球菌との混合感染が疑われる時）の治療に有効である。β-ラクタマーゼ産生の黄色ブドウ球菌やインフルエンザ菌に対して有効であるがこれらは ABPC/SBT やセフェム系でも有効なのであえて使う理由はない。

② セフェム系

時間依存性の抗菌薬である。セフェム系の世代で分類される。世代が進むとグラム陰性桿菌に対する抗菌力が強くなるが、グラム陽性球菌に対する抗菌力は弱くなる。例外：抗緑膿菌作用がない第 3 世代セフェムはレンサ球菌系に対する抗菌力は強い。第 4 世代は抗緑膿菌作用がある第 3 世代セフェムよりもグラム陽性球菌に対しては強い。髄液移行性が良いのは第 3 世代以降である。

ⅰ）第 1 世代セフェム セファゾリン（CEZ）

メチシリン感受性黄色ブドウ球菌（MSSA）に有効であり、レンサ球菌、肺炎球菌にも活性を有する。大腸菌、クレブシエラなどの耐性度の低い腸内細菌にも有効。ただし、抗菌活性は第 2 世代以降のセフェムに劣る。

＜ CEZ の適応＞

MSSA 感染症の第 1 選択薬である。例外は髄膜炎（髄液に移行しない）。合併症のない患者の血行性の骨髄炎、蜂窩織炎などの骨軟部組織感染症の治療に、黄色ブドウ球菌とレンサ球菌が主な起炎菌なので両者を同時にカバーできる。

ⅱ）第 2 世代セフェム セフォチアム（CTM）

グラム陽性球菌に対する抗菌力は第 1 世代よりも若干劣るがグラム陰性菌に対してはより活性が高い。

＜ CTM の適応＞

中等症の単純性尿路感染症や感受性のあるインフルエンザ菌、モラクセラなどによる副鼻腔炎、中耳炎、COPD 急性増悪などに有効。

ⅲ）抗緑膿菌作用がない第 3 世代セフェム セフォタキシム（CTX）セフトリアキソン（CTRX）

第 2 世代よりもグラム陰性桿菌に対する抗菌活性が強化されている。インフルエンザ菌や

大腸菌、クレブシエラなどの腸内細菌に抗菌活性も高い。 スペクトラムも広がりエンテロバクターやセラチア、シトロバクターなどの腸内細菌にも有効。レンサ球菌系に抗菌活性が高い。 特にペニシリン耐性肺炎球菌（PRSP）に対しても活性が高い。

＜ CTX、CTRX の適応＞

腸内細菌が起炎菌の市中尿路感染症や腹腔内感染症の重症例に適応となる。 ただし腸管内の嫌気性菌には活性が不十分なので腹腔内感染症ではクリンダマイシンやメトロニダゾールの併用が必要。髄液移行性が良く、肺炎球菌、髄膜炎菌、インフルエンザ菌に有効である。ただし、髄液中の PRSP に対する効果は確実ではないので肺炎球菌に対して耐性菌が存在しないバンコマイシンを併用する。重症インフルエンザ菌感染症（髄膜炎、喉頭蓋炎など）の第 1 選択薬である。CTRX は半減期が長く、1 日 1 回投与が可能なので外来でも使える。

iv）抗緑膿菌作用がある第 3 世代セフェム セフタジジム（CAZ）

緑膿菌を含む多くのグラム陰性桿菌に対して抗菌活性がある。但し、院内には耐性の腸内細菌や緑膿菌もいる。

＜ CAZ の適応＞

緑膿菌感染症または緑膿菌感染症が強く疑われる時、または好中球減少者の発熱に対する経験的治療にも使用できる。

ｖ）第 4 世代セフェム セフェピム（CFPM）

CAZ のグラム陰性桿菌に対する効果を維持したまま陽性球菌に対する抗菌力が強化されている。 グラム陰性桿菌に対する抗菌力は CAZ と同等かそれ以上で、より耐性菌も少ない。グラム陽性球菌に対する効果は CTX、CTRX と同程度。

＜ CFPM の適応＞

緑膿菌感染症または緑膿菌感染症が強く疑われる時。 CAZ よりも耐性グラム陰性桿菌が少ないので、院内の重症グラム陰性桿菌感染症や好中球減少者の発熱に対する経験的治療に有効である。 肺炎球菌に対する活性も高いので、緑膿菌感染の可能性がある患者の市中肺炎の経験的治療の一部として用いられる。

vi）セファマイシン系 セフメタゾール（CMZ）

第 2 世代に分類される。最大の特徴は嫌気性菌に対する抗菌活性が高いことである。また、セファマイシンは β − ラクタマーゼに対する安定性が高い。しかし、耐性菌も増加しつつあるので注意を要する。ESBL 産生菌はすべてのセファロスポリンに対して耐性獲得しているが、セファマイシン系は ESBL 産生菌に有効である。

＜ CMZ の適応＞

耐性度の低いグラム陰性桿菌と嫌気性菌に活性を有するので中等症までの市中の腹腔内感染症に対する経験的治療に有用である。 中等症までの ESBL 産生菌による感染症に対しても有効かもしれない。

③ カルバペネム系

カルバペネムも β‐ラクタム薬なのでその抗菌活性は時間依存性であり、半減期に応じた適切な投与間隔が望ましい。また、カルバペネム系抗菌薬（特に IPM/CS）はそのものにけいれんなどの中枢神経副作用があり、抗けいれん薬との薬剤相互作用にも注意が必要である。

ⅰ）メロペネム（MEPM）

多くのグラム陽性菌、陰性菌、嫌気性菌に有効である。

ア）MEPM が無効な菌

グラム陽性球菌の MRSA、MRCNS（メチシリン耐性表皮ブドウ球菌）には常に無効。 腸球菌には耐性菌がいる（*E. faecium*、VRE etc.）上に Vitro で活性があっても（「S」でも）臨床的な有効性にはやや不安がある。グラム陰性桿菌の *Stenotrophomonas maltophilia* はカルバペネム系に自然耐性がある（メタロ β‐ラクタマーゼを産生する）。 緑膿菌やアシネトバクターの中にはプラスミド性のメタロ β‐ラクタマーゼ産生やその他の機序により耐性獲得している菌もいる。異型病原体市中肺炎の起炎菌として頻度が高いマイコプラズマ、クラミジア、レジオネラはカルバペネム系が効かない。

イ）メタロ β‐ラクタマーゼ

すべての β‐ラクタム薬を分解し、β‐ラクタマーゼ阻害薬によって阻害されない β‐ラクタマーゼである。近年、プラスミド性のメタロ β‐ラクタマーゼ産生菌が問題になっており、緑膿菌、アシネトバクターなどのブドウ糖非発酵菌だけでなく、セラチアなどの腸内細菌でも産生菌の報告がある。

ウ）ESBL（Extended spectrum beta lactamase）

広範囲の β‐ラクタム薬を対象とする、プラスミド上に存在する β‐ラクタマーゼでありこれを産生する菌ではすべてのペニシリン、セフェム、モノバクタムが（仮に感受性試験で「S」となっていても）無効である。 β‐ラクタムで唯一確実に有効なのがカルバペネムであり、キノロンやアミノグリコシドは感受性があれば有効である。ESBL の産生は主には *E. coli* や *Klebsiella* で問題となる。

＜ MEPM の適応＞

市中感染症で適応になることは、本来はほとんどない。最大のメリットはグラム陰性桿菌に対して耐性菌が少なく、抗菌力が強いことである。特に ESBL 産生菌に対して有効。また単剤でグラム陽性球菌、嫌気性菌にも抗菌力が強いので院内発症の腹膜炎のような複数菌が関与し、かつ耐性菌が想定されるような状況に対しても適応になることがある。

ⅱ）イミペネム・シラスタチン（IPM/CS）

MEPM とほぼ同じ役割の薬剤であるが、グラム陰性桿菌に対する活性は若干 MEPM の方が IPM/CS よりも高い。グラム陽性球菌に対する活性は IPM/CS の方が MEPM よりも高い。ペニシリン感受性の腸球菌（主に *E. faecalis*）に対しては IPM/CS は有効（ただし他の β－ラクタムと同様に静菌的に作用する）である。

④ モノバクタム系抗菌薬 アズトレオナム（AZT）

緑膿菌を含むグラム陰性桿菌には有効だが、グラム陽性菌、嫌気性菌には全く無効という役割のはっきりした抗菌薬である。他の β－ラクタム薬と交叉アレルギーが少ない。

＜ AZT の適応＞

グラム陰性桿菌が関与する感染症で β－ラクタム薬にアレルギーがある場合に主に用いられる。ただし、腸内細菌、ブドウ糖非発酵菌ともに耐性菌が多いために起因菌の感受性判明前の単剤使用は危険である。その場合はアミノグリコシドなどと併用する。腹腔内感染症や血流不全を伴う軟部組織感染症などの複数菌感染症で使用する場合は適宜 VCM や CLDM などのグラム陽性球菌や嫌気性菌に有効な抗菌薬と併用する。

（2）キノロン系抗菌薬

① キノロン系抗菌薬（CPFX、LVFX、GFLX、MFLX）

キノロンは広域スペクトラムで消化管からの吸収率が高く、臓器移行性も良く、安全性が比較的高い便利な抗菌薬である。β－ラクタム薬が効かないマイコプラズマ、クラミジア、レジオネラなどの異型病原体や抗酸菌にも活性を有する。臓器移行性・組織移行性は良好で、尿路や β－ラクタム薬の移行が悪い前立腺、骨、膿瘍、肺への移行も良好。体内の異物（人工関節など）への移行も良好である。濃度依存性、PAE（postantibiotic effect）の長い持続効果があるため 1 日 1 回投与（CPFX を除く）が本来は望ましい。静注と効果は同等である（ただし CPFX のみ生体内利用率 70％程度とやや劣る）。また、Fe、Mg、Al、Ca、Zn などの金属イオンを含む製剤はキノロンの消化管からの吸収を妨げ、キノロンの効果を落とすため併用は避ける。

② 各薬剤の特徴

CPFX はグラム陰性桿菌に活性が高いがグラム陽性球菌や嫌気性菌には活性が乏しい。 そして新しいキノロンになるほどグラム陽性球菌（肺炎球菌など）と嫌気性菌に対する抗菌活性が強化されている。

ⅰ）シプロフロキサシン（CPFX）

基本的に緑膿菌を含めたグラム陰性桿菌に活性が高く、その治療目的で用いられる。

ⅱ）レボフロキサシン（LVFX）

LVFX 以降に開発されたキノロンがいわゆる"新しいキノロン"であり、最大の特徴は CPFX に比べて肺炎球菌に対する活性が強化されている。これ故にレスピラトリーキノロンとも呼ばれる。緑膿菌に対する効果は CPFX よりも若干劣る。濃度依存性、PAE（postantibiotic effect）の長い持続効果があるため高用量（500mg）で 1 日 1 回投与が有効である。これは従来の 100mg 1 日 3 回投与に比べ、耐性菌の出現を抑制することが期待できる。

ⅲ）ガチフロキサシン（GFLX）

LVFX よりもさらに肺炎球菌に対する活性が強化されている。グラム陰性桿菌に対しては LVFX とほぼ同等である。 嫌気性菌に対する効果も LVFX よりも強化されており少し期待にできる。

ⅳ）モキシフロキサシン（MFLX）

肺炎球菌に対する活性はキノロンの中でもっとも高いレスピラトリーキノロンであることから市中肺炎の治療に有用である。 嫌気性菌に対しても LVFX よりも活性が高い。ただし尿路への移行は悪いため尿路感染症の治療には用いない。腎機能低下があっても用量の調整は必要ない。

（3）アミノ配糖体系抗菌薬

アミノ糖を構成成分とする抗菌薬の総称。グラム陽性菌、グラム陰性菌、結核菌などに対して有効で抗菌力も優れている。

アミノ配糖体の特徴と開発の概要

ストレプトマイシンは現在、結核治療用

フラジオマイシンは外用、局所治療用

カナマイシンの GPC および一部の GNR への抗菌力向上：ベカナマイシン

GNR への抗菌力向上：トブラマイシン、ジベカシン

GM 耐性株への抗菌力向上：アミカシン、アルベカシン

ゲンタマイシンの腎毒性の低減化：シソマイシン、ミクロノマイシン、ネチルマイシン

GM 耐性株への抗菌力向上：イセパマイシン

注：GPC：グラム陽性球菌、GNR：グラム陰性桿菌、GM：ゲンタマイシン

（4）ST 合剤およびテトラサイクリン系抗菌薬、メトロニタゾール

① ST 合剤

サルファ剤は色素に抗菌活性があることから開発された薬剤である。ST はサルファ剤のスルファメトキサゾールとトリメトプリムの合剤である。ニューモシスチス肺炎やトキソプラズマ症に適用される。腎障害のある患者には、投与量の調節が必要である。

② テトラサイクリン系抗菌薬

広域スペクトルを持つが、その作用は静菌的である。細胞内への移行性が良好であるため、マイコプラズマ、リケッチアおよびクラミジア感染症に適用される。使用上の注意として Mg、Al、Ca とキレートを形成し吸収が低下する。

③ メトロニタゾール

赤色アメーバとトリコモナス、ランブル鞭毛虫に有効であるが、現在は抗原虫薬よりもクラリスロマイシン耐性ヘリコバクター・ピロリの二次除菌や嫌気性菌感染症の偽膜性大腸炎に使用される。また、がん性皮膚潰瘍部位の殺菌、臭気軽減に外用薬として使われている。最近では注射製剤も発売されている。

（5）マクロライド系抗菌薬

グラム陽性菌およびマイコプラズマ、クラミジア、レジオネラに有効である。組織・細胞内への移行性が高く、経口薬として呼吸器感染症に汎用される。安全性が高いため小児にも適用される。ペニシリンアレルギー患者の代用薬としても使用される。しかし最近では、黄色ブドウ球菌（特に MRSA）・肺炎球菌では耐性化が進行し問題となっている。また、マイコプラズマにおいても耐性化が問題となっている。一方、本来の抗菌活性とは別に、びまん性汎細気管支炎、気管支拡張症、慢性副鼻腔炎、滲出性中耳炎などの慢性感染症に１４・１５員環薬で少量長期投与の有効性が報告されている。環状構造の違いから３種に大別される。

① １４員環マクロライド

抗菌活性以外に抗炎症作用やバイオフィルム形成の抑制作用を有する。CYP3A を阻害するため併用薬に注意する。

ⅰ）エリスロマイシン

グラム陽性菌、マイコプラズマ、レジオネラなどに強い抗菌活性を示す。肺炎球菌では耐性化が進行している。

ⅱ）クラリスロマイシン

エリスロマイシンより CYP3A 阻害効果は弱く、抗菌活性はほぼ同等で胃酸に安定で吸収も優れ、血中濃度も高い。持続性、組織移行性も良好である。肺炎球菌では耐性化が進行している。ヘリコバクター・ピロリの除菌などに適用される。

ⅲ）ロキシスロマイシン

ニキビ菌に抗菌力があるので、炎症を伴うニキビ（ざ瘡）にも適応する。吸収がよく持続時間が長いので、１日２回の服用で済む。

② １５員環マクロライド

ⅰ）アジスロマイシン

グラム陽性菌、クラミジア、マイコプラズマなどに強い抗菌活性を示す。組織移行性が高く持続も長い体内動態に優れた薬剤である。そのため用法・用量に注意する。肺炎球菌では耐性化が進行している。

③ １６員環マクロライド

グラム陽性菌、クラミジア、マイコプラズマなどに強い抗菌活性を示すが、他の薬剤の開発により、現在の臨床的意義は低くなっている。

（6）リンコマイシン系

リンコマイシンとクリンダマイシンがある。抗菌力はマクロライドと同等であるが、嫌気性菌に対する抗菌活性が優れている。特にクリンダマイシンはリンコマイシンより優れ、嫌気性菌による感染症の治療に注射薬として使用されている。PC 耐性肺炎球菌などに対しても優れた抗菌活性を示す。肺などの組織および細胞内への移行に優れ、白血球の貪食・殺菌能を亢進する作用、β－ラクタマーゼ産生抑制作用も報告されている。嫌気性菌に対する活性が強いことから、常在菌叢の撹乱による *C.difficile* による偽膜性腸炎を誘導しやすい。

（7）グリコペプチド系およびオキサゾリジノン系抗菌薬

① グリコペプチド系　バンコマイシン（VCM）とテイコプラニン（TEIC）

分子サイズが大きいためグラム陰性菌の外膜透過性やヒト消化管からの吸収性は低い。グラム陽性菌のみに抗菌力を示し、主に注射薬として使用される。腎から排泄され、有効域が狭く腎毒性を発現しやすいため、TDM による投与設計が奨励される。急速な静注ではヒスタミンが遊離し、レッドマン（レッドネック）症候群を発症するので、60 分以上かけて点滴する。バンコマイシンは経口で偽膜性大腸炎などのクロストリジウム・デフィシル関連腸炎や MRSA 腸炎に適応される。テイコプラニンはタンパク質の結合率が高く、腎からの排泄が遅い半減期の長い薬剤である。グリコペプチド系の汎用はバンコマイシン耐性腸球菌などの耐性菌を出現させる可能性があることに留意する。

② オキサゾリジノン系　リネゾリド（LZD）

グラム陽性菌に抗菌力を持ち、VRE、MRSA や PRSP に有効である。呼吸器における MRSA 感染への有効性が認められ、抗 MRSA 薬としても承認された。組織への移行性に優れ経口薬と注射薬で使用される。呼吸器や骨に関連した MRSA 感染症に使用される。相互作用としては MAO（モノアミン酸化酵素）を阻害する為、セロトニン作動薬やアドレナリン作動薬およびチーズなどチラミン含有食品の摂取で血圧上昇、動悸などを起こすことがある。薬剤耐性菌が出現するので、二次選択薬として使用することが望ましい。

（8）その他

① クロラムフェニコール

広域スペクトルを持ち、組織移行性や髄液への移行が優れているが、重篤な副作用として再生不良性貧血を発現するため、使用頻度は低く外用薬として使われている。

② ホスホマイシン

分子サイズが小さく、細胞壁の初期合成を阻害する選択性の高い薬剤である。経口薬と注射薬で使用される。小児にも適用可能である。サルモネラや大腸菌 O１５７などの腸管感染症に使用できる。抗菌力は強くないが他の薬剤の併用で抗菌力の増強やアミノグリコシド系、バンコマイシンや抗癌剤などと併用で腎毒性の軽減が期待できるため、併用薬として使用されることが多い。

（9）抗結核薬

　現在結核の治療では多剤耐性結核の出現を抑制するため、多剤併用長期療法が行われている。また、新たな抗結核薬としてニューキノロン系薬剤が選択肢として加わる。

① **多剤併用標準療法**

　（A）法：RFP ＋ INH ＋ PZA に EB（または SM）の 4 剤併用で 2 カ月間治療後、RFP ＋ INH で 4 カ月間治療する。

　（B）法：RFP ＋ INH に EB（または SM）の 3 剤併用で 2 カ月間治療後、RFP ＋ INH で 7 カ月間治療する。

　RFP ：リファンピシン、INH：イソニアジド、PZA：ピラジナミド、

　SM ：ストレプトマイシン、EB：エタンブトール、KM：カナマイシン、

　ETH：エチオナミド、EVM：エンビオマイシン、PAS：パラアミノサリチル酸、

　CS ：サイクロセリン、LVFX：レボフロキサシン

殺菌的に有効（a）

　リファンピシン（RFP）、イソニアジド（INH）、ピラジナミド（PZA）

静菌的で（a）と併用

　ストレプトマイシン（SM）、エタンブトール（EB）

多剤併用で効果が期待できる

　カナマイシン（KM［注射のみ］）、エチオナミド（ETH）、エンビオマイシン（EVM）、

　パラアミノサリチル酸（PAS）、サイクロセリン（CS）

ⅰ）**イソニアジド（INH）**

　結核菌に特徴的な脂肪酸であるミコール酸の合成を阻害する。**重篤**な肝障害のある患者は肝障害が悪化するおそれがあるので禁忌である。

ⅱ）**リファンピシン（RFP）**

　RNA ポリメラーゼ活性を阻害する。組織・細胞への移行性は高い。単独では耐性菌が出現しやすい。結核菌やらい菌にも有効である。汗、涙、尿やコンタクトレンズを着色する。また、タンパク結合性が高いので、空腹時服用とする。胆道閉塞症又は**重篤**な肝障害のある患者には、症状が悪化するおそれがあるので禁忌である。

ⅲ）**ピラジナミド（PZA）**

　抗結核作用は弱いが INH と併用で作用が増強する。肝障害のある患者は、副作用として肝障害の頻度が高く、症状が悪化するおそれがあるので禁忌である。

iv）エタンブトール（EB）

結核菌の核酸合成を阻害するため他の抗結核薬と交差耐性を示さない。抗菌力はそれほど強くなく、他の抗結核薬が副作用や薬剤耐性など使えないときに役立つ。

② 次の患者には原則禁忌

視神経炎のある患者には視力障害が増強するおそれがあるため禁忌である。糖尿病患者、アルコール中毒患者は既に視神経障害を起こしている場合があり、症状が増悪するおそれがあるため禁忌である。乳・幼児 は、視力障害の早期発見が極めて困難であるため禁忌である。

（１０）抗真菌剤

真菌感染症としては、全身性の深在性と表在性に大別され、主な病原性真菌としては、カンジダ、クリプトコッカス、アスペルギルス、ムコールおよび皮膚糸状菌である。真菌は真核細胞であるため、抗真菌薬の選択性は抗菌薬と比べて低い。そのため、深在性真菌感染症に使用できる薬剤は限られ、さまざまな副作用や薬物相互作用があることに留意する。表在性真菌感染症は皮膚糸状菌による白癬や頑癬および癜風菌による癜風やカンジダ症があり薬物治療としては、外用療法と全身療法（内服・注射）がある。

① ポリエン系

アムホテリシン B（AMPH）

注射と経口（消化管からは吸収されない）で使用でき、カンジダ、クリプトコッカス、アスペルギルスおよびムコールにも有効である。深在性真菌感染症に汎用されている。腎毒性、悪心、嘔吐、発熱などの副作用がある。抗真菌活性の増強を目的としてフルシトシンが併用投与される。

② アゾール系

肝代謝酵素を阻害し肝代謝酵素で代謝される薬剤の血中濃度を上昇させるため、併用薬剤に注意する。

ⅰ）イミダゾール系

ミコナゾール（MCZ）

主に表在性真菌感染症に使用される。（菌株によって薬剤感受性が異なるため）

ⅱ）トリアゾール系

潜在性真菌感染症に適応され、外用薬では主に表在性真菌感染症に使用される。

ア）フルコナゾール（FLCZ）

組織移行性がよく、経口薬と注射薬として使用される。カンジダに対する抗菌力は優れているがアスペルギルスに対しては弱い。

イ）ホスフルコナゾール（F-FLCZ）

溶解性を改善したフルコナゾールのプロドラックである。

ウ）イトラコナゾール（ITCZ）

経口薬と注射薬として使用でき、カンジダやアスペルギルスにも抗真菌活性を有する。経口での吸収はよく食事の影響は少ない。

エ）ボリコナゾール（VRCZ）

強力な抗真菌活性を持ち、経口薬と注射薬として使用される。カンジダ、クリプトコッカスやアスペルギルスにも有効である。

③ キャンディン系

カンジダやアスペルギルスに有効であるが、クリプトコッカスには無効である。

ミカファンギン（MCFG）

安全性が高く相互作用も低い。注射薬として、カンジダ症に使用される。溶解時に泡立つので注意する。

④ その他

フルシトシン（5-FC）

核酸誘導体で真菌の核酸合成を阻害する経口薬である。耐性菌が出やすいため単独での使用よりはアムホテリシンBと併用される。併用時での骨髄抑制に注意する。

（11）抗ウイルス剤

阻害作用は選択毒性を示し、抗ウイルススペクトルが狭く、多くの場合ウイルス種に特異的である。

① 抗ヘルペスウイルス薬

ヘルペスウイルスはＤＮＡウイルスであり、抗ヘルペス薬は正常細胞では利用しない核酸の誘導体をウイルス感染細胞がリン酸化してウイルスのＤＮＡ複製を阻害する。主なヘルペスウイルスはヒト単純ヘルペスウイルス、水痘帯状疱疹ウイルスとサイトメガロウイルスがある。

ⅰ）アシクロビル（ACV）

ウイルスのチミジンキナーゼで活性化され、ウイルスのＤＮＡの複製を阻害する。経口薬と注射薬として使用される。ウイルス DNA ポリメラーゼの阻害物質としてまたは dGTP と競合して、ウイルス DNA 合成を特異的に阻害する。

ⅱ）バラシクロビル（VACV）

　アシクロビルのプロドラックとして経口で使用される。

ⅲ）ビダラビン（Ara-A）

　ウイルスのＤＮＡ存在ＤＮＡポリメラーゼ強力に阻害、アシクロビル耐性のウイルスにも有効。

② 抗サイトメガロウイルス薬

ⅰ）ガンシクロビル（GCV）

　サイトメガロウイルスに有効である注射薬として使用される。重篤な骨髄抑制がある。

ⅱ）バルガンシクロビル（VGCV）

　ガンシクロビルのプロドラックとして経口で使用される。サイトメガロウイルス網膜炎に適用される。

③ 抗インフルエンザウイルス薬

ⅰ）Ｍ２イオンチャネル阻害薬

　ア）アマンタジン

　　パーキンソン治療薬であり、Ａ型インフルエンザウイルスが宿主細胞に取り込まれた後のウイルスＲＮＡの脱殻に関与するＭ２イオンチャネルを阻害する。Ｍ２イオンチャネルはＡ型のみが持つ。但し、大部分が耐性であるためほとんど使用されない。

ⅱ）ノイラミニダーゼ阻害薬

　インフルエンザウイルス粒子の宿主細胞からの遊離に関与するノイラミニダーゼを阻害する薬剤である。増殖阻害ではなくウイルスの遊離阻害のためインフルエンザ発症、48時間以内での治療に効果を発揮する。Ａ型、Ｂ型のウイルスに有効である。オセルタミビル、ザナミビル、ラニナミビルは治療量の１/２量で感染予防に適用されているが、必要性は慎重に検討する。

　ア）オセルタミビル

　　プロドラックの経口薬である。

　イ）ザナミビル

　　吸入剤である。副作用はほとんど見られない。

　ウ）ラニナミビル

　　１回完結の吸入剤である。オセルタミビル耐性ウイルスや鳥インフルエンザＨ５Ｎ１にも有効である。

エ）ペラミビル

静注製剤である。

ⅲ）ポリメラーゼ阻害薬

核の中に入ったインフルエンザウイルスの遺伝子（RNA）を複製するとき必要な酵素、RNA ポリメラーゼを阻害することにより、インフルエンザウイルスの増殖を抑制する。また、その作用機序から、薬の投与開始が遅れたとしても効果を示すことが確認されている。ファビピラビルはエボラ出血熱の治療薬として用いられることもある。

ア）ファビピラビル

経口薬である。国家備蓄用パンデミック発生まで一般に流通しない。

③ 抗ヒト免疫不全ウイルス薬

現在では十分な抗ウイルス活性のある薬剤の組み合わせによる治療（ＡＲＴ療法）が行われ、単剤による治療は行わない。ヒト免疫不全ウイルス（ＨＩＶ）はＲＮＡウイルスで逆転写酵素を有する。ＣＤ４陽性Ｔリンパ球に感染後、染色体内に侵入しプロウイルス化する。そしてゆっくり増殖しＣＤ４陽性Ｔリンパ球を破壊する。ガイドラインではＣＤ４陽性Ｔリンパ球数が 350 個 / μL 以下で治療が勧められている。HIV 感染症の治療では、HIV は変異して薬剤耐性を獲得しやすいので、抗 HIV 薬 3 剤以上を併用した強力な多剤併用療法（ART）を行う。初回治療では、NNRTI ＋ NRTI、PI ＋ NRTI あるいは INSTI ＋ NRTI のいずれかの組合せを選択する。

NRTI：核酸系逆転写酵素阻害薬　NNRTI：非核酸系逆転写酵素阻害薬

PI：プロテアーゼ阻害薬　INSTI：インテグラーゼ阻害薬

ⅰ）NRTI：核酸系逆転写酵素阻害薬

主要な抗 HIV 薬である。核酸の誘導体で HIV の逆転写酵素に取り込まれ、逆転写酵素を阻害する。

ⅱ）NNRTI：非核酸系逆転写酵素阻害薬

逆転写酵素に作用して HIV の複製を阻害する。

ⅲ）PI：プロテアーゼ阻害薬

HIV は前駆体タンパク質が HIV 由来のプロテアーゼで切断されて機能を有するタンパク質を生成する。この HIV プロテアーゼを阻害する。

iv）INSTI：インテグラーゼ阻害薬

HIV のゲノム RNA は逆転写酵素により DNA に逆転写され HIV のインテグラーゼにより染色体に侵入しプロウイルスとして安定化させる。そのインテグラーゼに作用し阻害する。

④ 抗肝炎ウイルス薬

ウイルス肝炎とはA～E型まであるが、このうちB型とC型肝炎ウイルスに治療薬がある。

ⅰ）インターフェロン製剤

ⅱ）抗肝炎ウイルス薬

3. 各種抗菌薬の副作用

（1）各種抗菌薬の主な副作用

ペニシリン系 β - ラクタム	アレルギー（ショック、薬疹）
セフェム系 β - ラクタム	アレルギー（ショック、薬疹、ペニシリン系より少ない）
カルバペネム系 β - ラクタム	アレルギー（ショック、薬疹）、中枢神経障害、腎障害
アミノグリコシド系	聴覚障害、腎障害
テトラサイクリン系	肝障害、光線過敏症、歯や骨組織への色素沈着（乳幼児）
マクロライド系	肝障害（エステル誘導体）
クロラムフェニコール	造血器障害（再生不良性貧血）
リンコマイシン系	菌交代症（偽膜性大腸炎）、肝障害
リファンピシン	肝障害
キノロン系	中枢毒性（NSAIDs と併用時）、光線過敏症、テオフィリン代謝阻害
グリコペプチド系	腎障害、聴覚障害、アレルギー（ショック、薬疹）
エタンブトール	視神経炎

（2）薬剤の直接作用による副作用

腎障害

尿細管障害…アミノグリコシド系、グリコペプチド系

肝障害

肝機能障害、黄疸…マクロライド系、イソニアジド、リファンピシン、テトラサイクリン系

神経系障害

第8脳神経障害（難聴、耳鳴り、眩暈、平衡障害）…アミノグリコシド系、グリコペプチド系

視神経炎…エタンブトール

末梢神経炎…イソニアジド

中枢神経毒性（けいれん、意識障害）…カルバペネム系

神経筋遮断作用（筋無力様症状）…アミノグリコシド系、クリンダマシイン

造血器障害

貧血…クロラムフェニコール

白血球・血小板減少…ST合剤

アンタブース（ジスルフィラム）様作用

アルデヒドデヒドロゲナーゼ阻害（アルコール摂取時の顔面紅潮、眩暈、嘔吐、頻脈）

N-メチルテトラゾールチオメチル基を有するセフェム系（セフォペラゾン等）

（3）各抗菌薬に特徴的な副作用

アミノグリコシド系の聴覚障害、腎毒性、キノロン系のけいれん、光毒性（日に当たるとやけどのようになる）、横紋筋融解症（筋肉が壊れてしまう）、テトラサイクリン系の歯の着色など抗菌薬を過剰に怖がることはないが、抗菌薬の副作用として体の状態を保っている常在菌のバランスを崩してしまうことが挙げられる。

（4）起こりうる副作用の症状

下痢：腸内細菌のバランスが崩れた場合に起こる。

カンジダ症：抗菌薬で体内にいる常在菌を一緒に殺してしまうことで、その常在菌の働きで抑えていたカビが繁殖して起こる。

耳鳴り：耳鳴りの副作用は、放っておくと難聴になることもあるので、すぐに服用を中止する。なお、耳鳴りは、キーンという高音だけでなく、ジー、ザー、シャーッといった比較的低音のものもあるので、注意が必要（前者は、内耳や聴覚中枢。後者は、中耳・外耳の障害や難聴で起こる）。

けいれん：全身性のけいれんや、手足など体の一部分のけいれんが起きる

光毒性：日に当たるとやけどのようになる。

歯の着色：歯がグレーっぽい色になる。

横紋筋融解症：コレステロールの薬でも有名な副作用で、茶褐色の尿が出たり、特に思い当たることがないのに、筋肉の痛みなどを感じたりする。症状が出た場合は、医師に服用の相談と血液検査をしてもらう。

アナフィラキシー：湿疹や皮膚が赤く腫れてきたり、気分が悪く息苦しくなってくるのは、アナフィラキシーという極めて重篤な副作用の前兆である。直ぐに医療機関を受診するか、救急車を呼ぶ。

肝臓・腎臓障害：多くの薬は、肝臓で代謝され、腎臓から体の外に出されるので、薬によっては肝臓や腎臓に影響を与えることがある。

（5）各抗菌薬の副作用について

① β-ラクタム

動物細胞にはない細胞壁の合成を阻害するため高い選択毒性を持つことから安全性が高い。主な副作用は過敏症である。薬物アレルギーはペニシリン系の方がセフェム系よりも強い傾向があり、特にペニシリン系の用量非依存的に生じるアナフィラキシー（ペニシリンショック）に注意する。

β-ラクタム系抗菌薬で最も問題になるのは、過去のアレルギー歴である。なかでもペニシリン系薬は、抗原性が抗菌薬の中で最も強く、アナフィラキシー発生頻度が高く、最大0.05％、2,000人に1人に発現する。そして、その内の5～10％は致死的と言われている。ペニシリンにアレルギーを示す患者に対しては、他のセフェム系抗菌薬も交叉アレルギーの可能性があるため投与しない。β-ラクタム系抗菌薬の開始時には、アレルギー歴を確認しておくことが大切である。β-ラクタム系抗菌薬で、3位にN-メチルテトラゾールチオメチル基をもつセフェム系薬では、ジスルフィラム様作用が報告されている。これらの薬剤は、アルコールとの相互作用で、心悸亢進、呼吸困難、頭痛、顔面紅潮などを惹起する。アルコールを含有する他の薬剤や、健康食品にも注意が必要である。

β-ラクタム薬の内、セフジニル、イミペネム/シラスタチン、パニペネム/ベタミプロンは、尿が赤色になることを患者に伝えておく。すべてのβ-ラクタム薬に、高濃度においてはけいれん誘発の可能性があるが、特にカルバペネム系薬でけいれん誘発リスクが高くなる。けいれんの誘発機序はキノロン薬と同様で、GABA受容体への結合と考えられており、カルバペネムの中でもイミペネムの親和性が最も高く、けいれん誘発に注意が必要である。特に

高齢者、腎機能が低下している患者、他の中枢系の副作用のある薬剤との併用時などでは、けいれん発生リスクが高くなる。

② マクロライド

マクロライド系抗菌薬は、β-ラクタム薬と異なり、相互作用を示す薬物が多く、まず併用薬の注意である。マクロライド類の頻度の高い副作用として、消化器症状、肝障害、QT延長などがある。特に消化器でのモチリン様作用が問題となる。モチリンは消化器ホルモンで、十二指腸/空腸を刺激して蠕動を促す。マクロライド類はモチリン受容体を活性化し、非協調性の蠕動運動を高めることによって、下痢や悪心・嘔吐を惹起する。

③ ニューキノロン

ニューキノロンで頻度は少ないものの、一番問題となるのはQT延長である。QT延長は、torsade de pointes および心室細動を引き起こすことがある。女性、低カリウム、低マグネシウム、徐脈では、リスクが高まる。さらに問題となるのは、他の多くの薬剤との併用でQT延長リスクが高くなることである。アミオダロン、ジソピラミド、フレカイニドなどの抗不整脈薬、クラリスロマイシン、エリスロマイシンなどの抗菌薬、ベプリジル、ニカルジピンなどの降圧薬、三環系抗うつ薬、ハロペリドール、フェノチアジン系、リスペリドン、クエチアピンなどの中枢神経薬との併用時は注意が必要である。ニューキノロン薬は制酸剤、カルシウム、マグネシウムとの同時併用で、キレート結合して吸収が低くなる。ニューキノロンは、キサンチン誘導体の血中濃度を上昇させ、時にテオフィリン中毒を惹起することがある。特にシプロフロキサシンやエノキサシンで報告がある。ニューキノロン系抗菌薬では、程度の差はあるが、全てに光線過敏症を起こす可能性がある。特に6位と8位にフッ素を持つジフルオロキノロン系薬は光毒性が強く、服薬中はもちろん、服薬中止後1週間は直射日光を避ける必要がある。 発生頻度は低いものの、ニューキノロン薬は、めまい、頭痛、眠気などの中枢神経系の副作用を引き起こすことがある。NSAIDs 使用中 はリスクが高まり、腎障害時や高齢者では注意が必要である。 最近になって、ニューキノロンで低血糖、高血糖が報告されている。多くのキノロンが、ラットにおいてインスリン分泌を増大させることが分かっている。低血糖、高血糖は、2型糖尿病の患者で起こっており、血糖値変動に注意が必要である。

④ アミノグリコシド

聴器毒性と腎毒性の発症頻度が高く、アミノ配糖体系抗菌薬に共通の有害反応として、第8脳神経障害による聴力低下、神経系障害・前庭機能障害によるめまいや平衡失調がある。腎

排泄のため、腎障害者では薬剤が蓄積される。ミトコンドリア DNA 塩基 1555 位の変異で生じる非症候群性感音難聴は、アミノ配糖体抗菌薬に感受性のある感音難聴の原因の一部と考えられている。

・副作用： i ）耳毒性（耳に悪影響を及ぼす）

    →第 8 脳神経障害によるもの。不可逆性であり、高音域から始まるので、日常会話では初期症状に気づきにくい。

    ※第 8 脳神経→内耳神経（内耳の蝸牛から聴覚の情報を伝える。）

  ii ）腎毒性（腎臓に悪影響を及ぼす）

    →分解されず、ほとんどが腎臓から排泄される。腎機能低下患者では半減期が延長され、副作用の発現頻度が高まるので注意！用量依存性。

  iii ）神経－筋ブロック

    →麻酔薬と併用することにより発症することがある。急速に静脈注射した場合に発症しやすい。神経－筋接合部での Ca の取り込みを阻害し、アセチルコリンの放出を抑制することで副作用の発現に関与している。

⑤ テトラサイクリン

テトラサイクリン系は、妊婦・授乳婦には禁忌である。妊娠の可能性の有無をチェックしておく。テトラサイクリンで光過敏症が起こることがあるため、日光の曝露を避けること。テトラサイクリンは、成長期の硬組織に効率よく吸収されるため、乳歯の歯冠形成期、永久歯の歯冠形成期である出生後から 7 ～ 8 歳くらいまでに投与された場合、歯の黄変（いわゆるテトラサイクリン歯）を起こす事があるので注意する。8 歳未満の小児に使用する場合には、テトラサイクリンの内、ミノサイクリンは高い頻度で前庭症状を引き起こす。海外では、30 ～ 90％との報告がある。前庭症状は、めまい、運動失調、悪心などで、男性より女性によく起こる。

⑥ ST 合剤

飲みはじめにショックやアナフィラキシーを含め強いアレルギー症状を起こすことがある。とくに、アレルギー体質の人は要注意である（原則禁止）。もう一つ重要なのが血液障害である。赤血球や白血球または血小板が減少する。赤血球の異常で貧血を起こことがある。症状は、発熱や喉の痛み、皮下出血など出血傾向があらわれるので注意する。発疹や発赤など皮膚に異常がみられたときも、発疹は血液障害や肝障害のサインのこともあり、重い皮膚障害に進展するおそれもあるので注意する。

⑦ メトロニダゾール

副作用は少ないほうである。ときに、食欲不振、胃の不快感、吐き気などを催すことがある。重い副作用はまずないが、大量服用あるいは長期服用においては、末梢神経障害や中枢神経障害を起こしやすくなる。手足のしびれやピリピリ感、ろれつが回らないといった症状に注意する。もともと、けいれんを起こしやすい人では、けいれん発作の誘発にも注意が必要である。

⑧ リンコマイシン系

リンコマイシン

クリンダマイシン

嫌気性菌に対する活性が強いことから、常在菌叢の撹乱による *C.difficile* による偽膜性腸炎を誘導しやすいことに注意する。

⑨ グリコペプチド系およびオキサゾリジノン系抗菌薬

副作用として骨髄抑制や視神経症がある。相互作用としては MAO（モノアミン酸化酵素）を阻害する為、セロトニン作動薬やアドレナリン作動薬およびチーズなどチラミン含有食品の摂取で血圧上昇、動悸などを起こすことがある。

⑩ クロラムフェニコール

重篤な副作用として再生不良性貧血を発現するため、使用頻度は低く外用薬として使われている。

⑪ ホスホマイシン

副作用は少ない方である。ときに、軟便や下痢、吐き気などの胃腸症状が現れる。また、まれに AST・ALT の上昇、好酸球増多、血小板減少、頭痛、耳鳴り、めまい、むくみ、ほてり、発赤、発熱、心悸亢進、倦怠感、口内炎などが現れることがある。

⑫ 抗結核薬

標準療法が長期間服用するため、副作用と薬物相互作用に留意する。

・イソニアジド

重篤な肝障害と末梢神経障害に注意する。肝障害は飲酒の摂取量と年齢により増悪する。MOA 阻害作用があるため、チラミンの多い食事の摂取で動悸、紅斑、血圧上昇を起こすことがある。

・リファンピシン

肝障害がある。相互作用として、肝代謝酵素を誘導するため、併用薬に注意する。（ワルファ

リン、経口糖尿病薬、アゾール系抗菌薬など）また、エタンブトールの視神経障害を増強することがある。

・ピラジナミド

肝臓が悪くなることがある。とくに他の抗結核薬と併用しているときや、酒量の多い人、また高齢の人など注意である。また血液中の尿酸が増え、痛風発作（関節痛）を起こすことがある。もともと痛風のある人や、尿酸値の高めの人は注意する。

・エタンブトール

いちばん重要な副作用は視力障害で早期発見が大切である。毎朝、新聞を片目で読むなどし、自己チェックが大事である。眼がかすんだり、見え方がおかしいなどの症状に注意するよう指導が必要である。そのほか、肝臓が悪くなることがある。とくに他の抗結核薬と併用しているときや、酒量の多い人、また高齢の人など注意である。

⑬ 抗真菌薬

副作用や薬物相互作用があることに留意する。

ⅰ）ポリエン系

・アムホテリシンB（AMPH）

腎毒性、悪心、嘔吐、発熱などの副作用がある。抗真菌活性の増強を目的としてフルシトシンが併用投与される。

ⅱ）アゾール系

肝代謝酵素を阻害し肝代謝酵素で代謝される薬剤の血中濃度を上昇させるため、併用薬剤に注意する。

ア）イミダゾール系

　ミコナゾール（MCZ）

イ）トリアゾール系

　フルコナゾール（FLCZ）

　ホスフルコナゾール（F－FLCZ）

　イトラコナゾール（ITCZ）

　ボリコナゾール（VRCZ）

　視覚障害に注意する。

ⅲ）キャンディン系

副作用がないというわけではないものの、他の抗真菌薬に比べると軽度であると考えられている。

ⅳ）その他

フルシトシン（5-ＦＣ）

耐性菌が出やすいため単独での使用よりはアムホテリシンＢと併用使用される。併用時での骨髄抑制に注意する。

⑭ 抗ウイルス薬

ⅰ）抗ヘルペスウイルス薬

・アシクロビル

・バラシクロビル（ＶＡＣＶ）

・ビダラビン（Ａｒａ-Ａ）

・ガンシクロビル（ＧＣＶ）

重篤な骨髄抑制がある。

バルガンシクロビル（ＶＧＣＶ）

ⅱ）抗インフルエンザウイルス薬

・Ｍ２イオンチャネル阻害薬

ア）アマンダジン

・ノイラミニダーゼ阻害薬

イ）オセルタミビル

副作用として消化器症状（腹痛、下痢、嘔吐、腹部膨満感、便秘）が見られる。

ウ）ザナミビル

副作用はほとんど見られない。

エ）ラニナミビル

副作用として消化器症状（腹痛、下痢、嘔吐、腹部膨満感、便秘）が見られる。

オ）ペラミビル

副作用として消化器症状（腹痛、下痢、嘔吐、腹部膨満感、便秘）が見られる。

ⅲ）ポリメラーゼ阻害薬

ア）ファビピラビル

国家備蓄用パンデミック発生まで一般に流通しない。

⑮ 抗ヒト免疫不全ウイルス薬

ⅰ）NRTI：核酸系逆転写酵素阻害薬

ⅱ）NNRTI：非核酸系逆転写酵素阻害薬

ⅲ）PI：プロテアーゼ阻害薬

ⅳ）INSTI：インテグラーゼ阻害薬

⑯ 抗肝炎ウイルス薬

ⅰ）インターフェロン製剤

ⅱ）抗肝炎ウイルス薬

4. 感染徴候がある者に対し使用するその他の薬剤の種類と臨床薬理

脱水の治療は、感染症の対症療法の中で重要であり、電解質を含む水分の補給と安静が重要である。電解質を含む水分の補給は、経口摂取が可能であれば、経口補水液（ＯＲＳ：Oral Rehydration Solution）となる。なお、スポーツドリンク・炭酸飲料・ジュースは、Ｎａ含有量が少な過ぎてブドウ糖含有量が多過ぎ、過度のブドウ糖による浸透圧利尿が更なる水分喪失を引き起こす可能性がある為、用いるべきではない。経口補水液が入手できない場合、成分が類似の砂糖・食塩溶液でも良く、水１Ｌに砂糖 15mL（大さじ１杯）・食塩 2mL（小さじ１杯）を加える。経口摂取が困難な場合は、静注輸液や経鼻胃管となる。

また、炎症を抑えることが感染症の治癒に繋がるという観点から、感染症については様々な対症療法が行われて来た。

なお、感染症から誘発される疾患に対する治療もある。

ステロイド

糖質コルチコイドは、骨・骨格筋等の末梢組織においてタンパク質・脂質の異化を生じ、生じたアミノ酸・脂肪酸を用いて肝臓で糖新生を起こす。抗炎症作用は、細胞内で核内受容体に結合し、特定の遺伝子＝炎症関連遺伝子の発現を制御することによる。

その結果、炎症性サイトカインやプロスタグランジンの生合成を抑制し、細胞遊走を抑え、ブラジキニン分解を促進して、抗炎症作用を示す。更に、インターロイキン２やその他のインターロイキンの合成抑制を介して、免疫・アレルギー抑制作用を示す。

酵素製剤

リゾチーム塩酸塩は、ムコ多糖類を分解し、抗炎症作用や気道・鼻腔の繊毛運動を亢進させることで、膿粘液の排出を促進する。

プロナーゼは、炎症を生じるタンパク質を分解し、抗炎症作用や粘液の粘度を下げることで、膿粘液の排出を容易にする。

解熱鎮痛薬

非ピリン系解熱鎮痛薬とピリン系解熱鎮痛薬が有る。

非ピリン系解熱鎮痛薬のアセトアミノフェンは、アスピリンに匹敵する解熱・鎮痛作用を有するが、抗炎症作用は極めて弱い。アセトアミノフェンは、β-アミノフェノール誘導体である。アセトアミノフェンは、消化管で良く吸収され、血漿半減期は約2時間である。

ピリン系解熱鎮痛薬のスルピリンは、比較的強い解熱作用を有するが、鎮痛作用は弱い。主としてスルピリンは、ピラゾロン誘導体である。

鎮咳薬

鎮咳薬は、咳中枢の求心性インパルスに対する閾値を上昇させて咳反射を抑制する中枢性と、気道粘膜における求心性インパルスの生成を抑制する末梢性に分類される。更に、中枢性鎮咳薬は、麻薬性と非麻薬性に分類される。なお、末梢性鎮咳薬は、去痰薬・気管支拡張薬・含嗽薬・局所麻酔薬等である。

中枢性麻薬性鎮咳薬

リン酸コデインが代表的である。リン酸コデインは、アヘン中に含まれるフェナントレン系アルカロイドである。モルヒネと同様に、咳中枢に作用して咳反射を抑制する。鎮咳作用に関係するμ受容体やκ受容体は、鎮痛作用に関与している受容体のサブタイプであると考えられている。

中枢性非麻薬性鎮咳薬

デキストロメトルファン（商品名：メジコン®等）が代表的である。合成鎮痛薬であるレボルファノールのメチル化体の異性体である。

去痰薬

去痰薬は、気道分泌促進薬・気道粘液溶解薬・蛋白分解酵素・多糖類分解酵素・気道粘液修復薬・気道潤滑薬に分類される。

気道分泌促進薬

腺細胞に作用して気道分泌を促進する。

気道粘液溶解薬

気管支腔内に分泌され、ムコタンパク中のS－S結合を開裂して粘性を低下させる。

タンパク分解酵素

蛋白質を分解することにより、痰の粘性を低下させる。膿性痰に有効である。

多糖類分解酵素

ムコ多糖類を加水分解し、痰の粘度を低下させる。

気道粘液修復薬

喀痰中のシアル酸とフコースの構成比を正常化して粘膜上皮の繊毛細胞の修復を促進するカルボシステインと、杯細胞過形成抑制・粘液修復・気道分泌亢進・抗炎症作用があるフドステインがある。

気道潤滑薬

ブロムヘキシンの活性代謝物で肺胞サーファクタント分泌を促すアンブロキソールと、界面活性吸入薬のチロキサポールとがある。

乳酸菌製剤

乳酸菌製剤は、腸内で乳酸や酢酸等を産生して有害菌の増殖を抑え、腸内菌叢のバランスを整える。結果、下痢・便秘・腹部膨満等の胃腸障害の症状を改善する。

抗凝固薬（ワルファリン）

血液凝固阻止作用は、試験管内では認められない。ウシが、腐敗したスイートクローバーを食べると出血性疾患が現れることから、クマリン化合物がウシの出血性疾患の原因であることがわかり開発された。

クマリン類は、ビタミンK代謝拮抗物質として作用する。ビタミンKは、肝臓におけるトロンビン・Ⅶ因子・Ⅸ因子・Ⅹ因子・プロテインC・プロテインSのγ－カルボキシルグルタミン酸形成過程に作用する。クマリン誘導体は、その形成過程を阻害し、最終的にトロンビンをはじめとする凝固因子の生成を抑制し、抗凝固作用を示す。

抗てんかん薬

てんかんは、発作型に適合する薬を選択し、血中濃度をモニターしながら、なるべく意味のない多剤併用を避け、単剤治療が行われるようになった。

抗てんかん薬の作用は、脳のてんかん巣の反復性活動電位の抑制にある。けいれん発作の広がりは、フェニトイン・フェノバルビタール・プリミドンによって抑制され、電撃・ペンテトラゾールけいれんの閾値は、フェノバルビタール・プリミドン・トリメタジオン・エトスクシミド・ジアゼパムによって上昇する。なお、それらの作用は、複数の機序が関わることもある。

Na$^+$チャネル遮断

抗けいれん薬による、けいれん発射の広がりの抑制やけいれん閾値の上昇は、神経細胞膜の安定性の増大の結果である。フェニトイン・カルバマゼピンは、軸索・細胞体の電位依存性Na$^+$チャネルを遮断する。神経の発火頻度に依存して、チャネルの不活性状態からの回復を延長して、Na$^+$の流入が抑制される。なお、高用量のフェノバルビタール・バルプロ酸・ラモトリジンにもNa$^+$チャネル遮断作用がある。

Ca^{2+}チャネル遮断

視床ニューロンが、欠神発作の棘徐波複合の形成のペースメーカーとなる。エトスクシミド・バルプロ酸は、この視床ニューロンの低閾Ca^{2+}電流を遮断し、欠神発作を抑制する。

K$^+$チャネル活性化

トピラマートは、K$^+$チャネルの透過性を亢進して、膜を過分極させる。

GABA$_A$受容体−Cl$^-$チャネル機能促進

GABA$_A$受容体サブユニットのN末端の細胞外ドメインに、GABA結合部位とベンゾジアゼピン結合部位がある。GABA結合部位は、αとβのN末端の細胞外ドメインから形成される。ベンゾジアゼピンは、α1・2・3・5サブユニットのいずれかとγサブユニットを含んだ5量体のみに結合する。ベンゾジアゼピンの結合部位は、N末端細胞外ドメインのヒスチジンで、α1のHis101は、鎮静作用・抗けいれん作用に、α2のHis101は抗不安作用・筋弛緩作用・抗けいれん作用に、α3のHis126は筋弛緩作用・抗けいれん作用に関与する。ベンゾジアゼピンは、GABAの受容体への結合を増大し、GABA$_A$受容体機能を亢進する。ピクロトキシンの結合部位は、GABA$_A$受容体5サブユニットの第2膜貫通部位がチャネル孔に面し、Cl$^-$チャネルを形成する領域のバリン残基にある。ピクロトキシンは、Cl$^-$チャネルを遮断する。この部位に、バルビツール酸誘導体・フェニトインが結合し、Cl$^-$チャネルを開口し、Cl$^-$流入を促進する。

GABAトランスアミナーゼ阻害

高用量のバルプロ酸は、GABAトランスアミナーゼを阻害して、GABAを分解してシナプス伝達を終結させることを抑制し、GABA機能を亢進させる。

第5章 感染に係る薬剤投与関連 第2節 感染徴候がある者に対する薬剤の臨時の投与

5. 感染徴候がある者に対し使用するその他の各種薬剤の適応と使用方法

感染症は、

中枢神経

上気道・下気道

心臓・血管

消化管

胸膜・腹膜

肝臓・胆嚢・膵臓

尿路

皮膚・軟部組織

骨髄

関節

生殖器

眼

耳

口腔

等に認められる。

感染症の治療は、抗菌薬・抗真菌薬・抗ウイルス薬・抗寄生虫薬の投与による病原体に対する治療が基本であるが、炎症に対する治療、対症療法、感染に伴う病態に対する治療、切開・排膿等外科的処置が必要となることがある。

よって、感染症患者に使われる病原体に対する治療以外の薬剤は、

ステロイド

酵素製剤

解熱鎮痛薬

鎮咳薬

去痰薬

乳酸菌製剤

抗凝固薬

抗てんかん薬

等がある。

467

鎮咳薬

咳は、気道に侵入した異物・刺激性のガス・気道内分泌物・感染・炎症・肺うっ血・アレルギー・腫瘍・薬等による化学的・機械的刺激によって生じる他、心因性によっても生じる、反射性の突発的呼吸運動である。咳反射は、本来異物を排除するための防御反射であり、むやみに咳を抑制すべきではない。しかし、持続的な咳による睡眠障害・悪心嘔吐による食物摂取障害・呼吸器障害の存在・循環器障害の存在がある場合、咳発作を抑制する必要がある。また、咳反射の吸息期に、有害物質が気管支から終末細気管支・肺胞へと奥深く侵入し、更に必要以上の咳発作が続き、肺胞内圧が上昇する時、肺胞が破壊されて肺気腫の原因となる為、咳発作を抑制する必要がある。

去痰薬

気道の重要な働きの一つに、気管支腺や杯細胞が分泌物を産生・分泌し、気道内面を湿潤化し、または侵入した異物を分泌物と一緒に痰として排泄する、というものがある。去痰薬は、気道の分泌作用を促進し、痰の粘性を低下し、また粘膜を湿潤化することにより、分泌物の喀出を容易にする薬である。

痰のうち、非感染性のものはムコ多糖類の線維で構成されているが、感染性のものはムコ多糖類の線維が分断されて組織や細胞の破壊によって生じたDNAの線維で置き換えられている。このDNAが、痰の粘度を高める因子になっている。他に、気道分泌の粘性を高める因子として、水分の減少・Na^+やK^+の不足・Ca^{2+}の増加・タンパク質の増加があり、タンパク質とムコ多糖類との分子結合状態等が関与する。

乳酸菌製剤

腸管内に有害菌が存在しても、腸内菌叢のバランスがとれていれば病原性は表れない。しかし、腸内菌叢のバランスが崩れると、腸内に有害菌が増殖して有害物質を産生し、下痢・便秘等の胃腸障害を生じる。

投与経路は、経口と非経口に分けられ、更に非経口投与は注射（静脈・筋肉・皮下・皮内）と経直腸等に分けられる。どの経路を選択するかは、患者の重症度・投与の簡便さ等、多くの要素が関与する。経口投与は、手軽であり、血管カテーテルの使用が避けられる。よって、非経口投与の仕上げとして使われることもある。なお、投与経路の決定には、吸収のメカニズムも重要な要素となる。例えば、腸管から吸収されない抗菌薬や、胃酸の状態により吸収

に違いの出る抗菌薬は、静脈投与が選択される。また、血圧が安定せず、意識レベルも十分でないような症例では、経口では誤嚥のリスクが低くなく、静脈投与が最適である。なお、出血傾向のある患者では、筋肉注射は禁忌である。

6. 感染徴候がある者に対し使用するその他の各種薬剤の副作用

殆どの薬は、腎排泄と肝・胆道排泄に分けられる為、薬の投与に際しては肝機能障害・腎機能障害に注意する必要が有る。

また、生体の中に抗原（アレルゲン）が侵入すると、生体はその抗原に対してＩｇＥ抗体等の特異的な抗体を産生する。再び同一の抗原が体内に入ると、抗原抗体反応によって抗原を除去しようとする。抗原抗体反応は、生体の防御反応の一種であるが、時に生体にとって極めて有害な反応を生じることがある。この反応をアナフィラキシーと呼ぶ。薬は、生体にとって異物である為、薬の投与ではアナフィラキシーの出現に注意を要する。

ステロイド

糖質コルチコイドの過剰作用として、糖尿病・Cushing 症候群・骨粗鬆症・ステロイド性うつ病がある。また、消化性潰瘍・精神病・高血圧・白内障・緑内障・血栓症の他、抗炎症・免疫抑制の結果として真菌感染症がある。なお、内因性のステロイド合成抑制の結果、糖質コルチコイド離脱時の下垂体副腎機能不全の可能性がある。

酵素製剤

リゾチーム塩酸塩は、成分が卵白由来のタンパク質であり、卵白アレルギーのある患者において、アナフィラキシーショックを含む過敏症状の報告がある為、禁忌となっている。また、各種消化器症状を認めることがある。

解熱鎮痛薬

非ピリン系解熱鎮痛薬とピリン系解熱鎮痛薬が有る。

非ピリン系解熱鎮痛薬のアセトアミノフェンは、通常の薬用量では副作用は少ない。時に、発疹・発熱などの薬物アレルギー、稀に顆粒球減少症を生じる。なお、アセトアミノフェンの過剰投与時に、肝機能障害を生じる。

第5章 感染に係る薬剤投与関連 第2節 感染徴候がある者に対する薬剤の臨時の投与

ピリン系解熱鎮痛薬のスルピリンは、胃腸障害・頭痛・倦怠感・腎機能障害等の副作用が認められ、時に、過敏症・ショックを生じる。その他、無顆粒球症・再生不良性貧血・血小板減少症等の骨髄抑制を生じることがある。

鎮咳薬

中枢性麻薬性鎮咳薬

リン酸コデインは、気道分泌の低下を生じて粘膜の乾燥を生じる為、気道分泌物の多い時には有効であるが、気管支喘息・閉塞性肺気腫等では気道分泌物の粘度が高くなって肺機能不全を生じることがある為、不適である。

また、リン酸コデインは、薬物依存があるが、モルヒネより少ない量で鎮咳効果を得る為、モルヒネほどの陶酔を生じない。

なお、リン酸コデインは、便秘の他、呼吸抑制・悪心・嘔吐・眩暈・心悸亢進・不安・興奮に注意を要する。

中枢性非麻薬性鎮咳薬

デキストロメトルファン（商品名：メジコン®等）は、鎮痛作用・便秘・呼吸抑制・嗜癖等の麻薬としての作用は無く、鎮咳効果はコデインの約 1/2 である。デキストロメトルファンは、極めて副作用の少ない鎮咳薬である。

去痰薬

稀に、胃腸障害（悪心・食欲不振）や頭痛を生じる。

乳酸菌製剤

お腹が張る等の消化器症状を生じることがある。

抗凝固薬

最も重要な副作用は、出血傾向である。作用時間が長い為に注意を要し、ＰＴ－ＩＮＲ（プロトロンビン時間の国際標準化比）が 1.5 ～ 2.5 になるように、ワルファリンの用量調節が必要である。

また、ワルファリンの代謝は阻害・誘導を受け易く、ワルファリンはタンパク結合率が高い為、重篤な薬物相互作用が生じ易い。特に、ワルファリンは、主としてＣＹＰ２Ｃ９により代謝

される為、主として本酵素により代謝される薬との併用には注意すべきである。なお、ワルファリンの薬効は、ＣＹＰ２Ｃ９・ＶＫＯＲＣ１の遺伝子多型に影響され、大きな個人差・人種差を示す。

抗てんかん薬

抗てんかん薬では、眠気や注意力・集中力・反射運動能力等の低下が生じることがある。以下、分類毎の副作用・注意点を記す。

バルビツール酸誘導体＝フェノバルビタール

フェニトインと比較すると、安全な薬で副作用は少ない。しかし、血中濃度が $30\mu g$ / ｍＬを超えると、副作用が現れる。投薬の開始や増薬した時、過度の鎮静（眠気・眩暈）を現すが、慢性投与では耐性が形成される。

突然投薬を中止すると、大発作を誘発する為、徐々に減薬する必要が有る。

大量投与によって血中濃度 $60\mu g$ / ｍＬとなると、耐性の無い場合は強い中毒症状を伴う。なお、肝薬物代謝酵素（ＣＹＰ３Ａ）の誘導作用がある為、他剤との併用には注意を要する。

バルビツール酸誘導体＝プリミドン

慢性投与により蓄積する為、投薬開始後に数日遅れて血中濃度の上昇がみられる。かなりの眠気・眩暈を生じる為、少量から投薬を開始し、徐々に増量する。

血中濃度が $10\mu g$ / ｍＬ以上で、運動失調と嗜眠状態を伴う。ＣＹＰ３Ａ・ＣＹＰ２Ｂ６の誘導作用がある為、併用薬との相互作用に注意を要する。

フェニトイン

血中濃度が $10\mu g$ / ｍＬに達すると、僅かな増量で血中濃度が急に上昇し、中毒症状が現れる為、血中濃度のモニターが重要である。用量依存性に、血中濃度が $20\mu g$ / ｍＬを超えると、中枢神経症状（眼球振盪・複視・眩暈・運動失調・構語障害）を生じることがあるが、減量すれば消失する。

長期投与により、認知障害・学習能力低下が生じる。

歯肉の過形成（歯肉の増殖）が生じるが、投与の中止で徐々に消失する。また、Dupuytren（デュピュイトラン）拘縮がみられることがある。

多毛が生じることが有り、これは投薬を中止しても消失しない場合がある。

紅斑等の皮膚症状を生じる。

リンパ球増多等の血液障害を生じる。

長期投与により、ビタミンD代謝障害による骨軟化症・低カルシウム血症を、葉酸吸収障害により悪性貧血・巨赤芽球症を生じることが有る。また、ビタミンKの抑制により、血液凝固因子が活性化されず、胎児・新生児に出血傾向が認められることが有る。

胎児性ヒダントイン症候群（水頭症・口蓋裂・小頭症・巨脳症・心奇形・横隔膜ヘルニア・鼠径ヘルニア・臍ヘルニア・発達遅滞等）として知られているが、フェニトインに特有の作用で無く、全ての抗てんかん薬に共通する副作用である。

サクシニミド誘導体

食欲不振・体重減少等を生じる。

時に、眠気・頭痛・運動失調を生じる。

稀に、血液障害を生じる。

アセチル尿素誘導体

過敏症状・白血球減少・肝機能障害・腎機能障害・発疹等を生じる。

重篤な副作用があるので、他の薬が無効な症例に用いる最終選択薬である。

イミノスチルベン誘導体

鎮静・抗コリン作用・骨格筋弛緩・抗不整脈・抗利尿作用がある。

急性毒性はフェニトインと同様であるが、特に複視・眩暈・運動失調等の眼球・前庭・小脳症状が多い。慢性毒性は、再生不良性貧血・低ナトリウム血症があり、過敏症状として、Stevens-Johnson syndrome（スティーブンス・ジョンソン症候群）等の皮膚症状、全身性エリテマトーデス（ＳＬＥ Systemic Lupus Erythematosus）が報告されている。

スルホンアミド誘導体

中等量を短期間使用する時は副作用が少ないが、長期投与では耐性が生じる。

また、腎不全・過敏症に注意を要する。

ベンゾジアゼピン誘導体

静注時には、呼吸抑制に注意する。

ＧＡＢＡトランスアミナーゼ阻害薬

胃腸不快感・致死的肝機能障害・薬物代謝障害・催奇性が挙げられている。

第5章　感染に係る薬剤投与関連　第2節　感染徴候がある者に対する薬剤の臨時の投与

7. 病態に応じた感染徴候がある者に対する薬剤投与の判断基準（ペーパーシミュレーションを含む）

　感染症治療は、多くの優れた抗菌薬が開発されて急速な進歩を遂げた一方で、医療の進歩・高度化に伴って易感染性患者が増加している、また、抗菌薬曝露により耐性化した細菌感染症も問題となっている。

　抗菌薬は、

　　　　①推定・同定された原因微生物の種類

　　　　②薬剤感受性

　　　　③臓器移行性

　　　　④細胞内移行性（細胞内増殖菌）

　　　　⑤患者重症度（基礎疾患・感染症）

　　　　⑥患者臓器障害（肝機能障害・腎機能障害）

　　　　⑦既往歴（薬物アレルギー）

　　　　⑧コスト

等を考慮して選択する。

　抗菌薬の効果判定は３日目に行い、有効である場合、抗菌薬の継続・変更を判断する。効果が見られない場合、細菌学的検査を繰り返し、抗菌薬の変更・追加を行う。なお、抗菌薬の投与期間は一週間を原則とし、低感受性菌や耐性菌の場合、一週間を超えて投与することも妥当であるが、耐性化の出現率も高くなる。

　なお、基本的には、発熱のみでの抗菌薬の投与をしてはならない。発熱は、感染症の他、悪性新生物・薬剤アレルギー・膠原病等でも認められる。また、発熱を認めない感染症も多い。

臓器移行性

肝臓移行性の良い薬剤

　　セフォペラゾン（ＣＰＺ）

　　セフトリアキソン（ＣＴＲＸ）

　　クリンダマイシン（ＣＬＤＭ）

　　ミノサイクリン（ＭＩＮＯ）

　　リファンピシン（ＲＦＰ）

髄液移行の良好な薬剤

アンピシリン（ＡＢＰＣ）

セフォタキシム（ＣＴＸ）

セフトリアキソン（ＣＴＲＸ）

セフタジジム（ＣＡＺ）

メロペネム（ＭＥＰＭ）

クロラムフェニコール（ＣＰ）

感染症の投薬治療は、抗菌薬・抗真菌薬・抗ウイルス薬・抗寄生虫薬の投与による病原体に対する治療の他に、炎症に対する治療、対症療法、感染に伴う病態に対する治療、が行われる。

薬剤投与は、

全身所見

意識状態

体温

血圧

脈拍

呼吸数

身体所見

視診：結膜・瞳孔・口腔粘膜・顔貌・四肢等皮膚の状態／等

触診：頸部リンパ節・甲状腺・肝臓・脾臓／等

打診：腱反射／等

聴診：心音・呼吸音・腸蠕動音／等

といったフィジカルアセスメントに、血液検査所見・尿検査所見・各種画像所見を加えて、総合的に判断される。

8. 感染徴候がある者に対する薬剤投与のリスク（有害事象とその対策等）

基本的に、薬は、生体にとって異物である。その為、薬剤投与には様々なリスクがある。

薬剤投与のリスクとして、代表的なものは、

薬物反応の個人差

薬物反応の人種差・民族差・年齢差等

肝機能障害

　　腎機能障害

　　アナフィラキシー

　　催奇形性

　　耐性菌の出現

が挙げられる。

　また、薬の生体内分布は、作用部位となる臓器のみならず、他の臓器へも到達し、これが副作用の一因となっている。しかし、血液脳関門・血液脳脊髄液関門・血液精巣関門・血液胎盤関門が存在し、薬や異物等の移行を妨げている為、中枢神経をはじめ、精巣・胎児では、使える薬が限られる・薬の濃度が患部で低い等が認められる。

　薬剤投与のリスクを減らすには、投与する薬剤についての知識が必要であり、この時、添付文書が参考になる。

　また、有害事象が生じた場合には、その症状や有害事象が生じた原因に対する治療等を検討する。

【引用・参考文献】

1）慢性期医療認定講座テキスト：厚生科学研修所、2009

2）川村伊久雄、藤村響男著：ナースのための図解感染の話、学習研究所、2008

3）森澤雄司監修：感染対策まるごと覚え書きノート、リーダムハウス、2015

4）医療情報科学研究所編集：病気がみえる vol.6 免疫・膠原病・感染症第 1 版、メディックメディア、2009

5）青木眞、佐竹幸子、柴田清編集：わかりやすい微生物・感染症学、ヌーヴェルヒロカワ、2006

6）IPC テキスト編集委員会監修、編集：ICP テキスト、メディカ出版、2006

7）河野茂編集：感染症のとらえかた 眼でみるベッドサイドの病態生理、文光堂、2000

8）本間光夫 他編集：症候から診断へ 第 1 集、日本医師会、1998．4

9）石井 裕正 他編集：症候から診断へ 第 2 集、日本医師会、1999．4

10）日本医師会学術企画委員会 監修、二瓶宏，本間之夫，篠原幸人 編集：症候から診断へ第 3 集、2000

11）河野茂、跡見裕監修：感染症診療 update、日本医師会、2014

12）病気の成り立ちと臨床検査（Medical technology 別冊）、医歯薬出版、1993

13）青島正大 著：呼吸器感染症の診かた，考え方、中外医学社、2010

14）呼吸器感染症治療ガイドライン、日本感染症学会、2014

15）医療・介護関連肺炎診療ガイドライン作成委員会 編集：医療・介護関連肺炎診療ガイドライン、日本呼吸器学会、2011

16）猪狩淳 他著：細菌尿検出における簡易検査法の評価 -- 白血球エステラーゼ試験と亜硝酸塩試験について、感染症学雑誌、1987

17）三笠桂一、青木信樹、青木洋介 他著：委員会報告 JAID/JSC 感染症治療ガイドライン 呼吸器感染症、感染症学雑誌、2014

18）日本呼吸器学会市中肺炎診療ガイドライン作成委員会編：成人市中肺炎診療ガイドライン 日本呼吸器学会「呼吸器感染症に関するガイドライン」、日本呼吸器学会、2008

19）日本化学療法学会「抗菌化学療法認定医認定制度審議委員会」編：抗菌薬適正使用生涯教育テキスト、日本化学療法学会、2013

20）JAID/JSC 感染症治療ガイド・ガイドライン作成委員会編：JAID/JSC 感染症治療ガイド、日本感染症学会、2014

21) 浜田康次、佐藤憲一 編著、戸塚恭一監修：抗菌薬サークル図データブック（第 2 版）、じほう、2010

22) 抗菌薬ハンドブック、ファイザー

23) 高久史麿、矢崎義雄監修、北原光夫、上野文昭、越前宏俊編集：治療薬マニュアル 2015、医学書院

24) 立川英一、田野中浩一 編：最新薬の効き方、愛智出版、2010

25) 浦部晶夫、島田和幸、川合眞一編集：今日の治療薬、南江堂、2015

26) 日本救急医学会認定医認定委員会 編：救急認定医のための診療指針、へるす出版、東京、1994

27) Mark H.Beers 著、福島雅典監：メルクマニュアル 日本語版（第 18 版）、日経 BP 社、2006

28) G Hemant、A Hirbe、M Nassif、H Otepka、A Rosenstock 編、高久史麿、和田攻監訳：ワシントンマニュアル（第 13 版）、メディカル・サイエンス・インターナショナル、東京、2015

29) 青木眞 著：レジデントのための感染症診療マニュアル（第 3 版）、医学書院、東京、2015

30) 田中千賀子、加藤隆一 編：NEW 薬理学（改訂第 6 版）、南江堂、東京、2014

31) 田中良子監修編集、木村健編集：薬効別服薬指導マニュアル（第 8 版）、じほう、東京、2015

32) 浜田幸宏著：抗微生物薬適正使用にかかわる薬学的介入；pharmacokinetics/pharmacodynamics の臨床応用、医療薬学、2015；41：129-138

33) 梅木健二、門田淳一著：重症肺炎、感染症、日本胸部臨床、2015；74：404-410

第6章

血糖
コントロールに係る
薬剤投与関連

共通して学ぶべき事項

1. 糖尿病とインスリン療法に関する局所解剖

はじめに

糖尿病は尿が甘いのでつけられた病名だが、血中のブドウ糖（血糖）が高くなるため尿に漏れ出てきたためである。血糖が高くなるのは、糖を細胞に取り込む働きをもつインスリンの量が少ない（分泌不全）かインスリンの効き目が悪い（インスリン抵抗性）ためである。そのインスリンは膵臓で作られる。

膵臓の構造

膵臓は第 1、第 2 腰椎の高さで、肝臓の下、胃の後面にあり、後腹膜に固定されている長さ約 15 cm、重さ約 100 g の消化腺（外分泌腺）と内分泌腺の両方を持ってる。

外分泌組織からは、トリプシン、アミラーゼ、リパーゼなどの消化酵素を含む膵液が膵管に入り、膵管を集めた主膵管は総胆管に合流し、ファーター乳頭に開口し、十二指腸へと分泌される。(図 1)

膵臓の約 95%の領域が外分泌組織である。

 *トリプシンはタンパク質やペプチドを小ペプチドに分解する。アミラーゼはデンプンを麦芽糖（マルトース）に分解する。リパーゼは脂肪を脂肪酸とグリセリンに分解する。

内分泌液（ホルモン）は直接血液に分泌される。膵臓の内分泌組織はランゲルハンス島と呼ばれる細胞集団で、100 万〜 200 万個あり、膵臓の 1 〜 2%に相当し、膵尾部に多い。ランゲルハンス島はグルカゴンを分泌するα細胞（20 〜 25%を占める）、インスリンを分泌するβ細胞（70 〜 75%を占める）、ソマトスタチン（インスリンやグルカゴンの分泌抑制）を分泌するδ細胞（1 〜 8%を占める）、膵ポリペプチド（膵の消化酵素の分泌抑制）を分泌する PP 細胞からなり、内分泌液は血中に直接分泌されて、門脈を通り肝臓へ行き、肝静脈から心臓、そして全身の組織に送られる。(表 1)

第6章 血糖コントロールに係る薬剤投与関連　第1節 共通して学ぶべき事項

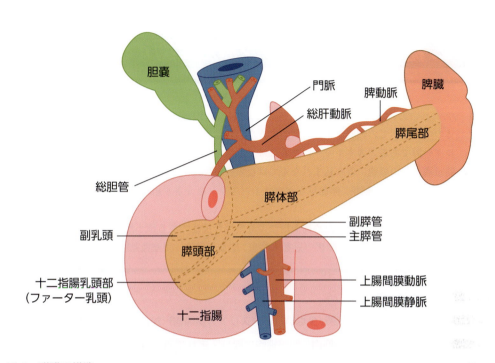

図1　膵臓の構造

表1　ランゲルハンス島の細胞と分泌ホルモン

細胞名	分泌されるホルモン	ホルモンの作用
α細胞	グルカゴン	肝グリコーゲン分解、糖新生、ケトン体合成、脂肪の分解促進
β細胞	インスリン	肝グリコーゲン合成、ブドウ糖の各組織への取り込み、糖新生抑制、脂肪・タンパク質の合成、脂肪・タンパク質の分解抑制
δ細胞	ソマトスタチン	インスリンやグルカゴンの分泌抑制
PP細胞	膵ポリペプチド	膵消化酵素分泌抑制、胆嚢拡張

2. 糖尿病とインスリン療法に関する病態生理

はじめに

体の中のすべての細胞が正常に機能するためにはエネルギーがいる。糖は最も重要なエネルギー源である。エネルギーになるにはインスリンを介して糖が血液から肝臓、筋肉や脂肪組織などの細胞に取り込まれなくてはならない。
但し、脳、腎臓、網膜、赤血球などではインスリンを介さず組織内にブドウ糖を取り込む。（図2）
＊インスリンを介さないため高血糖により慢性合併症である細小血管障害（神経障害、網膜症、腎症）や大血管障害（冠動脈疾患、脳血管障害、閉塞性動脈硬化症）などを来す。

糖尿病の病態

　糖尿病はインスリンの分泌が少ない（インスリン分泌障害）か、効きが悪くなって（インスリン抵抗性亢進）、糖が肝臓や筋肉、脂肪細胞に取り込まれず血液の中で空まわりして、高血糖状態となり、それにより種々の代謝異常をきたす疾患群である。
　例えば肥満で効きが悪くなる原因は体内の脂肪から発生する物質がインスリンの働きを妨げる。一方運動不足ではインスリンに反応する力（感受性）が低下する。

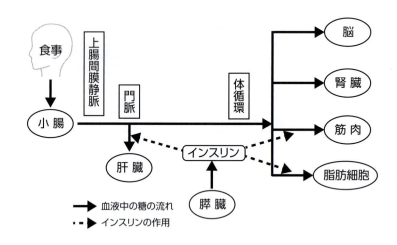

図2　糖の流れとインスリンの分泌

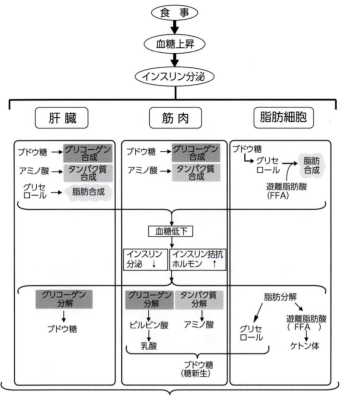

図3 インスリンによる血糖調節

　インスリンは肝臓や、筋肉や脂肪細胞内に糖を取り込むだけでなく、ブドウ糖のグリコーゲン合成を助けたり、アミノ酸からのタンパク質合成やグリセロールからの脂肪合成など貯蔵を助ける。
　血糖が低下するとインスリン分泌は減少し、グルカゴンなどインスリン拮抗ホルモンが分泌され、血糖上昇のほうに働く。(図3)

血糖の調節に関係するホルモン
（1）血糖値を低下させるホルモン

　①インスリン

　　唯一血糖値を低下させるホルモンで血糖値が上昇すると膵臓のランゲルハンス島のβ細胞からインスリンが分泌される。

インスリンは肝臓、骨格筋、脂肪組織へ働き、血液からの糖の取り込みを促進し、血糖値を下げると共に細胞内部でのエネルギー貯蔵にも働く。

（2）血糖を上昇させるホルモン（インスリン拮抗ホルモン）はいろいろある。

代表的な4種類は次の通りである。

①グルカゴン

膵臓のランゲルハンス島のα細胞から分泌され、グリコーゲンを分解してブドウ糖を産生したり、ピルビン酸、乳酸、アミノ酸など糖質以外のものからブドウ糖を作る経路（糖新生）を促進する。

②カテコールアミン

カテコール環にアミンなどの側鎖を有する化合物で生体内には副腎髄質より分泌するエピネフリン、交感神経より分泌するノルエピネフリン、ノルエピネフリンの前駆物質でもあり、ドーパミン神経（黒質、腹側被蓋野、弓状核）の伝達物質でもあるドーパミンは、グリコーゲンを分解してブドウ糖を作る。

③成長ホルモン

脳下垂体の前葉から分泌され、肝臓からのブドウ糖放出に働く。

④グルココルチコイド

副腎の皮質から分泌され、糖質以外のピルビン酸、乳酸、アミノ酸などからブドウ糖を作る経路（糖新生）を促進する。

インスリンの分泌と作用メカニズム

（1）インスリンの構造

インスリンはアミノ酸が連なったものなので、経口的に投与すると消化液により分解をうけ効果がなくなる（鼻腔からの吸収だと直接血中にはいるので分解を受けないが、吸入量の調節が難しいと思われる）。そのため薬としては、注射薬のみである。

インスリンは1921年BantingとBestにより発見され、1926年Abelによって結晶化、Sangerによって構造決定された分子量約6000のタンパク性ホルモンでアミノ酸21個からなるA鎖と30個からなるB鎖が2か所のシステイン-SH基のところでS-S結合している（もう一つのS-S結合はA鎖内）。

実際には2個のZnイオンにより結合した2量体、あるいはその会合したものとして存在している。1分子のプロインスリンが分解されて1分子のC-ペプチドと1分子のインスリンが膵β細胞で産生される。（図4）

C-ペプチドはインスリンと同量産生、分泌され、約10％はそのまま尿から排泄される。外因性のインスリン（インスリン製剤）にはC-ペプチドは含んでないので、内因性のインスリン分泌量の測定に利用される。

＊空腹時の血中C-ペプチド値が0.5ng/mL未満、24時間尿中C-ペプチド排泄量20μg/日未満はインスリン分泌量が低下しており、治療として外からのインスリン投与が必要の目安となる。

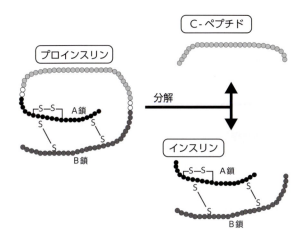

図4　インスリンの生合成

（2）インスリン分泌のメカニズム

　膵β細胞内にブドウ糖が流入するとインスリンの分泌と合成が始まる。

　分泌は2相性で、まず貯蔵インスリンが分泌されるが継続は数分以内で、その後は合成されたインスリンが持続的に分泌される。

（3）ブドウ糖によるインスリン分泌刺激機構

　ブドウ糖がブドウ糖輸送担体2（GLUT2）を介してβ細胞内に流入すると解糖系やクエン酸回路（TCA回路）でアデノシン三リン酸（ATP）が産生される。次に、ATP感受性Kチャネルが閉じるので細胞内から外へのK$^+$の流出が止まる。細胞内にK$^+$が蓄積して正に帯電する。そのため、電位依存性Caチャネルが開口して細胞内にCa^{2+}が流入するとインスリン顆粒が細胞膜へ運搬され、細胞膜に癒合、開口してインスリンが分泌される。（図5）

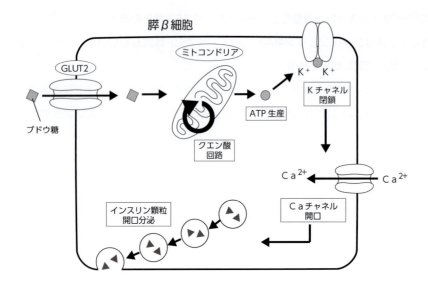

図5 ブドウ糖によるインスリン分泌刺激機構

(4) インスリン分泌に関係する物質

　　ブドウ糖、アミノ酸、脂肪酸、ケトン体など食物からの直接刺激やホルモンを介する刺激がある。ホルモンとしては、セクレチン（ガストリン分泌抑制、胃酸分泌抑制）、グルカゴン（インスリン作用を抑える）、ガストリン（胃と小腸上部から分泌される、胃酸分泌促進）、血管作動性腸管ポリペプチド（上部小腸から分泌される、胃酸分泌抑制、血管拡張、心拍出量増加）、グルコース依存性インスリン分泌刺激ポリペプチド（GIP）＊、グルカゴン様ペプチドー1（GLP-1）＊がある。

　＊ GIPは十二指腸にあるK細胞から分泌され、GLP-1は下部小腸と結腸にあるL細胞から分泌され、血糖に応じて膵臓のβ細胞を刺激してインスリンを分泌させ、α細胞からのグルカゴン分泌を抑えて、血糖を調節する。
　　GIPもGLP-1も酵素DPP-4で数分以内に不活化される。
　　不活化を防ぐためのDPP-4阻害薬が糖尿病の経口治療薬として広い年齢層で使用されている。
　　また、注射薬であるが、GLP-1受容体作動薬も糖尿病の治療に使われている。
　　神経系を介するものとしてコリン作動性とアドレナリン作動性があり、β受容体はインスリン分泌促進に、α受容体はインスリン分泌抑制に働く。

（5）インスリンの作用メカニズム

インスリンには糖の輸送を促進するだけでなく、糖代謝、脂質代謝、タンパク代謝に関連する酵素の活性化や細胞増殖作用など、多種多様な働きがある。（表2）

インスリンが働くにはインスリン受容体に結合しなくてはいけない。

インスリンが作用する肝臓、筋肉、脂肪組織などの細胞の細胞膜には膜貫通型のインスリン受容体がある。インスリン受容体は細胞の外に出ているαサブユニットと細胞内にあるβサブユニットからなっている。

インスリンがαサブユニットに結合するとβサブユニットの自己リン酸化が起こる。次に細胞内の別のタンパク質のリン酸化が順次起こると、GLUT4が細胞膜上に移動し、細胞内へブドウ糖を取り込む。ブドウ糖を細胞内のエネルギーとして利用したり、貯蔵のためグリコーゲン合成、脂肪合成を促進したり、細胞でのタンパク質の合成を促進し、細胞増殖に働き、肝臓でのブドウ糖産生や脂肪、タンパク質の分解を抑制するので、血糖値は下がる（図6）。

表2　インスリンの作用と標的細胞

インスリンの作用		標的細胞	
ブドウ糖取り込み	↑	筋	脂肪
グリコーゲン合成		肝	筋
タンパク質合成		肝	筋
脂肪合成		肝	脂肪
ブドウ糖生産	↓	肝	
タンパク質分解		肝	筋
脂肪分解		肝	脂肪

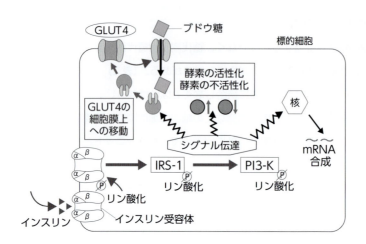

図6　インスリンの作用メカニズム

3. 糖尿病とインスリン療法に関するフィジカルアセスメント

問診
（1）主訴

①高血糖による症状（口渇、多飲、多尿、体重減少、倦怠感）

②足のしびれなど合併症の症状

（2）家族歴

糖尿病患者がいるか、いる場合には何歳で糖尿病が発見され、どんな治療を受け、現在どのようにしてるか。死亡している場合は、死亡年齢、死因をきく。

（3）肥満歴

過去の最大体重とその年齢、体重の変化。

＊2型糖尿病では体重が減少し始めた頃、糖尿病が発症したと推定されることが多い。

（4）妊娠、出産歴

①分娩の年齢、子供の生下時体重をきく。

　＊生下時体重が4 kg以上の巨大児や低体重児出産の有無

②自然流産、早産、奇形児の有無、妊娠時の尿糖検出の有無

（5）既往歴

①膵疾患、甲状腺中毒症などの内分泌疾患、肝疾患、胃切除など糖尿病、糖代謝異常を引き起こす可能性のある疾患

②肥満と共に高血圧、脂質異常症などメタボリックシンドロームに入る症状を来したことが
あるかどうか

③脳血管障害、虚血性心疾患などの動脈硬化性疾患の有無

④日常生活に関して身体活動度、運動の程度、嗜好品、飲酒、喫煙の有無がある。

⑤過去に糖尿病と言われた人は、検査結果、治療内容と期間、これまで受けた指導、病気に
対する知識と生活歴を聞く。

⑥糖尿病による合併症の有無、これまで治療を受けていた病院名、主治医名

症状と所見

（1）全身所見

身長、体重（Body Mass Index: BMI＝体重 kg/ 身長×身長 m）

血圧は臥位と立位での変化（起立性低血圧）に注意。その他 vital sign

（2）神経系

足のしびれ、筋肉のひきつり、足底の感覚異常（何か踏んでる感じ）

（3）腱反射

膝蓋腱反射・アキレス腱反射の消失、便秘、下痢、発汗異常、勃起障害

（4）眼

視力低下、ゆがみ、白内障、眼球運動

＊症状がなくても、眼科医に受診するように強く勧める

（5）皮膚

皮膚の乾燥、掻痒感、白癬菌、カンジダ感染症

（6）口腔

齲歯、歯周病、口腔内感染症

（7）下肢

歩行時下肢痛、足潰瘍、壊疽、浮腫、足背動脈の拍動減弱

4. インスリン療法の目的

はじめに

1型はもちろん2型でもインスリンの作用不足で起こるので、インスリンを注射で体外から補うのは最も効果的な治療方法である。
それによって、健常者と変わらない日常生活の質と寿命を確保することが可能である。
完治は困難だが管理は可能で良好に管理されれば合併症の発症、進展は阻止できる。
また食事療法、運動療法はどの型の糖尿病でも大切である。

治療目的

（1）インスリン分泌能の低下（膵β細胞からのインスリン分泌が不足した状態）を補う

1型糖尿病ではインスリンを合成、分泌する膵ランゲルハンス島のβ-細胞が自己免疫反応で攻撃破壊されてインスリン分泌が低下、消失し、インスリン欠乏が生じる。
生存にインスリン補充が必要である。

（2）膵β細胞の再活性化

2型糖尿病で、内因性インスリンの量が少なかったり、効きが悪くなった状態で高血糖が続くと、膵β細胞が疲弊しインスリン分泌能が低下してゆく、また同時に末梢組織のインスリン抵抗性が増してゆき、さらに高血糖となる（糖毒性）。インスリン療法で血糖を正常にすると膵β細胞から再びインスリンを産生する場合がある。

2型糖尿病で、SU薬治療でコントロール良好であった症例でも、その後、SU薬を増量してもコントロール不良が続くSU薬2次無効の症例にインスリン療法に切り替えると、β細胞が休まり、インスリン分泌が回復する例がある。

インスリン分泌能が温存されている早期にインスリンを導入する方が良い。

（3）合併症の予防と軽減

2型糖尿病でも経口血糖降下剤のみでは血糖コントロールが不十分な時は一時期でもインスリンを早期に使用して細小血管合併症（網膜症、腎症、神経障害など）を予防する。糖尿病による脳梗塞、心筋梗塞などの冠動脈疾患や下肢閉塞性動脈硬化症などの大血管障害も早期からインスリンを使

用してでも血糖をコントロールすると長期間経過をみた場合、軽減する可能性がある。

(4) 感染症時などの高血糖予防

重篤な感染症、重度の外傷、侵襲の大きい手術で血糖上昇する可能性が高いので血糖検査をしながら早目にインスリンを補充する。

(5) 妊娠時の血糖コントロール

妊娠によりインスリン抵抗性が増大する。それに応じて、母体の膵臓からのインスリンが増加するが、相対的に不十分な場合、母体が高血糖となる。血糖は胎児に移行するが、インスリンは移行しない。母体が高血糖だと巨大児となり、周産期合併症や母体合併症のリスクが上がる。妊娠初期だと先天奇形の可能性があり、ケトアシドーシスで胎児死亡になりうる。早期よりインスリン治療を行う。

5. 糖尿病とインスリン療法に関する検査（インスリン療法の導入基準を含む）

糖尿病の診断

下記フローチャートに沿って進める。（図7）

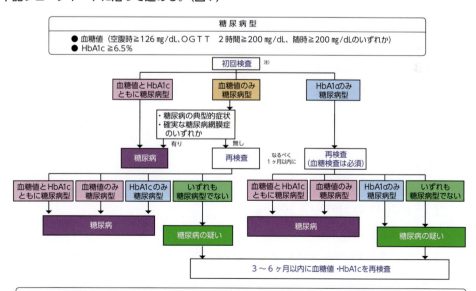

図7　糖尿病の臨床診断のフローチャート

（1）75g 経口ブドウ糖負荷試験（75gOGTT）

糖尿病の疑いがある時行う

①検査を強く勧める場合

空腹時血糖値 110 ～ 125 mg/dL

随時血糖値 140 ～ 199 mg/dL

HbA1c 6.0 ～ 6.4%

（上記の内、あきらかに糖尿病の症状あれば除く）

②検査をした方が良い場合

空腹時血糖値 100 ～ 109 mg/dL

HbA1c 5.6 ～ 5.9%

それ以外でも濃厚な糖尿病や肥満の家族歴がある

③検査しないほうが安全

空腹時血糖値または随時血糖値がすでに高値の場合、糖負荷によって更に血糖値があがり

有害となる。

方法

①朝まで 10 時間以上絶食後採血：血糖値とインスリン値を測定

② 75 g ブドウ糖 * を飲む

③ 30 分後採血：血糖値とインスリン値測定

④ 60 分後、120 分後採血：血糖値測定

＊小児のブドウ糖量は体重 kg × 1.75 g（最大 75 g）

（2）75gOGTT の結果

糖尿病型

①早朝空腹時の血糖値≧ 126 mg/dL

② 75 g OGTT の 2 時間値≧ 200 mg/dL

③随時血糖値≧ 200 mg/dL

①、②、③のいずれかと HbA1c ≧ 6.5%（NGSP）

正常型

①早朝空腹時血糖値 110 mg/dL 未満

② 75 g OGTT で 2 時間値 140 mg/dL 未満

①および②

＊正常高値（空腹時血糖値 100 〜 109 mg/dL）でも 75gOGTT で 25 〜 40%が糖尿病型になる。

境界型

IFG（空腹時血糖値異常）

①空腹時の血糖値が 110 〜 125 mg/dL

② 2 時間後の血糖値が 140 mg/dL 未満

①および②

IGT（耐糖能異常）

①空腹時の血糖値が 110 mg/dL 未満

② 2 時間後の血糖値が 140 〜 199mg/dL

①および②

IFG+IGT

＊ 1 時間後の血糖値 180 mg/dL 以上も糖尿病に移行する率が高い

＊境界型では血糖値の上昇は少なくても、インスリン高値のインスリン抵抗性が多い。肥満、高血圧、高脂血症を合併しやすく、動脈硬化を促進しやすく、また脳梗塞、心筋梗塞など来しやすい。

＊境界型は 6 ヶ月から 1 年に一回は血糖検査、75 g OGTT を行う

妊娠糖尿病

妊娠中に初めて発見または発症した糖尿病に至っていない糖代謝異常。

臨床診断で糖尿病と診断されたものは除く。

① 空腹時血糖値≧ 92 mg/dL

② 75 g OGTT の 1 時間値≧ 180 mg/dL

③ 75 g OGTT の 2 時間値≧ 153 mg/dL

①②③のいずれか

HbA1c の国際基準化

日本の今までの HbA1c（JDS 値）＋0.4% ≒ 国際基準値の HbA1c（NGSP 値）

JDS 値 4.9%以下　　　JDS 値 +0.3% =NGSP 値

JDS 値 5.0 〜 9.9%　　JDS 値 +0.4% =NGSP 値

JDS 値 10.0 〜 14.9%　JDS 値 +0.5% =NGSP 値

インスリンの分泌能

インスリン分泌は空腹時の基礎分泌と食物摂取で血糖値などが上昇することによる追加分泌がある。分泌能を知るには、種々の方法がある。

（1）インスリン分泌指数

糖負荷により分泌される追加分泌のうち、初期分泌能の低下を示す。

75 g 経口ブドウ糖負荷後 30 分の血中インスリン値－負荷前の血中インスリン値

（μU/mL）/ 負荷後 30 分の血糖値－負荷前血糖値（mg/dL）

0.4 以下は分泌低下とする。

（2）HOMA-β（%）

空腹時の血中インスリン値（μU/mL）×360/ 空腹時血糖値（mg/dL）－ 63

50%以下は分泌低下とする。

（3）グルカゴン負荷試験

グルカゴン 1 mg を静注し、静注前と 6 分後の血中 C- ペプチド（CPR）を測定する。

正常値 3 ～ 5 ng/mL

差が 1 ng/mL 未満は分泌低下とする。

（4）血中 C- ペプチド（CPR）

正常値空腹時 1 ～ 3ng/mL、食後 5 ～ 10 ng/mL

空腹時の CPR 0.5 ng/mL 以下は分泌低下

食後の CPR 2 ng/mL 未満は分泌低下とする。

（5）C- ペプチドインデックス

空腹時 CPR（ng/mL）/ 空腹時血糖値（mg/dL）×100

0.8 以下は分泌低下

（6）24 時間蓄尿の CPR

正常値 40 ～ 100μg/ 日。20 μg/ 日未満はインスリン分泌低下とする。

膵島関連自己抗体の有無

膵島関連自己抗体が β 細胞を破壊しているのは確認されていない。

細胞免疫的機序で（T 細胞）で膵 β 細胞が破壊された結果、血液中に出てきた自己抗原に対して産生された液性抗体である。

1 型糖尿病の原因ではないが、1 型糖尿病の発症する十数年から数カ月前より血中に出てくるので 1 型糖尿病の発症予知が可能。

① IAA（インスリン自己抗体）

1型糖尿病の発症時の陽性率は 40 ～ 90%

年齢が若いほど陽性になりやすい。短期間陽性

（注意）インスリンで治療中、外来性のインスリンにより誘導されるのもある。抗インスリン抗体（IAA）出現で血糖コントロールが変化する。インスリンの効き目が悪くなった様に感じたり、作用時間が延びたように感じたり、起床時の血糖値が高めだったりする。また、血糖コントロールレベルが日により変わったり、突然低血糖を来たしたり、作用時間から考えて起こり得ない時間帯に低血糖になったり、低血糖の遷延などが起こる。

②抗 GAD（抗グルタミン酸脱炭酸酵素）抗体

1型糖尿病の発症時の陽性率 60 ～ 80% 長期間陽性

2型糖尿病と思われた約 5%に陽性。抗 GAD 抗体陽性の症例は徐々にインスリン依存状態に進行する。（緩徐進行 1 型糖尿病）

妊娠糖尿病の約 5%は抗 GAD 抗体陽性、内、半分は 1 型糖尿病である。

＊ GAD は抑制性神経伝達物質（GABA）の合成酵素で脳組織、膵 β 細胞、甲状腺、副腎皮質、精巣、卵管、胃壁などに分布

③抗 IA-2（insulinoma-associated antigen-2）抗体

1型糖尿病の発症時の陽性率は 50 ～ 70%

若年発症で急性発症例に陽性率が高い。

抗 GAD 抗体よりも膵 β 細胞破壊の程度と進行度を示す。

＊ IA-2 は膵 β 細胞のインスリン分泌顆粒膜にある

④抗 ZnT8（zink transporter 8）抗体

1型糖尿病の発症時の陽性率は 50 ～ 60%

インスリン分泌顆粒膜に特異的に発現し、細胞質内からインスリン分泌顆粒腔内への亜鉛の輸送を行っている。

＊ ZnT8 は膵 β 細胞特異的な亜鉛輸送に働く物質

1型糖尿病患者の一番近い近親者を採血して 5 年間経過を見た時、① IAA（インスリン自己抗体）②抗 GAD（抗グルタミン酸脱炭酸酵素）抗体③抗 IA-2（insulinoma-associated antigen-2）抗体を検査した結果、すべて陰性なら 5 年間で 1 型糖尿病の発症は 0.2%、1 抗体のみ陽性なら発症は 46%、2 抗体以上陽性なら発症は 68%、3 抗体とも陽性なら 1 型糖尿病発症は 100%である。

*いずれの自己抗体も検出されず自己免疫性でないと判断された 1 型糖尿病を特発性 1 型糖尿病という

インスリン抵抗性評価検査

血中のインスリン濃度に見合ったインスリン作用が得られない状態をインスリン抵抗性という。

抵抗性を知る方法として、

（1）FIRI（空腹時血中インスリン値）

早朝空腹時 ≧ 15 μU/mL

（2）HOMA-IR

空腹時インスリン値（μU/mL）× 空腹時血糖値（mg/dL）/405

正常 ≦ 1.6、インスリン抵抗性 ≧ 2.5

（3）CPR

尿中 CPR > 100 μg/ 日あるいは食後 2 時間の血中 CPR > 4 ng/mL

などがある。

糖尿病の成因分類

表3　糖尿病の成因による分類と特徴

糖尿病の分類	1 型	2 型
発症機構	主に自己免疫を基礎にした膵β細胞破壊。HLAなどの遺伝因子に何らかの誘因・環境因子が加わって起こる。他の自己免疫疾患（甲状腺疾患など）の合併が少なくない。	インスリン分泌の低下やインスリン抵抗性をきたす複数の遺伝因子に過食（とくに高脂肪食）運動不足などの環境因子が加わってインスリン作用不足を生じて発症する。
家族歴	家系内の糖尿病は 2 型の場合より少ない。	家系内血縁者にしばしば糖尿病がある。
発症年齢	小児〜思春期に多い。中高年でも認められる。	40 歳以上に多い。若年発症も増加している。
肥満度	肥満とは関係ない。	肥満または肥満の既往が多い。
自己抗体	GAD抗体、IAA、ICA、IA-2 抗体などの陽性率が高い。	陰性

（1）その他特定の疾患、条件に伴うもの

①膵β細胞やインスリンの構造、インスリン受容体の異常などの原因遺伝子の異常が同定されたもの。

②慢性膵炎、甲状腺機能亢進、クッシング症候群などが原因で糖尿病の所見をきたすもの。
　従って、原因が治癒すれば糖尿病もなくなるもの。

（2）妊娠糖尿病

　妊娠中に発症あるいは初めて発見された耐糖能の異常。

　糖尿病の女性が妊娠した場合（糖尿病合併妊娠）とは異なる。

　妊娠糖尿病は出産後消失する場合が多い。

＊（1）特定の疾患に伴うものや（2）妊娠糖尿病であっても合併症は出現するので、血糖コントロールは大切である。診断や治療は通常の糖尿病と同様に行う。

糖尿病の病態による分類

表4　糖尿病の病態による分類と特徴

糖尿病の病態	インスリン依存状態	インスリン非依存状態
特徴	インスリンが絶対的に欠乏し、生命維持のためのインスリン治療が不可欠	インスリンの絶対的欠乏はないが、相対的に不足している状態。生命維持のためにインスリン治療が必要ではないが、血糖コントロールを目的としてインスリン治療が選択される場合がある。
臨床指標	血糖値：高い、不安定 ケトン体：著増することが多い	血糖値：さまざまであるが、比較的安定している ケトン体：増加するがわずかである
治療	1．強化インスリン療法 2．食事療法 3．運動療法（代謝が安定している場合）	1．食事療法 2．運動療法 3．経口薬、GLP-1 受容体作動薬 　またはインスリン療法
インスリン分泌能	空腹時血中 C-ペプチド 0.5ng／mL 以下	空腹時血中 C-ペプチド 1.0ng／mL 以上

6. インスリン製剤の種類と臨床薬理

インスリン製剤

　作用発現時間や作用持続時間により超速効型、速効型、中間型、混合型、持効型に分けられる。（図8）

　ヒトインスリン製剤のほかにもインスリン構造を変え生理的インスリン分泌パターンに近づけたインスリンアナログ製剤がある。

　剤形はバイアル製剤とペン型製剤、ペン型にはカートリッジを装着する型とディスポザブル型がある。（図9）

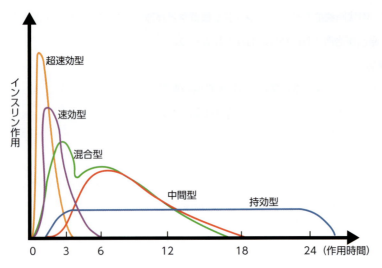

図8 インスリン製剤の作用時間の違い

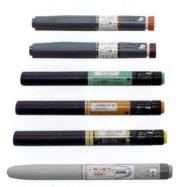

ペン型プレフィルド

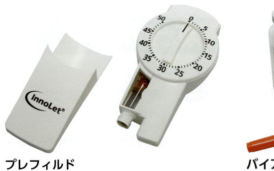

プレフィルド

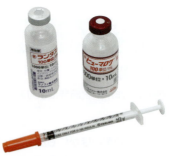

バイアル製剤

図9 インスリン製剤の剤形

インスリン製剤の種類を以下にまとめる。（図 10）

（1）超速効型インスリン製剤

ヒトインスリンの分子配列を一部変更し、皮下注射直後からインスリン作用が発現する。

食直前の皮下注射で効果がある。

作用時間が短い（最大作用時間約 2 時間）。

（2）速効型インスリン製剤

注射後、血中インスリン濃度が上昇まで約 30 分なので食前 30 分に皮下注する。

最大効果は約 2 時間後、作用持続時間は 5 ～ 8 時間。

糖尿病性昏睡などでは静注で用いられる。

（3）混合型インスリン製剤

速効型（または超速効型）インスリンと中間型インスリンと混合したもの。

混合比率は種々で、3:7、5:5 などがある。

少ない注射回数で、できるだけ生理的なインスリン濃度変化に近づけようとしたもの。

（4）中間型インスリン製剤

半減期が速効型より長い。

作用発現時間は約 1 ～ 3 時間、作用持続時間は 18 ～ 2４時間。

インスリンの基礎分泌を補うために用いられるが、1 日 2 回必要。

単独で使用すると、食後のインスリン必要量には不足、食前のインスリン必要量としては多すぎる。

（5）持効型溶解インスリン製剤

皮下注射後、ゆっくり吸収され、作用発現が約 1 ～ 2 時間と遅く、ほぼ 1 日持続的な作用を示す。

インスリンの基礎分泌を補うために用いられる。

中間型 2 回よりも基礎分泌に近いインスリン濃度が得られる。

食後の血糖上昇を抑える効果は強くない。

第6章　血糖コントロールに係る薬剤投与関連　第1節　共通して学ぶべき事項

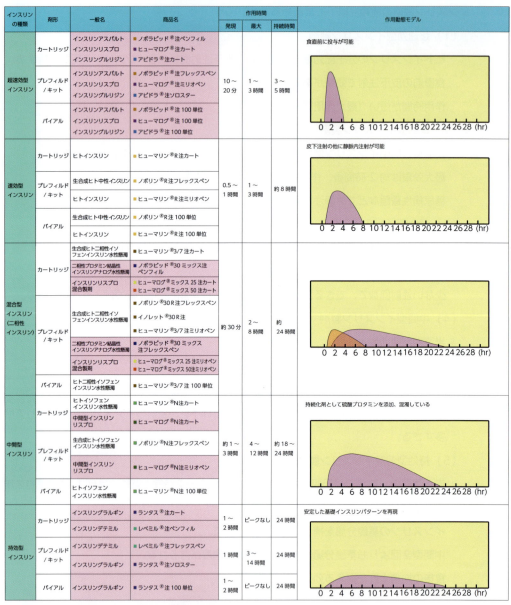

図10　インスリン製剤の種類

第6章　血糖コントロールに係る薬剤投与関連　第1節　共通して学ぶべき事項

7. 各種インスリン製剤の適応と使用方法

インスリン療法の絶対的適応

（1）インスリン依存状態

　1型糖尿病は膵β細胞の破壊的病変によるインスリン欠乏状態なので、インスリン注射は必須である。

　1型糖尿病と診断がつけばただちにインスリン治療を開始する。

　＊発症直後の1型糖尿病患者では、強力なインスリン治療で血糖が正常化し、治療に必要なインスリン量が極端に減少する時期（蜜月期）があるが、少量でもインスリンを中断せず続けることで良好な血糖コントロールを長引かせることが可能である。

（2）高血糖性の昏睡

①糖尿病ケトアシドーシス（DKA）

原因

風邪などの感染症、暴飲暴食、外傷によるストレス、インスリンの急激な減量など。

＊1型糖尿病者に多いが、2型でも清涼飲料水を多量に摂ると起こる（ペットボトル症候群）肥満の若年男性に多い

＊インスリン欠乏、コルチゾールやアドレナリンなどインスリン拮抗ホルモンの増加で高血糖、高ケトン血症、pH7.3未満のアシドーシスを来す

症状

脱水、口渇、多飲、多尿、体重減少、全身倦怠感→食欲不振、悪心、嘔吐→血圧低下、頻脈、呼気アセトン臭、クスマウル（Kussmaul）大呼吸

②高血糖高浸透圧性症候群（HHS）

病歴

2型糖尿病の高齢者に多い、発症以前には糖尿病と診断されていないこともある。

原因

薬物（副腎皮質ステロイド薬、利尿薬、高カロリー輸液など。）

急性感染症（呼吸器や尿路感染症、ウイルス感染症。）

その他、嘔吐、下痢などによる脱水。手術、火傷、肝障害、腎障害などにより、インスリン欠乏、大量のブドウ糖負荷、インスリン拮抗ホルモン上昇から血漿高浸透圧、脱水、アシドーシス、電解質の乱れから意識障害を来す。

501

症状

意識障害が主、異常行動、けいれん、ミオクローヌス（自分の意志と無関係な運動を起こす不随意運動で筋肉の一部が急に不規則に収縮したりする）、眼振など。

③乳酸アシドーシス

原因

組織循環不全にて嫌気性代謝の亢進から乳酸の蓄積による代謝性アシドーシス。

＊全身状態の悪化した患者に多い。

＊ビグアナイドの副作用として起こることがまれにある。

①～③の治療

a) 脱水の補正

最初の1時間は生理食塩水 1000 mL 輸液。

＊急激な浸透圧の低下は脳浮腫を引き起こす危険性あり。最初の 24 時間で予測喪失水分量の 1/2 量を投与する。

＊高齢者は1日 4L を超えないように。

b) インスリン投与

速効型インスリンを使用する。

最初に 0.1 U/ kg 静注。以後持続静注。

血糖の低下速度は 50 ～ 70 mg/dL/ 時くらいにする。

血糖値が 250 ～ 300 mg/dL に到達すればインスリンを減量する。

＊急激な血糖降下は脳浮腫を引き起こす危険性あり。

c) 電解質の補正

K を喪失していても受診時に低値を示さず、治療後 1 ～ 2 時間で血中 K が低下する場合が多い。

K 低下で不整脈や横紋筋融解を引き起こすので頻回にチェックし、25mEq/ 時を最大として投与し、4.0 ～ 5.2 mEq/L で維持する。

d) pH コントロール

インスリン投与により pH をコントロールできる場合が多い。

初期治療後、pH 6.9 未満なら重炭酸 Na を使用する場合がある。

（3）重症の肝障害、腎障害を合併している

　　＊経口薬が使用できない。

（4）厳密な血糖管理が必要な場合

　　重症感染症、外傷、全身麻酔を必要とする中等度以上の外科手術。

　　高カロリー輸液、糖尿病合併妊婦。

インスリン療法の相対的適応

（1）インスリン非依存状態でも空腹時血糖値≧ 250 mg/dL、随時血糖値≧ 350 mg/dL など著しい高血糖の時

（2）インスリン非依存状態にある時の1型糖尿病

　緩徐進行1型糖尿病

　　比較的穏やかに発症、進行し、インスリン分泌がある程度残存している。

　　2型糖尿病と診断治療をうけている中に膵島関連自己抗体陽性（抗 GAD 抗体など）の患者がいる。

　　多くの場合徐々にインスリン依存状態に進行してゆく。

（3）経口薬では良好な血糖コントロールが得られない場合

　SU 薬2次無効例

　　SU 薬でコントロールできていた2型糖尿病の症例が、その後、極量 75%以上の使用でもコントロール不良が続く時。

　＊SU 薬は膵 β 細胞を刺激してインスリンを分泌させるが、長期間使用すると β 細胞が疲弊し、インスリン分泌能は低下してくる。この時インスリン療法に切り替えると β 細胞が休息でき、インスリン分泌能が回復することがある。2次無効のまま SU 薬を使い続けると、β 細胞のインスリン分泌能が回復しにくくなるだけでなく、高血糖による合併症が進行するので早目にインスリン注射に切りかえた方が良い。

　　＊SU 薬2次無効の原因
　　① SU 薬による膵 β 細胞の疲弊
　　②糖毒性による膵 β 細胞のアポトーシス（細胞死）
　　③食事療法、運動療法の不徹底
　　④他疾患の合併（悪性疾患、内分泌疾患など）
　　⑤薬剤によるもの（β 遮断剤、ステロイドなど）
　　⑥加齢、自然経過による膵 β 細胞の機能低下

（4）痩せ型で栄養状態が低下している
（5）ステロイド糖尿病
　＊ステロイドはインスリン作用に拮抗し、解糖系の一部を促進し血中ブドウ糖を増加させる。
（6）糖毒性解除目的
　＊ある期間高血糖が持続すると、高血糖自体が膵β細胞のインスリン分泌能を低下させ同時に末梢組織におけるインスリン抵抗性を増大させ、さらに高血糖になる悪循環を解除するためインスリンを使用した方が良い。
（7）経口薬が副作用で使えない時

インスリンの投与方法

投与は通常は皮下注射。

糖尿病ケトアシドーシス、高血糖性高浸透圧昏睡などの治療には経静脈注射で速効型インスリン持続注入。

（注意）中間型、混合型インスリンは白濁しているので均一に白濁するまで10回以上混和する。

インスリンの投与目的

健常者にみられる血中インスリン変動パターン（生理的インスリン分泌パターン）の再現。
生理的インスリン分泌パターンは2相性で、24時間分泌されている基礎分泌＋食事のたびに分泌される追加分泌がある。（図11）

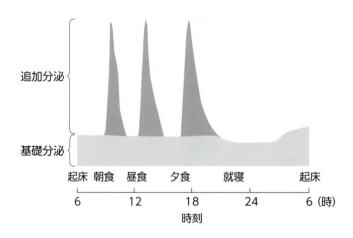

図11　健常者の血中インスリン変動パターン

インスリンの投与量の調整

1. 病態に応じたインスリン製剤の調整の判断基準（ペーパーシミュレーションを含む）

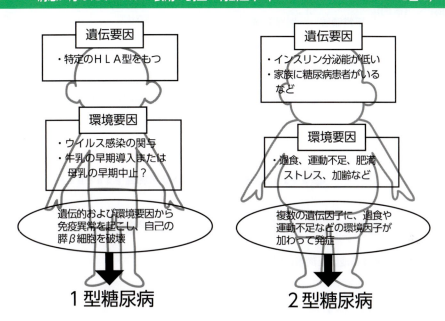

図12　1型糖尿病と2型糖尿病の比較

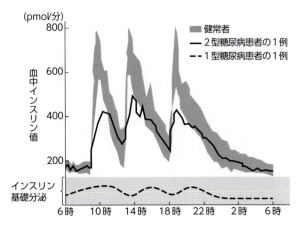

図13　インスリン分泌パターン

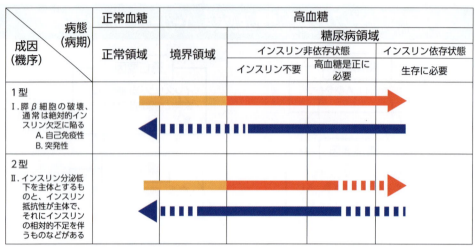

図14 糖尿病における成因と病態の概念

インスリン分泌が保たれていない場合

健常者の生理的インスリン分泌パターンに近づけるため、さまざまな調整方法がある。

（1）強化インスリン療法（図15）

生理的インスリン分泌に近付けた方法である。

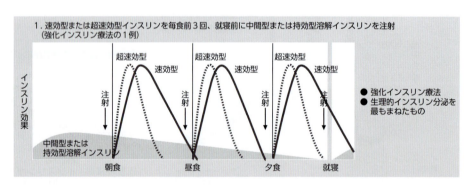

図15 強化インスリン療法

基礎インスリン分泌を持効型インスリンで朝、夕、眠前のいずれかで、1日1回（症例により2回）、追加分泌を毎食直前に超速効型インスリンまたは食前30分前に速効型インスリンを皮下注射する。

適応

血糖コントロールが悪い場合、インスリンが枯渇している場合、低血糖を避けたい場合、特に高齢者。食欲が一定しない小児や高齢者に超速効型インスリンを食直後に投与も可能である。糖代謝異常の妊婦（糖尿病合併妊娠または妊娠糖尿病）にも投与可能であるが、アピドラ®、レベミル®、ランタス®は妊婦に対する安全性は確立されていない。

利点

血糖変動に速やかに対応できる。

　高血糖時：インスリン補充。

　低血糖時：インスリン減量や投与タイミングを遅らせる。

食事やおやつの変動に対応できる。カーボカウント*で摂取した量に対するインスリン量を投与できる。（第6章2節3項「カーボカウント」参照）

欠点

一日4回2種類のインスリンを使用するので煩雑。

（2）持続皮下インスリン注入療法（CSII）

生理的インスリン分泌に近付けた方法である。

インスリンポンプで持続的にインスリンを注入（インスリン基礎分泌）し、食前には追加分泌インスリンとして追加注入する。

腹壁皮下に輸液セットを留置し、小型の携帯用ポンプから超速効型インスリンを持続注入する。時間帯に合わせてインスリン注入量が変わるようにプログラムでき、食事時間の変動などライフスタイルに対応できる。

適応

他の強化インスリン療法によっても充分な血糖コントロールが達成できない場合

①内因性インスリン分泌能が欠如した糖尿病、不安定型糖尿病

②短期間で厳密な血糖コントロールが必要な場合。1型糖尿病の初回治療、妊娠、出産希望の1型糖尿病など。

③就労時間や食事時間が不規則な場合

条件

糖尿病および機器に関する知識が十分備わっており CSII の自己管理ができるまたは管理できる家族と同居している。

医療側が十分な連絡、指導態勢をとることが必要である。

利点

仕事と両立可能。

インスリン分泌が比較的保たれてる場合

（1）速効型または超速効型インスリンを毎食前投与（図16）

適応

インスリン分泌が比較的保たれており、食事が不規則な症例、（交代勤務者、出張、旅行が多いなど）

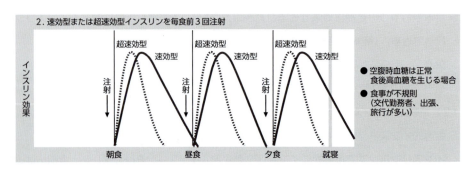

図16　速効型または超速効型インスリンを毎食前3回

（2）混合型インスリンを1日2回（図17）

適応

頻回注射が困難な場合、特に昼食時投与ができない場合

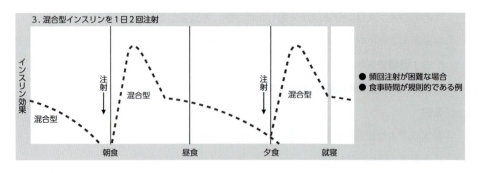

図17　混合型インスリンを1日2回　朝、夕食前

（3）混合型インスリン2回朝、夕食前＋昼食前に速効型または超速効型（図18）

適応

（2）のように朝夕食前1日2回投与では昼食前が血糖低く、昼食後血糖が高い場合

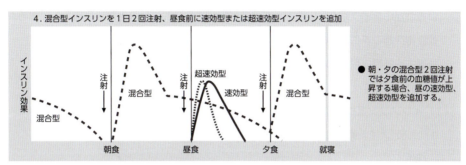

図18　混合型インスリン2回朝、夕食前＋昼食前に速効型または超速効型

（4）BOT療法（図19）

経口血糖降下薬（DPP-4阻害薬を含めて）にインスリン注射を最初、持効型インスリン一回から加えて、血糖をみながら追加インスリンの回数を毎食前までふやしてゆく方法。

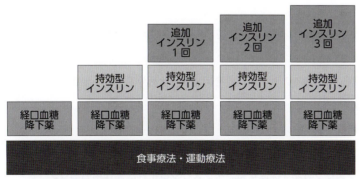

図19　BOT療法

（5）経口血糖降下薬と速効型または超速効型インスリンとの併用療法

（例）DPP-4 阻害薬＋超速効型インスリンを食直前に投与

経口血糖降下薬

いくつかのタイプがあり、病態や高血糖の程度に応じて使い分けたり併用したりする。

低血糖を起こすことがあるのでその対策をあらかじめ患者に指導する必要がある。

妊娠中や妊娠の可能性あれば使用しない。

（1）インスリン抵抗性改善系

① ビグアナイド薬

作用

肝臓で乳酸からブドウ糖合成の抑制、骨格筋、末梢組織でのインスリンへの感受性を改善

薬剤

メトグルコ®（塩酸メトホルミン）

注意

肝臓や腎臓に障害がある時や高齢者では乳酸アシドーシスを起こすことがある

② チアゾリジン誘導体

作用

肝臓からの糖放出を抑制、肝や筋肉、末梢組織でのインスリン作用を改善

薬剤

アクトス®（ピオグリタゾン）

注意

近位尿細管、遠位尿細管での Na 再吸収を促進するため浮腫を来しやすい。とくに女性

（2）インスリン分泌促進系

①スルホニル尿素薬（SU 薬）

作用

膵臓からのインスリン分泌を促進する。インスリン抵抗性改善作用もあり。

薬剤

ダオニール®、オイグルコン®（グリベンクラミド）、アマリール®（グリメピリド）

注意

低血糖、特に高齢者

②グリニド薬

　作用

膵でのインスリン分泌を SU 薬と同じ機序で促進するが、SU 薬より速効で、短時間インスリンを分泌する。食後高血糖の改善

　薬剤

ファスティック®、スターシス®（ナテグリニド）、グルファスト®（ミチグリニド）

　注意

作用が速効性なので食直前に服用する。

③ DPP-4 阻害薬

　作用

ブドウ糖が小腸から吸収される時インクレチン（GIP、GLP-1）が血中に分泌される。インクレチンは血糖が高い時、膵臓に働きインスリンを分泌し、グルカゴン分泌を抑制して血糖を下げる。血糖が低い時はインスリン分泌作用がなくなるので低血糖を起こさない。（その他、GLP-1 は食物の胃排出抑制作用や食欲抑制作用などがある）

インクレチンの分解酵素である DPP-4 を阻害してインクレチンの作用を長引かせる。

　薬剤

スイニー®（アナグリプチン）、ネシーナ®（アログリプチン）、ジャヌビア®、グラクティブ®（シタグリプチン）、テネリア®（テネリグリプチン）、エクア®（ビルダグリプチン）、トラゼンタ®（リナグリプチン）

　注意

SU 薬との併用で重症の低血糖をきたすことがある。併用する場合は SU 薬は減量が望ましい。特に高齢者や腎機能低下症例。

④ GLP-1 受容体作動薬（注射薬のみ）

　作用

膵 β 細胞膜上の GLP-1 受容体と結合して GLP-1 様の働き＊をする。半減期の短い GLP-1 と異なり、より長期にわたって働く。

　＊ GLP-1 様の働き

血糖値に応じてインスリン分泌を促進し、グルカゴン分泌を抑制する。

胃内容物の動きをゆっくりにし、空腹時血糖値と食後血糖値の両方を低下させる。食欲抑制作用があるので肥満症でもそうでなくても体重低下作用がある。単独では低血糖をきたす可能性は低い。

注射薬

ビクトーザ®（リラグルチド）、バイエッタ®（エキセナチド）、ビデュリオン®（持続性のエキセナチド）、リキスミア®（リキシセナチド）

注意

副作用として下痢、嘔気、便秘などの胃腸障害。

（3）糖吸収阻害、排泄促進系

①αグルコシダーゼ阻害薬

作用

小腸にあり二糖類を分解し単糖類にして腸管から糖を吸収するのに働くαグルコシダーゼを阻害して、糖の吸収を遅らせ血糖値の上昇を抑える。

薬剤

グルコバイ®（アカルボース）、ベイスン®（ボグリボース）

注意

下痢、逆に便秘など腸管の動きに影響。高齢者ではイレウスに注意。

これのみでは低血糖を来さないが、他剤と併用して低血糖をきたした場合ブドウ糖を服用する。

②SGLT-2阻害薬

作用

腎臓の近位尿細管にSGLT（sodium-dependent glucose transporter: ナトリウム依存性グルコース輸送体）-2があり、尿中の糖を体内に再吸収している。

そのSGLT-2を阻害して糖の再吸収を抑え尿糖排出を促進し、血糖を低下する。

薬剤

スーグラ®（イプラグリフロジン）、アプルウェイ®（トホグリフロジン）、フォシーガ®（ダパグリフロジン）、ルセフィ®（ルセオグリフロジン）、カナグル®（カナグリフロジン）

注意

尿量が増加し、脱水をきたしやすいので水分を十分に摂取する。

特に高齢者には使用しないほうが安全。

尿糖が増加するので尿路感染症や性器感染症などを起こしやすくなる。

第6章　血糖コントロールに係る薬剤投与関連　第2節　インスリンの投与量の調整

2. 病態に応じたインスリンの投与量の調整のリスク（有害事象とその対策等）

有害事象として下記が挙げられる

①糖尿病性昏睡：インスリン必要量が増加したのに投与量が不足で高血糖となる。逆にインスリン量が多すぎ低血糖となり脳に障害を与える。

②インスリンの打ち忘れ、打ち間違い

③インスリンに対する局所のアレルギー反応：発赤、腫脹など

④インスリンに対する全身のアレルギー反応：蕁麻疹、血管浮腫、心悸亢進、関節痛、呼吸困難、悪心、嘔吐、下痢など

⑤注射部位の脂肪組織の萎縮または浮腫：小児、女性に多い

⑥インスリン使用中にインスリンの抗体ができて効きが悪くなる。

　（治療）インスリンの種類を変える

⑦シックディ（Sick day）（後述）

糖尿病性昏睡

糖尿病で血糖が高すぎたり、低すぎたりすると昏睡となり危険である。（表5）

表5　高血糖、低血糖による昏睡

高血糖による昏睡		低血糖による昏睡
糖尿病ケトアシドーシス（DKA）	高血糖高浸透圧症候群	
1型糖尿病患者に多い インスリンの絶対的欠乏により脂肪分解が進み、ケトン体が生成されケトーシスとなり昏睡が起こる	2型糖尿病の患者に多い 感染や脱水が誘発となり著明な高血糖および高浸透圧をきたし、脳神経系の細胞内脱水が起こる	インスリンやSU薬を使用中の患者で薬剤の血糖降下作用が過剰となり、低血糖に敏感な自律・中枢神経症状が出現する

糖尿病が原因で起こりうる昏睡として、この他に乳酸アシドーシスがある。

513

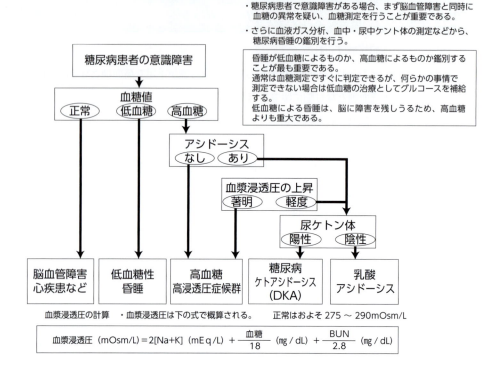

図20 糖尿病患者の意識障害の鑑別

低血糖症とは

正常な生理的変動を超えた血糖値の低下、一応血糖 65 mg/dL 以下のことを指し、糖尿病でインスリンや SU 薬を使用しなくても低血糖を起こす。

原因

①内因性低血糖：内因性疾患により空腹時に低血糖となる

インスリノーマ、ランゲルハンス島過形成、膵外腫瘍、肝不全、腎不全、内分泌疾患（成長ホルモン単独欠損症、下垂体機能低下症、副腎皮質機能低下症など）、インスリン自己免疫症候群（空腹時の内因性インスリン量が多い）などで、空腹時相対的にインスリン過剰となり低血糖になる。

②反応性低血糖（食後低血糖）：食後数時間以内に起こる

胃切除後症候群、初期糖尿病、特発性など食後分泌されたインスリンの作用が数時間にわたり残存（過大遅延分泌）により、食後低血糖となる。

③外因性低血糖（薬剤性低血糖）

摂食不足、運動過剰、インスリン治療中のインスリン過剰や SU 薬服用中の SU 薬の効き
すぎ、過剰な飲酒、その他、β遮断薬やサリチル酸など医療用薬物が膵臓に働き、インス
リン分泌が増加し、血糖が低下する。

（1）糖尿病の低血糖性昏睡

原因

インスリンの皮下注射量が多すぎたり SU 薬の量が多すぎたりする。食事時間が遅れるまた
は、食事量が少ない時。ふだんより激しい運動をした時。アルコールを飲んでからインスリ
ンを注射した時など。

＊アルコールは原則禁忌に。低血糖になってもアルコールの酔いが低血糖の症状を起こさせ
なくするので自分だけでなく周囲も気づかず重症となる。

危険因子

①インスリン使用中：内因性インスリン分泌能が低下し、外部からのインスリン注射や薬物
により非生理的に出されたインスリンが循環し、血糖が低下しても血中インスリン濃度が
低下しないので更に低血糖となる。

②多剤併用、特に SU 薬服用

③腎不全、肝不全：低血糖が遷延しやすいし、再発しやすい。一旦回復した血糖値がふたた
び低下することがある。

④高齢者：低血糖症状が出にくく、わかりにくい。

低血糖による異常行動は認知症と間違われやすい。

腎、肝の予備能低下のため低血糖が遷延しやすく、再発しやすい。一旦回復した血糖値が
ふたたび低下することがある。

⑤認知症：糖尿病のコントロールを悪化させる。ケアでも問題。高齢糖尿病患者の認知症の
リスクは非糖尿病者の 2 ～ 4 倍

⑥食事摂取量の低下：退院直後も危険

症状

血糖値 ≦ 65 mg/dL で副交感神経刺激症状：空腹感、あくびなど

≦ 55 mg/dL で交感神経刺激症状：頻脈、動悸、発汗、振戦など

≦ 45 mg/dL で中枢神経症状：不安感、計算力の低下、頭痛、視機能低下、

更に低下すると異常行動、意識消失、高次脳機能障害、死亡する場合もある

注意

①無自覚低血糖：何回か低血糖をくりかえすと低血糖に基づく自律神経の反応が低下し、自律神経症状なしに突然、意識消失などの重大な中枢神経症状が出現する。

②低血糖により迷走神経過剰になると、重度の徐脈、QT 時間の延長をきたし、致死性の不整脈を引き起こし突然死を招く可能性がある（DITN 2015 No.445）。

③低血糖性昏睡が 5 時間以上になると血糖が回復しても植物状態や高次脳機能障害などさまざまな後遺症が残り、高齢者では低血糖性認知症を起こすことがある。

治療

経口が可能ならブドウ糖（10-20 g）、ブドウ糖を含むジュースを経口摂取する。意識消失などで経口摂取が無理なら 50%ブドウ糖を静脈投与

＊50%ブドウ糖 40 mL:80 kcal で意識回復する場合が多い

＊低血糖で暴れまわる 1 型糖尿病の小児に糖を飲ませるのは難しいので、医療従事者か親がグルカゴン注射で血糖を上げて落ち着かせる。

予防

①患者教育

a）低血糖症状を知り、早目に糖（できればブドウ糖）で対処する。

そのためいつもすぐ溶ける糖やジュースを携帯する。

＊チョコレートは胃で固まり、コーヒーも血糖回復を遅らせるので良くない。

b）主治医に低血糖症状があれば相談しておく。

c）食事中の炭水化物量を知り、カーボカウントを身につけて食事の変化に応じて注射するインスリン量を柔軟に変えられるようにする。

d）血糖を測定する。特に運動時、それにより前もって補食したりする。

e）低血糖発現の可能性があり、運転することがある患者には、事前に補食するなどして低血糖にならないように注意。車の中にはブドウ糖やジュースを置く。

②持続血糖モニター（CGM: continuous glucose monitoring）

低血糖の有無が血糖自己測定（SMBG:self monitoring of blood glucose）よりもよく検出できるが、さらに CGM とインスリンポンプと組み合わせた SAP:sensor augmented pump が使用可能となっている（DITN 2015 No.445）

（2）高血糖性の昏睡

第6章第1節 7項. 各種インスリン製剤の適応と使用方法（2）参照

シックデイ

かぜなどのありふれた感染症などで発熱、下痢、嘔吐、あるいは食欲不振のため食事ができない時、著しい高血糖になったり、ケトアシドーシスになることを言う。（図 21）

経口糖尿病薬のみで血糖コントロールが良好な患者でも起こりうる。ましてインスリン注射中の患者はさらに起こりやすい。

熱のためや、精神的ストレスでインスリン抵抗ホルモンの分泌が誘発されるのも原因の一つでインスリン抵抗性が出てふだんよりもインスリン注射の量が多く必要となる。

そういった場合インスリン注射しないと脱水、高血糖で危険だが、食事が摂れないのにインスリン注射をすると低血糖になり更に危険である。

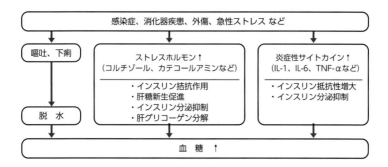

図 21 シックデイから糖尿病昏睡に陥るケース

シックデイ対応の原則

① 水分を少なくとも 1L/ 日以上とる。味噌汁や野菜スープなどミネラルを含むものが良い。

② 食欲がない時は口当たりの良いもの（お粥、麺類、パン粥など）で 100g/ 日以上の炭水化物を摂る。

③ 運動は中止し、安静にする。

④ インスリン治療中の時は食事が食べられなくても、インスリン抵抗性を考慮してインスリン量を通常量か 15 〜 20％減らして皮下注射する。

⑤ 血糖を自己測定してる場合は血糖を頻回に測定し、主治医の指示を受ける。

⑥ 食べられない時、症状改善しない時などは早目に病院へ。

表6　シックデイ対応の原則

シックデイの際には、主治医に連絡し指示を受けるように日頃から指導する

過度の食物摂取
・食欲のないときは、消化のよい食べ物（おかゆ、アイスクリームなど）を選び、絶食しないように指導する
・食欲のあるときは、血糖値が上がりやすくなっているので、腹八分目にするよう指導する

血糖コントロール
・血糖値を3〜4時間ごとに自己測定し、血糖値の動きに注意をはらうよう指導する
・血糖値200mg/dLを超え、さらに上昇する傾向がみられたときは、その都度速効型インスリンを2〜4単位追加する
・インスリン治療中の患者には、食事がとれていなくても、インスリン注射を続けることを原則とする

脱水の予防
・水分を十分に摂取するよう指示する
・来院時には、点滴注射にて生理食塩水を1〜1.5L/日を補給する

医療機関の受診
・発熱、消化器症状が強いときは、必ず医療機関を受診するよう指導する

尿中ケトン体の測定
・来院時には必ず尿中ケトン体の測定を行う

3. 外来でのインスリン療法と入院の適応

入院適応

インスリン導入は基本的に、入院で対応する。

（1）1型糖尿病

① 1型糖尿病は入院で2種類のインスリンで一日4回の自己注射（強化インスリン療法）を習熟する。

② 1型糖尿病で入院中にカーボカウントを習熟しておやつを食べても必要なインスリンを追加注射することでストレスをためずに、血糖コントロールを良好に保つようにする。

＊カーボカウント：食後の血糖上昇に最も影響を与える炭水化物量を推定し、血糖変動を最小限にするためにインスリンを調節する方法。

インスリン調節に関わる項目

ISF（Insulin Sensitivity Factor）インスリン１単位に相当する血糖値

CIR（Carbohydrate to Insulin Ratio）インスリン１単位に相当する炭水化物量（g）

個人によりその値は異なる。

自分の CIR を知ることでおやつに応じてインスリンを注射する。

（2）激症１型糖尿病

１型糖尿病者の約 20％で、ほとんどが成人。膵 β 細胞が急速に破壊され、数日でインスリンが枯渇する。感冒様の上気道症状や消化器症状で受診し高血糖症状がなくても尿糖と尿ケトン体陽性なら入院で早期にアシドーシスや脱水に対処し、血糖や電解質を正常化する。

（3）緩徐進行１型糖尿病

２型 DM とみられていた中の約５％。30 歳代以降に好発。

膵島自己抗体（膵島抗体、抗 GAD 抗体、抗 IA-2 抗体、インスリン自己抗体）が持続的に陽性を示し、徐々に膵 β 細胞機能が低下し、数年でインスリンは枯渇する。早目にインスリン注射を導入する。もし可能なら入院で導入する。

（4）糖尿病網膜症

ある程度進行した網膜症に強力に血糖をコントロールすると網膜症が急速に進行する場合があるので、眼底を観察しながらインスリンを導入する。

（5）２型糖尿病

２型糖尿病でも最初からインスリンの注射回数が２回以上である。または、種類が 2 種類となる時は入院での指導が望ましい。

２型糖尿病で外来でインスリンを導入しなくてはいけない時は経口血糖降下薬に持効型インスリン１回注射を少量から徐々に増量する BOT 療法を行う。

（6）その他

高齢者ではじめてインスリン注射を導入する場合も可能なら入院で対応する。基本的な強化療法は超速効型インスリン３回と速効型インスリン１回の一日 4 回注射だが、退院後は治療を継続できるようにミックス製剤や経口血糖降下薬で注射回数を減らす努力をする。

4. インスリン療法に関する患者への説明

（1）運動・食事療法

インスリン療法とともに食事療法と運動療法も大切で、生活習慣で改善できることがあるか検討する。注射したインスリンの効果が一定期間、一定の吸収速度に応じた強さで持続するため、食事療法をきちんと守らないと高血糖や低血糖になる。

（2）糖毒性

高血糖が持続すると、高血糖自体がインスリン分泌能を低下させ、同時にインスリン抵抗性を増大させるので、さらに高血糖となる悪循環となる。糖毒性の解除のために早目にインスリンを導入する。

糖毒性が解除されるとまた経口薬に戻せる場合がある。

（3）インスリン注射の方法

①保存法

冷蔵庫保存、凍らせてはいけない。ペン型は使用を開始したら室温保存する。その他でも1週間以内の短期間の旅行の場合には、室温保存も可能である。

②量

1 mL 中 100 単位

③注射器

使用前の空気抜きや空打ちの時は必ずインスリンが出る事を確認。

ペン型は注射終了後すぐにペンニードルを取り外すと、空気が入ったり、液もれがあるので注意する。混合型や中間型は良く混ぜる。

④皮下注射の仕方（図 22、23）

皮膚硬結をつくるので同じ部位にしない。皮膚硬結をつくるとインスリンが効きにくくなる

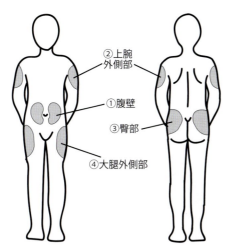

注射部位：①〜④の順にインスリンの吸収が速い

図22　注射部位

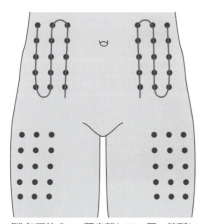

例) 毎回約3cm程度離して、同一箇所に打たないようにする。

図23　注射位置

第6章 血糖コントロールに係る薬剤投与関連　第2節 インスリンの投与量の調整

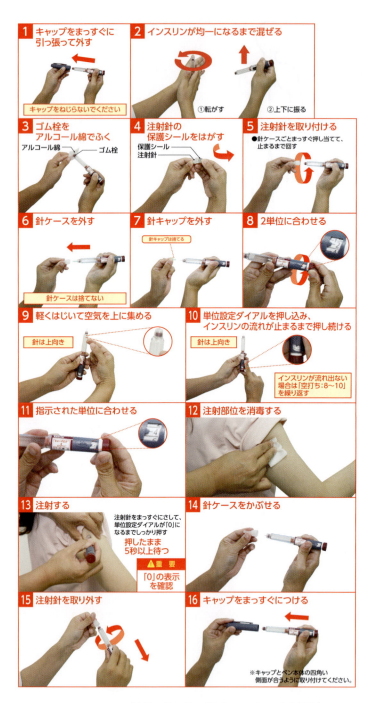

図24　ペン型インスリン製剤の使用法（混合型や中間型の場合）

インスリン液を均等にする方法（透明な製剤は、振る必要がない）

　新しいものは手の平で転がし、室温に戻し、それ以後は注射前にゆっくり往復 10 回以上振り、中の液が均一に白濁するまで混ぜる。混ぜたらすぐに次の操作に移る。

（4）コントロールの目標

　　① HbA1c（図 25）

　　　　HbA1c は赤血球中の HbA にブドウ糖が結合した糖化タンパクの一つ。

　　　　HbA とブドウ糖の結合は血中ブドウ糖濃度で決まる。

　　　　赤血球の寿命は約 120 日なので HbA1c の値は 1 ～ 2 ヶ月前の血糖値を反映する。

　　＊ HbA1c が見かけ上、低値になりうる疾患

　　　　鉄欠乏性貧血の回復期、エリスロポエチンで治療中の腎性貧血、輸血後、大出血、肝硬変、慢性マラリア、溶血、透析、異常ヘモグロビン症などヘモグロビンの量が少ない、又は、半減期が短い時など。

目　標	コントロール目標値 注4)		
	血糖正常化を 注1) 目指す際の目標	合併症予防 注2) のための目標	治療強化が 注3) 困難な際の目標
HbA1c(%)	6.0 未満	**7.0** 未満	8.0 未満

治療目標は年齢、罹病期間、臓器障害、低血糖の危険性、サポート体制などを考慮して個別に設定する。

注 1）　適切な食事療法や運動療法だけで達成可能な場合、または薬物療法中でも低血糖などの副作用なく達成可能な場合の目標とする。
注 2）　合併症予防の観点から HbA1c の目標値を 7％未満とする。対応する血糖値としては、空腹時血糖値 130 ㎎ / dL未満、食後 2 時間血糖値 180 ㎎ / dLをおおよその目安とする。
注 3）　低血糖などの副作用、その他の理由で治療の強化が難しい場合の目標とする。
注 4）　いずれも成人に対しての目標値であり、また妊娠例は除くものとする。

図 25　HbA1c コントロール目標

②目標血糖値

発症年齢、現在の年齢、合併症を含めた病状などにより異なるが例をあげると下記のようになる。

通　　　常　：目標空腹時 100 〜 120 mg/dL 目標食後 2 時間 150 〜 170 mg/dL

網膜症増悪期：目標空腹時 140 〜 170 mg/dL 目標食後 2 時間 250 mg/dL 以下

妊娠合併時　：目標空腹時 80 〜 100 mg/dL 目標食後 2 時間 100 〜 120 mg/dL

血糖値の変動幅を少なくすることが大切。

HbA1c が同じでも、血糖の変動幅の少ない方が合併症が少ない。

低血糖を予防しながら高血糖を是正することが必要。

③グリコアルブミン（GA）

アルブミンに糖が結合したもの。基準値 11 〜 16％：HbA1c の約 3 倍。

アルブミンの半減期より、過去 2 週間〜 1 ヶ月間の平均血糖値を反映する。

但し、ネフローゼのようにアルブミンが尿中へ異常に排出され、アルブミンの半減期が低下すると GA は見かけ上、低下する。

④ 1,5-AG（1,5- アンヒドログルシトール）

血糖が高く尿糖が増加すると尿中に排出され低値となる。

基準値 14 μg/mL 以上 糖代謝状況の急激な変化を反映する。

ただし SGLT2 阻害薬を内服中では排出が増加し、異常低値となるので血糖コントロールの目安にはならない。

⑤その他

体重：インスリン投与で体重が増える場合があるので注意する。

BMI（body mass index）＝体重（kg）/（身長（m）×身長（m））

22 を目標とする。25 以上が肥満。

血圧：収縮期血圧 130 mmHg 未満、拡張期血圧 80 mmHg 未満で

　　　収縮期血圧 125 mmHg 未満、拡張期血圧 75 mmHg 未満を目標に

血清脂質：LDL コレステロール 120 mg/dL 未満（冠動脈疾患あれば 100 mg/dL 未満）
　　　　　HDL コレステロール 40 mg/dL 以上
　　　　　中性脂肪 150 mg/dL 未満（早朝空腹時）

（5）血糖測定法
　良好な血糖コントロールを得るために下記方法がある。
　①血糖自己測定（SMBG：self-monitoring of blood glucose）（図 26）
　　患者自身が自分で採血し（図 27）、自分で血糖コントロールを測定する。
　　日常の場での血糖値を知り、自分自身でインスリン注射量を調節し、より良い血糖コントロールを目指す。

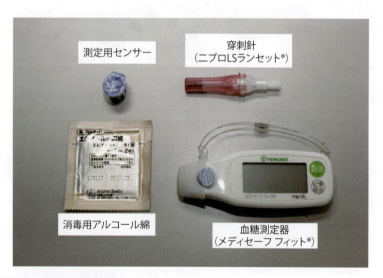

図 26　血糖自己測定器

電源を入れる
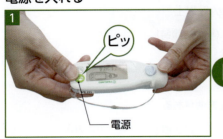

保護キャップを外す
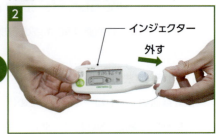

測定用チップのフタをはがす
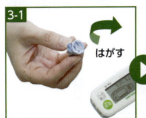
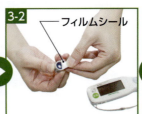

測定用チップを先端につける
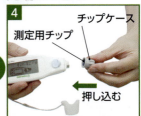

穿刺針の準備をする
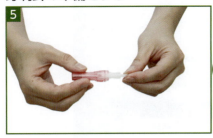

針のキャップを引き抜く
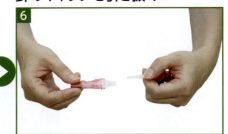

穿刺箇所をアルコール綿で消毒する
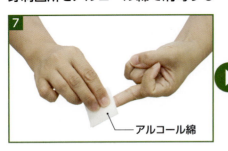

プッシュボタンを押し、針先で指を穿刺する
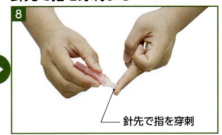

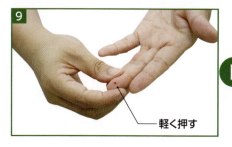
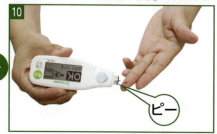
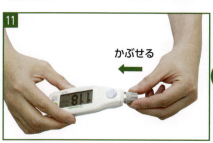
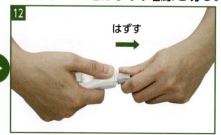

図 27　血糖自己測定の方法（メディセーフフィット®の場合）

②持続血糖モニター（CGM：Continuous Glucose Monitoring）

　皮下組織に穿刺し留置したセンサーにより、間質液中のグルコース濃度をセンサー中の酵素（glucose oxidase）と反応させることで電気刺激に変えて連続測定する。

　１型糖尿病患者や血糖値のコントロールが難しい２型糖尿病患者に使用。

　HbA1c や SMBG よりも詳細な血糖変動がわかり、SMBG では発見しにくい夜間や早朝の低血糖や高血糖がわかり、治療法が改善されうる。

（例）朝食前血糖値が高い場合

インスリンが足りない場合とむしろ多い場合がある

①暁現象（dawn phenomenon）：夜間の基礎インスリン欠乏で成長ホルモン、コルチゾールなどのインスリン拮抗ホルモンが明け方（3～4時）から早朝にかけて血中レベルが増加し、インスリンは増加に対応できず、朝食前に急激な血糖上昇を来す現象である。

②ソモジー（Somogyi）効果：夜間の基礎インスリン補充が過剰のため一過性の低血糖となり、インスリン拮抗ホルモンが分泌され、朝のインスリン低下と合わさって高血糖を来す。

治療

午前 2 時頃の血糖を測定する。血糖が低かったら②のソモジー効果なので持効型インスリンの量を減らす。血糖正常範囲なら①の暁現象なので持効型インスリンの量を増やす。血糖高値なら夕食前の速効型または超速効型のインスリンを増量する。

朝食前高血糖が前日の夕食後の高血糖の結果である場合があるので、就寝前、朝食前と血糖を測定して、就寝前と朝食前の血糖が同じとなるように持効型インスリン量をきめる。その後、夕食後が高ければ夕食前の追加インスリン（超速効型か速効型）の量を増加する。

夜間の基礎インスリンが過剰なら夜食をとる方法もある。

【参考文献】

1）落合慈之 監修：糖尿病 代謝 栄養疾患ビジュアルブック、学研メディカル秀潤社、2011

2）日本糖尿病学会 編著：糖尿病治療ガイド 2014-2015、文光堂、2014

3）中野昭一 編：ヒトのからだ、医歯薬出版株式会社、2008

4）奈良信雄 編：ナースの内科学、改定 6 版、中外医学社、2004

5）板倉光夫 著：糖尿病テキスト、改定 2 版、南江堂、1992

6）岩本安彦 門脇孝 監修：糖尿病診療 2010、日本医師会雑誌、第 139 巻 特別号 （2）、日本医師会、2010

7）医療情報科学研究所 （編）：糖尿病 代謝 内分泌、病気がみえる、第 2 版、vol 3、2009

8）日本糖尿病学会 編著：糖尿病治療ガイド、文光堂、2014

第7章

精神及び
神経症状に係る
薬剤投与関連

共通して学ぶべき事項

1. 精神・神経系の局所解剖

　脳は、大脳・脳幹・小脳で構成される。

　大脳は、脳の最大の部位で、左右の半球は脳葉と呼ばれる小さな単位、すなわち前頭葉・頭頂葉・後頭葉・側頭葉に分けられる。前頭葉は、中心溝（ローランド溝）より前方の部分で、大脳半球のほぼ半分を占める。頭頂葉は、前方は中心溝・後方は頭頂後頭溝・下方は外側溝で境界される領域であり、前方は前頭葉、後方は後頭葉、下方は側頭葉と接している。後頭葉は、頭頂葉や側頭葉の後方に連続的に接しており、その境界は明瞭ではない。内側面は頭頂後頭溝が、外側面では横後頭溝が境界の指標となる。側頭葉は、外側溝（シルビウス溝）より下方にある部分で、後方は後頭葉および頭頂葉に移行する。左右の大脳半球は、脳梁によって脳の中心部で繋がっている。大脳の外側の層は皮質（灰白質）から成り、神経系の神経細胞の殆どが大脳皮質に集まっている。皮質の下にある髄質（白質）は、主に皮質の神経細胞と神経系の他の部分とをつなぐ神経線維で構成される。なお、ヒトでは、各種行為・言語・知能について、左右の大脳半球に機能の差異が認められ、これを大脳半球優位性と称する。

　大脳の基底部には、基底核・視床・視床下部という神経細胞の大きな集合体がある。

　脳幹は、大脳と脊髄をつないでいる部分である。

　小脳は、脳幹の真上、大脳の下にある。

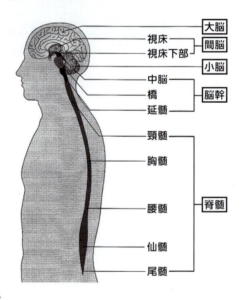

図1　中枢神経系の構成

脳の解剖は、以下のようになる。

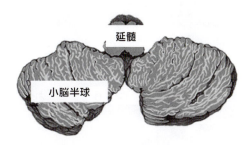

図2 延髄レベル

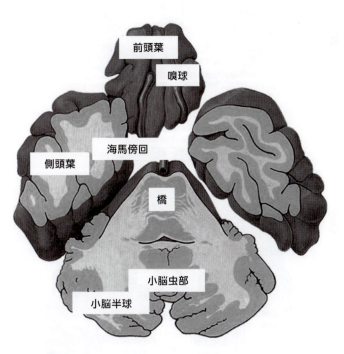

図3 橋中部・トルコ鞍レベル

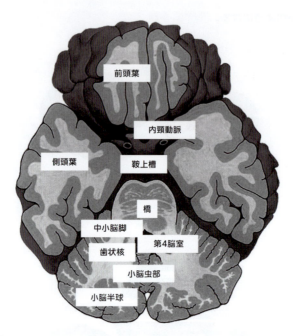

図4 橋上部レベル

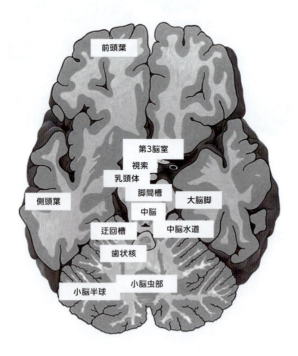

図5 中脳レベル

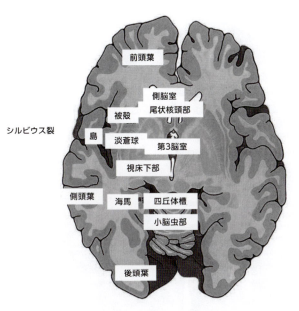

図6 第3脳室レベル

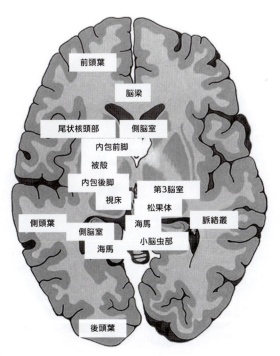

図7 松果体レベル

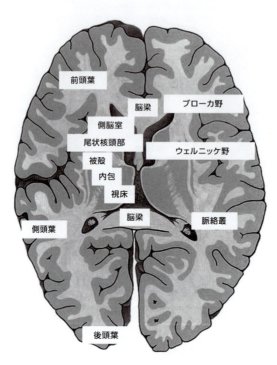

図8 大脳基底核・視床レベル

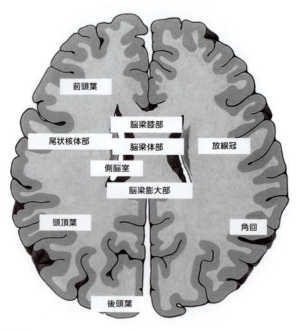

図9 側脳室体部レベル

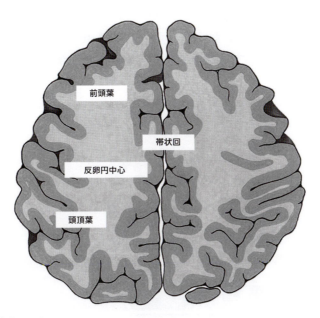

図10 反卵円中心レベル

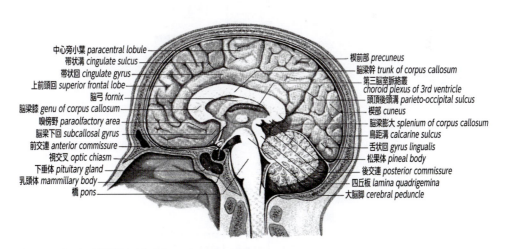

図11 脳の矢状断面（中央）

大脳の機能分担の概略は、運動系は前頭葉、体性感覚は頭頂葉、視覚は後頭葉、聴覚は側頭葉となり、感情・意志等の表出・実行・制御は中心溝より前半部（前頭葉）、感覚・知覚・思考・判断・記憶等の外界の情報の受容・加工・貯蔵は中心溝より後半部（頭頂葉・後頭葉・側頭葉）となる。

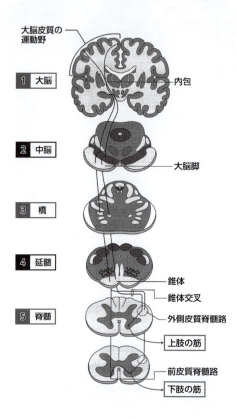

図12 錐体路

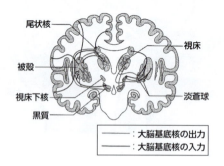

図13 錐体外路

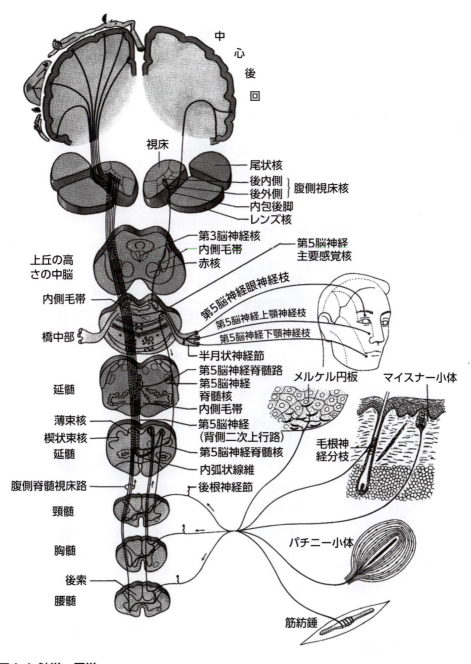

図14 触覚・圧覚

第7章 精神及び神経症状に係る薬剤投与関連　第1節　共通して学ぶべき事項

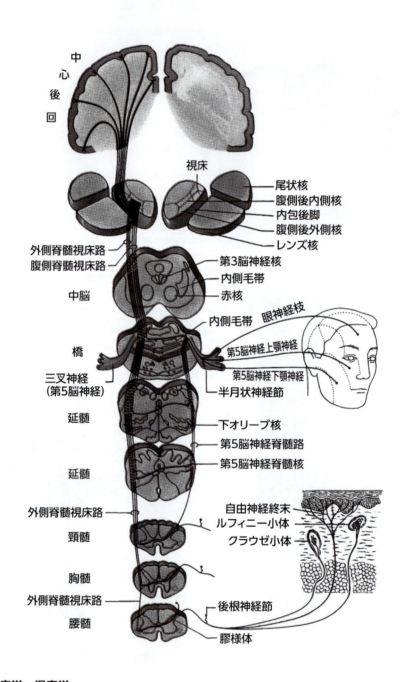

図15 痛覚・温度覚

2. 神経学的主要症候

（1）意識障害

覚醒し自分および外界を認識している状態が損なわれること。評価法として、日本独自のJCS（Japan coma scale）と、国際的なGCS（Glasgow coma scale）があり、JCSは点が高いほど重症（清明0〜昏睡300）で、GCSは点が低いほど重症（清明15〜昏睡3）なので注意。JCSは意識障害の経過観察に有用であるが、軽度な場合の微妙な変化をとらえにくく、認知症や失語症がある場合は不正確になる。GCSは開眼・言語・運動別に評価するが、重症度が伝わりにくい面がある。

■JCS（表現改変）

0	意識清明
1	はっきりしない
2	周りのことがわからない（見当識障害）
3	自分のこともわからない（名前・生年月日など）
10	呼びかけで反応する
20	大きな声で反応する
30	刺激すると反応する
100	痛みに対して払いのけるなどの動作をする
200	痛み刺激で手足を動かしたり顔をしかめたりする
300	痛み刺激に対し全く反応しない

■GCS（表現改変）

E 開眼

E4：自然に（4＝自）

E3：耳元で話して（3＝耳）

E2：つねって（2＝つ）

E1：いっこも（1＝い）※関西弁で「いっこ（一向）も」＝「少しも」

V 発語

V 5：ごく普通に（5＝ご）

V 4：しゃべりにくい（4＝し）

V 3：言語散々（3＝散）

V 2：うなっている（2＝っ）

V 1：いっこも（1＝い）

M 運動機能

M 6：手を握る（6＝握）

M 5：痛みを払う（5＝痛）

M 4：四肢逃避（4＝四）

M 3：除皮質硬直（3＝上肢屈曲の形）

M 2：除脳硬直（二＝上肢伸展の形）

M 1：いっこも（1＝い）

■意識障害の判断が難しい特殊な状態

◎閉じ込め症候群（locked-in syndrome）

橋腹側を下行する上位運動ニューロンが全般的に障害されるため脳神経をはじめ全身の運動麻痺をきたしているが、中脳は保たれ動眼神経が働き開閉眼・垂直眼球運動で意思疎通の工夫も可能。

◎無動性無言（akinetic mutism）

脳幹網様体・視床・視床下部の一部・大脳皮質前帯状回・脳梁の障害により意識はないが、開眼し注視・追視は可能で、睡眠覚醒リズムは保持。

※外見は似ているが閉じ込め症候群は意識があり無動性無言は意識がない！

（2）脳死

大脳半球・脳幹までも含む全脳髄機能の不可逆的な停止状態。人工呼吸器装着下で循環系が機能している場合に生じる医原性の状態。心臓死と同様に回復の可能性はなく、通常1週から数週程度で心停止に至る。

※上記は臨床現場で行う絶対的予後不良の判断からなるものであるが、改正臓器移植法施行に伴う家族の承認による脳死下臓器提供や１５歳未満の脳死下臓器提供の円滑な運用に寄与するため作成された基準として下記のものがある。

■**法的脳死判定基準**

◎前提条件

・器質的脳障害による深昏睡（JCS300・GCS3）・無呼吸（人工呼吸器で呼吸維持）

・原疾患が確実に診断され現在行い得るすべての治療で回復不能と判断

◎除外例

・**急性薬物中毒**（中枢神経作用薬・筋弛緩薬では有効時間を検討）

・**代謝・内分泌疾患**（肝性昏睡・糖尿病性昏睡・尿毒症性脳症など）

・**知的障害者など臓器提供に関する有効な意思表示困難**

・**被虐待児または虐待が疑われる１８歳未満の児童**

・**ショック状態**（収縮期血圧低下）

　１歳未満＜６５mmHg

　１歳以上１３歳未満＜（年齢×２）＋６５mmHg

　１３歳以上＜９０mmHg

・**低体温**（直腸温・食道温などの深部体温低下）※腋窩温ではない！

　６歳未満＜３５℃

　６歳以上＜３２℃

・**生後１２週未満**（在胎週数４０週未満なら出産予定日から起算して１２週未満）

◎深昏睡（ＪＣＳ３００・ＧＣＳ３）

※反応を脊髄反射と区別するため疼痛刺激部位は顔面に限る

※脊髄反射・脊髄自動反射は認めうるが自発運動・除脳硬直・除皮質硬直・けいれん・ミオクローヌスは脳死では認められないので注意

・**瞳孔散大固定**（室内の通常の明るさで両側４mm以上）

・**脳幹反射消失**（対光・角膜・毛様脊髄・眼球頭・前庭・咽頭・咳）

※聴性脳幹誘発電位でⅡ波以降消失の確認が望ましい

・平坦脳波（最低４誘導で３０分以上連続記録）

・自発呼吸消失（無呼吸テスト）

１００％酸素で１０分間人工呼吸を行ったのち人工呼吸器を外し血圧・心電図・酸素飽和度をモニターしながら６Ｌ／分酸素吸入し$PaCO_2$が６０mmHg以上に上昇することを確認するが８０mmHg以上は上昇させず低血圧・不整脈・低酸素で継続危険になれば中止

◎判定間隔

６歳以上は６時間以上で６歳未満は２４時間以上経過してから２回目の判定

◎法的脳死の判定

２名以上の判定医で行い１名は１回目・２回目の判定は継続して行い２回とも全ての項目が満たされた場合に法的脳死と判定し死亡時刻は２回目の判定終了時

（3）植物状態

治療によっても以下の６項目が３か月以上続く状態で何年も生存することあり。１）自力移動不能　２）自力摂食不能　３）尿便失禁　４）有意語表出不能　５）簡単な従命可だが意思疎通不能　６）追視可だが認知不能。

脳幹の一部は機能しているので、自発呼吸・睡眠覚醒リズム・対光反射は保持。

（4）頭蓋内圧亢進症状・脳ヘルニア

頭蓋骨という限られた容積の中で、なんらかの原因で内部の脳と髄液の体積・容積が増加すると、圧迫を受けた脳部分が機能障害（頭蓋内圧亢進症状）を起こしたり、脳の一部が小脳テントや大脳鎌などの仕切りからはみだして嵌頓（脳ヘルニア）したりする。脳ヘルニアは迅速に対応しないと多くは致命的。

（5）頭痛

性質・部位・随伴症状によって原因疾患が推定されるので、問診が重要。急に持続的な痛みが頭全体に生じ、発熱の有無で髄膜炎かクモ膜下出血を考え、眼部から頭全体に生じ、視力障害を伴えば緑内障を考える。

急性から亜急性に持続的な頭重感が前頭部から顔面に生じ膿性鼻汁があれば副鼻腔炎、頭全体に生じ、頭蓋内圧亢進症状の有無で脳腫瘍・脳膿瘍か、血管拡張剤による薬剤性頭痛、後頭部から頭全体で頸・肩こりがあれば筋緊張性頭痛を考える。

急性から亜急性に拍動性頭痛が側頭部に持続し、視力障害を伴えば側頭動脈炎を考える。

急性に反復する頭痛が片側眼部に生じ、結膜充血・鼻汁・流涙があれば群発頭痛を考える。

急性に反復する電撃痛が顔面に生じ、食事・会話で誘発されれば三叉神経痛、後頭部に生じ圧痛を伴えば後頭神経痛、耳外側から頸部・咽頭に生じ、嚥下・発声で誘発されれば、舌咽神経痛を考える。

急性から亜急性に拍動性頭痛が片側前頭から側頭部に生じ、閃輝暗点や視野・感覚異常の有無で、典型的片頭痛か普通型片頭痛を考える。

（6）けいれん

全身または局所の筋肉の収縮・弛緩の繰り返し。けいれんを意味する医学的症状は厳密には下記のように3種類あるが、対応が問題になることが多いのは convulsion であり、原因・病態生理・症状・診断・治療を第2節に記述。

■ convulsion（コンバルジョン）

てんかん性のけいれんで、強直性または間代性の収縮・脳の刺激症状を伴う。

■ spasm（スパズム）

痛みを伴わない発作的な筋トーヌスの異常亢進を伴い、脳・脊髄・末梢神経の病変で生じる。

■ cramp（クランプ）

強い痛みを伴い、随意運動で誘発される脊髄・末梢神経・筋の病変。

（7）髄膜刺激症状

髄膜は外側から硬膜・クモ膜・軟膜の順に並び、それぞれの間を硬膜下腔・クモ膜下腔といい、脳脊髄液はクモ膜下腔に存在する。髄膜刺激症状は、脳脊髄液への出血（クモ膜下出血）、髄腔の感染（髄膜炎）・牽引（脳出血・脳腫瘍）など、髄膜への刺激により生じる。

■頭痛

必発の症状であり、髄膜の血管透過性が亢進して浮腫を生じ、発痛物質が遊離するためと考えられている。

■項部硬直

頸を前に傾けられると痛いため、抵抗して筋肉を硬直させる防御反応。

■ Kernig（ケルニッヒ）徴候

仰臥位で股関節を曲げ下腿を持ち上げ膝を伸ばそうとすると、髄膜の刺激で膝の屈筋が攣縮するため、抵抗があり痛みを伴う。

■ Brudzinski（ブルジンスキー）徴候

仰臥位で頭を屈曲させると、股関節と膝関節が屈曲する小児での検査。

※髄膜炎を否定したい時にはもっと感度の高いテストで正常であることを確認！

■ neck flexion test（ネック フレクション テスト）

頸部を前屈させ下顎がほとんど胸につけば正常。

■ head jolting test（ヘッド ジョルティング テスト）

1秒間に2〜3回の速さで頭を水平方向に回旋（イヤイヤ）させて頭痛が増悪すれば異常。

3. 精神医学的主要症候

はじめに

精神とは、まとまった日常の言動で表れるものであるが、意識、感情、思考、知覚、知能など様々な要素に分類することもできる。精神疾患ではこれらのうち1つまたは多種類が障害されるため多彩な症状を表すことがあり、また同じ症状でも個人差は非常に大きい。

1. 感情の障害

　感情は、ものごとや人間等々に対して抱く気持ちのことで、喜び、悲しみ、怒り、諦め、驚き、嫌悪、恐怖などがある。気分とは快・不快など、ある期間持続する、やや漠然とした心身の状態をいい、精神科では両者を区別せず用いる場合が多い。

1）病的な抑うつ気分、病的なそう快気分

・抑うつ気分

　気分が落ち込み喜びを感じられない状態（快楽消失）で、うつ病では著明にみられる。進行すると心気的になることや、自責感や悲哀感を募らせ、うつ病性昏迷に陥ることもある。

・気分高揚

　気分が高揚した状態で、そう快で楽観的な気分をいう。躁病で著明にみられる。

2）その他の感情障害

・多幸症

　器質性疾患（とくに認知症）にみられる。状況と関係なく空虚的な快感を表す。

・情緒不安定

　少しの刺激で、短期間のうちに感情が大きく変動する。

・情動失禁

　情動のコントロールができないため、わずかな刺激で急に泣いたり、笑ったり、怒ったりする状態をいう。脳血管性認知症などでみられる。

・感情鈍麻

　感情が平板化し意欲の減退、思考の低下などがみられる。統合失調症の陰性症状としてみられる。

・アンビバレンス（両価性、両価感情）

　特定の対象に対して、相反する2つの感情を同時にもつことをいう。統合失調症や境界性パーソナリティ障害でも多くみられる。

・燃え尽き症候群（バーンアウト症候群）

　献身的に努力した人が期待した報酬が得られなかった結果感じる徒労感や無気力感を感じてしまい、もとの状態に戻れない状態をいう。医療職、介護職、教育職に多くみられる。

3）不安状態

対象がなくはっきりした原因や動機がなく起こる自律神経症状と緊張を伴う困惑状態。不安障害以外でも精神疾患全般にみられる。

2. 思考の障害

思考の障害は、思考の流れ（思路）の障害と思考の形式の障害、思考内容の障害に分類される。

1）思考の流れ（思路）と思考の形式の障害

- **観念奔逸**

  次々と絶え間なく思考が浮かび話題が次々と変わることをいう。思考自体に論理性がなくなり、まとまりのない状態を**支離滅裂（言葉のサラダ）**とよび、器質性疾患の意識の混濁時にみられる**思考錯乱**とは区別して考えられている。自分にしかわからない言葉を使用する**言語新作**もみられることがある。

- **観念貧困**

  観念奔逸とは逆に、思考内容が展開しないことをいう。うつ状態の時にみられる。また、思考が先にすすまないものを**迂遠思考**といい、器質性疾患やてんかん気質の人にみられる。

- **思考途絶**

  思考の流れが突然中断する。統合失調症にしばしばみられる。

- **連合弛緩**

  思考に関係のない思考が結びついてつながりがなくなる。統合失調症の基本症状である。

- **作為体験、作為思考**

  自我が障害されることにより、他者からあやつられていると感じる（作為体験）といい、統合失調症でよくみられる症状である。他者の思考が支配的となり自分の思考だと考えられなくなる（作為思考）という。

  自分の考えていることが言葉として聞こえることを**思考化声**、自分の考えていることと反対の声が聞こえることを**思考干渉**という。また、自分の考えが抜き取られてしまう**思考奪取**、自分の考えが他者に伝わって放送されているよう思う**思考伝播**などがあり、統合失調症の症状としてみられることがある。

- **強迫観念**

  自分でも不合理だと思いながら特定の考えにしばられてしまうこと。一時的に軽くしようとするための儀式の強迫行為を行う。

2）思考内容の障害

　妄想とは、第三者から見て、理屈に合わない奇妙な考えを確信して訂正しないことをいう。妄想は統合失調症をはじめ、アルコール精神障害、認知症など様々な精神疾患にみられる。幻覚とともに生じることも多く（幻覚妄想状態）は、統合失調症の特徴的な症状であるともいえる。妄想だけが現れる場合を妄想性障害（パラノイア）という。統合失調症では、被害妄想がよくみられるが、微小妄想（自分を過少評価）はうつ病のときにみられる。物とられ妄想や嫉妬妄想は認知症でもしばしばみられる。

・妄想知覚

　知覚によって、理由のない不自然で異様な意味づけが行われること

・妄想着想

　現実にそぐわない考えが浮かび、それがそのまま直感的に確信されること

・妄想気分

　周囲を不気味なものに感じ、何か大変なことが起こりそうに思うこと

表1 主な妄想の種類

被害妄想………他者が自分に危害を加える。
　　　　　　　　　食べ物や薬に毒が入っているという妄想も被害妄想の一つ
関係妄想………自分には関係ないことを自分に関係づけて考える
物盗られ妄想…物が盗られたという
注察妄想………いつも人に見られている
誇大妄想………自分を良く見せたり、自分を過大評価する
血統妄想………自分が皇族や貴族などの高貴な血筋を引いている
嫉妬妄想………特定の人に固着（配偶者や恋人）する嫉妬
恋愛妄想………ある人物が自分に対して好意を持っているとか、恋愛関係にある
追跡妄想………誰かに追跡されているという
心気妄想………病気になったと信じる
憑依妄想（つきもの）……動物、霊などが自分についている

3. 知覚の障害

　幻覚とは、外的対象からの刺激がないにもかかわらず、それを知覚する異常体験。感覚領域にしたがって幻聴、幻視、幻味、幻臭、幻触がある。

・幻聴

　統合失調症で最も多くみられるのが幻聴である。殆どが言語性の幻聴で内容は不快で被害的なもので、悪口や非難、命令などが多い。

・幻視

　意識混濁や、意識変容を伴うことが多い。アルコール精神病（振戦せん妄）では、虫（くも、蛾）などがみえることが多い。

・幻味

　味覚における幻覚。器質性脳障害（特に側頭葉障害）統合失調症などにみられる。被害妄想や被毒妄想と結びつくと拒食や拒薬の原因にもなる。

・幻臭

　嗅覚における幻覚。側頭葉の障害や統合失調症に多くみられる。自己臭恐怖症は思春期に多く、境界性人格障害や神経症に多くみられる。対人関係がもてなくなり、引きこもりの原因にもなる。

・幻触

　体表の感覚領域に生じる幻覚。「脳みそをかき回される」などグロテスクで不愉快なものが多く体感幻覚（セネストパチー）という。体調の不調を体感幻覚のように訴える場合があるが、重大な身体疾患を抱えている可能性もあるので、日常生活の観察や検査の実施も必要である。

4. 意欲の障害

　意欲とは、進んで何かをしようと思うこと。また 、その心の働きであり、精神科の疾患では意欲が高まり行動化してしまう**意欲増進**と、意欲が減り行動が減少する**意欲減退**とがある。意欲の増進が高まり自分でコントロールができなくなると**精神運動興奮状態**に陥る。

・昏迷

　意識障害なしに意思表出の欠如ないしはきわめて乏しい状態をいう。統合失調症の緊張病性昏迷、感情障害にみられる抑うつ性昏迷、心因性によりみられる解離性昏迷（ヒステリー性昏迷）などがある。

・行動制止

　意欲の減退を主症状とする。統合失調症の慢性状態では、終日臥床する（無為）、話しかけても反応しない（緘黙）、いっさいの働きかけを嫌がる（拒絶）などがみられる。

・被暗示性の亢進

外界からの影響や指示に極端に動かされやすい状態を被暗示性の亢進という。なされたままの不自然な姿勢を保つ**カタレプシー**、脱力姿勢を保つ**蝋屈症**がある。

・脱抑制

状況に対する反応としての衝動や感情を抑えることが不能になった状態をいう。

不安や焦燥感を伴う場合が多く、強制入院や行動制限が必要になる場合が多い。認知症にみられる、逸脱行動も脱抑制から引き起こされている。

5. 記憶の障害

記憶とは、過去に学習した内容を保存し、それを呼び出して利用する機能をいう。記銘、保持、想起の要素から成り立つ。

1）保存時間による分類

即時記憶（数秒から1分のごく短いもの）

近時記憶（数分から数時間、数日のもの）

遠隔記憶（月や年単位のもの）

2）内容による分類

・**陳述記憶**は事実や出来事、それ以外を**非陳述記憶**という。陳述記憶は社会的な知識などの**意味記憶**と個人の生活史などの**エピソード記憶**に分けられる。

・**手続き記憶**は自転車に乗る、楽器を弾くなどの身についているものをいう。

その他の主要症候

・希死念慮

死ななければならないという思いが絶えず脳裏を離れない精神症状をいう。

うつ病に最も多くみられるが、統合失調症で病識をもちだした時や、それ以外の精神疾患でもみられることがある。自殺企図は、実際に死のうと行動を企てることである。

・認知症の行動・心理症状（ＢＰＳＤ）

脳の器質性病変によって記憶や認知機能に障害をもった人が、現実の生活に適応しようとした時に引き起こされる症状を認知症の周辺症状または認知症の行動・心理症状（ＢＰＳＤ）という。代表的なＢＰＳＤには、妄想、幻覚、不安、抑うつなどの心理症状と、徘徊、過食、

第7章　精神及び神経症状に係る薬剤投与関連　第1節　共通して学ぶべき事項

不潔行為、介護抵抗や暴力などの行動症状がある。ＢＰＳＤの出現には個人差があり、また症状は一定のものではなく、その時々で変化する。

4. 主要な神経疾患と病態生理

（1）脳血管障害（ＣＶＤ）

大きく虚血性（血管が詰まる）と出血性（血管が破れる）に分かれ、いずれも脳に血液がいかなくなることで、脳が障害され症状が出る。

■虚血性ＣＶＤ

虚血性には脳梗塞・一過性脳虚血性発作などがあり、出血性には脳内出血・クモ膜下出血・硬膜下出血などがある。さらに脳梗塞は成因的に血栓性・塞栓性・血行力学性に分けられる。

◎血栓性

動脈の内側に粥のようにこびりついているアテロームがそのまま肥大して閉塞する場合もあるが、多くはアテロームに血小板が粘着してできた壁在血栓が閉塞する。また、血栓の一部がはがれて飛んでいったり、アテロームの一部がちぎれて飛んでいったりする場合は下流で閉塞し、一時的に症状が出る場合は一過性脳虚血発作（ＴＩＡ）といわれ、脳梗塞の前兆として重要。血栓が徐々に増大する過程で側副血行路が発達するため、動脈が完全閉塞しても症状は直ちに発現せず、比較的ゆっくり発症する。

脳血栓は閉塞する動脈の太さで２つに分かれ、比較的太い主幹動脈（前・中・後大脳動脈）か穿通枝（脳実質の中に入り吻合血管を持たない動脈）によって、アテローム血栓性梗塞とラクナ梗塞に分かれ、治療薬の選択も異なってくる。

◎塞栓性

閉塞血管部位とは違う場所で生じた栓子が、その部位で突然血流を阻止する。原因として多いのは心臓内に生じた栓子で、弁膜症・心房細動の左房壁・心筋梗塞の左室壁などに発生し、側副血行路の準備もなく突然、血管支配領域の典型的症状が現れる。

◎**血行力学性**

頸動脈狭窄・心筋梗塞時の血圧低下・心停止などによる循環血液量の低下により、末梢の脳組織への血流が減少して発生した梗塞で、前・中・後大脳動脈の各灌流の**境界域梗塞**の形をとり、両側性にみられる場合がある。

■**出血性ＣＶＤ**

脳は頭蓋骨に付着する硬膜、その内側に表面張力で付着しているクモ膜、脳実質を直接覆う軟膜で覆われており、これらの膜の内側で出血した場合を、それぞれ<u>硬膜下出血</u>・<u>クモ膜下出血</u>・<u>脳内出血</u>という。

◎**脳内出血**

高い圧が血管壁にかかり続け、脳内の細動脈が血管壊死に陥り、微小動脈瘤になって破綻する高血圧性のものが多いが、外傷性・出血性素因・脳腫瘍などもある。

微小動脈瘤の好発する穿通枝別に頻度順に示す。

・中大脳動脈の線条体枝：被殻出血（５０％）・視床出血（３０％）

・脳底動脈の橋枝：橋出血（１０％）

・各小脳動脈の皮質枝：小脳出血（１０％）

・各大脳動脈の皮質枝：皮質下出血（数％）

◎**クモ膜下出血**

脳動脈瘤破裂によるものが５０～７５％を占め、動静脈奇形によるものが５～１０％程度で、その他、外傷性・もやもや病がある。

◎**慢性硬膜下血腫**

脳と静脈洞を橋渡しする橋静脈が、軽い外傷で損傷することによって、硬膜と軟膜の間に数週から数か月間かけて、血腫が大きくなり頭蓋内圧を高めていく。

※**急性硬膜外血腫**

頭蓋骨骨折を伴う外傷の際に、中大脳動脈や上矢状静脈洞などが損傷し、頭蓋骨と硬膜の間に１～１２時間で血液がたまり、高度の脳圧迫をきたす。

（2）脳腫瘍（頭蓋内腫瘍）

脳実質・脳実質以外・先天性・転移性に分類される。

■脳実質

神経細胞と神経膠細胞から構成されるが、成熟した神経細胞から腫瘍は発生しないため、神経膠腫として境界不明瞭で脳実質内に浸潤する。

■脳実質以外

髄膜・脳神経・下垂体・血管などに、髄膜腫・神経鞘腫・下垂体腺腫・血管芽腫が発生し、境界明瞭で良性のものが多い。

■先天性

胎生期の組織から発生し、胚腫・奇形種・髄芽腫・頭蓋咽頭腫など、大部分、中心線付近に発生する。

■転移性

肺癌が最も多く、乳癌・胃癌が次ぎ、一般的に多発性。

（3）神経変性疾患

神経細胞がアポトーシスという自滅によって徐々に欠落し、ゆっくりと神経症状が進行するもので、部位によって各々の脳症状が現れる。

■大脳皮質の変性疾患

精神活動を担う部位であり、認知症を呈する。
◎アルツハイマー病：神経原線維変化と老人斑が大量かつ広汎にみられる
◎ Lewy（レヴィ）小体型認知症：パーキンソン病でみられる Lewy 小体が多数出現
◎前頭側頭葉変性症：前頭葉や側頭葉が神経細胞脱落によって萎縮

■大脳基底核の変性疾患

筋トーヌスの異常にてパーキンソニズムなどを呈する。

◎ Parkinson（パーキンソン）病：黒質等の変性・萎縮・減少と残存神経細胞の中に Lewy 小体出現

◎線条体黒質変性症：線条体に高度の変性（病理的に多系統萎縮症に含まれる）

◎進行性核上性麻痺：黒質・淡蒼球・Luys（ルイ）体・小脳歯状核の変性

◎大脳皮質基底核変性症：黒質・前頭頭頂葉神経細胞の変性

■脊髄小脳変性症

小脳あるいはその連絡路の変性により運動失調症などを呈する。

◎多系統萎縮症：線条体・黒質・橋・小脳・自律神経諸核の変性

◎皮質性小脳萎縮症：小脳虫部前葉から萎縮が始まりしだいに小脳半球に波及

◎遺伝性脊髄小脳変性症：原因遺伝子座が同定されたものを順に番号付け

※多系統萎縮症の概念変遷

　小脳系・大脳基底核系・自律神経系を中心に錐体路に及ぶ変性があり、従来は各々、オリーブ橋小脳萎縮症・線条体黒質変性症・Shy-Drager（シャイ・ドレーガー）症候群と呼ばれてきたが、進行すると互いに共通した病態像を呈し、特徴的な封入体が同定されたことから、同一疾患とみなされるようになった。

■運動神経の変性疾患

運動ニューロンのみが選択的に障害される。

◎筋萎縮性側索硬化症：脊髄前角細胞の著明な脱落と錐体路変性

◎脊髄性進行性筋萎縮症：主に脊髄前角細胞が変性

◎ Kennedy-Alter-Sung（ケネディ・オルター・ソン）病：伴性劣性遺伝の脊髄性筋萎縮症の一型（球脊髄性）

（4）脱髄性中枢性疾患

神経の軸索の周りを覆う髄鞘が脱落して、神経興奮の伝導が障害される。

◎多発性硬化症：中枢神経系に多発性の脱髄巣が時を違え生じる

◎急性散在性脳脊髄炎：中枢神経系に急性に散在性の脱髄と炎症をきたす

◎視神経脊髄炎：脊髄では灰白質の変化が著明で血清の抗ＡＱＰ４抗体陽性

（5）末梢神経障害（ニューロパチー）

末梢神経は切断されると末梢側へ Waller（ワーラー）変性が進んだり、繰り返し障害されると神経線維の周りの Schwann（シュワン）細胞が異常に増殖したりする。

◎免疫性：Guillain-Barré（ギラン・バレー）症候群・Fisher（フィッシャー）症候群・慢性炎症性脱髄性多発ニューロパチー・多巣性運動性ニューロパチーなど

◎血管炎性：結節性多発動脈炎・（好酸球性）多発血管炎性肉芽腫症など

◎遺伝性：Charcot-Marie-Tooth（シャルコー・マリー・トゥース）病・家族性アミロイドポリニューロパチーなど

◎中毒性：金属・有機物・薬物

◎感染性・糖尿病性・傍腫瘍性・栄養欠乏性・絞扼性など

（6）筋疾患（ミオパチー）

骨格筋そのものの障害によって、筋力低下や筋萎縮を呈する。

◎多発筋炎・皮膚筋炎：液性免疫・補体による筋内鞘の血管破壊

◎進行性筋ジストロフィー・筋強直性ジストロフィー：骨格筋の変性・壊死

◎ミトコンドリア脳筋症：ミトコンドリアの機能異常

（7）神経筋接合部疾患

運動ニューロンから骨格筋へのアセチルコリン伝達がブロックされ、筋肉疲労が生じる。ミオパチーと違い筋萎縮はない。

◎重症筋無力症

（8）てんかん

大脳皮質神経細胞の過剰興奮による同一パターンの発作を反復する慢性の脳疾患。

（9）感染症

◎髄膜炎・脳炎・脳膿瘍など

5. 主要な精神疾患と病態生理

1. 統合失調症

　統合失調症の病態生理についてはさまざまな研究がなされている。脳内神経ホルモンの変化が関与しているのではないかといった生物学的基礎が想定されているが、いまだ十分には解明されていない。これまで生物学的成因論としては、遺伝子の関与説、ドーパミン仮説などが提示されていた。遺伝子としては、親子や兄弟に統合失調症の患者がいる場合といない場合では、いる場合の方が発症率が高くなり、一卵性と二卵性児を比較すると、一卵性の方が発症率が高くなる。が、近年では、単一の遺伝子よりも、複数の遺伝子が関与している可能性が示唆されている。ドーパミン仮説では、大脳辺縁系遺伝子物質のドーパミンの活動性の亢進と、前頭葉のドーパミンの活動性の低下の結果であるという仮説である。が、ドーパミン受容体が複数存在することが判明し、単一の神経伝達物質の関与ではなく複数の相互作用による可能性が示唆されている。近年の統合失調症研究では、神経発達障害説として、胎児期に神経発達を障害させる要因が起き（ファーストヒット）、さらに思春期において神経伝達物質の異常や性成熟の異常が、次の段階として重なる（セカンドヒット）として、統合失調症が発症するという考え方がある。また、従来より提唱されてきたドーパミン仮説は、中脳辺縁系ドーパミン経路の過活動が陽性症状を含む情動行動を引き起こす役割を担い、逆に低活動が陰性症状を引き起こすとされている。そして、これまで提唱されてきた心理社会成因論としては、母子関係「統合失調症をつくりだす母親」に焦点をあてるものが多かったがしだいに家族全体の機能を問題とする傾向にかわっていった。

2. 気分障害

　気分障害の病態生理については、従来から遺伝的素質ないし体質が重視されている。単極性と双極性では遺伝生物学的に区別される可能性が高くなっている。

　うつ状態に関しては、さまざまな精神的出来事や身体的状態が発症の誘因になっていることはまれではない。また、モノアミンとよばれる神経伝達物質の関与が大きいとされるモノアミン仮説が注目されている。うつ病は神経伝達物質のカテコールアミンと関係があり、なかでもセロトニンやノルアドレナリンが減少するためではないかともいわれている。躁状態に関しても、神経伝達物質カテコールアミン活性の亢進説や細胞膜内の情報伝達機能の問題もいわれている。また症状時には心理社会的ストレスも誘因となり、祝い事より不幸な出来事の方が躁状態を引き起こすリスクが高いといわれている。

3. 不安障害

　不安障害の原因はいまだ十分に解明されていないが、身体的および心理社会的要因の両者の要因がかかわっているとされている。不安障害は、女性に多く、パニック障害では、女性は男性の２.５倍多いとされている。また、最近の研究では脳内神経伝達物質の異常が関与しているともいわれている。

4. 認知症

　アルツハイマー型認知症は、脳全体の萎縮が起こるが、病理学的変化の特徴は、大脳皮質にけるアミロイドβタンパクを構成成分とする「老人斑」とリン酸化タウを構成成分とする「神経原線維変化」の出現と「神経細胞の脱落」である。

　大脳半球の障害はびまん性ではなく、変化の強いところと弱いところがあり、側頭葉、帯状回後部、特に側頭・頭頂・後頭部の接合部において最も病変が著明である。辺縁皮膚では、海馬、中脳、扁桃体の障害が強くみられる。

　脳血管性認知症は、脳梗塞や脳出血などにより、脳内の細胞が壊死する脳血管性障害の後遺症として認知症が生じるもので、多発性脳梗塞によるものが多い。

　レヴィ小体型認知症は、パーキンソン症候群を主症状とし、レヴィ小体が脳幹の他に大脳皮質や扁桃核にも多数出現する。

　前頭側頭葉型認知症は、大脳の前頭葉・側頭葉というところの萎縮が特徴である。前頭側頭葉型認知症には、いくつかのタイプがあり、そのうちの一つはピック球という異常構造物が神経細胞の中にたまるピック病といわれているタイプがある。また、最近の研究では、TDP-43というタンパクがたまるタイプもある。このように前頭側頭葉型認知症には、いくつか異なる原因があると考えられている。

6. 主要な神経疾患のフィジカルアセスメント

（1）脳血管障害（ＣＶＤ）

■障害される血管と症状の関係

　◎**前大脳動脈**：前頭葉症状を中心に、認知症・人格変化・自発性欠如・異常反射（吸引反射・強制にぎり反射など）・錐体路症状がある。

◎**中大脳動脈**：側頭葉症状を中心に、意識障害・片麻痺・知覚障害・同名半盲・失語（前頭葉：Broca（ブローカ）失語・側頭葉：Wernicke（ウェルニッケ）失語）・Gerstmann（ゲルストマン）症候群など。

※ Gerstmann 症候群：優位半球の角回（頭頂葉）の障害により、手指失認・左右失認・失算・失書を呈する。

◎**後大脳動脈**：後頭葉症状を中心に、黄斑回避する同名半盲・Anton（アントン）症候群・視覚失認・Parinau（パリノー）徴候（視床穿通枝）など。
※ Anton 症候群：両側後頭葉の障害により、皮質盲を否認する。
※ Parinau 徴候：橋上部外側・中脳下部障害により、上方注視麻痺・輻輳麻痺・対光反射消失を呈する。

◎**上小脳動脈・後大脳動脈**：主に中脳症状として、動眼神経（Ⅲ）麻痺・滑車神経（Ⅳ）神経麻痺・三叉神経（Ⅴ）感覚麻痺

◎**脳底動脈**：主に橋症状として、三叉神経（Ⅴ）麻痺・外転神経（Ⅵ）麻痺・顔面神経（Ⅶ）麻痺・内耳神経（Ⅷ）麻痺

◎**椎骨動脈**（延髄腹側）・**後下小脳動脈**（延髄背外側）：舌咽神経（Ⅸ）麻痺・迷走神経（Ⅹ）麻痺・副神経（Ⅸ）麻痺・舌下神経（Ⅻ）麻痺・三叉神経（Ⅴ）感覚麻痺

◎**ラクナ梗塞が穿通枝に多発した場合**：仮性球麻痺・四肢痙縮・小刻み歩行・知能低下・情動失禁・深部腱反射亢進・Babinski（バビンスキー）反射陽性
※この場合の小刻み歩行はパーキンソン病の前屈はなく、体幹伸展し開脚歩行。
※好発部位は被殻・橋・視床・尾状核・内包・放線冠など。

◎**ＴＩＡが内頸動脈系・椎骨脳底動脈系に発症した場合の病像の違い**：
・内頸動脈系：片麻痺・知覚障害・失語・失認という大脳皮質症状
・椎骨脳底動脈系：複視・めまい・嚥下障害などの脳神経症状

第7章　精神及び神経症状に係る薬剤投与関連　第1節　共通して学ぶべき事項

※脳梗塞への移行が多いのは内頸動脈系であるが、椎骨脳底動脈系も梗塞を起こしてしまうと脳幹障害が出て深刻な面もある。

◎脳内出血の部位による眼位の違い：
・**被殻**：病巣側への共同偏視（側方注視中枢の神経路が途絶するため）
※てんかん発作の共同偏視は側方注視中枢の刺激により病巣と反対側に向く。
・**視床**：下方共同偏視（脳圧亢進で外転神経麻痺）・病巣側への共同偏視・縮瞳
※外転神経は走行が長く脳圧亢進の影響を受けやすい
・**橋**：正中（両側の側方注視中枢・外転神経が麻痺）・著しい縮瞳
・**小脳**：病巣と反対側への共同偏視（病側の橋圧迫による外転神経麻痺）

◎**クモ膜下出血**：急に髄膜が牽引され突然激しい頭痛が出て、さらに脳圧が亢進すると意識が障害される。脳内に穿破して血腫を作らない限り、片麻痺・失語・失認などの局所所見は出現しない。

◎**慢性硬膜下血腫**：神経症状は少ないのが特徴であり、記銘力の低下や性格変化などの認知機能低下で初発することがあり、正常圧水頭症とともに治療可能な認知機能低下であるため、数週前の頭部外傷既往・高齢・アルコール多飲に注意。

（2）脳腫瘍（頭蓋内腫瘍）
■頭蓋内圧亢進症状

夜間に脳圧が上がり朝頭痛で目覚めたり、嘔気なく突然嘔吐したりする。

■脳の局所症状

運動障害が初発症状として最も多く、進行性に悪化し、3割の患者で刺激症状としてのてんかん発作がみられる。

（3）神経変性疾患
■大脳皮質の変性疾患

Alzheimer（アルツハイマー）病は短期記憶障害・失見当識（時間・場所・人の順）が進行

し次第に失語・失認・失行さらには錐体路・錐体外路症状やてんかんを伴うこともある。

Lewy（レヴィ）小体型認知症は発症前後からパーキンソニズムを呈し、動揺する認知機能・幻視が中核症状で、記憶の保持というより再生が障害され、前頭葉・頭頂葉機能障害のため、長谷川式の得点の割には日常生活での困難が大きい。

前頭側頭葉変性症は初期より人格障害・情緒障害が目立ち、欲望に任せた粗野な言動や反社会的行為がみられる。

■大脳基底核の変性疾患

Parkinson（パーキンソン）病は片側優位の安静時振戦・固縮・緩慢動作・仮面様顔貌・前屈姿勢・すくみ足・突進現象・単調言語・小字症・便秘・起立性低血圧などを認める。

線条体黒質変性症は Parkinson 病より振戦が少なく薬剤効果が乏しい。

進行性核上性麻痺はパーキンソニズムに加え、認知症・垂直眼球運動障害・頭部後屈・仮性球麻痺が目立つ。

大脳皮質基底核変性症は左右差の目立つ持続的な固縮があり、左右どちらかの手の使用が困難となるのが特徴で、理由としては肢節運動失行・alien hand（エイリアンハンド）・ジストニア・固縮の混在。

※ alien hand：自分のコントロールを離れたかのようにゆっくりと勝手に動く。

■脊髄小脳変性症

多系統萎縮症（ＭＳＡ）という概念への変遷があり、前述の線条体黒質変性症とオリーブ橋小脳萎縮症や Shy-Drager（シャイ・ドレーガー）症候群と呼ばれてきた病像を含め、孤発性脊髄小脳変性症をＭＳＡと診断し、小脳失調で発症するものとパーキソニズムで発症するものに分類される。

皮質性小脳萎縮症（ＣＣＡ）は高齢発症し進行も緩やかである。

遺伝性脊髄小脳変性症（ＳＣＤ）は優性遺伝が約９割を占めている。

■運動神経の変性疾患

筋萎縮性側索硬化症（ＡＬＳ）は緩徐進行性の筋萎縮・深部腱反射亢進（上位運動ニューロン障害で下肢に目立つ傾向）・線維束攣縮（下位運動ニューロン障害で上肢に目立つ傾向）を認める。

脊髄性進行性筋萎縮症（ＳＰＭＡ）は下位運動ニューロンのみ障害され、進行は遅く球症状はない。

Kennedy-Alter-Sung 病（ＳＢＭＡ）は近位筋優位の下位運動ニューロン障害と球症状を認め、全身性にみられる線維束攣縮・女性化乳房が特徴である。

（4）脱髄性中枢性疾患

多発性硬化症は大脳半球・小脳・脳幹・脊髄白質・視神経などに多巣性に分布する病変が再燃・寛解を繰り返す。

急性散在性脳脊髄炎は急性に発症し単相性の経過をとる。

視神経脊髄炎は脊髄灰白質の変化が著明であり、一度の悪化による身体機能異常が強い。

（5）末梢神経障害（ニューロパチー）

Guillain-Barré 症候群は先行感染を伴う急性単相性の下肢から次第に上行する弛緩性の運動麻痺であり、Fisher 症候群は全外眼筋麻痺・四肢深部腱反射消失・小脳失調が三主徴。

慢性炎症性脱髄性多発ニューロパチーは運動・感覚障害が２か月以上にわたって慢性に進行したり、再燃・寛解を繰り返したりする。

多巣性運動性ニューロパチーは左右差のある上肢の脱力で発症し、有痛性筋けいれんを伴うことがある。

血管炎性では結節性多発動脈炎に伴うものや、（好酸球性）多発血管炎性肉芽腫症といった、（気管支喘息が先行したり）気道・腎病変を伴ったりするものがある。

Charcot-Marie-Tooth 病は下腿に著明な筋萎縮を認める慢性進行性の運動障害優位で凹足が特徴的。家族性アミロイドポリニューロパチーは感覚障害優位で下痢・便秘・腹痛などの自律神経症状が前景に出て、深部知覚が保たれる特徴がある。中毒性には鉛・有機水銀（水俣病）・キノホルム（ＳＭＯＮ）・イソニアジド（ビタミンＢ₆欠乏）など曝露の既往がある。

（6）筋疾患（ミオパチー）

多発筋炎・皮膚筋炎は筋痛を伴うことが特徴であり、進行性筋ジストロフィーは近位筋優位の筋萎縮と筋力低下を呈し、筋強直性ジストロフィーは筋緊張症（ミオトニア）と多彩な身体合併症を持つ。

ミトコンドリア脳筋症は外眼筋麻痺・ミオクローヌス・発作性嘔吐などで病型が分かれる。

（7）神経筋接合部疾患

重症筋無力症は初発時に眼瞼下垂があるのが７割、複視があるのが５割で、午後から夕方に症状が悪化する。

（8）てんかん

第２節第２項参照

（9）感染症

髄膜炎・脳炎・脳膿瘍は各々軟膜感染・脳実質感染・脳実質内膿瘍を意味し、想定される感染ルートから原因を特定する。

7. 主要な精神疾患の面接所見

精神疾患の多くは、生物学的な臨床検査で確定することが難しいため、面接は診断過程において重要なことである。診察中に示される患者の表情、話し方、動作、態度、意識の状態など観察し把握することが必要である。面接は、下記の構成で行われる。

面接の構成
1、主訴を聞く
2、現病歴を聞く
3、生育歴・家族歴を聞く
4、精神科的既往を聞く
5、現症（面接時の患者の姿、話し方、振る舞い、反応など）

1. 統合失調症の面接所見

統合失調症は、内因精神障害の代表とされる疾患で、好発年齢は１０歳代後半～３０歳代で、思春期に発症するケースも多い。わが国では、１００人に１人程度が発症するといわれており、決してまれな病気ではない。思春期に発症することも多いため、思春期危機と間違われ、受診が

遅れることもある。統合失調症の発症前や発症初期には不眠や意欲低下、抑うつ気分、強迫観念、情緒不安定などの前駆症状がみられることが多いので、面接の際には、そのようなエピソードがないか確認を行う。また、統合失調症には、4つの病型（破瓜型、緊張型、妄想型、単純型）があるため、面接所見をそれぞれの病型の特徴と照らし合わせることも必要である。

統合失調症の急性期には陽性症状が著明に現れるので以下の症状がないか面接時に観察を行う。

・陽性症状

    1）知覚の障害…独語や空笑などの幻覚の存在の有無

    2）思考の障害…妄想の有無（被害的なものが多い）

    3）思路の障害…連合弛緩（考えのまとまりがなく次から次へと考えが飛ぶ）

                 連合途絶（考えが止まってしまう）

    4）自我障害……離人症ややらされ体験（作為体験）

    5）緊張病症状…周りの刺激に反応しない緊張病性昏迷や、激しい精神運動興奮の有無

統合失調症の慢性期には陰性症状が現れやすいので以下の症状がないか面接時に観察を行う。

・陰性症状

    1）意欲の低下…セルフケア能力が低下する。1日の過ごし方や日常生活の様子を確認する

    2）感情鈍麻や感情の平板化…表情が乏しく、反応が鈍い、人との接触を嫌がり自室に閉じこもる（自閉）

    3）思考の貧困…会話内容が乏しく、会話が少ない

    4）快楽の消失や非社交性…性的関心の低下、趣味や娯楽への関心が薄れる

・認知症状

    仕事や勉強が長続きしない。集中力や学習に問題を生じていないか

・その他の症状

    不眠、便秘、食欲不振など

精神疾患では、患者が病識をもっていないことも多いので、面接の場面では、病識があるのか、

あるとすればどの程度の理解をしているのか、また現在の症状が社会生活や日常生活にどの程度影響を及ぼしているのかを判断しなければならない。

2. 気分障害（双極性気分障害）

気分障害は、統合失調症と並ぶ内因性精神障害の代表疾患である。うつ状態のみを示す単極性気分障害と、うつ状態と躁状態の両方の病相をもつ双極性感情障害（躁うつ病）とがある。好発年齢は、双極性が２０歳代〜３０歳代、単極性が３０歳代〜５０歳代。高齢者の発症の割合も多く、統合失調症とくらべると発症年齢の幅が大きい。また、老年期のうつ病は、認知機能の低下が目立つため認知症との鑑別が難しい。

うつ状態と躁状態では感情、思考、意欲などに違いがある（表２）。

思考障害では、統合失調症と違い自罰的な妄想をもちやすい。自殺念慮や自殺企図は、発症初期や回復期に多いといわれているが、どの段階においてもリスクはあるため、面接場面では慎重に対応しなければならない。うつ状態の睡眠障害（途中覚醒、早朝覚醒）が典型的とされる。身体症状として、疲労感や食欲不振などあらゆる訴えがある。高齢者の場合は、脱水状態になるリスクも高いため、面接時に身体の診察も十分に行う。躁状態は、疲れを全く感じず、夜間も寝ずに活動する。活動量が多いため、食欲が亢進していても、やせることが多い。

また、診断が確定していない段階においては、面接時にこれまでのエピソードを聞くことにより、単極性か双極性かの判断の指標にもなる。

表2

躁病	発揚 爽快	誇大的	精神運動興奮	脱線行為 病識なし
うつ病	抑うつ	抑制 罪業的	精神運動抑制	希死念慮 身体愁訴 病識あり

3. 不安障害

不安障害は、心因性精神障害に分類される。精神神経外来受診者の３０％前後を占め、数多くの自律神経症状を示すため、内科などの他の診療科に通院されている方も多く、きわめて日常的な疾患である。不安障害は自律神経症状など身体症状を訴えることが多いため、身体のスクリーニング検査を行い、身体疾患との鑑別をすることが必要になる。また、不安の原因は様々で、原

因によっても診断や治療法が異なるため、面接時に確認することが必要であり、その症状が日常生活にどの程度影響しているかも治療の目安となる。

不安の原因はなにか

- ・原因が不明の場合・・全般性不安障害
- ・パニック発作や予期不安がある・・パニック障害
- ・特定の状況や場所においての恐怖がある・・社会恐怖症、広場恐怖症
- ・強迫観念や強迫行為がある・・強迫神経症
- ・自分自身が直接体験するか、目撃するかということに限られ心的外傷体験がある
  心的外傷後ストレス障害（ＰＴＳＤ）、急性ストレス障害（ＡＳＤ）

4. 認知症

　認知症は器質性精神障害に分類される。わが国における認知症の人の数は２０１２（平成２４）年で約４６２万人、６５歳以上高齢者の約７人に１人と推計されている。正常と認知症との中間の状態の軽度認知障害（MCI: Mild Cognitive Impairment）と推計される約４００万人合わせると、６５歳以上高齢者の約４人に１人が認知症又はその予備群とも言われている。２０２５（平成３７）年には認知症の人は約７００万人前後になり、６５歳以上高齢者に対する割合は、約５人に１人が認知症という時代が訪れる。もはや認知症は国家戦略のひとつとされている。

　認知症は、記憶・記銘力障害からはじまることが多い。初期には、本人が自覚していることも多く、周りの家族が気づいていないこともあるが、それ以降の状態になると本人自身がもの忘れをしている自覚がなくなり、家族が異変に気付くようになる。認知症の面接の際には、患者の状態に合わせ、身近な家族や本人をよく知る人の同伴が不可欠となる。画像診断と合わせて、面接時には下記の内容について確認を行う。

　■中核症状の有無

　・記憶障害

　　昔のことや、直近に会った事柄が、記憶から抜け落ちている

　・見当識障害

　　日時・場所の理解や方向感覚などが失われ、周囲の人を見ても自分が置かれた状況を判断する事が出来なくなっている

・判断力の障害（実行機能障害）

「目的をもった一連の行動を自立して有効に成し遂げるために必要な機能」が出来なくなっている

・失語・失認・失行【高次脳機能障害】があるか

■周辺症状の有無

徘徊、暴力、妄想など

認知症の多くはアルツハイマー型認知症であるが、幻視やパーキンソン症状がある場合は、レビー小体型認知症を、常同行為や脱抑制や集中力の低下、感情・情動の変化があれば前頭側頭葉型認知症も疑う。

8. 神経学的検査

神経学的診察で異常所見がみられたら、精査のため補助的検査が行われる。

■画像：単純X線・ＣＴ・ＭＲＩ・ＳＰＥＣＴ・ＰＥＴなど

■検体：血液・髄液

■生理：脳波・神経伝導検査・針筋電図・聴性脳幹反応など

■病理：筋生検・神経生検

（1）ＣＴ

■原理

被写体の周囲からＸ線の回転照射を行い、被写体を透過したＸ線量をコンピュータ処理することで断層画像を得る。マルチスライスＣＴでは検出器を複数列配置し、同時に複数の断面を撮影するので三次元ＣＴ画像が容易に得られる。近年はコンピュータによる再構成技術により、軸位断の画像から矢状断や冠状断の画像も得られる。

■評価

空気・水・骨のＣＴ値（HU）は各々 -1000・0・+1000 で順に黒・灰・白色となる。病変のＣＴ値が周囲の正常組織より大きい場合は高吸収・小さい場合は低吸収。高吸収の代表は急性期出血・石灰化で、低吸収の代表は超急性期以降の梗塞。

（2）ＭＲＩ

■原理

磁場の中に置かれた生体に対して電波（ラジオ波）を照射し、得られた信号から断層画像を得る。画像には体内に分布する水素原子核（プロトン）の分布・運動状態が反映し、縦緩和時間（Ｔ１）・横緩和時間（Ｔ２）・プロトン密度のパラメーターを強調することで、組織や病変のコントラストを変えられるのが特徴。

■評価

画像上白く描出されるのが高信号・黒く描出されるのが低信号

Ｔ１：脳回の萎縮・脳室の拡大など構造をみるのに適し造影剤投与前後に撮像

Ｔ２：多くの病変を高信号として鋭敏にとらえる

ＦＬＡＩＲ：水の信号を抑制し低信号にしたＴ２強調像で脳室や脳溝周囲の病変などをみるのに適する

拡散強調画像：水分子の拡散を反映し急性期脳梗塞など拡散低下部が高信号

■禁忌・注意事項

心臓ペースメーカ・人工内耳などの体内電子機器の破損や誤操作、脳動脈瘤の磁性クリップ脱落による再出血、眼窩内磁性異物の移動による失明を回避する。妊娠前半期・人工関節・眉墨・アイシャドウ・カラーコンタクト・刺青・閉所恐怖症・磁性金属や磁気カードの持ち込みにも十分注意する。

※ＣＴ・ＭＲＩの比較

◎ＣＴ：撮影時間と急性期出血・骨折・脳腫瘍石灰化の検出など救急で有利

◎ＭＲＩ：小脳・脳幹・脊髄・椎間板などの部位や脳腫瘍・ラクナ梗塞・脱髄巣など小さい病変を判別でき、造影剤なしでもＭＲＡで血管描出でき精査に有利

（3）ＳＰＥＣＴ・ＰＥＴ

■原理

放射性同位元素を投与して行う核医学検査で、目標臓器や病巣への取り込まれ方を画像化し、診断に応用するシンチグラフィーの一種であり、放出されるガンマ線を検出することで、ＣＴのような断層画像を構成できる。

■評価

形態描出はＣＴ・ＭＲＩに劣るが、脳血流や代謝の機能分析は優れている。造影ＣＴで不明

瞭なグリオーマなどを発見できることがある。

※ＳＰＥＣＴ・ＰＥＴの比較

◎ＳＰＥＣＴ（単一光子放射コンピュータ断層撮影）：

画像解像度は劣るが脳血流の描出に利用。

アルツハイマー型認知症の診断・鑑別に有用。

◎ＰＥＴ（陽電子放射断層撮影）：

サイクロトロンが必要で施設的な制限があるが代謝機能の描出に利用。

腫瘍細胞が大量の糖を消費することから全身の腫瘍の検索に有用。

（4）髄液検査（腰椎穿刺）

両前腸骨稜の Jacoby（ヤコビー）線上にあるＬ４棘突起を目安に側臥位で腰椎間穿刺。初

圧測定後に Queckenstedt（クェッケンシュテット）試験で脊柱管ブロックの有無を調べる

場合もある。採液後は終圧を測定し髄液漏出による頭痛を防ぐため２時間臥床安静。

■検査項目

・髄液圧（60～180mmH$_2$O）：炎症性疾患の多くで上昇

・外観（水様透明）：白血球増加で混濁・出血で血性

・細胞数（5以下/mm^3）：正常ではほとんど存在しない

・タンパク（15～45mg/dL）：正常ではアルブミンが大半

・糖（45～90mg/dL）：細菌感染や悪性腫瘍では糖が消費され低下

　※検査時血糖の60％以上なら正常

■適応

髄膜炎・脳炎・クモ膜下出血（ＣＴで診断検出不能の場合のみ）・Guillain-Barré 症候群・

多発性硬化症・脊髄腫瘍など

■禁忌

頭蓋内圧亢進・穿刺部感染・出血傾向・呼吸循環不全

（5）脳波

■原理

脳神経細胞の自発的電位変動を頭皮上の電極から記録したもの。

■**方法**

安静・閉眼・覚醒状態での検査が基本だが、異常脳波誘発目的で賦活法（光刺激・過呼吸・睡眠）も行われる。

■**目的**

てんかんの診断・病型分類、意識障害の評価、睡眠異常の診断、脳死の判定、特殊な波形からの疾患推定などに用いられる。

■**分類**

β波（14〜30Hz）：前頭部から中心部に出現し向精神薬や不安で増加

α波（8〜13Hz）：後頭部優位に減衰・増幅反復し開眼により抑制

θ波（4〜7Hz）：成人では浅い睡眠・REM睡眠時以外にみられず

δ波（1〜3Hz）：成人では深い睡眠時以外にはみられず

■**異常波**

安静・閉眼・覚醒時のα波など、脳波の大部分を占める全般的・持続的な律動を背景活動といい、これと明らかに区別される脳波活動を突発波という。脳波異常は背景活動の異常（α波の周波数低下・徐派の出現）と突発波の出現。

■**突発波**

・局所性棘（鋭）波：焦点発作（部分発作）

・全般性3Hz棘徐波複合：欠神発作（過呼吸で誘発）

・全般性多棘徐波複合：ミオクロニー発作（光刺激で誘発）

・全般性非定型棘徐波複合：強直間代発作

■**周期性・連続性の異常波**

◎周期性同期性放電（PSD）

・周期性同期性高振幅鋭波が短周期（1秒前後）：Creutzfelt-Jakob（クロイツフェルト・ヤコブ）病（CJD）

・周期性同期性高振幅徐波が長周期（数秒）：亜急性硬化性全脳炎（SSPE）

◎周期性一側てんかん型放電（PLEDs）：単純ヘルペス脳炎

◎三相波

陰性波・高振幅陽性波・陰性波複合が両側前頭部優位に連続的律動的に出現：肝性脳症・尿毒症

（6）神経伝導検査

■原理

末梢神経に電気刺激を与え、誘発される活動電位を観測し、末梢神経や神経筋接合部の状態を評価する。

■目的

ニューロパチーの有無・病態・治療効果の判定のため、運動神経伝導速度（MCV）と感覚神経伝導速度（SCV）を測定したり、伝導ブロックを検出したりする。

（7）針筋電図

■原理

筋肉に電極付きの針を刺入し、筋線維膜に生じる活動電位を測定することにより、運動単位の機能を評価する。

※運動単位：単一の運動ニューロンとそれによって支配される筋線維群

■目的

針刺入時・安静時・随意収縮時の波形観察・記録により、筋強直性ジストロフィー・筋萎縮性側索硬化症・進行性筋ジストロフィーなどの所見を得る。

（8）聴性脳幹誘発電位（聴性脳幹反応）

■原理

クリック音を聴かせ聴覚を刺激することにより、内耳神経（聴神経）から脳幹を経て聴覚野に至る聴覚伝導路に生じた活動電位を記録する。

■目的

聴覚伝導路の器質的疾患の評価や脳幹機能評価法として脳死判定や術中モニタリングに利用されている。

9. 心理・精神機能検査

はじめに

精神医学的診断を行うためには、面接と行動観察が重要であるが、補助的な手段として各種の心理・精神機能検査を行う。心理・精神機能検査は、診断を確定するためものではなく「見立て」患者の病状を正しく把握し、患者と環境の相互関係を理解し、どの程度まで病気が日常生活の支障になっているかを読み取ることを目的としている。

心理・精神機能検査の種類は図16参照

それぞれの検査方法の特徴（表3を参照）を理解し、対象に合った検査方法の選択を行うことが重要である。

1. 主な心理・精神機能検査

・田中・ビネー式知能検査

個別式知能検査で、精神年齢と、歴年齢（生活年齢）の比により知能指数を表現する。同じ知能検査で、集団の中での知能の偏差値を出すものとしてウェクスラー式知能検査がある。

・バウムテスト

バウムはドイツ語で「木」を意味する。バウムテストとは被験者に樹木、もしくは実のなる樹木を描かせる性格の心理テストである。「木（＝バウム）を含む景色の絵」から、被験者の内に秘めている心情や、隠された深層意識を読み取る描画法。必要なものは、B5のケント紙とHBの鉛筆、消しゴムですむため、比較的容易に行うことができる。

・Y－G（矢田部・ギルフォード）性格検査

この検査は、抑うつ性（D）、回帰性（C）、劣等感（I）、神経質（N）、客観性の欠如（O）、協調性の欠如（Co）、愛想の悪さ（Ag）、一般的活動性（G）、のんきさ（R）、思考的内向性（T）、支配的（A）、社会的内向（S）の12尺度からなる。20〜30分でできる検査で、そのパターンから5つのタイプに分けられる。性格の全体像を把握できることから、広く実施されている。

・内田クレペリン作業検査

内田クレペリン作業検査は、作業検査法の代表である。多くの企業で就職試験の際に適性をみるために実施されている。また、学校では、生徒の日常ではみえにくい特徴の理解のために実施され、個別指導や進路指導として用いられている。検査の特徴としては、被験者の回

答が歪曲しにくい（並んでいる数字を繰り返し足していくだけ）、検査の実施が容易で、短時間に多くの被験者を検査できることである。

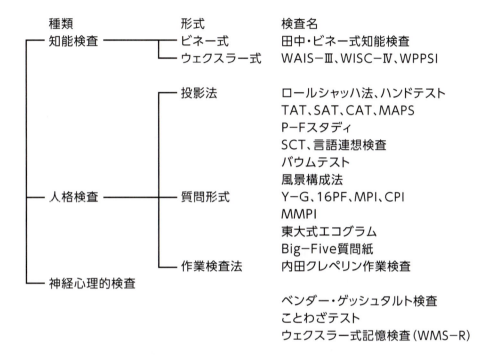

図16 主な心理・精神機能検査

表3 心理・精神機能検査方法の特徴

投影法	漠然とした形のものを見せたときの被験者の反応、解釈を分析し、性格の無意識な部分をとらえる方法 長所・・・被験者が意識的に回答を歪曲することがない 短所・・・処理に診断者の主観が入り、客観性が得られにくい
質問紙法	質問形式で自己評価を求める方法 長所・・・実施が容易で、統計的処理がしやすい 短所・・・被験者が故意に、または、無意識に歪曲することができる
作業検査法	言語を用いないで、一定の作業を被験者に与え、作業量や経過を測定し、性格を診断する 長所・・・被験者が意識的に回答を歪曲することがない。結果の処理が単純で客観的にできる 短所・・・性格の末梢的な部分をとらえるのみ。 　　　　　（ある面しかとらえられない）

第7章　精神及び神経症状に係る薬剤投与関連　第1節　共通して学ぶべき事項

10. 精神・神経系の臨床薬理（副作用、耐性と依存性を含む）

はじめに

老年症候群の代表的な症状である食欲低下、意識障害、健忘、睡眠障害、抑うつ、せん妄、尿失禁、嚥下障害、ふらつき・転倒をきたした医薬品を、発生数の多いものから薬効別に分類すると、精神神経用薬（32.3％）、循環器系薬（12.9％）、抗ウイルス薬（9.6％）、抗菌薬（6.3％）、代謝拮抗薬（5.9％）、ホルモン剤（4.2％）の順であり、精神神経用薬の使用に際しては、医師の慎重な判断・観察が求められていることがわかる。
以下、症状から推定される原因薬剤について精神神経用薬を中心に述べる。

（1）ふらつき・転倒

睡眠薬、抗不安薬、抗うつ薬（三環系）、抗てんかん薬、抗精神病薬（フェノチアジン系）、抗パーキンソン病薬（トリヘキシフェニジル）があるが、降圧薬（特に中枢性降圧薬、α遮断薬、β遮断薬）、抗ヒスタミン薬によるものも多い。

転倒により引き起こされる骨折は、高齢者の寝たきりの原因として重要であり、予防・予知に努める必要がある。関節リウマチや膠原病などでステロイドの長期投与を余儀なくされている患者では骨粗鬆症が誘発されているため、特に注意が必要である。

随伴症状として参考になるのは、抗てんかん薬による眼振、トリヘキシフェニジルによる認知症、β遮断薬による徐脈などが挙げられる。

（2）せん妄

抗パーキンソン病薬、睡眠薬、抗不安薬、抗うつ薬（三環系）があり、抗ヒスタミン薬、H_2ブロッカー、降圧薬（中枢性降圧薬、β遮断薬）、ジギタリス、抗不整脈薬（リドカイン、メキシチレン）、気管支拡張薬（テオフィリン、アミノフィリン）、副腎皮質ステロイドもある。

随伴症状として参考になるのは、抗不安薬による悪夢、抗パーキンソン病薬によるジスキネジア、β遮断薬やジギタリスによる徐脈などが挙げられる。

（3）パーキンソニズム

抗精神病薬（フェノチアジン系、ブチロフェノン系、ベンザミド系など）、抗うつ薬（三環

系、四環系など）、降圧薬（中枢性降圧薬、カルシウム拮抗薬）、消化性潰瘍薬（スルピリド）、制吐薬（メトクロプラミド）、抗悪性腫瘍剤（カルモフール、テガフール）など、ドパミン拮抗作用があるにもかかわらず、漫然と使用された結果、錐体外路症状をきたして転倒・肺炎・褥瘡に至る例も稀ではない。

錐体外路症状をきたしにくい非定型抗精神病薬（リスペリドン、オランザピン、クエチアピンなど）もあるが、糖尿病を顕在化・悪化させる作用があり、患者の状態を十分把握する必要がある。

（4）抑うつ

抗不安薬、抗精神病薬で起こしうるが、中枢性降圧薬、β遮断薬（プロプラノロール）、H_2ブロッカー（シメチジン、ラニチジン）、抗甲状腺薬でもみられる。

高齢者を閉じこもり、低栄養、不眠に追い込む薬剤として注意すべきである。

（5）嚥下障害（誤嚥性肺炎）

睡眠薬、抗不安薬は意識レベルの低下につながるため、不眠時は原因療法に努め、安易な睡眠薬投与を避ける。抗コリン薬は唾液分泌を低下させ、嚥下を悪化させる危険因子である。

H_2ブロッカーやプロトンポンプ阻害薬は胃液による殺菌効果を低下させることから、長期投与は肺炎防止の観点からは好ましくない。

第7章　精神及び神経症状に係る薬剤投与関連　第1節　共通して学ぶべき事項

　脳に作用し精神機能や行動に影響する薬物を総称して向精神薬とよぶ、抗精神病薬、抗うつ薬、抗不安薬、睡眠薬などがある（表4）。

表4　精神科疾患の治療に用いられる薬と効果

分類	代表的な薬剤	臨床効果
抗精神病薬 神経遮断薬	第一世代系（定型） クロルプロマジン、ハロペリドール 第二世代系（非定型） リスペリドン、ペロスピロン、クエチアピン オランザピン、アリピラゾール、ブロナンセリン	抗幻覚妄想作用 鎮静抗自閉賦活作用
抗躁薬 気分安定薬	リチウム カルバマゼピン、バルプロ酸	抗躁作用 病相再発予防作用
抗うつ薬	三環系 イミプラミン、アミトリプチリン、アモキサン 四環系 マプロチリン、ミアンセリン ＳＳＲＩ フルボキサミン、パロキセチン、セルトラリン エスシタロプラム ＳＮＲＩ ミルナシプラン　デュロキセチン ＮａＳＳＡ ミルタザピン	抗うつ作用 抗うつ作用 抗強迫作用 抗パニック作用 抗うつ作用 抗うつ作用
抗不安薬 睡眠薬	ベンゾジアゼピン系 ジアゼパム、エチゾラム、ブロマゼパム バルビツール酸誘導体 アモバルビタール ベンゾジアゼピン系睡眠薬 トリアゾラム、プロチゾラム、フルニトラゼパム 非ベンゾジアゼピン系睡眠薬 ゾピクロン、ゾルピデム	抗不安作用 鎮静睡眠作用 筋弛緩作用 抗けいれん作用 催眠作用
抗てんかん薬	フェニトイン、フェノバルビタール、バルプロ酸 カルバマゼピン	各種てんかん発作 の抑制作用
抗酒薬	シアナマイド	断酒の補助
精神刺激薬	メチルフェニデート	覚醒作用

副作用

■錐体外路症状によるもの

　ドーパミンを抑制する結果、パーキンソン病様の症状を引き起こす。第一世代（定型）抗精神病薬は、錐体外路障害を引き起こしやすい。

・アカシジア

　落ち着きがなくなり、一所に留まっている事が出来ない。足がムズムズしてじっとしていられない状態。静座不能症とも呼ばれている。

・アキネジア

　随意運動能力が低下し、身体の動きが鈍くなる。「無動症」や「運動不能症」とも言われる。

・振戦

　代表的なパーキンソン病様症状。止めようとしても全く止まらない。食事の際にお箸が持ちにくい、字を書こうとしてもペンが震えて書きづらくなる。

・急性ジストニア

　抗精神病薬投薬初期（ハロペリドールなどを開始後1～2週間以内）に身体の筋肉がひきつれを起こし、首が横に向いたり、体を反転させたり、舌を突出させたりする。

・遅発性ジスキネジア

　口部、四肢体幹の不随意運動が数カ月から数年の投薬よって出現することがある。ジスキネジアは、口唇や舌をもぐもぐさせることからラビット症候群ともいわれている。

　これらの錐体外路症状に対しては、すぐに医師に報告し、薬剤の減量ないし、中止または非定型抗精神病薬への変更も検討する。

■抗コリン作用

　アセチルコリンが抑制されて引き起こされる状態で、消化管の活動や分泌活動の低下が現れている。三環系抗うつ薬は、抗コリン作用を引き起こしやすい。高齢者のうつ病の場合は、尿閉や眼圧亢進による緑内障発作の出現に注意をする。

・口渇

　唾液の分泌が減少することが多く、喉が渇き、患者にとっては切実な問題となる。そのことで1日に何リットルもの水を飲むことがある。あまりに過剰に飲み続けると、必要な体内イオンが排出され、けいれんを起こし、時には死に至る事もある。精神科では、こうした水中毒という問題があり、抗精神病薬による口渇との因果関係は指摘されるものの、その根本的な原因は明確にされていない。

・便秘・排尿障害

ひどい場合にはイレウスや尿閉になる。訴えが少ない患者は特に観察が必要。多くの患者が緩下剤等で調整を行っている。

■悪性症候群

最も重篤な副作用。高熱（３８〜４０℃）、筋強剛、意識障害、頻脈、発汗などが出現したら直ちに疑わなければならない。速やかに投薬を中止し、筋強剛に対してダントロレン、ブロモクリプチン（筋弛緩薬）を投与する。その他の臨床所見として白血球・CK・ミオグロブリンの上昇。筋強剛によるミオグロブリン上昇で腎不全や心不全、呼吸不全を起こし死亡するケースもある。悪性症候群は早期発見が重要であり、十分な観察が必要である。非定型抗精神病薬でも悪性症候群の報告があるので注意を要する。

■体重増加

特に非定型抗精神病薬で問題となる。体重の増加から糖尿病や脂質異常症になりメタボリックシンドロームをもたらす。メタボリックシンドロームは、冠動脈疾患や脳血管障害のリスクを増加させる。定期的な採血でのチェックを行い、食事指導や適度な運動を促す。

■血糖値上昇

非定型抗精神病薬（オランザピン、クエチアピン）に関して、糖尿病の既往があれば禁忌。糖尿病性昏睡による重篤な症例報告例（平成１４年に厚生労働省緊急安全性情報）があり、投与中は、定期的に血糖値の測定等を行い、異常が認められた場合には投与を中止する必要がある。

■リチウム中毒

炭酸リチウムを服用している患者が手の震え、吐き気、下痢などの症状を起こした場合、リチウム中毒が疑われる。量が少ないと効果がなく、逆に多すぎると中毒を起こす。血液中の濃度を測定して、その人に合った量を決めていく。

■水中毒

水中毒は多量の水を１日に数リットルも飲水するため体重が数キロ以上も増加する。水分を

多量に飲水することで、血液が薄まり低ナトリウム血症となる。血清のナトリウム１１５mEq／L以下になるとけいれん発作が起こる。

■性機能障害

抗精神病薬が高プロラクチン血症を引き起こすために生じる。女性では無月経や乳汁分泌（男性でも乳房痛、女性乳房化、乳汁漏を生じる）、男性でも勃起障害、射精障害を起こす。

■耐性と依存性

睡眠薬や抗不安薬は、服用し続けると耐性ができ、そのため量を増やすと依存性が強くなる傾向がある。医師の指示なしに勝手に服用を中断したり、服用用量の変更をしたりしないようにする。急な薬剤の中断は離脱症状を引き起こすことにもなる。新しいタイプの抗うつ薬も急に中止したり、減量したりすると離脱症状がでることがある。離脱症状を引き起こさないためには、ゆっくりと時間をかけて少量ずつ減量していく。また、高齢者は、薬剤の依存形成を引き起こしやすい。

抗けいれん薬の臨時の投与

1. けいれんの原因・病態生理

（1）生命の危険のあるけいれんを見逃さない

■原因は既知のてんかんとは限らない（成人けいれんの救急５人に１人は<u>急性症候性発作</u><後述>）

→抗けいれん薬投与で悪化する心ブロック・徐脈の点検には１２誘導心電図が必要

※長年てんかん治療を受け難治性であった原因が、抗てんかん薬による不整脈という例もある。

■心室細動でも脳虚血でけいれんが起こる（心原性失神はけいれん様運動を示す）

→脈なし確認・心マッサージ・除細動が必要（抗けいれん薬を投与してはならない）

■高齢者は低血糖でいきなりけいれんを起こすことがある（交感神経刺激の前駆症状が出にくい）

→簡易血糖測定・５０％ブドウ糖静注が必要

■５分以上続いたり反復したりすれば脳損傷を生じる重積発作か生命危険のある頭蓋内疾患

→気道確保し救急要請・血管確保が必要

（2）概念の整理

■けいれん：発作的に起こる<u>骨格筋</u>の不随意な収縮という<u>症候</u>

■てんかん：大脳皮質神経細胞の過剰興奮による同一パターンの<u>発作</u>を反復する慢性の脳<u>疾患</u>

※<u>発作</u>＝けいれんではなくけいれんを伴わない欠神発作・非けいれん性てんかん重積状態もある。

（3）原因 ＜二重下線は頻度の高い疾患＞

■中枢疾患（一次的な脳障害で起こるけいれん）

◎**特発性・潜在性**（原因が特定できないいわゆる真性てんかん）

◦**焦点発作（部分発作）**：体の一部だけに症状が出現

・意識障害なし（単純部分発作・焦点性運動発作・自律神経発作・前兆）

・意識障害あり（複雑部分発作・認知障害発作）

・両側性けいれん性発作（二次性全般化発作）

- 全般発作：全身に症状が出現しほとんどが意識障害を伴う
  - 欠神発作：定型欠神発作・ミオクロニー欠神発作・眼瞼ミオクロニー・非定型欠神発作
  - ミオクロニー発作・ミオクロニー脱力発作・ミオクロニー強直発作
  - 間代発作・強直発作・強直間代発作
  - 脱力発作
- てんかん性スパズム

◎症候性てんかん（脳病変が特定できる）

- 脳血管障害（発症７日以内に起こるものは急性症候性発作）
- 頭部外傷後（外傷７日以内に起こるものは急性症候性発作）
- 慢性硬膜下血腫（頭部打撲後３週から３か月で発症）
- 脳膿瘍・脳炎など中枢感染症（活動期に起こるものは急性症候性発作）
- 脱髄性疾患（急性散在性脳脊髄炎の急性期に起こるものは急性症候性発作）
- 脳腫瘍（転移性・原発性）
- 変性疾患（認知症疾患を含む）
- 膠原病（ＣＮＳループス・顕微鏡的多発血管炎など）
- 先天性疾患

■全身疾患（二次的に脳が障害されて起こるけいれん）

◎代謝疾患

- 電解質異常

（高ナトリウム・低ナトリウム・低カルシウム・低マグネシウム血症）

※カリウム値の異常や高カルシウム血症ではけいれんを起こさない

- 低血糖
- 非ケトン性高浸透圧症候群（著しい高血糖でもけいれん）
- 尿毒症
- 低酸素性脳症

◎中毒

- アルコール
- 薬剤（三環系抗うつ薬・テオフィリン・抗ヒスタミン薬・サリチル酸など）
- 薬物・水過剰摂取（精神疾患など）
- 環境障害（一酸化炭素・ぎんなん・樟脳・有機リンなど）

◎離脱

　◦**アルコール**

　◦薬剤（バルビツレート・ベンゾジアゼピンなど）

◎**感染症**

　◦敗血症関連脳症

　◦インフルエンザ脳症

◎**熱中症**

（4）急性症候性発作

　急性全身疾患・急性代謝性疾患・急性中毒性疾患・急性中枢疾患（感染症・脳卒中・頭部外傷・急性アルコール中毒・急性アルコール離脱など）と時間的に緊密に起こる発作

　※けいれんが既知のてんかんによるものではなく、このように新規に起こる可能性が２０％ある。

■原因疾患（頻度順）

◎脳血管障害（４６％）

◎代謝疾患（２１％）

◎頭部外傷（１２％）

◎非中枢性感染症（７％）

◎環境障害（４％）

◎急性薬物中毒（２％）

（5）病態生理

■正常な神経細胞は他の神経細胞からの興奮刺激と抑制刺激のバランスに応じて興奮

■①興奮刺激の過剰・②抑制刺激の減弱・③シナプス間の受容体異常等で神経細胞が過剰興奮

■大脳皮質神経細胞の過剰興奮時に出現する異常脳波をてんかん波という

　※神経系：神経細胞（ニューロン）とその突起を取り巻く神経膠細胞（グリア細胞）で構成

　※神経細胞（ニューロン）：情報の伝達・処理を行う

　※神経膠細胞（グリア細胞）：神経細胞（ニューロン）の保護・栄養や免疫調節に関与

　※シナプス：ニューロン同士の接合部

※ニューロン内に伝わる電気刺激（活動電位）がシナプスで化学信号（神経伝達物質）に変換

※ニューロンの受容体を介して活動電位が発生し次々とニューロン間の情報伝達が行われる

2. けいれんの症状・診断

「けいれん」と「てんかん」の概念の違いについて前項で述べたので、この項では、「てんかん」の中でも原因が特定できない、いわゆる「真性てんかん」の症状・診断について述べ、次項以降の薬剤の種類や選択につなげることにする。

（1）焦点発作（部分発作）

発作症状も脳波上の異常波も脳のある部分に限局して始まる

■単純部分発作

意識障害のないもので、一般には大脳半球病変の症状としてみられ、なかでも前頭葉症状が起こりやすい。

■焦点性運動発作

最も多くみられる単純部分発作で、反対側の体部の運動発作であり、中心前回の一部に始まったてんかん発作が隣接部分に進展波及し、それに応じた反対側の局所けいれんが順序良く進展行進（marching）していくものを、Jackson（ジャクソン）発作と呼ぶ。Jackson（ジャクソン）発作では、けいれん発作のあとしばらく、けいれんを起こした上肢や下肢が動かなくなることがあり、このような発作後の運動障害を Todd（トッド）麻痺という。

■自律神経発作

意識が保たれたまま、腹痛・悪心・頻脈・発汗などの自律神経系の異常を伴う発作であり、脳波上 6 & 14Hz 陽性棘波が特徴である。

■複雑部分発作（＝精神運動発作）

運動障害（自動症）と精神障害（幻覚）の両方をきたす発作で、側頭葉の病変が原因で起こることが多く、海馬のアンモン角に変化が認められることもあり、嗅溝の髄膜腫が原因にな

ることもあるが、７０％は特発性で、成人に多くみられる。

非発作時にもてんかん気質（まわりくどく、しつこく、ねちっこく、理屈をよくこねるが、論理の展開が遠回りでなかなか結論に到達しない）が存在する。

数分間の意識変化を生じ、次のような症状を呈する。

◎自動症（automatism）

口をクチャクチャ（chewing）、舌打ち、嚥下、つばを吐く、行ったり来たりなど、目的のない行動を繰り返す。

◎精神発作（psychic seizure）

幻臭（ゴムが燃えるようなにおい）、デジャブー現象（現在の経験が過去にもあったと感じる）、錯覚（物がだんだん大きくなったり、小さくなったりするなど）や幻覚が現れることがある。脳波異常は安静時に３０％、睡眠時に８０％程度検出される。睡眠により賦活化されやすい側頭部の局所性棘波（両側性または片側性）が特徴である。

（2）全般発作

最初から臨床症状が両側半球障害によることを示している発作で、運動症状は常に両側性である。

■欠神発作（＝小発作）

前兆なしで突然生じる数秒の意識消失で、小児に好発する。

脳波上、過呼吸や睡眠で誘発されやすい 3Hz の spike & wave が特徴である。他のてんかんでは通常男性の方が頻度は高いが、この欠神発作は男女比１：２と女性の方が多い。

突然数秒から数十秒の短時間の意識消失発作を生じ、１日に何回も生じることがある。動作・会話を中断して一点を凝視したり、目をパチクリしたり、口をわずかにモグモグさせたり、手を少し動かしたりする場合もある。しかし、倒れることはなく、けいれんもない。欠神といわれるように、魂が体から離れて、抜け殻になったかのように、ボーッとして動かなくなる発作である。

■ミオクロニー発作

突然、電撃的・瞬間的に全身あるいは四肢・体幹の一部に強いけいれんであるミオクローヌスが起こる発作である。通常、意識障害を伴わない。脳波上、光刺激で誘発される多棘徐波複合がみられる。

※ミオクローヌスてんかん＜別概念＞

ミオクローヌス発作と強直間代発作を主症状とする。進行性に増悪し、精神運動機能に重度の障害をきたして死に至る疾患単位の総称で、ミトコンドリア脳筋症の MERRF がこれに含まれる。

■間代発作

筋の激しい収縮と弛緩が交互に出現する全般発作である。

■強直発作

両側の四肢および体幹を強く突っ張る全般発作である。

■強直間代発作（＝大発作）

てんかんのうち最も多く、強直間代性の全身性けいれんを生じ、意識も消失する。８０％が特発性で、多くは１４〜１８歳に発症し、年齢とともに減少していくが、まれに４０歳くらいで初発する人もいる。

◎**前兆（aura）**

１０〜２０％の人が、心窩部不快感・頭痛・めまい・知覚異常を訴える。

◎**発作（seizure）**

突然、意識を失って倒れ、全身の強直性けいれんを生じる（tonic phase：強直期）。

強直性けいれんでは、屈・伸筋両方の筋肉が強く収縮し、上肢はやや屈曲、下肢は伸展した状態で、体幹は丸太棒のように固く、やや弓なりにのけぞるような姿勢になる。この時、呼吸筋の強直により呼吸運動が停止するためチアノーゼを呈する。この強直が数秒から数十秒続いた後、間代性けいれんに移行する（clonic phase：間代期）。

間代は筋肉が収縮と弛緩を１秒間に数回繰り返すけいれんで、上下肢・体幹に激しい屈曲・伸展の反復運動が起こり、手足・体をバタバタさせ暴れるような格好になる。呼吸も不規則に再開され、チアノーゼは少しずつ回復し、呼吸とともに口から泡を吹くようになる。この時、発汗や失禁、舌を咬むなどの症状を呈する。

数分間の間代性けいれんの後、意識は消失したまま四肢は弛緩する。その後、意識は回復するが、しばらくもうろう状態でいることが多い。

脳波で異常を認めるものは約半数であり、発作時には tonic phase（強直期）で multiple

第7章　精神及び神経症状に係る薬剤投与関連　第2節　抗けいれん薬の臨時の投与

spike complex（多棘複合）を、clonic phase（間代期）で spike and slow wave（棘徐波）を示し、間欠期には正常か、時に spike and slow wave（棘徐波）などの所見がみられる。

■脱力発作

姿勢を保持する筋の緊張が発作時に低下または消失するために、体位が崩れたり、転倒したりする発作である。

3. 抗けいれん薬の種類と臨床薬理

（1）作用機序

抗てんかん薬の作用機序には各々複雑な面もあるが、次項で述べるように併用する場合は異なる作用の薬剤を選択することが望ましいため、旧来薬・新規薬別に、おおまかな作用別に分類する。

■興奮性神経系を抑制

◎旧来薬

・カルバマゼピン

・フェニトイン

・バルプロ酸

・エトサクシミド

・クロナゼパム

・クロバザム

・ゾニサミド

◎新規薬

・ラモトリギン

・レベチラセタム

・トピラマート

・ガバペンチン（部分発作以外では回避すべき）

■抑制性神経系を増強

◎旧来薬

- フェノバルビタール
- バルプロ酸
- クロナゼパム
- クロバザム

◎新規薬
- トピラマート
- ガバペンチン（部分発作以外では回避すべき）

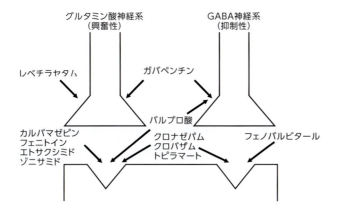

図17 抗てんかん薬の作用部位

（2）適切な薬物血中濃度

　一般的には薬物の効果が期待できる最小血中濃度から副作用が出現しない最大血中濃度の間で治療域が設定されているが、個々の患者によって適正量に差があるのが現状であり、厳密な管理の目安にはなっていない。

　しかし、怠薬や相互作用によって、予想外に薬物血中濃度が低い場合もあるので、急性症候性発作が否定された場合は、指導・種類・用量検討のために測定は有用である。

	一般的治療域（μg/mL）
・フェノバルビタール	10 〜 30
・フェニトイン	10 〜 20
・エトサクシミド	40 〜 100
・カルバマゼピン	6 〜 12
・バルプロ酸	50 〜 100
・ゾニサミド	15 〜 40
・クロバザム	0.05 〜 0.3
・ガバペンチン	2 〜 20
・トピラマート	5 〜 20
・ラモトリギン	3 〜 14
・レベチラセタム	12 〜 46

4. 各種抗けいれん薬の適応と使用方法

■症候性てんかんの一部では原因療法が可能な場合もあるが、治療は薬物療法を中心に行われる。

■薬物療法では、てんかん発作に合った第一選択薬の単剤療法が原則である。

■第一選択薬を最大耐容量まで投与しても改善しない場合、第二選択薬に変更する。

■原則的に単剤で発作抑制を試み、多剤併用になる場合は異なる作用機序の薬剤を組み合わせる。

■７０％は旧来薬で寛解が期待できるが、発作抑制が困難な場合は新規薬併用が試みられている。

　　※難治性てんかん：適薬を十分な血中濃度で単剤又は多剤併用で２年以上、２〜３種類試みても、発作が１年以上抑制されない場合にいうことが多い（国際的な定義ではない）。

■嚥下障害を伴う患者の増加に伴い、錠剤加工の必要性も高くなっているが、各薬剤の簡易懸濁法への適応を参考に、服薬の安全性を確保すべきである。

（ア）焦点発作（＝部分発作）

◎旧来薬

（まずは）カルバマゼピン

（次いで）フェニトイン

ゾニサミド

バルプロ酸

◎新規薬

（さらに）ラモトリギン

レベチラセタム

トピラマート

（イ）全般発作

◎旧来薬

（まずは）バルプロ酸

（次いで）欠神発作なら	エトサクシミド
ミオクロニー発作なら	クロナゼパム
強直間代発作なら	フェノバルビタール
	クロバザム
	フェニトイン
症候性全般てんかんなら	クロナゼパム
	ゾニサミド

◎新規薬

（さらに）強直間代発作なら	ラモトリギン
	トピラマート
	レベチラセタム
欠神発作なら	ラモトリギン
ミオクロニー発作なら	レベチラセタム

（ウ）精神症状合併例

◎情動安定化作用を有する　　　　　　　　バルプロ酸

　　　　　　　　　　　　　　　　　　　　カルバマゼピン

　　　　　　　　　　　　　　　　　　　　ラモトリギン

（エ）簡易懸濁法の可否（括弧内は商品名）

	可否	
・カルバマゼピン（テグレトール®錠、細粒）	○	
・バルプロ酸（デパケン®錠、セレニカ®R顆粒）	×	
（バルプロ酸ナトリウム®細粒「EMEC」）	○	
・フェニトイン（アレビアチン®錠）	○	
・フェノバルビタール（フェノバール®錠）	○	
・クロナゼパム（リボトリール®錠、細粒）	○	
・クロバザム（マイスタン®細粒）	○	
・ゾニサミド（エクセグラン®錠、細粒）	○	
・ガバペンチン（ガバペン®錠）	△	粉砕した後可
・ラモトリギン（ラミクタール®錠）	○	
・レベチラセタム（イーケプラ®錠）	△	粉砕した後可

5. 各種抗けいれん薬の副作用

（1）急性期副作用

服用直後から１ケ月以内にみられる副作用については、各臓器の症状・所見に注意する。最も多いのは消化器症状であり、服用直後では胸焼け・嘔気・嘔吐などの症状が出現しやすい。１～２週後では、肝障害による食欲不振・嘔気・嘔吐に注意し、劇症肝炎による黄疸などを警戒しておく。

次に多いのは神経系副作用であり、抗てんかん薬の中枢神経抑制作用は用量依存的であるため、適量を超えれば必ず出現する。ほとんどの薬剤に共通しているのは、鎮静作用と平衡感覚障害であるが、眠気・ふらつき・疲労感・集中力低下といった軽度のものから、複視・運動失調・眼振、まれには不随意運動や脳症など重症化することもある。

皮膚所見もよくみられ、抗てんかん薬服用者の約３％に皮疹が出現し、フェニトインが約６％と最も多く、ラモトリギンが４．８％、ゾニサミド・カルバマゼピンが３％前後である。軽い発赤から、発熱・粘膜病変・リンパ節腫脹・肝障害を含む全身反応を伴うスティーブンス・ジョンソン症候群や、さらに皮膚病変が全身の３０％以上に及ぶ中毒性表皮壊死症を警戒しなくてはならない。

（２）慢性期副作用

数ケ月から年単位を経過した時点で出現する副作用としては、薬剤が主に作用している中枢神経系の占める割合が多くなってくる。記憶・思考障害、多動、行動障害、偽性認知障害、小脳萎縮があり、まれにフェニトインで末梢神経障害がみられる。

皮膚の慢性病変としては、フェニトインによる多毛症があり、脱毛症・肝斑・にきびなどもある。血液系では、骨髄抑制による大球性貧血、血小板減少症、白血球減少症や偽性リンパ腫などがみられる。

内分泌系では、チロキシン低下、コルチゾール増加がありうる。

その他、骨粗鬆症やフェニトインによる歯肉増生・顔貌の粗野化・デュプイトラン拘縮などがある。

（３）副作用モニタリング

■体重変化

体重増加作用のあるバルプロ酸・ガバペンチンでは、服用後２～３か月で体重が増えはじめ、６～９か月で安定した体重になる。

逆に、ゾニサミド・トピラマートは体重減少に注意を要する。

■皮疹

最初に患者自身が気づく副作用であるが、薬剤によるものと意識せずに服用を続けることが稀ではないため、処方時には必ず、発疹がでたら直ちに受診することを告げておかなくてはならない。

出現する時期は通常、服用２～３週間後、遅くても８週以内である。薬剤の開始時だけでなく増量時にも、皮疹出現の可能性を説明しておき、出現時は直ちに中止することでスティーブンス・ジョンソン症候群や中毒性表皮壊死症への移行阻止を図らなくてはならない。特に、カルバマゼピン・フェニトイン・ゾニサミド・ラモトリギンでは注意を要する。

■眠気・ふらつき

眠気・ふらつきなどの軽い症状は、用量増加を緩やかに行うことで1～2か月で慣れることが多い。ただし、難治性てんかんで多剤併用している場合は、わずかの増量でも日常生活動作が低下するので、本人・家族への説明を十分に行って理解を得ておく。

緩徐に増量を試みても、一日中眠く寝ている状態が続けば、それ以上の増量は無理である。

■行動異常・興奮攻撃性・幻覚

トピラマート・レベチラセタム・ゾニサミドまれにガバペンチンでみられることがある。通常は精神遅滞を伴う患者で可逆性にみられる症状であるが、内容・程度によっては服用を中止せざるを得ない場合がある。

■不随意運動

見逃されやすい副作用であり、バルプロ酸による手指振戦が最も高頻度に見られ、約25％の服用者で数か月以内に本態性振戦と同様の姿勢時振戦が見られる。極めてまれではあるが、舞踏様運動やミオクローヌスがみられることがある。

■骨髄抑制・劇症肝炎・腎不全

血算・肝機能・腎機能の点検を怠ってはならない。ＡＳＴ・ＡＬＴ・γＧＴＰが3桁になれば劇症化の可能性があり、Ｃrが1mg/dＬを超えたら精査が必要である。特に、ラモトリギン・フェニトイン・フェノバルビタール・カルバマゼピンなどで警戒しておく。

■その他

トピラマートは代謝性アシドーシスから腎結石症を起こす。ゾニサミドで発汗が減少し体温が上昇することがある。

（4）薬物相互作用

抗てんかん薬の多剤併用または他疾患に対する投薬が薬物相互作用を引き起こす組み合わせは非常に多い。これは肝臓内の薬物代謝酵素シトクロム P450（ＣＹＰ）や UDP-グルクロン酸転移酵素（ＵＧＴ）の誘導や阻害によるものである。代表的な例を下記に示す。

■フェニトイン・フェノバルビタール・カルバマゼピン

これらの薬剤はＣＹＰやＵＧＴを誘導し、バルプロ酸・ゾニサミド・トピラマート・ラモトリギンの血中濃度を大きく低下させるので、中止または追加する場合は、併用薬剤の血中濃度変動を警戒し測定を実施する。

■バルプロ酸

グルクロン酸抱合の競合関係にあるラモトリギンの血中濃度を大きく上昇させるため、併用時には薬疹に注意して慎重に増量する必要がある。

※バルプロ酸とカルバペネム系抗菌薬（内服でオラペネム®あり）の併用は禁忌（バルプロ酸の血中濃度が大幅に低下しけいれんを誘発した事例がある為)

6. 病態に応じた抗けいれん薬の投与の判断基準（ペーパーシミュレーションを含む)

（1）原則

在宅療養の態勢で抗けいれん薬の投与を臨時に行う内容は、既にてんかんの診断がついており、怠薬・下痢・薬物相互作用・透析などの原因で薬物血中濃度が低下している可能性が高い患者に対し、処方薬と同一薬剤の内服または主治医が指示する用量・用法にて坐薬を使用する程度が許容範囲と考える。

高齢者は生理的反応や薬剤の代謝・排泄が低下し、併発疾患・薬剤併用の頻度も多い為、潜在疾患・過剰投与・相互作用により後遺症や死亡に陥る危険性が高いことを心得ておく。

（2）発作時初期対応（例)

※在宅では心モニターできず、けいれん中の血管確保は容易でないことが多く、薬剤保管の問題もあることから、初期対応は以下のような内容に限られる。

■抗けいれん薬療法中で怠薬などの原因で薬物血中濃度が低下している可能性が高い場合

◎服用可能なら

➡定期薬１回分を服用

◎服用不能なら（呼吸抑制に備えバッグバルブマスクを用意のうえ)

➡ダイアップ®坐剤 10mg １個を挿入

➡服用可能になれば定期薬１回分を服用（嘔吐・誤嚥を警戒する必要)

※１～２分でけいれんが治まらない場合は救急車を要請し気道確保・適宜吸引・血管確保

※坐剤の効果発現より短い時間であるが５分以上けいれんを持続させることは望ましくない為

（3）手順書による指示例

■手順書の対象となる患者

- 脳塞栓症による症候性てんかんの治療を開始し発作再発が予測される患者

■患者の病状の範囲（以下のいずれもが当てはまる場合）

- 突然意識消失し開眼したまま体が小刻みに震える
- 呼吸・脈拍あり

■診療の補助の内容（病状の範囲に合致する場合）

- ダイアップ®坐剤 10mg 1個を挿入

■特定行為を実施するに際しての確認事項

- 気道確保してバッグバルブマスクを準備し、呼吸抑制・血圧低下に注意して経過を観察する。

■医療の安全を確保するために必要な時の医師との連絡体制

- けいれんが1～2分で治まらないか、眼球の偏位や上転が残る場合、以下の通り連絡。
- その他医療の安全を確保するために必要な緊急時は、以下の通り連絡。

  平日日勤帯：担当医師に連絡する

  休日・夜勤帯：当直医師に連絡する

■行為実施後の医師への報告方法

- 手順書による指示を行った医師にけいれん経過・眼球運動・意識・呼吸・酸素飽和度・脈拍・血圧・体温の状態を電話又はメールで報告し、対応・患者家族指導について指示を受ける。

7. 抗けいれん薬の投与のリスク（有害事象とその対策等）

　発作時にけいれんを止めようとする時、効果発現の早い薬剤が第一選択であり、この場合、呼吸抑制の危険があるため、必ず気道確保、補助呼吸、気管挿管の準備を整えてから投与すべきである。従って、在宅で行うべき行為ではないが、救急室に引き継ぐ際の参考として初期治療例を示す。

（1）救急室での初期治療（参考）

■ジアゼパム（セルシン®）

- 10mg を 5mg/ 分で静注
- 生理食塩水やブドウ糖液で混濁するので希釈せずに投与
- 効果がない場合は 5 分後にさらに 10mg を追加投与
- 低血糖が否定できない場合は 50% ブドウ糖を投与したあと投与
- 慢性アルコール中毒ではウェルニッケ脳症予防のためチアミン 100mg 必要
- 筋注は効果発現が遅くばらつきがあるので推奨されない

■フェノバルビタールナトリウム（ノーベルバール®）

- kg あたり 15 〜 20mg を 50 〜 75mg/ 分で静注
- これまで皮下注または筋注に制限された下記の製剤しかなかった
- ジアゼパム投与後に使用すると呼吸抑制の頻度がさらに高くなる

■フェノバルビタール（フェノバール®）

- 50 〜 100mg 筋注（静注ではない！！）
- 血管内投与すると結晶化して析出し塞栓症が起こる危険

■フェニトイン（アレビアチン®）

- kg あたり 5 〜 20mg を最大 50mg/ 分で静注
- 効果発現までに約 20 分要するが効果持続時間が長い
- 心循環系に影響し心不全を起こす危険があるので投与速度を厳守
- 即効性に薬剤投与後に再発作を予防する目的で使用
- 脈拍と血圧をモニターする必要があり心電図モニター装着が望ましい
- 糖などで沈殿するため原則は希釈せず太めの単独ルートで投与
- 薬剤が血管外に漏れた際には壊死を起こしやすい

■ホスフェニトイン（ホストイン®）：フェニトインのプロドラッグ

- kg あたり 22.5mg を 3mg/kg/ 分または 150mg/ 分の低いほうを超えない速度で静注
（フェニトインより速い）

・生理食塩水や 5％ブドウ糖で希釈可能

・組織障害が少ない

（2）発作消失後の維持療法
■フェニトイン

・kg あたり 5 〜 8mg を 1 日 2 回に分けて 50mg/ 分を超えない速度で静注

■ホスフェニトイン

・5 〜 7.5mg/kg/ 日を 1 回または分割にて 1mg/kg/ 分または 75mg/ 分の低いほうを超えない速度で

（3）初期治療薬を高齢者に用いる際の注意事項（参考）
■ジアゼパム

覚醒度が低下し誤嚥の危険が増え、せん妄を誘発することがある。

■フェノバルビタール

呼吸抑制・血圧低下の可能性が高い。

■フェニトイン

低アルブミン血症・腎障害患者で副作用が出やすい。

心伝導ブロック作用が出やすく心電図・血圧モニターが必須。

血管痛・静脈炎を起こしうるので貴重な静脈ルートを破綻しないよう注意。

テオフィリンなどによる発作も悪化させる。

抗精神病薬の臨時の投与

1. 統合失調症の原因・病態生理

1. 概念

　青年期に好発する統合失調症は、治療法が進歩した現在も患者・家族に多大な負担や苦しみを与えている。一定の原因や症状・経過・予後で規定された疾病概念ではなく、主に特徴的な精神症状と行動障害によって診断分類されているのが現状である。回復するが再発しやすく、慢性に経過することが多い。経過と転帰は多様で、その多くが再発を繰り返し、10 ないし 15%は重篤な精神病状態が長期にわたり持続する。

　近代の疾患概念の変遷は、Kraepelin E (1856-1926)、Bleuler E (1857-1939)、Schneider K (1887-1967) の概念規定によく反映されている。

　Kraepelin の早発痴呆は破瓜病、緊張病、妄想性痴呆を下位分類とする単一疾患として提唱され、若年発症、慢性進行性の経過、認知症に至る不良な予後が基本的な特徴とされた。この認知症は記憶障害による知能低下ではなく、二次性の精神活動の鈍化やパラノイアを含んだ末期にみられるパーソナリティ障害を意味するものであった。しかし若年発症と慢性進行性の認知症化が必ずみられるとは限らないことが次第に明らかになり、やがて Bleuler の提唱した統合失調症に置き換えられた。

　Bleuler は Kraepelin が縦断的な経過で規定しようとした本疾患を横断的かつ精神病理学的にとらえ、連合障害、感情鈍麻、両価性と自閉の 4 つを基本症状 (4A 症状) とし、連合障害をその基礎障害とした。しかし、心の営みは内外環境の中で時々刻々と変化していく総体的な機能なので、その中から基本症状とその基礎にある連合障害を明確に規定するのは容易なことではない。原因や経過において多様なものを含むことは避けられず、Bleuler もそれを念頭に置いて統合失調症群と呼んだ。しかしながら 4A 症状で統合失調症と横断的に規定したことがやがて診断基準の拡散を招き、診断一致率の低下と診断に対する信頼性の低下を指摘する声が高まった。

　その後、Schneider は基本症状と副次症状に分ける Bleuler の症状構造論から離れて、診断上重要な 8 つの症状を一級症状 (first rank symptoms; FRS) と呼び、それほどでない症状を二級症状と呼んだ。そして身体的な基礎疾患がないことを前提に、FRS が紛れもない形で明瞭に認められたときに統合失調症と診断することを提唱した。FRS には「自我境界の喪失」を重視する Schneider 学派の学説があるが、Schneider はそれよりも特徴的な症状の有無で統合失調症を診断する方法を重視した。Bleuler により疾患概念が拡散し、診断一致率が低下して診断への信頼性が揺らぐ中で、FRS で操作的に診断する方法が次第に受け入れられていった。

FRS は今でも Present State Examination(PSE)、Schedule for Affective Disorders and Schizophrenia(SADS) などの構造下面接法に採用され、WHO の国際疾病分類 (ICD) の研究用診断基準や米国精神医学会の「精神疾患の診断・統計マニュアル」(DSM) の診断基準でも重視されている。

2. 疫学と経過

発病危険率は 1%、有病率は 1000 人あたり 0.11 ないし 0.24 人で性差なく、発病年齢は女性が約 5 歳高い。同胞には 10.8%、子には 16.4%、孫には 3.0%の遺伝的予後を認める。また一卵性双生児研究において一致率が高い (30 〜 50%) が 100%ではないことなどから、遺伝的要因と環境要因両方が発症に関与していると考えられている。

経過型は多様であるが、臨床経過は発病前期、前駆期、精神病期に分かれ、精神病期はさらに急性期、回復期、安定期に分かれる。急性期治療の開始から 6 ないし 18 ヶ月までが回復期で、初回精神病エピソードから 5 年間は早期経過と呼ばれている。再発の 82%がこの早期経過中にみられ、ほとんどの患者の疾患・機能レベルが発病後 5 ないし 10 年でプラトーになることから、治療転帰を左右する特別な時期として重視されている。

長期転帰は多様で一定しないが、それはさまざまな程度の発症脆弱性と個別性の大きい心理社会的ストレスとの相互作用によるためであろうと考えられている。

3. 成因

統合失調症の発病過程をよく説明するモデルとして普及しているのが、脆弱性 - ストレス - 対処モデルである。これはストレスへの対処行動が代償不全をきたした時、本疾患に特徴的な症状を生じる脳の脆弱性とストレスの相互作用で発病するというものである。発病脆弱性は、遺伝を含む生物学的因子と環境・心理的な脆弱因子との相互作用により形成される。

脳の脆弱性を解明しようと、遺伝学、生化学、脳の形態学など多くの領域で研究されているが、遺伝は統合失調症の発病リスクを最大 50%しか説明できず、胎生期・周産期の侵襲因子もその 1 〜 2%しか説明できていない。

現状では、生化学的研究によるドーパミン仮説が広く受け入れられており、中脳辺縁系の過剰興奮 (ドーパミンの過剰生成やドーパミン受容体の過感受性) が妄想、幻覚、緊張病症状、被影響体験、猜疑心などに関与し、前頭葉皮質のドーパミン機能低下が感情の平板化、無快感などに関係するとされている。実際にドーパミン D_2 受容体遮断作用をもつ抗精神病薬のクロルプロマ

ジンが、陽性症状に有効であるため提唱された。他にも様々な仮説が提唱されているが、明確な病因は未だに確定されておらず、発病メカニズムは不明である。

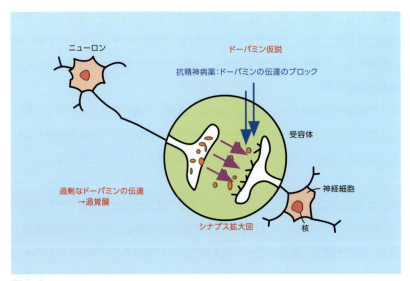

図18

2. 統合失調症の症状・診断

1. 症状

　意志・欲動、感情、思考、自我意識など多彩な精神機能の障害を認めるが、全ての患者が全ての症状を呈するのではないため注意が必要である。また身体症状がないことも他との鑑別診断になる。

　症状は大きく陽性症状と陰性症状の二つに分けられる。
- 陽性症状…幻覚、妄想、思考障害が主症状で可逆的、抗精神病薬によく反応する。
- 陰性症状…感情平板、会話貧困、意欲欠如の欠陥状態で、症状は不可逆的で抗精神病薬の反応が不良。

①意志・欲動の障害

a. 表情

　硬さ、冷たさ、異様さ、空虚な感じなどは統合失調症患者にかなり特徴的である。奇妙な表情をしたり、意味もなく笑う空笑なども見られる。

b. 態度・行動

身のこなし、姿勢などにも硬さや異様さ、わざとらしさ、衒奇、奇異などが見られる。

行動・動作の障害としては減動と多動という形で現れる昏迷と興奮がある。極端な混迷状態では減動から無動になり、受動的に与えられた体姿勢を続けるカタレプシーをはじめ、常同症、何事も拒み続ける拒絶、拒食、口をきかない緘黙、意志発動の低下による命令自動、反響症状としての反響言語、反響動作などが出現する。幻聴や自閉と関連する独語なども心的統制の低下が進むと出現する。

社会行動、生活上の異常では家庭生活に見られる無為、怠惰、不精、引きこもりなどの日常行動の異常、対人関係の確立困難、社会適応性を失う非社会的行動と不可解な予測されない衝動行為、傷害、殺人などの反社会的行為など行動上の障害が見られることがある。

②感情の障害

表情の硬さ、冷たさなどが現れる基盤には感情鈍麻がある。統合失調症を特徴づける中核症状の 1 つがこの感情の変化である。喜怒哀楽を示さず感情が平板化して、やがて無感情となり、自己の過去・現在・将来、家族のこと、他人のこと、社会のことに対して無関心となる。やがては終日何もしないでも退屈さえ訴えず全く無為となる。慢性化がすすむと不潔になっても平然としていて、自発性を失い茫然として日を過ごすようになる。

病期の初期から他人との間の心の通い合いが乏しくなる。これを疎通性の障害という。問いかけても反応のなさを示す場合は接触の障害である。この際患者は自己の殻に閉じこもるように見え、外界との接触を自ら断つ。この状態は自閉と言われる。また周囲のものの喜怒哀楽とは反対の感情反応を示したりするのを気分倒錯、愛と憎しみのような相反する 2 つの感情を同時にもつことを両価性という。

③思考の障害

思考過程の障害と思考内容の障害に分けられる。

a. 思考過程の障害

統合失調症の基本症状である連合弛緩が話のまとまりの悪さとして現れるが、高度になると滅裂思考となる。この場合は文脈が全くなくなり理解できない。話の流れが突然止まって進行しなくなるのが思考途絶であり、わざとひねくれた答えを即答するのが的はずれ応答である。

人格解体が進むと単語の羅列となる言葉のサラダ、全く新しい言葉を自作する言語新作などの症状が出現する。

b. 思考内容の障害

統合失調症の初期には思考体験様式の異常として強迫観念や自生思考（とりとめもない考え が次々と浮かんできてまとまらなくなる、考えが自然に出てくる、連想がつながっていく） が出現することがある。

思考内容の異常として最もしばしば認められるのが妄想である。統合失調症の妄想は了解不能な異質的な思考である 1 次妄想を特徴とし、特に人の話などに自分を関係づける自己関係づけが最もしばしば出現し、噂されている、悪口を言われているなどの関係妄想として訴えられる。

妄想の種類として統合失調症に出現しやすいものとして関係妄想（周囲の出来事を全て自分に関係付けて考える）、被害妄想（近所の住民に嫌がらせをされる）、被毒妄想（飲食物に毒が入っていると思い込む）、注察妄想（常に誰かに見張られていると感じる）、追跡妄想（誰かに追われていると感じる）、心気妄想（重い体の病気にかかっていると思い込む）、嫉妬妄想（配偶者や恋人が不貞を行っている等と思い込む）、血統妄想（自分は天皇の隠し子だなどと思い込む）、誇大妄想（患者の実際の状態よりも遥かに裕福だ、偉大だなどと思い込む）、宗教妄想（自分は神だなどと思い込む）、恋愛妄想（異性に愛されていると思い込む）などがある。血統妄想の変形したもので、自分の家族は本当の家族ではないと思い込む家族否認妄想もある。

妄想形成の初期に最もしばしば出現するのが妄想気分で、外界に異様な変化が現れているように感じられ不安におそわれ、世界が今にも破滅するような感じがするなどと思いこむ世界没落体験を訴えることがある。妄想気分から被害妄想、追跡妄想などに発展していく。

④知覚の障害

実在しない知覚情報を体験する症状を幻覚というが、統合失調症に最も出現しやすいのは幻聴である。幻聴の内容は他人の声である場合が多いが、それが外部からラジオや電波で聞こえてくるという。大体被害的な内容のものや命令的なものが多い。声が耳ではなく頭や心に響いてくるとも訴えられる。特に話しかけと返答の幻聴は統合失調症に特徴的といわれる。自我意識障害の要素を持つものとしては考えが声になる考想化声などの体験もある。患者は初期には自らこれにとらわれ苦しむが、慢性化すると声と対話しながら独語するようになる。その他の幻覚として体感幻覚、幻嗅、幻味なども出現する。幻視は統合失調症患者では比較的まれである。

⑤自我意識の障害

統合失調症で特に重要な症状の1つ。まず自己所属感の減弱または消失から離人症が起こってくる。見るものに現実感が失われ自分から隔たっているように感じる疎隔体験から、自己の能動性意識が薄れ、自ら動くのではなく他からさせられる、外から動かされると体験するようになるのがさせられ体験である。このさせられ体験が思考面に出ればさせられ思考となる。させられ思考が他人から考えを入れられるとなれば考想吹入、考えを他人にとられてしまうとなれば考想奪取となる。その他考えが人に伝わっていく考想伝播、考えが他人に知れてしまう考想察知などという形となる。

また自我の統一性が失われ自我の分裂が起こると、自分の考えていることが声になる考想化声や考えが字に見える考想可視などとなる。

その他神様や狐が自分の体に乗り移っているなどの憑き物妄想、憑依妄想も含まれる。

⑥その他の症状

一般的には見当識や良識はおかされない。

最も重要な症状の1つに病識の欠如がある。自らを客観視することができず、異常体験について、その非合理性に気付かなくなる。

また、全体の印象からいかにも統合失調症患者らしいプレコックス感を感じとることがある。

2. 診断基準

① ICD-10 での診断基準

下記 a. ～ d. のうち、明らかな症状が少なくとも1つ (十分に明らかでないときは2つ以上)、あるいは e. ～ h. のうち少なくとも2つ以上が、1ヶ月以上にわたりほとんどの期間、明らかに存在していること。

a. 考想化声、考想吹入または考想奪取、考想伝播。

b. 他者に支配される、影響される、あるいは抵抗できないという妄想で、身体や四肢の運動、特定の思考、行動や感覚に関連づけられているもの、および妄想知覚。

c. 患者の行動に対して絶えず注釈を加えたり、仲間たちの間で患者のことを話題にする形式の幻聴、あるいは身体のある部分から発せられる幻聴。

d. 宗教的・政治的な身分や超人的な力や能力といった、文化的に不適切で実現不可能なことがらについての持続的な妄想 (たとえば天候をコントロールできる、別世界の宇宙人と交信している)。

e. 持続的な幻覚が、感傷的内容を持たない浮動性あるいは部分的な妄想や支配観念に伴って継続的に(数週から数ヶ月)現れる。

f. 思考の流れに途絶や挿入があり、その結果まとまりのない話しかたをしたり、言語新作が見られたりする。

g. 興奮、常同姿勢、蝋屈症、拒絶症、緘黙、昏迷などの緊張病性行動。

h. 著しい無気力、会話の貧困、情動的反応の鈍麻や不適切さのような、社会的引きこもりや、社会的能力の低下をもたらす(陰性症状)。

② DSM-Ⅳ-TR での診断基準

A. 特徴的症状:

以下のうち2つ(またはそれ以上)、おのおのは1ヶ月の期間(治療が成功した場合はより短い)ほとんどいつも存在。

(1) 妄想

(2) 幻覚

(3) まとまりのない会話(例:頻繁な脱線または滅裂)

(4) ひどくまとまりのない、または緊張病性の行動

(5) 陰性症状、すなわち感情の平板化、思考の貧困、または意欲の欠如

注:妄想が奇異なものであったり、幻聴がその者の行動や思考を逐一説明するか、または2つ以上の声が互いに会話しているものであるときには、基準Aの症状を1つ満たすだけでよい。

B. 社会的または職業的機能の低下:

障害の始まり以降の期間の大部分で、仕事、対人関係、自己管理などの面で1つ以上の機能が病前に獲得していた水準より著しく低下している(または、小児期や青年期の発症の場合、期待される対人的、学業的、職業的水準にまで達しない)。

C. 期間:

障害の持続的な徴候が少なくとも6ヶ月間存在する。この6ヶ月の期間には、基準Aを満たす各症状(すなわち、活動期の症状)は、すくなくとも1ヶ月(または、治療が成功した場合はより短い)存在しなければならないが、前駆期または残遺期の症状の存在する期間を含んでもよい。これらの前駆期または残遺期の期間では、障害の徴候は陰性症状のみか、もしくは基準Aにあげられた症状の2つまたはそれ以上が弱められた形(例:風変わりな信念、異常な知覚体験)で表されることがある。

D. 統合失調感情障害と気分障害の除外：

統合失調感情障害と「気分障害、精神病性の特徴を伴うもの」が以下の理由で除外されていること。

a. 活動期の症状と同時に、大うつ病、躁病、または混合性のエピソードが発症していない。

b. 活動期の症状中に気分のエピソードが発症していた場合、その持続期間の合計は、活動期および残遺期の持続期間の合計に比べて短い。

E. 物質や一般身体疾患の除外：

障害は、物質（例：乱用薬物、投薬）または一般身体疾患の直接的な生理学的作用によるものではない。

F. 広汎性発達障害との関係：

自閉性障害や他の広汎性発達障害の既往歴があれば、統合失調症の追加診断は、顕著な幻覚や妄想が少なくとも1ヶ月（または治療が成功した場合はより短い）存在する場合にのみ与えられる。

3. 主な分類

①妄想型

発病は遅く、30歳前後にはじまり、陽性症状としての幻覚と比較的固定した妄想を主症状とするもので、人格の崩壊は少ない。また薬物療法に比較的反応しやすいとされる。

②破瓜型

思春期・青年期に発病し、病勢は徐々に進行。顕著な幻覚や妄想形成および緊張症状は示さないが、思考障害が著しく、かつ陰性症状としての情意障害が主景に出るものであり、経過が長く人格の崩れが起こり予後不良のものが多い。

比較的治療への反応が鈍く、抗精神病薬も有効率が低い。慢性化してある時期が過ぎると漠然として存在した幻覚や妄想も目立たなくなり、次第に思路障害（思考滅裂）、行動異常（奇異な行動）が進行し、感情の平板化や児戯的爽快を示すようになる。患者の表情はしばしば硬くなり、やがては自閉、閉居し、不潔になっても平然とし、何ら生産的なことはしなくなり、次第に社会性を失い、孤立化し、行動は無目的で意図を欠き無為に過ごすようになる。

③緊張病型

発病は20歳前後で、亜急性または急性に発病し、緊張性興奮（動機の不明な多動を主徴とし、大声でわめいたり器物を破損したりする）・緊張性昏迷（突然無口、減動・無動状態となり

常同的な姿勢保持やカタレプシーなどを認める）といった症状を呈する。

興奮、昏迷ともに数日〜数週でおさまり間歇期に入るが、そのまま再発せずに治癒に至る例は少なく、再三発作的に興奮または昏迷を繰り返す。

④鑑別不能型

一般的な基準を満たしているものの、妄想型、破瓜型、緊張型どの亜型にも当てはまらないか、二つ以上の亜型の特徴を示す状態。

⑤残遺型

陰性症状が１年以上持続したもの。陽性症状はないかあっても弱い。他の病型の後に見られる急性期症状が消失した後の安定した状態である。

3. 抗精神病薬の種類と臨床薬理

現在統合失調症の治療の中心は薬物療法で、主にドーパミン D_2 受容体拮抗作用を持つ抗精神病薬の投与が、陽性症状を中心とした症状の軽減に有効である。

抗精神病薬は、ドーパミン拮抗薬（ドーパミン・アンタゴニスト）で、主な作用は脳内の神経伝達物質であるドーパミンの遮断である。主に、中脳辺縁系のドーパミン作動性ニューロンのドーパミン D_2 受容体を遮断する。そのことによって、妄想や幻覚といった精神症状を軽減させる。また、脳の興奮状態を抑制させる作用を利用して、抗不安薬では取り除けないような強度の不安や極度のうつ状態、不眠に対する対処薬としても利用される場合もある。

抗精神病薬を投与する原則は単剤で、必要な量を、十分期間使用することであり、抗精神病薬の有効性の確認には最低で２〜４週程度の期間は必要とされている。しかし実際の臨床現場では、それほど時間をかけられない場合もある（隔離室を使用しなければならないほど行動障害が激しい、副作用の問題など）ため、臨機応変に観察期間を設定することが現実的な選択肢になると考えられる。

抗精神病薬は、大きく分けて古い定型抗精神病薬と新世代型の非定型抗精神病薬に分類することができる。

1. 定型抗精神病薬

定型抗精神病薬の治療効果と主要な副作用である錐体外路徴候はドーパミン D_2 受容体の薬物親和性に相関することが分かっている。定型抗精神病薬のドーパミン D_2 受容体遮断作用は中枢

神経のドーパミン経路すべてに及ぶが、中脳辺縁系（腹側被蓋野から側坐核と腹側線条体、扁桃体と海馬の一部、その他の辺縁系構成部位に投射）とおそらく中脳皮質系（腹側被蓋野から大脳皮質特に前頭前野に投射）への拮抗作用が主要な薬理作用と考えられている。

　定型抗精神病薬の使い方としては非定型抗精神病薬に比べて鎮静作用が強いことからせん妄、不穏の治療や非定型抗精神病薬で治療が無効であった場合が多い。

　定型抗精神病薬は高力価抗精神病薬と低力価抗精神病薬に大別される。力価は抗精神病作用の強さであり高力価抗精神病薬とはハロペリドールに代表されるブチロフェノン系が中心であり、低力価抗精神病薬はクロルプロマジンに代表されるフェノチアジン系が中心となる。高力価薬は低力価薬に比べて鎮静作用と起立性低血圧の副作用が少なく、低力価薬は高力価薬に比べて錐体外路徴候が少ない傾向になる。これはドーパミン D_2 受容体との親和性に関係すると考えられている。高力価薬はドーパミン D_2 受容体への選択性が極めて高いため錐体外路徴候が出やすく、低力価薬はドーパミン D_2 受容体選択性が低く、ムスカリン受容体やアドレナリンの α 受容体へも非特異的な結合を起こし抗コリン作用や抗アドレナリン作用を起こしやすいと考えられている。

①作用

a. 抗精神病作用

　最も明らかな薬理作用は、中脳辺縁系の遮断作用による幻覚・妄想・思考障害など、急性期の陽性症状に対する効果である。全ての抗精神病薬は、程度に差はあれドーパミン D_2 受容体遮断作用を有しており、これが抗精神病作用の主要な薬理学的機序と考えられている。

b. 鎮静作用

　精神運動興奮に代表されるような興奮、衝動性、攻撃性、不安・焦燥に対して鎮静作用を期待して用いられることも多い。これらの作用は主に低力価の抗精神病薬が有するアドレナリン α_1 受容体遮断効作用が関与するといわれる。

c. 精神機能賦活作用

　無為、自閉、感情鈍麻など、慢性期のいわゆる陰性症状に対する効果は、定型抗精神病薬は非定型抗精神病薬と比較して弱いとされる。

②種類

a. フェノチアジン系

　1952 年にはじめて用いられた最初の抗精神病薬であるクロルプロマジンを含む、フェノチアジンを基本骨格とした群である。代表的な薬物としてはクロルプロマジン（商品名：コン

トミン®、ウインタミン®)、レボメプロマジン(商品名:ヒルナミン®、レボトミン®)、フルフェナジン(商品名:フルメジン®、デポ剤としてフルデカシン®)、プロペリシアジン(商品名:ニューレプチル®)、ペルフェナジン(商品名:ピーゼットシー®、トリラホン®)などがあげられる。

b. ブチロフェノン系

定型抗精神病薬の代表的系列であり、高力価抗精神病薬の代表格でもある。抗コリン作用は弱く、錐体外路障害は起こりやすい。またα_1遮断作用は弱いが鎮吐作用は強い。代表的な薬物としてはハロペリドール(商品名:セレネース®、ハロステン®、デポ剤としてハロマンス®など)、ブロムペリドール(商品名:インプロメン®)、チミペロン(商品名:トロペロン®)、スピペロン(商品名:スピロピタン®)などがある。

c. ベンズアミド系

鎮吐薬であったドーパミン拮抗薬であるメトクロプラミドを改良する過程で生じた系列である。スルピリド(商品名:ドグマチール®、アビリット®、ミラドール®など)、スルトプリド(商品名:バルネチール®)、ネモナプリド(商品名:エミレース®)などが知られている。ドーパミン受容体の中でドーパミンD_1受容体の阻害作用が殆どない系列である。スルピリドはドーパミンD_3受容体を強く抑制し覚醒度を低下させず、精神活動抑制作用が殆どなく、錐体外路障害も稀である。幻覚や妄想を抑制する効果はかなり高い。消化管と中枢神経の両方に効果があるためストレス性胃潰瘍などには非常に良い効果がある。うつ病や神経症にもよく用いられる。スルトプリドは全く毛色が異なり強力な鎮静作用をもち、錐体外路障害が強い。躁病の治療に用いられることがある。ネモナプリドはドーパミンD_2受容体、ドーパミンD_3受容体、ドーパミンD_4受容体を抑制しかなり強力な抗幻覚、抗妄想作用をもち、副作用も弱い。

d. その他

ゾテピン(商品名:ロドピン®)、ピモジド(商品名:オーラップ®)、モサプラミン(商品名:クレミン®)、クロカプラミン(商品名:クロフェクトン®)、オキシペルチン(商品名:ホーリット®)など。

2. 非定型抗精神病薬

非定型抗精神病薬は定型抗精神病薬と比較してドーパミンD_2受容体への作用が緩和されており、セロトニン受容体やドーパミンD_4受容体、ドーパミンD_2受容体の解離速度などの差から

より高い抗精神病作用をもち、錐体外路障害、高プロラクチン血症、心血管系副作用も少ないとされている。

バルビツール酸系薬剤やアドレナリンとの併用は禁忌である。

種類としては以下のものがある。

①リスペリドン (商品名：リスパダール®)

ドーパミン D_2 受容体を遮断する作用だけでなく、それよりも強いセロトニン 5 –HT_{2A} 受容体を遮断する作用を持つため、セロトニン・ドーパミン拮抗薬 (serotonin-dopamine antagonist; SDA) と呼ばれている。

抗幻覚・妄想作用や鎮静効果が顕著で、発現時間も早いという特徴から、急性期症状に対して高い有効性を示す。

剤形としては錠剤、口腔内崩壊錠 (OD 錠)、細粒、内用液、持効性注射剤の 5 種類があり、患者の状態や希望に応じた幅広い選択が可能である。内用液は急性増悪時や興奮時に屯用されることが多い。

②オランザピン (商品名：ジプレキサ®)

オランザピンは多数の神経伝達物質の受容体に対する作用を介して、統合失調症の陽性症状だけでなく、陰性症状、不安症状などに対する効果や錐体外路症状の軽減をもたらし (多元作用型)、また多くの受容体に作用することが脳内作用部位への選択性につながる (受容体標的化) と考えられており、その特徴から多元受容体標的化抗精神病薬 (multi-acting receptor targeted antipsychotics; MARTA) と呼ばれる。

オランザピンには適度の鎮静効果があり、鎮静目的の向精神薬を追加せずに急性期治療を乗り切れる可能性がある。オランザピン単独なら 1 日 1 回投与ですむため、少ない錠剤数によって急性期治療を行えるという大きな利点がある。

剤形としては錠剤、細粒、口腔内崩壊錠 (ザイディス)、速効性注射製剤がある。

注意すべき副作用として、体重増加、脂質異常症、高血糖、糖尿病性ケトアシドーシス、糖尿病性昏睡が挙げられ、糖尿病の患者や糖尿病の既往歴のある患者にはオランザピンの投与は禁忌、糖尿病の家族歴や高血糖あるいは肥満などの糖尿病の危険因子を有する患者は慎重投与となっている。

③クエチアピン (商品名：セロクエル®)

オランザピンと同様、多様な受容体に作用する薬であり、多元受容体標的化抗精神病薬 (MARTA) と呼ばれる。またドーパミン D_2 受容体に一度結合しても離れやすいという特徴

を持っている。これらの薬理的な特徴のため、陽性症状に対する効果はリスペリドンやオランザピンよりもわずかに弱いとされているが、錐体外路症状やプロラクチン値の上昇が起こりにくく、鎮静作用や催眠効果が期待できるという特徴がある。

剤形としては錠剤と細粒が発売されている。

副作用として抗ヒスタミン H_1 作用である過鎮静や眠気、体重増加、抗コリン作用である口渇、複視、便秘、尿閉、認知機能の障害、抗ノルアドレナリン α_1 作用である過鎮静や眠気、起立性低血圧、めまい、射精障害があるので注意が必要。オランザピンと同様に糖尿病の患者、糖尿病の既往歴のある患者には禁忌となっている。

④アリピプラゾール（商品名：エビリファイ®）

ドーパミン D_2 受容体に結合すると、ドーパミン神経をある程度刺激する作用があるという薬理学的特徴を持った薬であり、ドーパミン受容体部分作動薬 (Dopamine Partial agonist; DPA) とも呼ばれる。ドーパミン機能を遮断するのではなく、部分的に作用するため、錐体外路症状や高プロラクチン血症といった副作用が少ないことが期待できる。鎮静作用は少ない。

剤形としては錠剤、口腔内崩壊錠、細粒、内用液がある。

⑤ペロスピロン（商品名：ルーラン®）

わが国において新規に合成から開発され、発売された初めての非定型抗精神病薬であり、リスペリドンと並んで SDA として分類されているが、リスペリドンと異なり維持期における役割が大きいといえる。開発の元になった薬剤はセロトニン $5-HT_{1A}$ 受容体部分作動薬である非ベンゾジアゼピン系抗不安薬のタンドスピロンクエン酸塩である。

剤形は錠剤のみ。

最も頻度の高い副作用は、ヒスタミン H_1 受容体遮断作用による眠気や過鎮静である。

⑥ブロナンセリン（商品名：ロナセン®）

定型抗精神病薬のハロペリドールに匹敵する強いドーパミン D_2 遮断作用とともに、セロトニン $5-HT_{2A}$ 受容体遮断作用を併せ持ち、さらに不快な副作用に関与する各種受容体への親和性が低い化合物を探索した結果開発された。SDA に分類される。

剤形は錠剤と細粒がある。

ドーパミン D_2 受容体遮断作用が強いため、パーキンソン症候群、アカシジア、プロラクチン値上昇に注意が必要。

⑦クロザピン (商品名：クロザリル®)

抗精神病薬による適切な治療を行ったにもかかわらず、本質的な改善が得られなかった治療抵抗性統合失調症患者に対する有効性が確立された現時点における唯一の薬剤。

服用者の 0.38％～ 0.9％に無顆粒球症という副作用が出現し、適切に対処しないとこのうちの約半数が死亡するという問題があるため、厳重な副作用モニタリングのもと厳密な基準を満たす治療抵抗性統合失調症以外には使用できないようになっている。また所定の研修を受け、クロザリル患者モニタリングサービスというところに登録された医師、薬剤師、医療機関でなければ処方できない。

ドーパミン D_2 受容体遮断作用が極めて弱いうえに、セロトニン 5-HT$_{2A}$ 受容体を遮断したり、ドーパミン D_1 受容体やドーパミン D_4 受容体、ヒスタミン H_1 受容体に作用したりと多彩な薬理学的特徴を有している。

剤形は錠剤のみ。

副作用のうち、最も重要なものは無顆粒球症と考えられる。その他糖尿病、けいれん発作、心筋炎 / 心筋症があげられる。

⑧パリペリドン (商品名：インヴェガ®)

リスペリドンの主活性代謝物であるパリペリドンを徐放錠化した抗精神病薬であり、薬物相互作用を受けにくく、1 日 1 回投与で安定した薬物動態を得ることができ、血中濃度の変動が小さく安定しているため、精神症状の安定と副作用の軽減にも寄与することが期待される。剤形は徐放剤。

錐体外路症状や日中の眠気、体重増加のリスクといった副作用は少ないと考えられるが、高プロラクチン血症や起立性低血圧には注意が必要。

日本では「ゼプリオン水懸筋注」が 2013 年 11 月から発売されたが、2014 年 4 月 17 日、厚生労働省は 2014 年 4 月 16 日までの約半年間で 21 人が死亡したと発表した (本剤との因果関係は不明、12 例は他の抗精神病薬と併用していた)。

4. 各種抗精神病薬の適応と使用方法

現在、統合失調症のほとんどの病態に対して非定型抗精神病薬が第一選択となっている。例えば、米国のエキスパートコンセンサスガイドラインによれば、定型抗精神病薬の使用が優先される状況の患者は極めて限られており、すでに定型抗精神病薬で状態が安定している患者、興奮な

どにより筋肉注射を要する患者、アドヒアランス不良で持効性注射剤を要する患者のわずか3種類である。しかし現在、リスペリドンの持効性注射剤やオランザピンの注射製剤が発売されていることから、今後定型抗精神病薬の使用機会がさらに少なくなることが予想される。

以下に非定型抗精神病薬の添付文書の内容を記す。

①リスペリドン

効能・効果は統合失調症。

通常、成人には1回1mg、1日2回より始め、徐々に増量する。維持量は通常1日2～6mgを原則として1日2回に分けて経口投与する。なお年齢、症状により適宜増減する。ただし1日量は12mgを超えないこと。

開始用量は添付文書上は2mg/日となっているが、初回エピソードでは0.5～1mg/日が望ましいとの報告もある。6mg/日以上になると錐体外路症状が発現しやすいため、6mg/日を最高用量とすることが推奨されている。

持効性注射剤の場合、2週間に1回の臀部筋肉内注射で血中濃度を維持することが可能。初回量は25mgを用い、増量は少なくとも同一量を2回投与した後に原則として12.5mgずつ行い、1回量が50mgを超えないようにする。また初回投与後3週間は血中濃度の上昇がみられないため、この期間はリスペリドンの経口剤を併用する必要がある。

②オランザピン

効果・効能は統合失調症および双極性障害における躁症状の改善。

統合失調症に対しては、通常、成人には5～10mgを1回/日投与より開始、維持量は1日1回10mgである。年齢、症状により適宜増減するが、1日量は20mgを超えないこと。急性幻覚妄想状態や興奮など明らかな精神病症状が活発に認められ、行動制限が必要になる場合などは15～20mgなどのより多い用量で開始する方法も勧められている。

③クエチアピン

効能・効果は統合失調症。

通常、成人には1回25mg、1日2または3回より投与を開始、通常1日投与量は150～600mgとし、2回または3回に分けて経口投与する。なお投与量は年齢・症状により適宜増減する。ただし1日量として750mgを超えないこと。

クエチアピンは内服後約2.6時間で血漿中濃度が最高となり、その後血漿から消失する半減期は平均3.5時間と報告されている。そのため服用する間隔は比較的短く、1日2～3回投

与することになる。高齢者では非高齢者に比べて血漿中濃度が約1.5倍高く推移することも報告されているので、高齢者への投与は注意が必要。

④アリピプラゾール

効能・効果は統合失調症および双極性障害における躁症状の改善。

統合失調症に対して、通常、成人には1日6～12mgを開始用量、1日6～24mgを維持用量とし、1回または2回に分けて経口投与する。なお、年齢、症状により適宜増減するが、1日量は30mgを超えないこと。

血中半減期は約61時間であることから、服薬回数は1日1回でよい。

⑤ペロスピロン

効能・効果は統合失調症。

通常、成人には1回4mg、1日3回より始め、徐々に増量する。維持量として1日12～48mgを3回に分けて食後経口投与する。

なお、年齢、症状により適宜増減する。但し、1日量は48mgを超えないこと。

⑥ブロナンセリン

効能・効果は統合失調症。

通常、成人には1回4mg、1日2回食後経口投与より開始し、徐々に増量する。維持量として1日8～16mgを2回に分けて食後経口投与する。なお、年齢、症状により適宜増減するが、1日量は24mgを超えないこと。

⑦クロザピン

効能・効果は治療抵抗性統合失調症。

通常、成人には初日は12.5mg(25mg錠の半分)、2日目は25mgを1日1回経口投与する。3日目以降は症状に応じて1日25mgずつ増量し、原則3週間かけて1日200mgまで増量するが、1日量が50mgを超える場合には2～3回に分けて経口投与する。維持量は1日200～400mgを2～3回に分けて経口投与することとし、症状に応じて適宜増減する。ただし、1回の増量は4日以上の間隔をあけ、増量幅としては1日100mgを超えないこととし、最高用量は1日600mgまでとする。

⑧パリペリドン

効能・効果は統合失調症。

通常、成人にはパリペリドンとして6mgを1日1回朝食後に経口投与する。なお、年齢、症状により1日12mgを超えない範囲で適宜増減するが、増量は5日間以上の間隔をあけて1日量として3mgずつ行うこと。

5. 各種抗精神病薬の副作用

1. 中枢神経系

①精神症状

a. 鎮静

抗精神病薬の副作用の中では最も共通して認められるものであるが、アドレナリンα_1受容体とヒスタミンH_1受容体遮断作用が関与するため、低力価抗精神病薬において強く発現する傾向がある。

精神運動興奮を呈する患者に対する初期治療においてはむしろ治療的となりうるが、耐性が生じることも多いといわれる。長期的には認知機能の低下やQOLの低下に直結するため、抗精神病薬の投与量を最小限としたり、新規抗精神病薬など他剤への変更を検討する必要がある。

b. 認知機能障害

主に抗コリン作用によって生ずる記銘力障害が問題となる。薬剤の減量、新規抗精神病薬を含む他剤への変更が原則であるが、選択的セロトニン再取り込み阻害薬(SSRI)やアセチルコリンエステラーゼ阻害薬であるドネペジルの併用を推奨するガイドラインもある。また予防的措置として抗コリン性抗パーキンソン薬を無用に長期併用することを避けることも重要である。

c. 発作性知覚変容発作

発作性に自己違和感的な病的体験を自覚する病態であり、特に夕方に視覚を中心とした知覚変容体験や幻覚妄想様体験として発現する。統合失調症自体の病的体験との異同が議論の対象となっているが、抗精神病薬の副作用の1つと考えられており、薬剤の減量、他剤への変更を要することが多い。対症療法としてベンゾジアゼピン系薬物が有効なことがある。

d. 抑うつ状態

そもそも統合失調症が抑うつ状態を合併しやすい疾患であることはいうまでもないが、特に定型抗精神病薬により抑うつ症状をきたす可能性があることも認識する必要がある。クロルプロマジンが統合失調症治療に導入された1952年からの4年間の間に自殺者が3倍に増加したという報告があり、抗精神病薬と抑うつ状態の関係について示唆している。統合失調症後抑うつは急性の精神病様症状が消退したのちに抑うつ状態を呈する病態のことを称するが、抗精神病薬がこれに関与している可能性は否定できない。治療としてはSSRIなどの抗

うつ薬を併用することが推奨されているが、必ずしも効果は高くなく、また薬物相互作用によりかえって抗精神病薬の血中濃度を上昇させる危険性があることにも留意しなければならない。

一方、いわゆる目覚め現象 (awakenings) は、新規抗精神病薬の登場により注目された概念である。認知機能の急激な改善に伴い、病的体験の疎隔化とそれによる病識と現実検討能力の改善が得られるが、その結果として患者自身の耐え難い現実への直面化が進展し、これまで歩んできた人生に対する悔恨や自らが置かれた社会的境遇に対する絶望感にさいなまれるというものである。

②ドーパミンD₂受容体遮断作用

いわゆる錐体外路症状（EPS）と言われるものである。パーキンソン症候群、不随意運動としてアカシジア (足がムズムズするなどしてじっとしていることができない。定型、非定型のどちらも原因になる)、ジストニア (四肢、体幹、頭頸部の筋群に間欠性あるいは持続性の筋固縮と痙直が生ずる不随意運動で、眼球上転、眼瞼けいれん、舌突出、痙性斜頸、頸後屈などの形態でみられることが多い)、遅発性ジスキネジア (持続的かつ難治性の不随意運動であり、舌、顎、体幹、四肢にみられるが、75％以上は口顔面に集中しており、口をモグモグ動かしたり、舌を捻転させる) が有名である。命にかかわる重篤な副作用としては悪性症候群が知られている。

③けいれん発作、脳波異常

抗精神病薬により脳波異常が出現することやけいれん閾値が低下することは以前からよく知られている。高力価薬物よりも低力価薬物の方がけいれんをきたしやすいが、なかでもクロザピンやゾテピンが高率である。いずれも用量依存性が明らかであるため、投与量を必要最小限に設定することが重要である。脳波異常では徐波化をきたすことが多いが、突発性異常波が認められることもある。けいれん発作が出現した際には、フェニトインやバルプロ酸ナトリウムなどの抗けいれん薬の併用を要する。

④悪性症候群

後述

2. 自律神経系

①抗コリン作用

口渇、鼻閉、便秘・麻痺性イレウス、排尿障害、眼圧上昇、頻脈などが出現する。これらは

自覚症状として不快感を呈するため、服薬アドヒアランスの低下の要因となりやすく注意を要する。特に低力価の抗精神病薬は抗コリン作用が強く、これらの副作用の出現頻度が高い。一方、高力価の抗精神病薬もEPS対策として抗コリン性パーキンソン病薬を併用すると、当然抗コリン性副作用を生じることになる。留意すべきは重度の便秘に伴い出現する麻痺性イレウスで、時に致死的となるため早急な対応を要する。

②抗アドレナリン作用

低血圧や起立性低血圧、ふらつきは特に高齢者において転倒事故による骨折の原因となるため注意を要する。重度の起立性低血圧は時に失神に至ることもある。

3. 心血管系

クロルプロマジンなどの低力価薬物をはじめとして、すべての抗精神病薬はキニジン様作用を有しているため心毒性を呈しうる。定期的な心電図検査は重要であり、QT間隔やPR間隔の延長、T波の平坦化などの変化に注目する。特にQT延長はトルサード型心室性頻拍 (torsade de pointes) を惹起し突然死の原因となるため、危険性の少ない高力価薬物への変更などの対応を要する。

4. 内分泌・代謝系

①性機能障害

ドーパミンD_2受容体遮断作用による高プロラクチン血症は、多様な性機能障害を惹起する。なかでも無月経や女性化乳房、性欲低下、射精障害、インポテンツは患者からの訴えが得られにくいこともあり、常に念頭に置いておく必要がある。

②食欲亢進、体重増加

ほとんどすべての抗精神病薬により食欲亢進と体重増加をきたすことが知られているが、定型抗精神病薬よりはクロザピンやオランザピンをはじめとする非定型抗精神病薬の方がその影響が大きいとされる。これにはドーパミンD_2受容体遮断作用やヒスタミンH_1受容体遮断作用などが関与していると考えられる。服薬アドヒアランスの低下に直結するとともに、心疾患や糖尿病発症の危険性を高める副作用でもあるため、患者に十分説明したうえで投与を開始すべきである。また体重増加の兆しが認められた際には、早期に運動療法や食事療法を検討し、場合によっては原因薬剤の変更を考慮する必要がある。

③多飲、水中毒、SIADH

統合失調症の慢性期においてよくみられる多飲は、心因性多飲、強迫的多飲とも呼ばれ、低ナトリウム血症や低浸透圧血症を合併することが知られている。重症例では意識障害、けいれん発作を伴う水中毒を惹起し、時に致命的となりうる。一般に精神科病院入院患者の10～20%に多飲がみられ、4～12%が低Na血症を呈し、3～4%に水中毒が発生しているという。またその一部には抗利尿ホルモン不適合分泌症候群 (SIADH) が関与していることも示唆されている。

予防と早期発見が重要であり、多飲患者の発見には日常の飲水行動の観察、頻回の体重測定、血清ナトリウム値や尿比重の測定が有用である。実際に水中毒を発症した場合には、直ちに飲水制限を行うとともに補液による電解質補正が必要となるが、急速な血清ナトリウム値の上昇は橋中心髄鞘崩壊を誘発するため注意が必要である。

5. 消化器症状

特にフェノチアジン系薬剤による肝機能障害が起こりやすく、直接ビリルビンやアルカリフォスファターゼの上昇を伴う胆汁うっ滞型肝障害を呈することが知られている。原因薬剤を中止し、肝庇護剤の投与や肝機能障害をきたしにくいブチロフェノン系薬剤への変更などを検討する。

6. 皮膚症状

フェノチアジン系のような低力価の抗精神病薬は光過敏性を有しており、重度の日焼けやSLE様皮疹の原因となりうる。また大量投与においては色素沈着を起こすことがある。

7. 眼症状

クロルプロマジンで角膜混濁や網膜色素変性が生ずることが知られており、高用量を長期服用している患者では定期的な眼科受診が望ましい。

6. 病態に応じた抗精神病薬の投与とその判断基準 (ペーパーシミュレーションを含む)

1. 急性期の治療

興奮・幻覚・妄想などの陽性症状を軽減し、生活機能の障害を改善することが目的となる。原則は通院治療を基本とするが、病識を欠くために治療への協力が得られない場合や自傷他害のお

それがある場合など、入院治療以外においては安全で効果的な治療ができない場合には入院治療を適用する。

抗精神病薬による治療は不可欠である。速やかな薬物治療の開始が病勢の進行を抑え、回復を早める。

①内服可能な場合

処方例　ジプレキサ®(10mg)1〜2錠/分1

リスパダール®(1mg)1〜4錠/分1〜3

セロクエル®(100mg)2〜6錠/分2〜3

エビリファイ®(6mg)3〜5錠/分1〜2等

糖尿病を有する患者に対してジプレキサ®は投与禁忌であり、リスパダール®を用いる。またジプレキサ®、セロクエル®は投与中に高血糖を生ずることがあるため、定期的な血糖測定や体重測定が必要である。

②服薬アドヒアランス(患者が積極的に治療方針の決定に参加し、その決定に従って治療を受けること)が不良である場合

次の薬剤は体内への吸収が速やかであり、また効果発現が早いため、急性の興奮状態で拒薬を示す症例にも粘り強く説得し内服させると、比較的速やかに平穏化するとともに通常の内服薬へ導入することができる場合がある。

処方例　リスパダール®内用液1〜2mL

ジプレキサザイディス®(5mg)2〜4錠/分1

③服薬アドヒアランスが不良で、内服が不可能な症例には注射薬の使用を考慮する。

処方例　セレネース®(5mg)1A/筋注

ヒルナミン®(25mg)1A/筋注

ジプレキサ®(10mg)1A/筋注1日1〜2回(2時間は空ける)

セレネース®(5mg)1日1〜4A/点滴静注

④興奮が著しい場合など、安静を保てず、安全で適切な治療が不可能である場合はロドピン®等の鎮静作用の強い薬剤を一時的に追加する。

処方例　ロドピン®(50mg)3〜4錠/分3〜4

⑤非定型抗精神病薬を用いても、治療の経過によっては抗精神病薬の副作用としての錐体外路症状をしばしば認める。その際には精神症状と抗精神病薬の必要量を考えて、可能ならばその用量を減量し、不可能ならばアキネトン®、シンメトレル®などの抗パーキンソン病薬を追加する。

処方例　アキネトン®(1mg)1 〜 4 錠 / 分 1 〜 4

　　　　シンメトレル®(50mg)2 〜 4 錠 / 分 2 〜 4

2. 安定期の治療

　安定期に留意すべきことの第一は、服薬中断による症状再燃、社会生活上のストレスによる再燃を防止することである。薬物は急性期と同一のものを同用量、数ケ月は使用することが必要である。生涯にわたり服薬を必要とする患者も少なくないが、患者には服用期間については、初回エピソードであれば 2 年間、複数回以上の急性エピソードをもつ患者ならば最低 5 年間は服薬が必要であると指導する。その間、徐々に減量していくが、後者には少なくとも急性期用量の1/3 〜 1/5 の継続投与が望ましい。

　米国の大規模な後方視的調査によると、抗精神病薬の中断率は非定型抗精神病薬が定型抗精神病薬より有意に低く、また単剤療法を受けている患者のなかで、非定型抗精神病薬は定型抗精神病薬より再入院率が優位に低かったとの報告がある。

処方例　ジプレキサ®(5mg)1 〜 2 錠 / 分 1

　　　　エビリファイ®(6mg)1 〜 4 錠 / 分 1 〜 2

　　　　インヴェガ®(3mg)1 〜 3 錠 / 分 1 朝食後

3. 寛解期の治療

　この時期においても再発の危険性は高いため、不眠や猜疑的発言の増加などの再発の予兆を逃すことなく捉え、薬物調整や環境調整を行う。

処方例　ジプレキサ®(5mg)1 〜 2 錠 / 分 1

　　　　エビリファイ®(6mg)1 〜 2 錠 / 分 1 〜 2

服薬アドヒアランスの悪い患者には持効性抗精神病薬を用いる。

処方例　ハロマンス®注 (50mg)25 〜 150mg 筋注 /4 週間に 1 度

　　　　リスパダールコンスタ®注 (25mg、37.5mg、50mg)25 〜 50mg 筋注 /2 週間に 1 度

7. 抗精神病薬の投与のリスク（有害事象とその対策等）

1. 悪性症候群

抗精神病薬に伴う副作用として最も重篤で時に致死的であるため、常に注意を要するものと

なっている。抗精神病薬治療を受けている患者の 0.2 ～ 1%にみられるとされている。

　抗精神病薬開始後もしくは増量後 1 週以内に発症しやすく、抗精神病薬投与下における筋強剛と発熱を背景に、発汗、嚥下困難、頻脈、血圧上昇などの多彩な自律神経症状や意識障害、横紋筋融解による筋酵素系 (CK など) 高値やミオグロビン尿陽性を呈するが、すべての症状が同時に現れて発症することはまれである。

①診断基準

　早期発見に優れている Pope らの悪性症候群診断基準は以下のとおり。

　以下のうち 3 項目を満たせば確定診断

　　1. 発熱 (他の原因がなく、37.5℃以上)

　　2. 錐体外路症状 (下記症状のうち 2 つ以上)

　　　①鉛管様筋強剛 ②歯車現象 ③流涎 ④眼球上転 ⑤後屈性斜頸 ⑥反弓緊張 ⑦咬痙

　　　⑧嚥下障害 ⑨舞踏病様運動 ⑩ジスキネジア⑪加速歩行 ⑫屈曲伸展姿勢

　　3. 自律神経機能不全 (下記症状のうち 2 つ以上)

　　　①血圧上昇 (通常より拡張期血圧が 20mmHg 以上上昇)

　　　②頻脈 (通常より脈拍が 30 回 / 分以上増加)

　　　③頻呼吸 (25 回 / 分以上)

　　　④発汗過多

　　　⑤尿失禁

　上記 3 項目がそろわない場合、上記 2 項目と以下の 1 項目以上が存在すれば悪性症候群の可能性が強い

　　　①意識障害

　　　②白血球増加

　　　③血清 CK の上昇

②発症の危険因子

　発症の危険因子として注意すべきなのは、病前の栄養状態や脱水、電解質異常を伴うような全身状態不良のほか、焦燥・興奮・疲弊を伴う精神状態、抗精神病薬の急激な増量や高力価薬物の大量投与、抗パーキンソン薬やベンゾジアゼピン系薬剤の急激な減量もしくは中止などが挙げられる。

　鑑別が必要な疾患としては a. 甲状腺機能亢進症 (とくに甲状腺クリーゼ)、b. 褐色細胞腫、c. 脱水症、d. 熱中症、e. 脳炎、f. アルコール離脱症状、g. 横紋筋融解症、h. セロトニン症

候群などがある。

③治療

治療上最も重要なことは、原因薬物の即時中止と補液であり、次いでダントロレンを1日量 1mg/kg にて静脈内投与 (経口投与も可) もしくはブロモクリプチンを1日量 7.5mg/kg から経口投与する。興奮などの精神症状が著明な場合は、抗不安薬を併用することが有効である。特にベンゾジアゼピン系抗不安薬は筋弛緩作用を持つため、悪性症候群による筋固縮などの症状を軽減するのに効果的である。

④合併症

筋固縮などの錐体外路症状に伴う嚥下困難により、二次的に起こる誤嚥性肺炎が最も多い。また横紋筋融解症を併発している場合は、放置すれば急性腎不全から尿毒症に至り死亡するので、腎不全が進行しているケースでは血液透析などの治療を行う必要がある。また重篤な不整脈や心不全、呼吸不全にも注意が必要である。

悪性症候群の症状改善後に再度抗精神病薬を投与する場合は、原則的には同じ薬は使用せず、別の抗精神病薬を選択し、低用量から始めてゆっくり漸増していく。

2. 服薬アドヒアランスの不良

①アドヒアランス不良の原因

治療要因以外にも患者要因、環境要因の3つがある。

a. 治療要因

薬の副作用があげられる。パーキンソン症状は高頻度の副作用であるが、アドヒアランス不良を約8倍増加させるとの報告がある。他の高頻度の副作用として体重増加があるが、肥満とアドヒアランス不良は関連しており、BMI が増加するとアドヒアランス不良が増えるだけでなく、主観的に太っていると感じることがアドヒアランス不良と関連していることが示されている。その他、話題にしにくい副作用として性機能障害があげられるが、アドヒアランス不良の原因となるという報告もある。

アドヒアランス不良となる治療要因は副作用だけではなく、患者が薬をやめる原因の1つとして、主観的に効果がないと感じるからだとの報告がある。逆によくなったからもう薬は必要ないと薬をやめる患者もいる。全体としては、作用・副作用を含めて患者が自分の飲んでいる薬を主観的にどう感じているかがアドヒアランスに強く影響する。

b. 患者要因

まず病識があげられる。病識の欠如がアドヒアランス不良と関連しているとする論文が複数あり、ある論文では病識がある場合と比べてアドヒアランス不良が2倍多いという報告がある。また精神病症状そのものもアドヒアランス不良と関連しており、被毒妄想や誇大妄想があれば、アドヒアランスはより悪くなる。また認知機能障害によって複雑な服薬指示が理解できず、アドヒアランス不良の原因となることがある。

c. 環境要因

まず周囲の治療に対する理解があげられる。家族や親戚が治療に理解を示さない場合は、当然アドヒアランスは悪くなる。単身で生活していて周囲のサポートがないこともアドヒアランス不良と関連している。また、良好な患者－医療者関係を築けていないこともアドヒアランス不良と関連しており、患者自身が治療について自分の意見を尊重されていると感じることも大切である。

②患者が薬を飲み続けるためのアプローチ

a. 治療要因へのアプローチ

複雑な服薬指示はアドヒアランス不良と関連しており、1日1回投与の場合、2回以上の投与と比べてアドヒアランスは有意によいと報告されている。できるだけ単純な処方にすることはアドヒアランスにプラスに作用する。また、パーキンソン症状や体重増加、性機能障害などの副作用もアドヒアランス不良と関連するため、副作用の少ない薬剤の選択、副作用の治療も重要である。

患者が自分の飲んでいる薬を主観的にどう感じているか(服薬態度)がアドヒアランスに影響することが複数の論文で示されている。多くの医療者は、副作用が患者の服薬態度に大きな影響を与えていると考えているが、副作用よりも病識の方が服薬態度に大きな影響を与えているとの報告が複数ある。アドヒアランス改善のための副作用軽減は重要であるが、アドヒアランスや服薬態度は副作用のみで決まるものではないことを心にとどめておく必要がある。

b. 患者要因へのアプローチ

病識や精神病症状、認知機能や社会機能の障害がアドヒアランス不良と関連していることは明らかだが、これらの症状に直接的に働きかけてアドヒアランスを改善することは容易ではない。むしろアドヒアランスの向上でこれらの症状を改善させると考えた方がよく、アドヒアランスの改善と症状の改善の間でよい循環を作ることが患者の治療のポイントともいえる。

病識がない患者の服薬に対する意識は、医療者とはかなり異なっている。医療者側からみて精神病症状の改善に服薬が明らかな効果を上げていても、患者本人が必ずしも改善を自覚するわけではなく、むしろ副作用の増加を感じるため自覚的な生活の質（QOL）は向上しないとの報告がある。患者自身が自覚する効果は不眠や不安、抑うつ症状の改善であることが多く、服薬を続けることで再発や再入院が減るといった長期的な効果を自覚するには長い時間がかかる。

c. 環境要因へのアプローチ

多数の統合失調症患者のデータを解析した論文では、家族療法にはアドヒアランスを改善する効果があるとされている。家族療法を 6 人に対して行った場合、1 人はアドヒアランスが改善すると見積もられており、本人に対する教育の成果が明らかでないことを考えると、非常に有効な治療といえる。

見守りがないこともアドヒアランス不良に関連しているが、チェックリストやアラームを用いて服薬を支援する試みがあり、アドヒアランスの改善に効果があったとの報告がある。

患者の服薬態度はアドヒアランスに影響するが、一般的に精神病症状が重度で社会機能が悪いほどアドヒアランスが不良である一方、社会機能が高いほど服薬に対して否定的な意識を抱きがちであるという報告がある。これは、社会機能が高いほど社会とのかかわりが多く、病気への社会の無理解を感じるからではないかと考えられている。

良好な患者−医療者関係はアドヒアランスにプラスに作用する。アドヒアランスが不良である場合、持効性注射剤が検討されるが、この場合でも患者が来院しなくなったり注射を拒否してしまうとどうしようもないため、良好な患者−医療者関係が良好なアドヒアランスの根本にあることを忘れないようにすることが重要である。

抗不安薬の臨時の投与

1. 不安障害の原因・病態生理

1. 不安とは
　不安（anxiety）は、「身体的な不快と関連した苦痛の感情」などと表現される。不安は、程度の差こそあれ、本来人間が生きていく上でストレスや危機的な状況に対処するための正常な防衛反応であり、それ自体が病気というわけではない。しかし、病的（異常）な不安では、危険に対する防御反応の強さや持続時間が不釣り合いで、危険がないときやストレス自体が脅威と認識されないときも防衛反応が生じてしまい、その結果、著しい機能障害を呈して、日常生活にまで影響を及ぼすことになる。

2. 不安障害とは
　ＤＳＭ-Ⅳ-ＴＲによる分類（図 19 参照）によると「不安障害」とは、精神疾患の中で、不安を主症状とする疾患群をまとめた名称である。不安障害には、パニック障害や、極度の外傷的ストレス（ＤＶや虐待、犯罪被害、災害など）が要因とされる心的外傷後ストレス障害（ＰＴＳＤ）や急性ストレス障害（ＡＳＤ）、体の病気や物質が原因となるものなど、様々な疾患が含まれている。

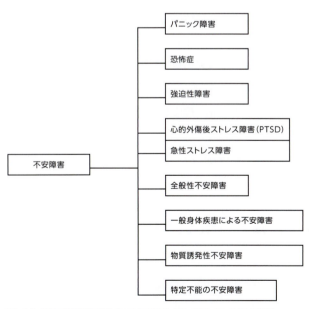

図 19 米国精神医学会の DSM-Ⅳ-TR による分類

3. 不安の成り立ち

　人間は五感によって身の回りの情報をキャッチし、その情報が大脳辺縁系に伝達される。扁桃体と海馬で過去の情報と照らし合わせて危険性を判断し、危険と判断されれば不安が生じる。不安が生じると、視床下部から脳幹の青斑核に伝達され、生体防御システムとしてノルアドレナリンとアドレナリンが脳内で混ざって分泌される。

　ノルアドレナリンとアドレナリンの分泌状況により、血圧の上昇や、脈拍や呼吸数の増加、発汗、頻尿、筋緊張などの症状が起こる。このような状態を回避しようとして行動の障害が起こってくると考えられている。

4. 防衛機能の種類と働き

　人は不安が強くなると、自我を守るために防衛手段をとる。これを防衛機能といい以下のような防衛の種類と機能がある。

　　１）抑圧・・不安な衝動や思考、感情を無意識に自分の中に押し込めること

　　２）反動形成・・ある衝動を抑圧したものの、いつその抑圧が打ち破られるかわからないという不安から、その衝動とは逆の行動をとって抑圧を補強すること

　　３）投射（投影）・・抑圧した自分の感情や思考をあたかも他人の感情や思考のように思い込むこと

　　４）退行・・現実の葛藤から逃れるために、依存した幼児的な行動をとること

　　５）同一化・・無意識に他者の性質や行動を取り込んで不安を防衛すること

　　６）打ち消し・・すでに行った行為や感情を、正反対の意味や行動で打ち消し、やり直そうとすること

　　７）置き換え・・ある特定の対象に向けられた感情や態度を、他の安全な対象に置き換えること

　　８）昇華・・抑圧した衝動を社会的に望ましい行動にかえて表現すること

　　９）否認・・相手の行動に対して不快な感情をもっているのに、その感情がないように振るまい、意識することを拒否すること

　１０）分離・・つらい体験があったことの事実は理解しているが、それにともなう感情は切り離していること

5. 不安障害の原因

　現代社会はストレス社会といわれているように、わが国でも不安障害やうつ病圏の外来患者数の増加は著しいことが指摘されている。不安障害の原因はいまだ十分に解明されていないが、身体的および心理社会的要因の両者の要因がかかわっているとされている。また、以前より遺伝的関与も示唆されており、遺伝的関与を示すデータとして、パニック障害患者の第1度近親者の発症リスクは健常者対照群の平均7倍以上であると報告されている。不安障害は、男性よりも女性に多く、パニック障害では、女性は男性の2.5倍多いともいわれている。また、最近の研究では脳内神経伝達物質の異常が関与しているとの研究の報告もされている。

　身体的要因・・甲状腺や副腎の過剰な活動、褐色細胞腫、
　　　　　　　　薬物の影響（コルチコステロイド、コカイン、アンフェタミン、エフェドリン
　　　　　　　　など）、薬物やアルコールの使用や中断、カフェインの過剰摂取など
　心理社会的要因・・幼少期からの心的外傷や虐待
　　　　　　　　　　蓄積されたストレス、重大な喪失体験
　　　　　　　　　　過度に複雑なライフスタイルや環境など

6. 不安の程度

　不安の程度には、軽度、中等度、重度、パニックがある。適度な不安は、行動の効率も高くなるが、不安が強くなりすぎると対処不能な状況に陥ってしまう。（図 20）

　軽度・・・・日常の生活において感じる通常の不安。不安に対して容易に知覚し処理をすることができる。
　中等度・・・個人の知覚領域が狭くなる。見る、聞く、理解する能力が低下する。注意を喚起されると自ら気づくことはできる。
　重度・・・・些細なことに注意を奪われる。知覚領域は著しく狭くなり、問題を解決することができない。
　パニック・・激しい不安。めまいや・動悸・息苦しさなど自律神経症状が突発し、自分自身の安全を保てなくなることもある。

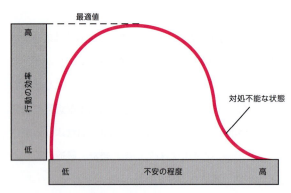

図 20 不安と行動の関係を示す ヤーキーズ・ドットソン曲線

2. 不安障害の症状・診断

1. 代表的な不安障害の症状と診断
(1) パニック障害（PD）

　パニック障害は、繰り返されるパニック発作、その発作に対する予期不安の継続が主症状である。パニック発作は、以下の症状のうち４つ（またはそれ以上）が突然に出現し、１０分以内にそのピークに達する。

① 動悸、心悸亢進、または心拍数の増加
② 発汗
③ 身震いまたは震え
④ 息切れ感または息苦しさ
⑤ 窒息感
⑥ 胸痛または胸部の不快感
⑦ 嘔気または腹部の不快感
⑧ めまい感、ふらつく感じ、頭が軽くなる感じ、または気が遠くなる感じ
⑨ 寒気または熱感
⑩ 異常感覚
⑪ 現実感消失（現実ではない感じ）または離人感（自分自身から離脱している）
⑫ 抑制力を失うまたは"どうかなってしまう"ことに対する恐怖
⑬ 死ぬことに対する恐怖

パニック障害は発作が起こらないかという予期不安や広場恐怖症と関連していることも多く（人前で発作を起こしたらどうしようと思う恐怖）、また、うつ病とも併発しやすいといわれている。パニック発作の症状には、生命維持にかかわる臓器が関与していることが多いため、心臓、肺、脳などに病気があるのではないかと、発作時に救急受診を繰り返すケースがある。医師から異常がないと告げても信じられず、救急受診を繰り返す。このようなケースは救急科から精神科にコンサルテーションされ、パニック障害の診断に結びつくこともある。

（2）全般性不安障害（GAD）

全般性不安障害は、6ヶ月以上にわたり日常的な多くの事柄に対する過剰な不安と心配が持続する状態である（不安が起こらない日より起こる日の方が多い）

日常的な生活についての心配事とは、仕事の責任、経済状態、家族の健康、子どもの不幸、些細な事柄（家庭の雑用、自動車の修理、約束に遅れる）など多様にわたり、全般性不安障害は更年期の女性に多いとも言われている。また、全般性不安障害では不安の他に筋緊張などの症状がみられ、以下の症状のうち3つ（またはそれ以上）が起こるとされている。

① 落ち着きのなさ

② 疲労感

③ 集中力の困難

④ 易刺激性

⑤ 筋緊張

⑥ 不眠

注）全般性不安障害の除外基準としては、甲状腺機能亢進症や器質性精神障害のような身体的障害あるいはアンフェタミン様物質の過剰摂取やベンゾジアゼピン系物質の離脱といった精神作用物質に関連した障害によるものではないという除外基準がある。

（3）恐怖症

恐怖症とは、特定の状況や環境、あるいは対象物に対する非現実的で激しい不安や恐怖感が持続する状態をいう。患者は不合理性をある程度理解しつつも、曝露による不安反応としてパニック発作や、その対象や状況を回避したりする病態である。

■広場恐怖症（ＡＧ）

特定の場所への恐怖。公共の場や人混みなど、自分が安全と思われる場所から遠く離れる状況や、あるいはそれを考えただけで不安になりパニック発作を起こしてしまう。単独で交通機関の利用ができない、公共の場に行けないなど行動範囲が縮小し、重症の場合には自宅に引きこもることもある。

■社会恐怖症（ＳＡＤ）

社会恐怖症は、対人場面での行動に不安を覚え、他者の自分に対する評価を異常に気にする。また不安を抱いていることが他者にあからさまにわかってしまうのではないかと異常に心配する（汗をかく、赤面する、吐く、体や声が震えているのではないか）。

社会恐怖症の患者は口数が少なく、視線を合わせようとしない。また、自ら症状を訴えることも少ない。そのため、診断をする際には、対人緊張や、人前でのパフォーマンスへの苦痛の有無を確認する必要がある。

その他の恐怖症としては、先端恐怖症、高所恐怖症、閉所恐怖症などがある。恐怖症は、それぞれの症状により診断されるため、診察の際には、日常生活の様子をしっかりとモニタリングすることが重要になる。

（4）強迫性障害

強迫性障害は、不合理でばかげたことだと自覚していても、自分の意思とは関係なくある考えが執拗に浮かび、それを打ち消そうとしても自分でコントロールができない強迫観念と、その考えをうち消すために、または一時的に軽くしようとするための儀式の強迫行為からなる。強迫性障害の診断基準としては、強迫観念、強迫行為のどちらかがあること、この障害のある時点で、強迫観念または強迫行為が過剰で不合理であると患者本人が認識したことがあること、強い苦痛を感じ、時間を浪費させ、日常生活習慣や社会活動や人間関係を著明に障害していることとしている。強迫症状の内容と頻度については表5を参照。強迫行為は、他の精神障害でもしばしばみられるため、症状の経過や合併症を考慮して鑑別診断をすることが必要である。

表5 強迫症状の内容と頻度

汚染恐怖−掃除と洗浄	40〜45%
人や自分を傷つける心配（攻撃的）−確認	30%
正確性の追求−確認行為や儀式行為	30%
数字へのこだわり−数を数える	15%
対称性へのこだわり（魔術思考）−儀式行為	10%
無用なものへのこだわり−保存	5〜10%
その他	20%

（5）心的外傷後ストレス障害（ＰＴＳＤ）、急性ストレス障害（ＡＳＤ）

非常に強い心的外傷体験（自然・人為災害、犯罪や性的・暴力的被害、虐待、戦闘体験）の後に、不安発作や不眠、集中困難などの症状を示す障害を急性ストレス障害と呼ぶ。出来事への曝露は、自分自身が直接体験するか、目撃するかということに限られている。急性ストレス障害により生じる症状が1ケ月以上持続する場合、外傷後ストレス障害と診断される。心的外傷後ストレス障害は以下の3つの中核症状により診断される。

①再体験症状

フラッシュバックや夢の形で繰り返しよみがえること。また、思い出したときに、気持ちの動揺、動悸、冷汗などの身体的反応も起こる。

②回避麻痺症状

出来事に関係することを極力回避する、例えば、関係した場所、関係した人を避けようとすることが起こる。出来事の記憶の一部（全部）が思い出せないこともある。また、趣味や日常の活動に興味や関心が湧かなくなり、感情が麻痺し愛情や幸福感などを感じにくく、将来のことに対しても否定的になる。

③過覚醒症状

リラックスできず、睡眠障害、イライラ、そして、なにごとにも必要以上に警戒してしまう。ちょっとした音などにも、驚くようになる。

3. 抗不安薬の種類と臨床薬理

不安障害の薬物療法は、抗うつ薬と抗不安薬の使用を基本とされる。抗うつ薬は選択的セロトニン再取り込み阻害薬（ＳＳＲＩ）を第1選択とし、抗不安薬はベンゾジアゼピン系誘導体（ＢＺＤ）の使用を基本としている。

主な抗うつ薬

■ 三環系抗うつ薬

薬品名	代表商品名
・アモキサピン	アモキサン®
・ノルトリプチリン	ノリトレン®
・アミトリプチリン	トリプタノール®
・トリミプラミン	スルモンチール®
・イミプラミン	トフラニール®
・クロミプラミン	アナフラニール®

■ 四環系 抗うつ薬

薬品名	代表商品名
・マプロチリン	ルジオミール®
・セチプチリン	テシプール®
・ミアンセリン	テトラミド®

■ 選択的セロトニン再取り込み阻害薬（ＳＳＲＩ）

薬品名	代表商品名
・フルボキサミン	ルボックス®
・パロキセチン	パキシル®
・セルトラリン	ジェイゾロフト®
・エスシタロプラム	レクサプロ®

■ セロトニン・ノルアドレナリン再取り込み阻害薬（ＳＮＲＩ）

薬品名	代表商品名
・ミルナシプラン	トレドミン®
・デュロキセチン	サインバルタ®

■ NaSSA

薬品名	代表商品名
・ミルタザピン	リフレックス レメロン®

抗うつ薬の作用機序

うつ病は脳内の神経伝達物質（ノルアドレナリンやセロトニン）のバランスが崩れることで引き起こされるといわれている。抗うつ薬は脳内の神経伝達物質の濃度を維持し働きを強める役割をしている。

- 三環系抗うつ薬・・・アミンポンプ（アミノトランスポーター）を 阻害する
- 四環系抗うつ薬・・・α_2受容体を阻害する
  - マプロチリン（ルジオミール®）はノルアドレナリン再取り込みを阻害する
- ＳＳＲＩ・・・セロトニン選択的再取り込みを阻害する
- ＳＮＲＩ・・・セロトニン・ノルアドレナリン選択的再取り込みを阻害する
- NaSSA ・・・ノルアドレナリン・セロトニン作用を増強させる

主なベンゾジアゼピン系抗不安薬（ＢＺＤ）

■ 短時間型（半減期が３〜６時間程度）

薬品名	代表商品名
・クロチアゼパム	リーゼ®
・エチゾラム	デパス®

■ 中間型（半減期が 12 〜 20 時間程度）

薬品名	代表商品名
・ロラゼパム	ワイパックス®
・アルプラゾラム	ソラナックス®
・ブロマゼパム	レキソタン®

■ 長時間型（半減期が 20 〜 100 時間程度）

薬品名	代表商品名
・ジアゼパム	セルシン®
・クロキサゾラム	セパゾン®

第7章　精神及び神経症状に係る薬剤投与関連　第4節　抗不安薬の臨時の投与

■ 超長時間型（半減期が 100 時間以上）

薬品名　　　　　　　代表商品名

・ロフラゼプ酸エチル　メイラックス®

ベンゾジアゼピン系抗不安薬（ＢＺＤ）の作用機序

　ベンゾジアゼピン系抗不安薬の作用機序には中枢神経系を抑制する働きがある。代表的な脳内神経伝達物質「GABA」が関わっている。ベンゾジアゼピン系薬物には「GABA」の脳内作用を増強する働きがある。ベンゾジアゼピン系薬物が「GABA」の働きを強めることで、脳内の活動を落ち着かせ、その結果心の不安、緊張を和らげることになる。

　ベンゾジアゼピン系抗不安薬の種類は、半減期（薬成分の血中濃度が半減するまでの時間のこと）によって、短時間型、中間型、長時間型、超長時間型に分けられる。半減期が短いほど、迅速に血中濃度がピークに達し、その後、すみやかに血中から除去される薬剤である。

4. 各種抗不安薬の適応と使用方法

　不安障害に対する薬物療法で最も重要なことは、どの薬を処方するかということではなく、まず薬を処方すべきかということを患者の状態から十分に検討し判断しなければならない。不必要な薬物投与は、患者に対して副作用などの直接的な危害を与えるだけではなく、常用による依存性をつくりだし、また病状の修飾などの二次的な被害を与える可能性もある。不安障害に対する薬物治療だけにいえることではないが、薬物治療を開始する際には、患者に対して十分なインフォームドコンセントを行い、患者自身のコンプライアンスを高めなければ、薬物治療の効果を最大に引き出すことはできない。

（1）新型抗うつ薬（ＳＳＲＩ、ＳＮＲＩ）

　セロトニンのみに作用する選択的セロトニン再取り込み阻害薬（ＳＳＲＩ）は、1980 年代に登場し、有害反応が少なく安全性が高いということで、1990 年代から従来の抗うつ薬にかわり使用されることが多くなった。さらにセロトニン・ノルアドレナリン再取り込み阻害薬（ＳＮＲＩ）が開発された。ＳＳＲＩ、ＳＮＲＩは、うつ病以外のパニック障害や強迫神経障害、慢性疼痛などにも有効であるとされている。即効性はなく効果がみられるまでには、2〜4週間を必要とする。胃腸障害などの副作用は服薬開始時に出現することが多く、1〜

２週間で軽減するので、長期的な治療にも有効であるとされている。基本的には単剤で使用するが、即効性がないため、不安や焦燥感がみられる場合には抗不安薬を、不眠があれば睡眠薬の併用を検討する。ＳＳＲＩ、ＳＮＲＩは少量から漸増し、用量依存性がみられるため、副作用に注意しながら最大量まで増量後、症状の改善まで持続的に投与を行い、症状の改善状況によって漸減していくようにする。

（2）三環系抗うつ薬（ＴＣＡ）

三環系抗うつ薬のイミプランにも全般性不安障害への有効性が示唆されている。また、パニック障害にも有効とされているが、副作用の出現率（抗コリン作用による口の渇きや便秘、抗ヒスタミン作用による眠気などの副作用）は、ＳＳＲＩ、ＳＮＲＩよりも高いため、薬物治療を開始する際には第一選択薬とはされにくい。また、実際の効果がみられるまでに４週間以上を要する。そのため三環系抗うつ薬や四環系抗うつ薬は、ＳＳＲＩ、ＳＮＲＩに反応しない重症例やＳＳＲＩ、ＳＮＲＩの効果が不十分な事例に使用されることが多い。

（3）ベンゾジアゼピン系抗不安薬（ＢＺＤ）

ベンゾジアゼピン系抗不安薬（ＢＺＤ）は、即効性があるため不安、不眠、不安に伴う自律神経症状など、不安症状全般に有効である。しかし、ベンゾジアゼピン系抗不安薬は、常用量範囲であっても長期に渡って服用を続けるうちに、依存性が形成され、急な服薬中断で離脱症状が出現したり、病状自体を悪化させる場合もある。抗不安薬は、半減期（薬成分の血中濃度が半減するまでの時間）によって、短時間型、中間型、長時間型、超長時間型に分類される。実際の不安症状に対しては、急に強まってきた不安症状に対しては、速やかに症状を改善させるべく、短時間型の抗不安薬が適している。また、不安症状が持続するような場合には、血液中の薬物濃度を安定に保つべく、長時間型の抗不安薬が適している。患者の状態をよく観察し、症状に合わせ薬剤を使い分けることも重要である。

表6 抗不安薬・抗うつ薬の臨床効果の比較

薬剤名	イミプラミン ジアゼパム	パロキセチン	タンドスピロン
効果発現	遅い	速い	遅い
有効症状	精神的不安	身体的不安	精神的不安

第7章　精神及び神経症状に係る薬剤投与関連　第4節　抗不安薬の臨時の投与

各症状に対する薬物療法

（1）パニック障害に対する薬物療法

　　効果および副作用の出現の低さからも選択的セロトニン再取り込み阻害薬（ＳＳＲＩ）がパニック障害の第一選択薬とされている。が、急激な薬剤の中止に伴う離脱症状の出現の報告も多くみられるため、離脱症状を起こさないために屯用薬として処方される場合もある。ベンゾジアゼピン系抗不安薬（ＢＺＤ）を使用する場合は、副作用の出現を少なくするために少量から開始し、状態に合わせて増量を検討していく。

（2）全般性不安障害に対する薬物療法

　　全般性不安障害に対しては、ベンゾジアゼピン系抗不安薬（ＢＺＤ）、選択的セロトニン再取り込み阻害薬（ＳＳＲＩ）、セロトニン・ノルアドレナリン再取り込み阻害薬（ＳＮＲＩ）が有効である。ベンゾジアゼピン系抗不安薬（ＢＺＤ）は、即効性があるため、不眠や身体症状の改善のために、第一選択薬とされている。

（3）社会恐怖に対する薬物療法

　　薬物療法の主体は、選択的セロトニン再取り込み阻害薬（ＳＳＲＩ）セロトニン・ノルアドレナリン再取り込み阻害薬（ＳＮＲＩ）で学習された不安や・恐怖に有効である。効果の出現は遅いため、不安の強いケースについてはベンゾジアゼピン系抗不安薬（ＢＺＤ）を短期間併用する。特定の場面に限定される症状については、ベンゾジアゼピン系抗不安薬（ＢＺＤ）を屯用薬として使用する。

（4）強迫性障害に対する薬物療法

　　薬物療法では、三環系抗うつ薬のクロミプミンや選択的セロトニン再取り込み阻害薬（ＳＳＲＩ）などが有効とされている。ＳＳＲＩは、三環系抗うつ薬より安全性や忍容性が優れているが、投与の早い段階で、消化器症状や、長期の服用で、性機能低下がみられることがある。強迫性障害のＳＳＲＩの投与はうつ状態の時より高用量を投与し、効果の出現には長期間を要する（最低１２週投与継続）。

（5）心的外傷後ストレス障害（ＰＴＳＤ）、急性ストレス障害（ＡＳＤ）に対する薬物療法

　　心的外傷後ストレス障害（ＰＴＳＤ）に対しては、抗うつ薬や抗不安薬の投与を行う（表7）。

過度な不眠障害を伴う場合には、睡眠薬の処方を行い、心身の疲労を防ぐようにする。急性ストレス障害（ＡＳＤ）は、通常１ケ月以内におさまることから、保存的に様子をみる姿勢が基本とされている（表8）。薬物治療を行う際には、抗うつ薬や抗不安薬の投与を行う。ＳＳＲＩ投与による副作用としての不眠に対しては、トラゾドンが有効である。ＡＳＤの急性期症状にはイミプラミンが有効である。ベンゾジアゼピン系抗不安薬（ＢＺＤ）や抗精神病薬はフラッシュバックを抑えるために有効であるともいわれている。

表７ ＰＴＳＤで処方される薬剤

	一般名	代表的な商品名
ＳＳＲＩ系	パロキセチン マレイン酸フルボキサミン	パキシル® デプロメール®、ルボックス®
ＳＮＲＩ系	塩酸ミルナシプラン	トレドミン®
ベンゾジアゼピン系	アルプラゾラム	コンスタン®、ソラナックス®

表８ ＡＳＤ治療の要点

保存的治療とＰＴＳＤの予防が基本

① 安全の確保
② 衣食住の確保
③ 睡眠の改善
④ 心理教育
⑤ 支持的精神療法、認知行動療法
⑥ 薬物療法

5. 各種抗不安薬の副作用

（1）抗うつ薬

①三環系抗うつ薬（ＴＣＡ）

副作用：主な副作用は抗コリン作用、口渇、起立性低血圧、めまい、便秘、認知機能の障害、心伝導性障害などがある。大量服薬では、心毒性などから致死に陥る危険性もあり、服薬の管理も重要である。高齢者の服用では、転倒のリスクが高くなる。前立腺肥大症や緑内障のある方は排尿障害や眼圧上昇を来すこともある使用禁忌とされている。

635

②四環系抗うつ薬

副作用：三環系抗うつ薬と同様で副作用として抗コリン作用がみられるが、三環系抗うつ薬よりは軽いとされている。

③選択的セロトニン再取り込み阻害薬（ＳＳＲＩ）

副作用：投与初期（1～2週間）に眠気、胃腸障害（吐き気、食欲低下、下痢）などの副作用の出現や一時的な不安の増強がみられることがある。

ＳＳＲＩの最も多いとされる副作用が、性機能障害（性欲の低下、勃起不全、射精困難、膣分泌液の減少）と言われている。臨床試験では、性機能障害の副作用が出る確率は5割程度と報告されているが、実際には8割以上ともいわれており、性機能障害を理由に薬を中断するケースも多い。また、ＳＳＲＩは飲み合わせに注意が必要な薬剤があるため確認が必要である（表9）。

アルコールを飲むと副作用が出やすくなるともいわれているため服薬中は飲酒をしないようにする。また、ＳＳＲＩを急にやめたり服薬が不規則になると精神症状が悪化したり、めまいやふらつき、嘔吐、頭痛、不安焦燥感、不眠など身体的や精神的な不調が出現する。このような状態はＳＳＲＩ中止後症候群、離脱（退薬）症候群とよばれている。具体的な症状としては、耳鳴り、しびれ（電気が走るような感じ）、めまい、発汗、吐き気、ソワソワ感などがみられる。

表9 ＳＳＲＩと飲み合わせをしてはいけない薬剤

セレギリン（エフピー®）　：パーキンソン病治療薬 チオリダジン（メレリル®）：ピモジド（オーラップ®）安定剤 チザニジン（テルネリン®）：筋緊張弛緩剤…など多数

④セロトニン・ノルアドレナリン再取り込み阻害薬（ＳＮＲＩ）

副作用：選択的セロトニン再取り込み阻害薬（ＳＳＲＩ）と同様に投与初期（1～2週間）に胃腸障害（吐き気、食欲低下、下痢）などの副作用が出現しやすいとされているが、ＳＳＲＩよりも出現率は低く飲み合わせてはいけない薬剤の数も少ないといわれているが、パーキンソン病治療薬の塩酸セレギリン（エフピー®）との併用が禁忌とされている。また、ＳＮＲＩは排泄障害の有害反応がある。

（2）ベンゾジアゼピン系抗不安薬

副作用： ベンゾジアゼピン系抗不安薬の最も多い副作用は眠気である。眠気については、薬を続けているうちにだんだん慣れてきて、日常生活に影響しない程度に安定するが、それでも眠気が続き、注意散漫、集中力低下などの症状が出る場合には、自動車の運転はひかえるように指導を行う。また、ベンゾジアゼピン系抗不安薬を長く服用すると依存性が生じやすく、乱用の危険性があり、急に断薬すると離脱症状（不眠、焦燥感、知覚異常など）が出やすい。アルコールのような他の中枢神経抑制薬を摂ってしまった場合は、中枢神経抑制作用が増強し過ぎてしまうため、生命に危険を及ぼす場合もあり、アルコールとの併用も禁忌とされている。また、肝機能低下など薬物代謝に悪影響を及ぼす場合もあるため、胎児への影響を考慮し妊娠中の方などの服用に対しても慎重に行うことになっている。

6. 病態に応じた抗不安薬の投与の判断基準（ペーパーシミュレーションを含む）

不安障害と診断され、薬物療法として抗うつ薬を使用する際には、その効果が出現するまでに、不安や焦燥感がみられる場合は抗不安薬をベンゾジアゼピン系抗不安薬（ＢＺＤ）屯用で与薬する。特定医療行為に係る看護師は患者の状態を十分に観察し、その時の患者が薬剤の投与を必要とする状態にあるのか、そうでないのか、今後の状態の変化も予測しながら判断したうえで不安薬の投与を行わなければならない。3～6時間といった短時間の間に起こるかもしれないパニック障害の発作の対処法としては、リーゼ®、デパス®、12時間から20時間ほど継続させたいと考えているときの発作の対処法として用いられるのがワイパックス®、コンスタン®、ソラナックス®、レキソタン®、100時間を越える時間を見越した発作の対処法には、メイラックス®などが使用される。

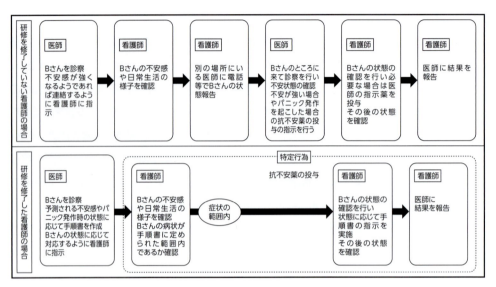

図21 不安障害をもつ患者Bさんの例 （抗不安薬の投与の方法について）

7. 抗不安薬の投与のリスク（有害事象とその対策等）

抗うつ薬

（1）三環系抗うつ薬

抗コリン作用による口渇、便秘、尿閉、認知機能障害、緑内障の増悪、抗ヒスタミン作用による鎮静、$α_1$阻害作用による起立性低血圧、キニジン様作用による不整脈などがみられる。

対策：前立腺肥大症や緑内障のある患者には、使用が禁忌とされているため、薬剤使用前に既往歴がないかしっかり確認を行う。不整脈は内服量が多いほど起きやすいため、三環系抗うつ薬の過量投与をしない。QT延長の心電図上の変化を放置すると致命的な不整脈（心室細動やトルサード・ド・ポアンツ脈）を起こす可能性があるので、三環系抗うつ薬を使用する場合は、定期的に心電図検査を行いQT延長を見逃さないようにする。

（2）選択的セロトニン再取り込み阻害薬（ＳＳＲＩ）

ＳＳＲＩは副作用が少なく、有害事象が少ないといわれているが、自殺や自殺行為、攻撃性

などの衝動性亢進、離脱（禁断）症候群と依存性の問題、投与患者の半数以上の人に性機能障害がみられる。従来型の抗うつ薬では見られない、骨密度減少による骨折や、消化管出血など多岐にわたる有害作用が報告されている。

対策：うつ症状を呈する患者は希死念慮があり、自殺企図のおそれがあるので、このような患者には投与開始直後、ならびに投与量を変更す際には患者の状態及び病状の変化を注意深く観察する必要がある。また、うつ病・うつ状態以外で本剤の適応となる精神疾患においても自殺企図のおそれがあり、このような患者にも注意深く観察しながら投与を行う。そしてこれらの症状の増悪が観察された場合には、服薬量を増量せず、徐々に減量し、中止するなど適切な処置を行う。ＳＳＲＩ離脱症候群は、ＳＳＲＩやＳＮＲＩの用量を減量した時か、あるいは完全に断薬した場合に生じる可能性がある。減量をする際には、できるだけゆっくり時間をかけて行い（2 週間毎に 1/4 量ずつ程度が望ましい）また、医師の指示なしに自分勝手に減薬や断薬をしないように患者への説明も十分に行っておく。

ベンゾジアゼピン系抗不安薬

長時間作用型のベンゾジアゼピン系薬は、効果が翌朝以降も持続するために、日中の眠気・ふらつき、頭痛、脱力・倦怠感などの症状が出現しやすく、この症状は高齢者ほど出やすい。肝機能低下時やベンゾジアゼピン系薬の肝代謝を阻害する薬物を服用している際には代謝が遅延され、腎機能が低下し排尿障害を起こすことがある。過量投与では呼吸抑制に働くこともあり、筋弛緩作用によって高齢者ではふらつきや転倒につながる。過量投与した場合やアルコールと併用することにより奇異反応を起こしやすく、不安、緊張が高まり、興奮や攻撃性が増すことがある。また、ベンゾジアゼピン系抗不安薬は漫然と投与すると、以前と同量では効果が期待できず、同等の効果発現のためには増量が必要となる常用量依存を起こしやすい。妊婦のベンゾジアゼピン系薬剤の服用による胎児への催奇形性の影響も報告されている。

対策：最初から薬剤の投与を検討するのではなく、精神療法などの非薬物療法の実施を検討してみる。薬剤を開始する際は、漫然と使用しないことが望ましい。特に使い初めは屯用薬として使用する。依存性は半減期の短い薬剤でより認められるため、中長期的な使用においては必要性を再検討し、できるだけ長時間型のものに置き換えるなど、

薬剤の特徴を理解したうえで投与を行う（表11）。

または、同様に抗不安・焦燥効果のある選択的セロトニン再取り込み阻害薬（ＳＳＲＩ）などに変更していくことも検討する。肝・腎障害がある場合は、より低用量から開始する。高齢者に投与する場合は、転倒やせん妄などの危険性が増大するため、初回投与量は半量位から開始する。妊婦（特に妊娠初期）にベンゾジアゼピン系薬剤は原則使用しないことになっている。妊娠後期に服用した母親の子供が離脱症状を経験した報告もあり、授乳中は母乳中へ薬物移行がみられるため薬物を中止するか人工栄養に切り換える。

表10 ベンゾジアゼピン系抗不安薬の半減期による違い（今日の治療薬 2013 より引用）

半減期	使用される場合	欠点
短い	・発作性の症状を抑える ・不安が予想される状況での症状出現の予防	・依存性がつきやすい ・離脱症状が出現しやすい ・1 日何度も服用しなければならない
長い	・いつ起こるかわからない症状の予防 ・夜間や早朝に出現する症状	・持ち越し効果

表11 不安障害治療に用いる薬物の比較（天野ら, 2009 を一部改変して引用）

薬物	選択的セロトニン再取り込み阻害薬 /SNRI	ベンゾジアゼピン系薬	セロトニン 1A 部分作動薬
効果発現	遅い	速い	遅い
治療耐性	No	Little	No
乱用	－	＋	－
離脱症状	＋	＋＋	－
アルコールとの相互作用	＋	＋＋＋	＋
鎮静	－	＋＋	－
健忘	－	＋＋	－
過量服薬用時の危険性	－	＋	－

【引用・参考文献】

第 1 節

1）Mark Howard Beers 編著 福島雅典 訳：メルクマニュアル医学百科家庭版. 日経 BP 社，東京，2004

2）Mark H. Beers 著 福島雅典 監：メルクマニュアル 第 18 版 日本語版. 日経 BP 社，東京，2006

3）河田光弘. 樋口隆 著：シンプル解剖生理学. 南江堂，東京，2013

4）大原健士郎. 高橋三郎 編：現代の精神医学. 金原出版，東京，1995

5）三浦貞則 編：精神医学. 日本醫事新報社，東京，1991

6）厚東篤生・荒木信夫・高木誠 著：脳卒中ビジュアルテキスト 第 3 版. 医学書院，東京，2008

7）高木誠・厚東篤生・荒木信夫 著：脳卒中ビジュアルテキスト. 医学書院，東京，1997

8）田中悦郎 著：系統看護学講座 専門基礎分野 疾病のなりたちと回復の促進［2］病態生理学. 医学書院，東京，2015

9）時実利彦 著：目でみる脳－その構造と機能. 東京大学出版会，東京，1981

10）新・病態生理できった内科学 神経疾患 第二版

11）法的脳死判定マニュアル 平成 22 年度

12）神経内科ハンドブック第 4 版～鑑別診断と治療

13）尾上尚志、松村讓兒 他 監修：病気が見える 7 脳・神経 MEDIC MEDIA

14）日本老年医学会編：高齢者の安全な薬物療法ガイドライン 2005

15）鈴木裕介 著：老年症候群と似た症状を呈する副作用，薬局 vol.66 no.3:403-409，2015

16）重篤副作用疾患別対応マニュアル 薬剤性パーキンソニズム 厚生労働省

17）小野けい子：心理臨床の基礎 臨床心理アセスメント P 9 3，放送大学教材

18）川野雅資編集：精神看護学Ⅱ［第 6 版］精神臨床看護学，ヌーヴェルヒロカワ，2015.3

19）川野雅資著：エビデンスに基づく精神科看護ケア関連図，中央法規出版，2008.12

20）中井久夫・山口直彦著：看護のための精神医学 第 2 版，医学書院，2004.3

第 2 節

21）田中和豊 著：痙攣，もう困らない救急・当直 ver.2, 81-87, 2012

２２）松本 学 著：救急外来で遭遇するけいれん性疾患（成人），救急・集中治療 vol.25 no.11・12：1249-1254, 2013

２３）村川裕二監修 新・病態生理できった内科学 神経疾患 第二版 医学教育出版社

２４）寺田清人・井上有史 著：抗てんかん薬の薬物血中濃度測定，救急・集中治療 vol.25 no.11・12：1342-1350, 2013

２５）日本神経学会：てんかん治療ガイドライン 2010 追補版

２６）廣瀬源二郎 著：てんかん患者の副作用モニタリング，薬局 vol.65 no.11:103-107, 2014

２７）卜部貴夫 著：けいれん重積の治療，救急・集中治療 vol.25 no.11・12：1293-1300, 2013

２８）宇佐美清英・池田昭夫 著：高齢者のけいれん，救急・集中治療 vol.25 no.11・12：1262-1269, 2013

第3節

２９）加藤伸勝 著：精神医学 第 11 版，金芳堂，2008.1

３０）精神医学講座担当者会議監修：佐藤光源／丹羽真／井上新平編集：統合失調症治療ガイドライン 第 2 版，医学書院，2008．9

３１）萱間真美／稲田俊也／稲垣中 編集：服薬支援とケアプランに活かす非定型抗精神病薬 Q&A，医学書院，2012．11

第4節

３２）上島国利監修：精神科臨床ニューアプローチ 3 神経症性障害とストレス関連障害，メジカルビュー社，全般性不安障害の臨床Ｐ５７，強迫性神経障害Ｐ８１，急性ストレス障害Ｐ９３，外傷後ストレス障害Ｐ１０３

３３）渡邊 衡一郎（浦部昌夫、島田和幸、川合眞一 編）：今日の治療薬 2013 解説と便覧，南江堂，2013、838-857

３４）天野雄平、塩入俊樹著：不安障害の生物学的基盤と薬物療法全般性不安障害 (GAD) の生物学的基盤と薬物療法 (解説 / 特集) 臨床精神薬理，星和書店，2009、12(9);1905-1914

３５）塩入俊樹・松永寿人編集：精神科臨床エキスパート 不安障害診療のすべて，医学書院，2013．5

あとがき

　莫大な量の共通科目編と区分別科目編を読破され、大変ご苦労様でした。e-ラーニングでの勉強は、初めての方も多かったと思います。仕事の合間の時間を見つけて、一人でモニターに向かって黙々と勉強することは、並大抵の事ではないのではないかとお察し申し上げます。特定行為研修修了看護師という資格の重さをご理解賜れば幸いと存じます。

　従来、医師でなければ行えない行為を看護師が行うことのできる資格として誕生した研修事業でありますが、当初の試行事業は主に、急性期それも ICU や HCU の様な超急性期における医師の業務の補完を目途として企画されたものとされております。しかし、現実には日本は、急速な医療提供体制の改革により、現在は、急性期医療対慢性期医療の比率がおよそ 2 対 1 であるのが、10 年後には逆に、慢性期が急性期の倍になると言われています。医療はますます高度になり、高度急性期における医師の業務は、ますます熾烈となり、慢性期や在宅における医師の関与は、従来通りとはならない可能性があります。然るに、医療制度改革によって、急性期からの早期退院がますます促進され、慢性期や在宅に重症患者が増加する事が確定的と言われております。医師の少ないこれらの領域にこそ、特定行為研修修了看護師が必要とされています。特定行為研修修了看護師を目指す皆様方の意欲と努力によって見事に特定行為研修修了看護師の資格を獲得されます様、心よりご期待申し上げます。もちろん、資格を得るためには、数々のレポートや確認テスト、最終テストをクリアされ、長期の実習にも更に努力が必要な事も申すまでもありません。

　皆様のこれからのご活躍を心より期待致しております。

2015 年 12 月
一般社団法人 日本慢性期医療協会
会長 武久 洋三

執筆者一覧

編集責任者
　　武久洋三（日本慢性期医療協会 会長）

監修
　　武久洋三（日本慢性期医療協会 会長）
　　矢野 諭（日本慢性期医療協会 診療の質委員会委員長）
　　清水祥史（日本慢性期医療協会 看護師特定行為研修テキスト編集委員）

第1章
　　清水祥史（金沢病院・リハビリテーション科部長）
　　行岡秀和（行岡病院・副院長）

第2章
　　松谷之義（松谷病院・理事長）

第3章
　　井川誠一郎（浜寺中央病院・院長）
　　清水祥史（金沢病院・リハビリテーション科部長）

第4章
　　井川誠一郎（浜寺中央病院・院長）

第5章
　　清水祥史（金沢病院・リハビリテーション科部長）
　　齊藤あけみ（永生病院・看護部長）
　　森 宏（南多摩病院・医療技術部部長）
　　山崎 浩（南多摩病院・薬剤科長）

第6章
　　伊井節子（平成アメニティ・施設長）

第7章
　　澤田親男（北山病院・院長代行）
　　清水祥史（金沢病院・リハビリテーション科部長）
　　清水 聰（京都南西病院・院長）
　　中﨑繁明（白浜はまゆう病院・神経内科部長）
　　坂井加津美（北山病院・看護介護部長）

看護師特定行為研修テキスト －区分別科目編－

2015 年 12 月 1 日　初版第 1 刷発行

編集責任者　武久洋三（日本慢性期医療協会　会長）

監　　　修　武久洋三（日本慢性期医療協会　会長）
　　　　　　矢野　諭（日本慢性期医療協会　診療の質委員会委員長）
　　　　　　清水祥史（日本慢性期医療協会　看護師特定行為研修テキスト編集委員）

編　　　集　一般社団法人 日本慢性期医療協会

発　行　者　株式会社メディス

発　行　所　株式会社メディス
　　　　　　〒654-0161　兵庫県神戸市須磨区弥栄台3丁目 15-1
　　　　　　　　　　　　TEL 078-794-8822　FAX 078-794-7822

印刷・製本　株式会社 松下印刷

※定価はカバーに表示してあります。
※落丁本・乱丁本はお取り替えいたします。

ISBN978-4-944165-33-9